国家卫生和计划生育委员会"十三五"规划教材

全国高等学校教材

供本科护理学类专业用

病理学与病理生理学

第**4**版

主 编 步 宏

副主编 王 雯 李连宏

编 者 （以姓氏笔画为序）

王 雯 ▸ 首都医科大学

王小川 ▸ 华中科技大学同济医学院

王玉芳 ▸ 四川大学华西基础医学与法医学院

王金胜 ▸ 长治医学院

古宏标 ▸ 广东药科大学

石 磊 ▸ 滨州医学院

刘绍晨 ▸ 承德医学院

李连宏 ▸ 大连医科大学

步 宏 ▸ 四川大学华西临床医学院

吴 穹 ▸ 青海大学医学院

张志刚 ▸ 复旦大学基础医学院

张祥宏 ▸ 河北医科大学

陈振文 ▸ 山西医科大学汾阳学院

徐 海 ▸ 北京大学医学部

徐月清 ▸ 河北大学护理学院

高 冰 ▸ 郑州大学护理学院

韩安家 ▸ 中山大学中山医学院

秘 书 何 度 ▸ 四川大学华西临床医学院

石 磊 ▸ 滨州医学院

人民卫生出版社

图书在版编目（CIP）数据

病理学与病理生理学 / 步宏主编. —4 版. —北京：人民卫生
出版社，2017

ISBN 978-7-117-23871-7

Ⅰ. ①病…　Ⅱ. ①步…　Ⅲ. ①病理学 – 医学院校 – 教材
②病理生理学 – 医学院校 – 教材　Ⅳ. ①R36

中国版本图书馆 CIP 数据核字（2017）第 093840 号

人卫智网	www.ipmph.com	医学教育、学术、考试、健康，
		购书智慧智能综合服务平台
人卫官网	www.pmph.com	人卫官方资讯发布平台

病理学与病理生理学
第 4 版

主　　编：步　宏
出版发行：人民卫生出版社（中继线 010-59780011）
地　　址：北京市朝阳区潘家园南里 19 号
邮　　编：100021
E - mail：pmph @ pmph.com
购书热线：010-59787592　010-59787584　010-65264830
印　　刷：北京盛通印刷股份有限公司
经　　销：新华书店
开　　本：850×1168　1/16　印张：30
字　　数：806 千字
版　　次：2002 年 9 月第 1 版　2017 年 6 月第 4 版
　　　　　2020 年 9 月第 4 版第 8 次印刷（总第 24 次印刷）
标准书号：ISBN 978-7-117-23871-7/R·23872
定　　价：98.00 元

打击盗版举报电话：**010-59787491**　**E-mail：WQ @ pmph.com**
（凡属印装质量问题请与本社市场营销中心联系退换）

第六轮修订说明

为了在"十三五"期间，持续深化医药卫生体制改革，贯彻落实《"健康中国2030"规划纲要》，全面践行《全国护理事业发展规划（2016—2020年）》，顺应全国高等护理学类专业教育发展与改革的需要，培养能够满足人民群众多样化、多层次健康需求的护理人才。在对第五轮教材进行全面、充分调研的基础上，在国家卫生和计划生育委员会领导下，经第三届全国高等学校护理学专业教材评审委员会的审议和规划，人民卫生出版社于2016年1月进行了全国高等学校护理学类专业教材评审委员会的换届工作，同时启动全国高等学校本科护理学类专业第六轮规划教材的修订工作。

本轮教材修订得到全国百余所本科院校的积极响应和大力支持，在结合调研结果和我国护理学高等教育的特点及发展趋势的基础上，第四届全国高等学校护理学类专业教材建设指导委员会确定第六轮教材修订的指导思想为：坚持"规范化、精品化、创新化、国际化、数字化"战略，紧扣培养目标，遵循教学规律，围绕提升学生能力，创新编写模式，体现专业特色；构筑学习平台，丰富教学资源，打造一流的、核心的、经典的具有国际影响力的护理学本科教材体系。

第六轮教材的编写原则为：

1. 明确目标性与系统性 本套教材的编写要求定位准确，符合本科教育特点与规律，满足护理学类专业本科学生的培养目标。注重多学科内容的有机融合，减少内容交叉重复，避免某些内容疏漏。在保证单本教材知识完整性的基础上，兼顾各教材之间有序衔接，有机联系，使全套教材整体优化，具有良好的系统性。

2. 坚持科学性与专业性 本套教材编写应坚持"三基五性"的原则，教材编写内容科学、准确，名称、术语规范，体例、体系具有逻辑性。教材须符合护理学专业思想，具有鲜明的护理学专业特色，满足护理学专业学生的教学要求。同时继续加强对学生人文素质的培养。

3. 兼具传承性与创新性 本套教材主要是修订，是在传承上一轮教材优点的基础上，结合上一轮教材调研的反馈意见，进行修改及完善，而不是对原教材进行彻底推翻，以保证教材的生命力和教学活动的延续性。教材编写中根据本学科和相关学科的发展，补充更新学科理论与实践发展的新成果，以使经典教材的传统性和精品教材的时代性完美结合。

4．**体现多元性与统一性**　为适应全国二百余所开办本科护理教育院校的多样化教学需要，本套教材在遵循本科教育基本标准的基础上，既包括有经典的临床学科体系教材，也有生命周期体系教材、中医特色课程教材和双语教材，以供各院校根据自身教学模式的特点选用。本套教材在编写过程中，一方面，扩大了参编院校范围，使教材编写团队更具多元性的特点；另一方面，明确要求，审慎把关，力求各章内容详略一致，整书编写风格统一。

5．**注重理论性与实践性**　本套教材在强化理论知识的同时注重对实践应用的思考，通过教材中的思考题、网络增值服务中的练习题，以及引入案例与问题的教材编写形式等，努力构建理论与实践联系的桥梁，以利于培养学生应用知识、分析问题、解决问题的能力。

全套教材采取新型编写模式，借助扫描二维码形式，帮助教材使用者在移动终端共享与教材配套的优质数字资源，实现纸媒教材与富媒体资源的融合。

全套教材共 50 种，于 2017 年 7 月前由人民卫生出版社出版，供各院校本科护理学类专业使用。

人民卫生出版社

2017 年 5 月

获取图书网络增值服务的步骤说明

❶ · 扫描封底圆形图标中的二维码，登录图书增值服务激活平台。

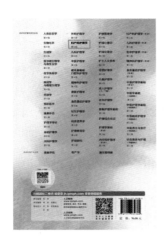

❷ · 刮开并输入激活码，激活增值服务。

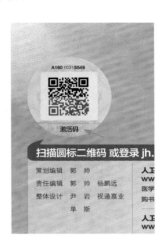

❸ · 下载"人卫图书增值"客户端。

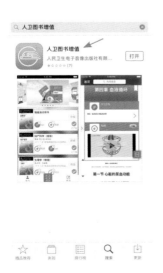

❹ · 使用客户端"扫码"功能，扫描图书中二维码即可快速查看网络增值服务内容。

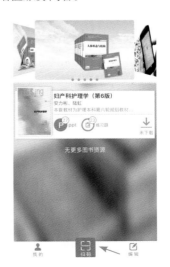

第六轮教材目录

1．本科护理学类专业教材目录

序号	教材	版次	主审	主编	副主编
1	人体形态学	第 4 版		周瑞祥 杨桂姣	王海杰 郝立宏 周劲松
2	生物化学	第 4 版		高国全	解 军 方定志 刘 彬
3	生理学	第 4 版		唐四元	曲丽辉 张翠英 邢德刚
4	医学微生物学与寄生虫学	第 4 版		黄 敏 吴松泉	廖 力 王海河
5	医学免疫学	第 4 版	安云庆	司传平	任云青 王 炜 张 艳 胡 洁
6	病理学与病理生理学	第 4 版		步 宏	王 雯 李连宏
7	药理学	第 4 版		董 志	弥 曼 陶 剑 王金红
8	预防医学	第 4 版		凌文华 许能锋	袁 晶 龙鼎新 宋爱芹
9	健康评估	第 4 版	吕探云	孙玉梅 张立力	朱大乔 施齐芳 张彩虹 陈利群
10	护理学导论	第 4 版		李小妹 冯先琼	王爱敏 隋树杰
11	基础护理学	第 6 版		李小寒 尚少梅	王春梅 郑一宁 丁亚萍 吕冬梅
12	内科护理学	第 6 版		尤黎明 吴 瑛	孙国珍 王君俏 袁 丽 胡 荣
13	外科护理学	第 6 版		李乐之 路 潜	张美芬 汪 晖 李惠萍 许 勤
14	妇产科护理学	第 6 版	郑修霞	安力彬 陆 虹	顾 炜 丁 焱 罗碧如
15	儿科护理学	第 6 版		崔 焱 仰曙芬	张玉侠 刘晓丹 林素兰
16	中医护理学	第 4 版		孙秋华	段亚平 李明今 陆静波
17	眼耳鼻咽喉口腔科护理学	第 4 版		席淑新 赵佛容	肖惠明 李秀娥
18	精神科护理学	第 4 版		刘哲宁 杨芳宇	许冬梅 贾守梅
19	康复护理学	第 4 版		燕铁斌 尹安春	鲍秀芹 马素慧
20	急危重症护理学	第 4 版		张 波 桂 莉	金静芬 李文涛 黄素芳
21	社区护理学	第 4 版		李春玉 姜丽萍	陈长香
22	临床营养学	第 4 版	张爱珍	周 芸	胡 雯 赵雅宁
23	护理教育学	第 4 版		姜安丽 段志光	范秀珍 张 艳
24	护理研究	第 5 版		胡 雁 王志稳	刘均娥 颜巧元

序号	教材	版次	主审	主编	副主编
25	护理管理学	第4版	李继平	吴欣娟　王艳梅	翟惠敏　张俊娥
26	护理心理学	第4版		杨艳杰　曹枫林	冯正直　周英
27	护理伦理学	第2版		姜小鹰　刘俊荣	韩琳　范宇莹
28	护士人文修养	第2版		史瑞芬　刘义兰	刘桂瑛　王继红
29	母婴护理学	第3版		王玉琼　莫洁玲	崔仁善　罗阳
30	儿童护理学	第3版		范玲	崔文香　陈华　张瑛
31	成人护理学（上、下册）	第3版		郭爱敏　周兰姝	王艳玲　陈红　何朝珠　牟绍玉
32	老年护理学	第4版		化前珍　胡秀英	肖惠敏　张静
33	新编护理学基础	第3版		姜安丽　钱晓路	曹梅娟　王克芳　郭瑜洁　李春卉
34	护理综合实训	第1版		李映兰　王爱平	李玉红　蓝宇涛　高睿　靳永萍
35	护理学基础（双语）	第2版	姜安丽	王红红　沈洁	陈晓莉　尼春萍　吕爱莉　周洁
36	内外科护理学（双语）	第2版	刘华平　李峥	李津　张静平	李卡　李素云　史铁英　张清
37	妇产科护理学（双语）	第2版		张银萍　单伟颖	张静　周英凤　谢日华
38	儿科护理学（双语）	第2版	胡雁	蒋文慧　赵秀芳	高燕　张莹　蒋小平
39	老年护理学（双语）	第2版		郭桂芳　黄金	谷岩梅　郭宏
40	精神科护理学（双语）	第2版		雷慧　李小麟	杨敏　王再超　王小琴
41	急危重症护理学（双语）	第2版		钟清玲　许虹	关青　曹宝花
42	中医护理学基础（双语）	第2版		郝玉芳　王诗源	杨柳　王春艳　徐冬英
43	中医学基础（中医特色）	第2版		陈莉军　刘兴山	高静　裴秀月　韩新荣
44	中医护理学基础（中医特色）	第2版		陈佩仪	王俊杰　杨晓玮　郑方道
45	中医临床护理学（中医特色）	第2版		徐桂华　张先庚	于春光　张雅丽　闫力　马秋平
46	中医养生与食疗（中医特色）	第2版		于睿　姚新	聂宏　宋阳
47	针灸推拿与护理（中医特色）	第2版		刘明军	卢咏梅　董博

2. 本科助产学专业教材目录

序号	教材	版次	主审	主编	副主编
1	健康评估	第1版		罗碧如　李宁	王跃　邹海欧　李玲
2	助产学	第1版	杨慧霞	余艳红　陈叙	丁焱　侯睿　顾炜
3	围生期保健	第1版		夏海鸥　徐鑫芬	蔡文智　张银萍

教材建设指导委员会名单

顾　问	周　军	▸	中日友好医院
	李秀华	▸	中华护理学会
	么　莉	▸	国家卫生计生委医院管理研究所护理中心
	姜小鹰	▸	福建医科大学护理学院
	吴欣娟	▸	北京协和医院
	郑修霞	▸	北京大学护理学院
	黄金月	▸	香港理工大学护理学院
	李秋洁	▸	哈尔滨医科大学护理学院
	娄凤兰	▸	山东大学护理学院
	王惠珍	▸	南方医科大学护理学院
	何国平	▸	中南大学护理学院

| 主任委员 | 尤黎明 | ▸ | 中山大学护理学院 |
| | 姜安丽 | ▸ | 第二军医大学护理学院 |

副主任委员	安力彬	▸	大连大学护理学院
（按姓氏拼音排序）	崔　焱	▸	南京医科大学护理学院
	段志光	▸	山西医科大学
	胡　雁	▸	复旦大学护理学院
	李继平	▸	四川大学华西护理学院
	李小寒	▸	中国医科大学护理学院
	李小妹	▸	西安交通大学护理学院

刘华平	‣	北京协和医学院护理学院
陆　虹	‣	北京大学护理学院
孙宏玉	‣	北京大学护理学院
孙秋华	‣	浙江中医药大学
吴　瑛	‣	首都医科大学护理学院
徐桂华	‣	南京中医药大学
殷　磊	‣	澳门理工学院
章雅青	‣	上海交通大学护理学院
赵　岳	‣	天津医科大学护理学院

常务委员

（按姓氏拼音排序）

曹枫林	‣	山东大学护理学院
郭桂芳	‣	北京大学护理学院
郝玉芳	‣	北京中医药大学护理学院
罗碧如	‣	四川大学华西护理学院
尚少梅	‣	北京大学护理学院
唐四元	‣	中南大学湘雅护理学院
夏海鸥	‣	复旦大学护理学院
熊云新	‣	广西广播电视大学
仰曙芬	‣	哈尔滨医科大学护理学院
于　睿	‣	辽宁中医药大学护理学院
张先庚	‣	成都中医药大学护理学院

本科教材评审委员会名单

指导主委 　　　尤黎明　　▸　中山大学护理学院

主任委员 　　　李小妹　　▸　西安交通大学护理学院

崔　焱　　▸　南京医科大学护理学院

副主任委员 　　郭桂芳　　▸　北京大学护理学院

吴　瑛　　▸　首都医科大学护理学院

唐四元　　▸　中南大学湘雅护理学院

委　员 　　　　陈　垦　　▸　广东药科大学护理学院
（按姓氏拼音排序）
陈京立　　▸　北京协和医学院护理学院

范　玲　　▸　中国医科大学附属盛京医院

付菊芳　　▸　第四军医大学西京医院

桂　莉　　▸　第二军医大学护理学院

何朝珠　　▸　南昌大学护理学院

何桂娟　　▸　浙江中医药大学护理学院

胡　荣　　▸　福建医科大学护理学院

江智霞　　▸　遵义医学院护理学院

李　伟　　▸　潍坊医学院护理学院

李春玉　　▸　延边大学护理学院

李惠玲　　▸　苏州大学护理学院

李惠萍	‣	安徽医科大学护理学院
廖 力	‣	南华大学护理学院
林素兰	‣	新疆医科大学护理学院
刘桂瑛	‣	广西医科大学护理学院
刘义兰	‣	华中科技大学同济医学院附属协和医院
刘志燕	‣	贵州医科大学护理学院
龙 霖	‣	川北医学院护理学院
卢东民	‣	湖州师范学院
牟绍玉	‣	重庆医科大学护理学院
任海燕	‣	内蒙古医科大学护理学院
隋树杰	‣	哈尔滨医科大学护理学院
王 军	‣	山西医科大学汾阳学院
王 强	‣	河南大学护理学院
王爱敏	‣	青岛大学护理学院
王春梅	‣	天津医科大学护理学院
王君俏	‣	复旦大学护理学院
王克芳	‣	山东大学护理学院
王绍锋	‣	九江学院护理学院
王玉琼	‣	成都市妇女儿童中心医院
徐月清	‣	河北大学护理学院
许 虹	‣	杭州师范大学护理学院
许燕玲	‣	上海市第六人民医院
杨立群	‣	齐齐哈尔医学院护理学院
张 瑛	‣	长治医学院护理学院
张彩虹	‣	海南医学院国际护理学院
张会君	‣	锦州医科大学护理学院
张美芬	‣	中山大学护理学院
章泾萍	‣	皖南医学院护理学院
赵佛容	‣	四川大学华西口腔医院
赵红佳	‣	福建中医药大学护理学院
周 英	‣	广州医科大学护理学院

秘 书

| 王 婧 | ‣ | 西安交通大学护理学院 |
| 丁亚萍 | ‣ | 南京医科大学护理学院 |

数字教材评审委员会名单

指导主委	段志光	▶	山西医科大学
主任委员	孙宏玉	▶	北京大学护理学院
	章雅青	▶	上海交通大学护理学院
副主任委员	仰曙芬	▶	哈尔滨医科大学护理学院
	熊云新	▶	广西广播电视大学
	曹枫林	▶	山东大学护理学院
委　员 （按姓氏拼音排序）	柏亚妹	▶	南京中医药大学护理学院
	陈嘉	▶	中南大学湘雅护理学院
	陈燕	▶	湖南中医药大学护理学院
	陈晓莉	▶	武汉大学 HOPE 护理学院
	郭爱敏	▶	北京协和医学院护理学院
	洪芳芳	▶	桂林医学院护理学院
	鞠梅	▶	西南医科大学护理学院
	蓝宇涛	▶	广东药科大学护理学院
	李峰	▶	吉林大学护理学院
	李强	▶	齐齐哈尔医学院护理学院
	李彩福	▶	延边大学护理学院
	李春卉	▶	吉林医药学院

李芳芳	‣	第二军医大学护理学院
李文涛	‣	大连大学护理学院
李小萍	‣	四川大学护理学院
孟庆慧	‣	潍坊医学院护理学院
商临萍	‣	山西医科大学护理学院
史铁英	‣	大连医科大学附属第一医院
万丽红	‣	中山大学护理学院
王桂云	‣	山东协和学院护理学院
谢 晖	‣	蚌埠医学院护理学系
许 勤	‣	南京医科大学护理学院
颜巧元	‣	华中科技大学护理学院
张 艳	‣	郑州大学护理学院
周 洁	‣	上海中医药大学护理学院
庄嘉元	‣	福建医科大学护理学院

秘　书

杨 萍	‣	北京大学护理学院
范宇莹	‣	哈尔滨医科大学护理学院
吴觉敏	‣	上海交通大学护理学院

网络增值服务编者名单

主　编　　王　雯　李连宏

编　者　　（以姓氏笔画为序）

王　雯	‣ 首都医科大学	吴　穹	‣ 青海大学医学院
王小川	‣ 华中科技大学同济医学院	张文燕	‣ 四川大学华西临床医学院
王玉芳	‣ 四川大学华西基础医学与法医学院	张志刚	‣ 复旦大学基础医学院
王占欣	‣ 许昌学院	张祥宏	‣ 河北医科大学
王金胜	‣ 长治医学院	张朝霞	‣ 山西医科大学汾阳学院
牛艳清	‣ 长治医学院	陈振文	‣ 山西医科大学汾阳分院
古宏标	‣ 广东药科大学	范姝君	‣ 大连医科大学基础医学院
石　磊	‣ 滨州医学院	周艳芳	‣ 广东医科大学
石慧娟	‣ 中山大学中山医学院	胡太平	‣ 广东药科大学
申海涛	‣ 河北医科大学	胡亚涛	‣ 承德医学院
邢永华	‣ 青海大学医学院	柴　菲	‣ 山西医科大学汾阳学院
刘　蓉	‣ 华中科技大学同济医学院	徐　芳	‣ 滨州医学院
刘　颖	‣ 复旦大学基础医学院	徐　海	‣ 北京大学医学部
刘绍晨	‣ 承德医学院	徐月清	‣ 河北大学护理学院
刘振虹	‣ 承德医学院	高　冰	‣ 郑州大学护理学院
李连宏	‣ 大连医科大学	郭志英	‣ 济宁医学院
李莉娜	‣ 长治医学院	韩安家	‣ 中山大学中山医学院

主编简介

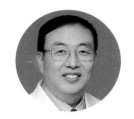

步　宏

步宏，男，四川大学华西医院病理科教授、博士生导师、病理研究室主任，四川大学副校长。国务院学位委员会学科评议组成员，国家自然科学基金委员会专家委员会委员。中华医学会病理学分会候任主任委员、中华医学会医学教育分会常委，中国抗癌协会常务理事兼肿瘤病理专业委员会主任委员、卫生部全国病理质控中心专家委员会副主任委员、卫生部全国肿瘤规范化诊疗专家委员会委员。《中华病理学杂志》《临床与实验病理学杂志》《中国肺癌杂志》《诊断病理学杂志》等期刊常务编委和编委。教育部教学评估专家，教育部学科建设及专业设置委员会委员，教育部医学人文教学指导委员会副主任委员。全国高等医药教材建设研究会副理事长，全国高等学校临床医学专业第六届教材评审委员会委员。

从事病理学教学、科研和临床诊断工作30余年，长于乳腺病理及分子病理学诊断和研究。作为负责人和主研人员近年获国家973计划项目、国家自然科学基金重大项目、国家自然科学基金面上项目、教育部博士点基金等10余项资助，以第一作者和通讯作者已发表SCI收录论文100余篇。获国家教学成果二等奖和四川省科技进步一等奖及二等奖多项。获全国百篇优秀博士论文指导教师奖、全国优秀科技工作者荣誉称号等。

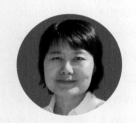

王 雯

王雯，女，现任首都医科大学基础医学院生理学与病理生理学系教授，博士生导师，系副主任。兼任北京生理科学会理事，血管医学专业委员会血管衰老学组组长。

从事病理生理学教学工作20年，主编、副主编、参编教材和专著16部。主要从事心血管病理生理学领域研究。主持国家自然科学基金项目3项、北京市自然科学基金重点项目1项及多项省部级基金，发表学术论文60余篇。2008年获得霍英东教育基金会第十一届高等院校青年教师奖，2012年入选北京市属高等学校青年拔尖人才培育计划。

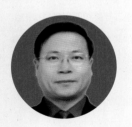

李连宏

李连宏，男，医学博士、病理学与法医学博导，二级教授，现任大连医科大学组织部部长，国务院政府特殊津贴获得者，辽宁省教学名师，大连市优秀教师、优秀专家，国家科技部、教育部、省市多项专家，兼任多个杂志编委。

主要研究方向为乳腺癌干细胞发生机制及其靶向治疗，主编《乳腺干细胞癌变与调控》专著，任省肿瘤干细胞研究重点实验室主任，主持和参与国家自然科学基金等20余项；获省政府科技进步二等奖等5项，发表学术论文200余篇，SCI收录30余篇，主编、副主编、参编《病理学》等教材30余部，获国家省部级教育成果奖20余项。

前　言

　　本书由全国高等学校护理学专业教材评审委员会统一组织编写，是面向全国高等医药院校护理学本科生的规划教材。教材内容在许多学校由病理学和病理生理学两门课程来完成。

　　本教材力求针对护理学专业教学的特点，尽量减少形态学描述，加重有关机制的内容，尤其加强了本课程与护理学的联系，在全部章节都增添了与临床护理联系的内容；较好地融合了病理学和病理生理学两门课程。本书采用了彩版印刷，做到了图文并茂；在编辑形式上也采用了一些读者喜欢的形式。书中重点术语及名词被编入中英文名词对照索引，这些术语及英文名词我们认为学生应当掌握；有些疾病名称和理化物质名词也标注了英文，是为了进一步学习时查阅或避免中文译名不统一，并不要求学生全部记住。本书重点介绍了"病理学总论"和"病理生理学"的内容。本版教材较上一版精简了正文文字，内容上尽可能突出重点；增加了学习目标，以便明确学习重点；同时，以 Box 的方式增加了历史长廊、医学前沿等内容，目的在于增加学习的趣味性，希望同学们了解重要疾病的历史及医学研究的新动向。各学校在使用本教材时，可根据各自的学时情况安排教学内容。虽然我们尽了很大努力，但本书仍会有很多不足之处，恳请各使用单位的同道和读者给予批评和指正，以便再版时修正。

　　本次修订是在前三版的基础上进行的，全书都凝聚着前三版编者们的贡献，本版又融入了本版各位编者和编写秘书的辛勤劳动。本书各个章节经过了各编委的细心互审，病理生理学部分由王雯教授统稿把关，在文字校对中马其钊、蒲天婕和杨李波同学做了大量工作，王亚健、姜瑞瑞、申梦佳、李诗、聂岸柳、黄川雅、田晓萌、程静霞、肖舒文同学通读全部书稿，欧学进、孙港灵、陈坚、陈强同学参与部分图片的绘制，在此一并致以衷心的感谢。

步　宏

2017 年 5 月

目　录

绪　论

绪论

第一节 健康与疾病

一、健康与疾病的概念

健康（health）是医学中的一个重要概念。1946 年，世界卫生组织（World Health Organization，WHO）对健康提出的定义是：健康不仅是没有疾病或虚弱现象，而且是一种躯体上、精神上和社会适应上的完好状态。强调健康不仅包含健壮的体魄，也包括健全的心理精神状态。增强健康意识，保障大众健康是每位护理工作者义不容辞的责任。

疾病（disease）相对健康而言，指机体在内外环境中一定的致病因素的作用下，因稳态（homeostasis）破坏而发生的一系列异常生命活动。包括生理功能、代谢和形态结构的改变，临床上表现出相应的症状和体征。病理过程（pathological process），是指多种疾病中可能出现的、共同的、成套的功能、代谢和形态结构的改变，如应激，水、电解质、酸碱平衡紊乱，发热，缺氧，弥散性血管内凝血，炎症，休克，等等。

亚健康（sub-health）又称第三状态，是指人们处于健康与疾病之间的健康低质量状态。包含三类情况：① 身心轻度失调（表现为情绪低落、心情烦躁、纳呆、失眠等，常具有一定周期性，时好时坏、时轻时重）；② 潜临床状态（表现为某些疾病的高危倾向或已开始向某些疾病发展）；③ 前临床状态（已有病变存在，尚无明显临床症状）。亚健康状态的变化呈双向性，其变化方向取决于自我保健措施和自身抗病能力。如何从生理、心理、行为和生活方式等各个环节及早干预，阻断亚健康状态向疾病发展也是护理学的一项重要任务。

二、病因学

病因学（etiology）研究疾病发生的原因和条件，解答"疾病为什么会发生"的问题。

（一）疾病发生的原因

疾病发生的原因简称病因（cause），又称致病因素。病因是指引起疾病并决定疾病特异性的体内、外因素。疾病发生的原因很多，可分为以下几类：

1. **生物性因素**　包括各种致病微生物和寄生虫，是感染性疾病的主要病因。这些微生物和寄生虫的致病性取决于其侵入宿主的数量、毒力、侵袭力和宿主机体的防御、抵抗能力。

2. **理化因素**　包括机械性创伤、高温低温、电流、电离辐射、气压等物理性致病因素；强酸、强碱和化学毒物（如汞、砷、氰化物、有机磷农药）等化学性致病因素。物理性致病因素的致病性主要取决于其作用强度、作用部位、持续时间等；化学性致病因素的致病作用有急性和慢性之分，慢性者可有一个毒物在机体内蓄积的过程。不少化学性因素对机体的组织、器官有一定的选择性毒性作用，例如 CCl_4 主要引起肝细胞损伤等。

3. **遗传性因素**　遗传性因素是越来越受重视的一类致病因素。遗传物质的改变如染色体畸变、基因突变等，可直接引起疾病或使机体获得遗传易感性，比一般人更易患某些疾病。随着近年来分子生物学和分子遗传学的飞速发展，人们认识到疾病发生发展的本质涉及到基因的作用，要彻底明确疾病的原因和根治疾病，需要从基因入手去寻找解决的办法，这是 21 世纪医学研究的重要课题。

4. **营养性因素**　指生命必需物质的缺乏或过多。主要营养物质、维生素、微量元素等的缺乏和过剩是重要的致病因素。

5．免疫因素　是十分重要的机体致病因素。免疫因素所致疾病包括机体免疫力缺陷或低下导致的感染性疾病和恶性肿瘤；机体超敏反应或变态反应引起的组织损伤（如支气管哮喘、过敏性鼻炎）和自身免疫性疾病（如系统性红斑狼疮、类风湿性关节炎）等。护理工作中常见的青霉素过敏、破伤风抗毒素注射过敏也属于此类原因。

6．先天性因素　指那些能够影响胎儿在母体子宫中发育的有害因素。母亲的不良习惯（如吸烟、酗酒），环境因素（如污染、辐射），及药物、微生物感染（如风疹病毒、流感病毒）等，可作用于胎儿引起某些缺陷或畸形，如先天性心脏病、兔唇、脊柱裂等。

7．精神、心理和社会因素　随着医学模式的转变，生物－心理－社会医学模式（bio-psycho-social medical model）日渐被广泛接受，人们越来越重视心理因素和社会因素在疾病发生中的作用。疾病本身可能是一种生物学现象，但精神、心理和与其密切相关的社会因素对机体稳态的影响是十分重要的间接或直接致病因素。例如，严重或长期的精神紧张可引起神经功能失调，导致高血压、冠心病、溃疡病的发生。如何从精神、心理和社会因素入手来防治疾病是护理工作者的重要任务，也是现代护理模式的主要特点。

（二）疾病发生的条件

影响疾病发生发展的因素称为条件（condition）。包括外界环境因素和机体内部因素。其中能加强病因作用或促进疾病发生的因素称为诱因（precipitating factor）。这些因素本身虽然不能直接引起疾病，但是可以左右病因，成为影响疾病是否发生的重要因素。例如营养不良、过度疲劳导致机体抵抗力下降，容易发生感染性疾病，小儿呼吸道和消化道的解剖生理特点导致其易患呼吸道和消化道传染病等。疾病发生发展中原因与条件是相对的，同一个因素可以是某一个疾病发生的原因，也可以是另一个疾病发生的条件。护理工作者除要熟悉不同疾病发生的原因，也需要了解其发生的条件，才能更好地完成护理工作。

三、发病学

发病学（pathogenesis）主要研究疾病发生、发展过程中的规律和机制，解答"如何引起疾病"的问题。研究疾病的转归和结局也属于发病学研究范畴。

（一）疾病发生发展的一般规律

主要指各种疾病发生发展过程中一些普遍存在的共同规律。

1．损伤与抗损伤　病因导致机体的损伤与抗损伤反应存在于疾病全过程，二者相互联系，相互对抗，构成疾病的基本改变，引起各种临床表现。损伤与抗损伤的力量对比决定疾病的发展和转归。临床上防治疾病就是尽量支持和加强抗损伤反应，减轻或消除损伤反应。但应注意损伤与抗损伤反应并无严格的界限，它们常可以互相转化，例如：细菌感染时白细胞由血管内游出可以杀灭细菌，但过多的白细胞游出又会造成局部组织的损伤。

2．因果交替　致病的原始病因作用于机体后导致一定的后果，后者又可作为下一级致病原因引起一系列新的后果。这种因果转化可以形成一条"反应链"，甚至形成恶性循环，使病情不断加重。临床治疗中必须有效阻断这种因果交替和恶性循环，使疾病向有利于康复的良性循环方向发展。

3．局部和整体　机体局部的任何病变都不同程度的存在整体反应。局部病变可通过神经－体液等途径引起机体的整体反应，而整体反应又可以影响局部病变的发展，二者互相影响，互相制约。例如局部细菌感染可引起全身性反应——发热，而发热有利于机体抵御感染，清除致病因素。正确认识局部和整体的相互关系对疾病的临床诊治和护理具有重要意义。既要善于用整体反应解释局部病变，也要从局部病变中了解整体反应的情况。

（二）疾病发生的基本机制

疾病千变万化，发生机制错综复杂。而神经、体液、细胞和分子水平的调节是存在于所有疾病发生发展过程中的共同的基本机制。

从分子水平研究疾病发生的机制，使我们对疾病本质的认识进入了一个新的阶段，即分子病理学（molecular pathology）时代。细胞及其间质内含有很多大分子多聚体和小分子物质，大分子多聚体主要指蛋白质和核酸，核酸贮存生命的信息，蛋白质调节和控制生命过程的化学反应。疾病的发生可能是核酸贮存的生命信息错乱的结果，例如基因突变或染色体畸变所致的恶性肿瘤和遗传性疾病。也可能是由于蛋白质的质和量异常所致，包括：①酶缺陷所致的疾病；②血浆蛋白和细胞结构蛋白缺陷所致的疾病；③受体或配体异常所致的疾病；④膜转运障碍所致的疾病，等等。

神经机制和体液机制强调疾病的整体性，指疾病过程中病因直接或间接作用于机体的神经和体液系统，影响神经递质和体液性因子的合成、释放和分解，引起相应器官组织功能、代谢协调性的破坏，并进一步导致形态学改变和相应的临床表现。二者常同时发生，共同参与，故常称为神经体液机制，其本身就是复杂的分子水平的变化。从细胞分子水平来研究和阐述疾病发生的基本机制是未来发病学研究的方向。

（三）疾病的转归

疾病的转归是指疾病的发展走向和结局。其走向主要取决于致病因素作用机体后发生的损伤和抗损伤的力量对比，同病人是否得到良好有效的治疗及护理也有密切的关系。一般将其分为完全康复、不完全康复和死亡三种形式。

1. **完全康复**（complete recovery） 又称痊愈。指病因去除，疾病时的损伤性变化完全消失，机体自稳调节恢复正常，临床症状和体征完全消失。如感冒、肺炎等疾病多数可以完全康复。

2. **不完全康复**（incomplete recovery） 指病因及其引起的损害得到控制，主要症状已经消失，但仍留下了某些不可恢复的病变和后遗症。如烧伤后留下的瘢痕，胸膜炎造成的胸膜粘连等。

3. **死亡**（death） 指生命活动的终止。传统上将死亡分为三个阶段：濒死期、临床死亡期、生物学死亡期。这在护理学实践中有重要的意义，因为临床死亡期是死亡的可逆阶段即可能存在复苏的可能，应尽可能实施紧急抢救措施。脑死亡（brain death）是一个重要的生物学和社会伦理学概念，指全脑（大脑半球、间脑、脑干各部）功能发生了不可逆性的停止。脑死亡的判断标准为：瞳孔散大或固定；自主呼吸停止；不可逆性深昏迷；脑神经反射消失；脑电波消失；脑血液循环停止。用脑死亡作为死亡的标准是社会发展的需要，便于准确判断机体死亡的时间，避免不必要的复苏和抢救。有关脑死亡的立法正在我国稳步推进。脑死亡后在一定时间内通过人工措施仍可维持器官组织的暂时"存活"，这对器官移植具有极其重要的意义。

第二节 病理学与病理生理学及其研究方法

一、病理学与病理生理学的概念

本书包括传统的病理学（pathology）和病理生理学（pathophysiology）两部分内容。这两部分内容之间有着千丝万缕的联系，难以分割。在世界上多数的国家，尤其是发达国家的医学教育体系中也多是放在一起进行研究和学习的。它们都是以自然科学方法，研究疾病发生、发展和转归的规律和机制的科学。历史上，病理学（曾经也被称为病理解剖学）较多从形态学改变来认识疾病的规律和发病机制；病理生理学则较多从生理功能和代谢改变来认识疾病。随着分子生物学和相关前沿生命科学向各传统学科的渗透，人们对疾病本质和发病机制的研究，单纯从形态或生理功能和代谢的改变来认识疾病已不可能，必然会从分子机制入手，紧密结合机体的形态、功能、代谢与基因、细胞、组织的种种变化。1998 年颁布的我国现行的学科目录中已将这两个学科合并为基础医学下的一个二级学科，称为病理学与病理生理学，反映了病理学与病理生理学走向深度融合的必然。病理学与病理生理学是联系基础医学与临床医学的"桥梁学科"。医学生在学习完正常人体的形态结构、功能及代谢等知识后，通过学习病理学与病理生理学，认识疾病发生发展的规律和机制，从而为继续学习临床医学及护理学知识奠定基础。

二、病理学与病理生理学的研究方法

病理学与病理生理学的研究方法很多，几乎所有自然科学方法都可以用于病理学与病理生理学的研究中。

（一）形态学研究

肉眼和光学显微镜水平的形态学观察仍是病理学研究的重要方法。电子显微镜较光学显微镜的分辨能力高出千倍以上，可以观察细胞器、细胞膜等超微结构（ultrastructure）；应用某些能与组织细胞化学成分发生特异反应的显色试剂，在组织细胞原位观察其特定化学成分的组织化学（histochemistry）和细胞化学（cytochemistry）；利用一定的酶或荧光物质等标记抗原或抗体，再通过抗原抗体的特异性反应来原位识别组织和细胞中的某种特定成分的免疫组织化学（immunohistochemistry）；利用计算机图像分析技术，从二维和三维空间对组织细胞进行定量分析的图像分析技术（image analysis）都是目前常用的形态学研究方法。

形态学研究方法可以用于人体病理学的研究，包括：①尸体解剖（autopsy）简称尸检，即对死者的遗体进行病理解剖，是查清病因、确定诊断和查明死因的重要方法，也是积累病理学知识的主要来源；②活体组织检查（biopsy）简称活检，即用局部切取、钳取、刮取和通过粗针穿刺等方法，从患者活体获取病变组织进行检查，是疾病诊断，尤其是良、恶性肿瘤诊断的重要手段，也是病理学知识的重要来源；③细胞学检查（cytology）通过采集病人的分泌液、渗出液、病变处的脱落细胞或细针穿刺吸取的细胞，涂片染色后进行观察，作出细胞学诊断。因其创伤小或无，除用于疾病诊断外，也常用于肿瘤的普查等。上述形态学研究方法也可以用于实验动物和体外培养的组织和细胞的研究。

（二）动物实验

动物实验（animal experiment）是在动物身上复制某些人类疾病的模型，以研究疾病的病因学、

发病学、病变、疾病的转归及验证疗效等，是病理学尤其是病理生理学的重要研究方法之一。但因动物和人之间存在差异，不能把动物实验结果不加分析地直接用于人体，只可作为人体病理学研究的参考。

（三）组织和细胞培养

组织和细胞培养（tissue and cell culture）是将某种组织或单细胞，甚至某种器官的原基用适宜的培养基在体外培养，以研究在各种因子作用下细胞、组织病变的发生和发展，属于体外实验，其不如上述体内实验所获的结果可靠。但因其具有周期短、见效快、节省开支，处理因素单一，便于控制，能避免体内复杂因素的干扰等，故有重要的应用价值。因其研究条件的单一，与体内复杂环境不同，故不能将体外结果与体内实验结果同等对待。

（四）分子生物学技术

采用核酸分子杂交、聚合酶链反应、DNA 测序等核酸分析技术和一系列蛋白质分析技术等分子生物学方法来研究细胞受体、离子通道、信号转导、细胞增殖、细胞分化、细胞凋亡、细胞老化等基本生理过程和病理改变及其在疾病发生发展中的作用已成为当今医学科学研究的主要方向。人类疾病相关基因的识别、克隆，疾病相关基因的结构和功能、以及疾病防治有关的基因表达调控等的研究正不断深入，有关疾病的蛋白组学研究也正在开展。事实上，疾病的分子生物学研究已成为病理学与病理生理学发展的重要方向。

（五）临床观察

在临床实践中收集到的资料是十分宝贵和有价值的。在不损害病人健康的前提下，用 B 超、心电图、CT、内窥镜等无创性仪器进行检查，或收集病人的血样、排泄物、胸腹水、脑脊液等进行研究，观察患者机体功能和代谢等变化是病理学与病理生理学重要的研究方法，也是护理学实践的重要内容。

第三节　病理学与病理生理学的学习方法

一、学习目的

对护理学专业的学生来讲，病理学与病理生理学是一门很重要的课程。通过本课程的学习，护理工作者将奠定医学和预防保健基本知识，从基础医学的学习顺利向临床护理学习过渡。学习病理学与病理生理学是认识疾病的开始，也是护理工作者一生与疾病做斗争的需要。学习病理学与病理生理学既是对正常人体形态学、生物化学、生理学、医学微生物与寄生虫学、医学免疫学等前期课程的进一步理解和应用，更是为今后学习内科护理学、外科护理学、妇产科护理学、儿科护理学、中医护理学、五官及口腔科护理学等临床课程打下坚实的基础。

学习病理学与病理生理学的另一个目的，就是培养进一步获取知识和创新知识的能力。这比学习病理学与病理生理学的基本概念、基本理论和基本方法更为重要。

二、学习内容

病理学与病理生理学的内容包括阐述疾病共同规律的总论部分和阐述各重要器官疾病特点的各论部分。本书的前十四章可以归为总论，后面的章节为各论。书中所收入的英文术语也是我们应该学习的重要内容。本书学习的主要内容应该是病理学与病理生理学的基本概念、病因、发病机制，基本病变特点（包括功能、代谢及形态改变几个方面）和目前较公认的基本理论、学说。还要注意学习一些重要的研究和认识疾病的基本方法，学会前人是如何通过一些基本研究方法获得的结果来提出新的理论和见解。这对培养我们的创造能力很有益处。不少同学将来会成为护理学教学的教师，因此在学习过程中注意学习老师的教学方法，学习他们提出问题，讨论问题和解决问题的思路，这也应当是我们重要的学习内容。

三、学习方法

病理学与病理生理学是一门实践性很强的课程。一般有理论课、实验课和各种形式的讨论课等，若能适当增加一些尸检见习和临床参观会很有好处。对本教材的学习主要也是通过听课和读书来完成，实验课对学习这门课程很有帮助。学生应当养成"博览"的习惯，仅读一本教材是不够的。学会读书非常重要，胜过取得某一门课的好成绩，因为学会读书会使您一辈子取得好成绩。读书不仅仅是一个记或"背"的过程，更是一个思考和分析的过程。病理学与病理生理学中有一些基本概念和基本知识是需要记住的，但更多的知识和内容应当是理解，在理解的基础上记忆。学习更是一个"问"的过程，能提出问题的学习是高效率的，"问"可以获得书本上没有，老师没有讲的更多知识。疾病发生和演变的过程是一个动态过程，学习中提倡用动态的观点去分析问题，提倡形态与功能、局部与整体、机体与环境、理论与实际的结合。注意本课程与临床的结合对提高学习的兴趣和掌握知识的牢固性都有好处。应当把病理学与病理生理学的学习作为从事临床护理、预防保健和护理学教学与科研的良好开端。

（步 宏 王 雯）

第一章
应　激

1

学习目标

掌握　应激、全身适应综合征、应激性溃疡的概念。

熟悉　应激时的神经、体液及细胞反应。

了解　应激与疾病的关系。

01章

第一节　概　述

一、应激的概念

应激（stress）是指机体在受到内、外因素的刺激时所出现的非特异性全身反应，亦称应激反应。

应激是机体适应、保护机制的一个重要组成部分，是适应性防御反应。应激反应可提高机体的准备状态，有利于机体的战斗或逃避（fight or flight），有利于在变动的环境中维持机体的自稳态，增强机体的适应能力。适度的应激对机体有利，称之为良性应激（eustress），应激过强或持续时间过长则对机体有害，称之为劣性应激（distress）。

二、应激原

引起应激反应的各种因素称为应激原（stressor）。可分为 3 大类。

1．外环境因素　如温度的改变、射线、噪声、强光、电击、剧烈疼痛、低压、低氧、中毒、创伤、感染等。

2．机体内在因素（自稳态的变动）　自稳态（homeostasis）失衡是一类重要的应激原，如发热、血液成分的改变、心功能低下、心律失常、器官功能紊乱等。

3．心理社会环境因素　职业的竞争、工作的压力、突发生活事件等皆可引起应激反应，是现代社会中重要的应激原。

第二节　应激反应的基本表现

应激是从神经内分泌、功能代谢、细胞与体液直至基因水平都有广泛激活的一种非特异的、泛化的反应。

一、应激时的神经内分泌反应

当机体受到强烈刺激时，应激时的神经内分泌反应主要体现在蓝斑（LC）－交感－肾上腺髓质轴和下丘脑－垂体－肾上腺皮质轴（HPA）的强烈兴奋，应激反应的中枢与外周效应皆与这两个系统的兴奋密切相关（图 1-1）。

（一）蓝斑－交感－肾上腺髓质系统

1．基本组成单元　该神经内分泌轴为脑干的去甲肾上腺素能神经元（主要位于蓝斑）及交感－肾上腺髓质系统组成。蓝斑作为该系统的中枢位点，上行主要与大脑皮质、边缘系统和下丘脑室旁核有密切的往返联系，成为应激时情绪、认知、行为功能变化的结构基础；下行主要至脊髓侧角，行使调节交感神经系统和肾上腺髓质系统的功能。

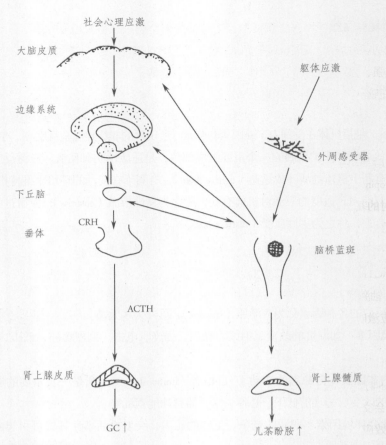

图 1-1 应激时的神经内分泌反应

图中标注文字：

社会心理应激

大脑皮质

躯体应激

边缘系统

外周感受器

下丘脑

垂体

CRH

脑桥蓝斑

ACTH

肾上腺皮质

肾上腺髓质

GC↑

儿茶酚胺↑

2. 应激时的基本效应

（1）中枢效应：该系统的主要中枢效应与应激时的兴奋、警觉有关，并可引起紧张、焦虑的情绪反应。

（2）外周效应：外周效应主要表现为血浆儿茶酚胺（肾上腺素、去甲肾上腺素、多巴胺）浓度迅速升高。交感神经兴奋主要释放去甲肾上腺素，肾上腺髓质兴奋主要释放肾上腺素。交感 - 肾上腺髓质系统的强烈兴奋主要参与调控机体对应激的急性反应，其防御意义为：

1）保证重要脏器血供：由于外周血管中 α 受体分布密度的差异，儿茶酚胺除使血压上升外，还导致血液重新分配，外周阻力血管和容量血管收缩，而心、脑血管 α 受体分布少，收缩不明显，同时由于代谢加快，腺苷三磷酸（ATP）消耗增加，腺苷产生增加，引起血管扩张，从而使心、脑等重要器官的血液灌流得到保证。与此同时，支配骨骼肌的小动脉上的 β 受体与肾上腺素结合，引起血管舒张，从而使应激时组织的血液供应更充分、合理。

2）增加肺通气：儿茶酚胺引起支气管扩张，有利于改善肺泡通气量，满足机体对氧的需求。

3）增加血糖水平：α 受体激活抑制胰岛素分泌，β 受体激活刺激胰高血糖素分泌，促进糖原分解、升高血糖，增加组织的能源供应。

4）其他作用：儿茶酚胺还促进促肾上腺皮质激素（adrenocorticotrophin hormone，ACTH）、生长激素、肾素、促红细胞生成素及甲状腺素等的分泌。

上述作用促使机体紧急动员，处于一种唤起状态，有利于适应各种变化的环境。但过度强烈的交感 - 肾上腺髓质系统兴奋也会带来一些负面影响，如：①明显的能量消耗和组织分解；

②外周小血管持续收缩可导致血管痉挛，造成某些部位组织缺血及血压升高；③增加心肌耗氧量，引发心肌功能性缺氧，引起心肌损伤、致死性心律失常等；④儿茶酚胺过多可引起机体脂质过氧化反应增强、自由基产生过多，造成组织器官损伤等。

（二）下丘脑–垂体–肾上腺皮质激素系统

1．下丘脑–垂体–肾上腺皮质激素系统（HPA 轴）的基本组成单元　HPA 轴主要由下丘脑的室旁核（PVN）、腺垂体和肾上腺皮质组成。PVN 作为该神经内分泌轴的中枢位点，上行主要与杏仁复合体、海马结构、边缘皮层有广泛的往返联系；下行则主要通过分泌促肾上腺皮质素释放激素（corticotropin releasing hormone，CRH）调控腺垂体和肾上腺皮质。

2．应激时的基本效应

（1）中枢效应：HPA 轴兴奋释放的中枢介质为 CRH 和 ACTH，特别是 CRH，它可能是应激时最核心的神经内分泌反应。CRH 神经元主要位于 PVN。CRH 的功能如下：

1）刺激 ACTH 的分泌进而促进糖皮质激素（glucocorticoid，GC）的分泌，这是 CRH 最主要的功能，是 HPA 轴激活的关键环节。

2）调控应激时的情绪行为反应。目前认为，适量的 CRH 增多可促进适应，使机体兴奋或有愉快感；但大量 CRH 的增加，特别是慢性应激时 CRH 的持续增加则造成适应机制的障碍，出现焦虑、抑郁、食欲及性欲减退等，这是慢性重症患者几乎都会出现的共同表现。

3）促进内啡肽释放，应激时内啡肽升高与 CRH 增加相关。此外，CRH 与蓝斑–交感–肾上腺髓质系统也会交互影响。

（2）外周效应：GC 分泌增多是应激最重要的一个反应，对机体抵抗有害刺激起着极为重要的作用。应激时 GC 增加对机体有广泛的保护作用，表现为：

1）升高血糖：GC 具有促进蛋白质分解和糖异生的作用，并对儿茶酚胺、胰高血糖素等的脂肪动员起容许作用。

2）GC 能够抑制如白三烯、前列腺素、5-羟色胺（5-HT）等炎症介质及细胞因子的合成与释放，并稳定溶酶体膜，减少这些因子和溶酶体酶对细胞的损伤。

3）GC 还是维持循环系统对儿茶酚胺正常反应性的必需因素。GC 不足时，心血管系统对儿茶酚胺的反应性明显降低，可出现心肌收缩力减低、心排血量下降、外周血管扩张、血压下降，严重时可致循环衰竭。

慢性应激时，GC 的持续增加也对机体产生一系列不利影响：①明显抑制免疫炎症反应，导致机体的免疫力下降，易发生感染；②引起生长发育迟缓；③引起性功能减退、月经失调等；④抑制甲状腺轴；⑤引起一系列代谢改变，如负氮平衡、血脂升高、血糖升高，并出现胰岛素抵抗等。

（三）其他

应激还可引起其他的神经内分泌变动，譬如 β-内啡肽（β-endorphine）的升高、黄体生成素（luteinizing hormone，LH）的降低等。

◆　Hans Selye 与应激学说

1936 年加拿大病理学家 Hans Selye 发现：各种有毒的或不纯的激素制剂和其他强烈刺激，诸如过冷、感染、外伤和出血等，都会引起小鼠的肾上腺、胸腺、淋巴系统和胃肠道的相似的变化。基于这些观察，他指出下丘脑–垂体–肾上腺皮质轴的兴奋是应激的主要特征，并提出了应激的非特异性反应学说。Selye 认为，应激是机体对外界或内部各种刺激所产生的非特异性应答反应的总和，是强烈刺激引起并伴以全身防御系统的普遍动员状态。为了发展这种观点，Selye 引入了"全身适应性综合征"的概念。

（四）全身适应综合征

应激是机体的非特异保护机制，对于大多数应激反应，在撤除应激原后，机体可很快趋于稳定，恢复自稳态。但如果劣性应激原持续作用于机体，则应激可表现为一个动态的连续过程，并最终导致内环境紊乱和疾病发生，Selye 将其称之为全身适应综合征（general adaptation syndrome，GAS），并将其分为 3 期。

1．警觉期（alarm stage） 此期为机体保护防御机制的快速动员期，以交感 - 肾上腺髓质系统的兴奋为主，伴有肾上腺皮质激素的增多。警觉反应使机体处于最佳动员状态，有利于机体的战斗或逃避（fight or flight）。但此期只能持续较短时间。

2．抵抗期（resistance stage） 如果应激原持续作用于机体，在产生警告反应之后，机体将进入抵抗或适应阶段。此时，以交感 - 肾上腺髓质兴奋为主的一些警告反应将逐步消退，而表现出肾上腺皮质激素分泌增多为主的适应反应。机体的代谢率升高，炎症、免疫反应减弱，胸腺、淋巴组织缩小。机体表现出适应、抵抗能力的增强。但同时有防御贮备能力的消耗，对其他应激原的抵抗力下降。

3．衰竭期（exhaustion stage） 持续强烈的有害刺激将耗竭机体的抵抗能力，警觉反应期的症状可再次出现，肾上腺皮质激素持续升高，但糖皮质激素受体的数量和亲和力下降，机体内环境明显失衡，应激反应的负效应陆续显现，与应激相关的疾病、器官功能的衰退甚至休克、死亡都可在此期出现。

上述 3 个阶段并不一定都依次出现，多数应激只引起第一、第二期的变化，只有少数严重的应激反应才进入第三期。

二、应激的细胞体液反应

细胞受到多种应激原，特别是非心理性应激原刺激可出现一系列细胞内信号转导和相关基因的激活，表达相关的、具有保护作用的一些蛋白质，如热休克蛋白、急性期反应蛋白等，成为机体在细胞、蛋白质及基因水平的应激反应表现。

（一）热休克蛋白

热休克蛋白（heat-shock protein，HSP）是指在热应激或其他应激时细胞新合成或合成增加的一组蛋白质，又名应激蛋白（stress protein）。HSP 可帮助蛋白质的正确折叠、移位、复性和降解，被形象地称之为"分子伴娘"（molecular chaperone）。一个新生蛋白质要形成正确的三维结构和正确定位，必须有精确的时空控制，目前认为该功能主要由各种"分子伴娘"完成，结构性 HSP 即是一类重要的"分子伴娘"。诱生性 HSP 主要与应激时受损蛋白质的修复或移除有关。

此外，HSP 可增强机体对诸如发热、内毒素、病毒感染、心肌缺血等多种应激原的耐受、抵抗能力，在分子水平上起保护作用。

HSP 首先是在果蝇体内发现的。1962 年有人在热休克实验中发现：将果蝇的培养温度从 25℃提高到 30℃，30 分钟后就可通过光学显微镜观察到多丝染色体上出现了蓬松现象（或称膨突 puff），提示这些区带基因的转录加强并可能有蛋白质合成增加。1974 年，有人从热休克处理的果蝇幼虫唾液腺等部位分离出 6 种新的蛋白质，即命名为 HSP。然而，后续的研究亦发现，除环境高温以外，其他应激原如缺氧、寒冷、感染、饥饿、创伤、中毒等也能诱导细胞生成 HSP。因此，HSP 又称应激蛋白（stress protein，SP），但习惯上仍称 HSP。

（二）急性期反应蛋白

应激时由于感染、炎症或组织损伤等原因使血浆中某些蛋白浓度迅速发生变化，这一反应称为急性期反应。这些蛋白称为急性期反应蛋白（acute phase protein，APP）或急性期蛋白。急性期反应是一种启动迅速的机体非特异性防御反应。APP 的种类很多，其功能也相当广泛。

1. 抑制蛋白酶 创伤、感染时体内蛋白分解酶增多，APP 中的蛋白酶抑制物可避免蛋白酶对组织的过度损伤。

2. 激活凝血系统和纤溶系统 应激时凝血系统和纤溶系统被激活。一方面可以阻止病原体及其毒物的扩散；另一方面，随着纤溶系统的激活，又可溶解纤维蛋白网状物及血凝块，使组织间隙恢复原状。然而，凝血和纤溶系统的过度激活可能导致弥散性血管内凝血（DIC）的发生。

3. 清除异物和坏死组织 某些 APP 具有迅速的非特异性的清除异物和坏死组织作用。其中以 C 反应蛋白的作用最明显。C 反应蛋白易与细菌胞壁结合，激活补体的经典激活途径，促进吞噬细胞功能等等。

4. 清除自由基 如铜蓝蛋白能激活超氧化物歧化酶，清除氧自由基。

5. 抗感染、抗损伤 如血清淀粉样物质 A 可促使损伤细胞的修复，补体成分的增多可增强机体的抗感染能力等。

三、应激时机体的代谢功能变化

（一）中枢神经系统

中枢神经系统（CNS）是应激反应的调控中心，机体对大多数应激原的反应都包含有认知的因素。蓝斑－交感－肾上腺髓质系统兴奋时，机体出现兴奋、警觉、紧张、专注程度的升高；去甲肾上腺素水平过高时则会产生焦虑、害怕或愤怒等情绪反应。HPA 轴的适度兴奋有助于维持良好的认知学习能力和良好的情绪，但 HPA 轴兴奋的过度或不足都可以引起 CNS 的功能障碍，出现抑郁、厌食甚至自杀倾向等。

（二）免疫系统

目前认为，免疫系统是应激系统的重要组成部分。由于免疫细胞有参与应激反应的大部分激素及神经递质的受体，故免疫系统受应激时神经内分泌的调控。急性应激时，外周血吞噬细胞数目增多、活性增强，补体、C 反应蛋白等非特异性抗感染的急性期反应蛋白（AP）升高等；但持续强烈的应激则由于 GC 和儿茶酚胺的大量分泌而造成免疫功能的抑制，甚至功能障碍，诱发自身免疫性疾病。同时，免疫系统也参与了应激时神经内分泌的调控。

（三）心血管系统

应激时心血管系统的基本变化为心率增快、心肌收缩力增强、心排血量增加、血压升高，血管总外周阻力视应激的具体情况而异，如失血、心源性休克或某些精神应激时，血管外周阻力可升高；如与运动、战斗有关的应激，血管总外周阻力下降（交感神经兴奋引起的骨骼肌血管的明显扩张，可抵消交感神经兴奋所引起的其他部位血管收缩导致的外周阻力上升）。此外，应激时冠状动脉血流量通常是增加的，但精神应激在某些情况下可引起冠状动脉痉挛，甚至心肌缺血坏死、心律失常等。

（四）消化系统

慢性应激时，消化系统的典型表现为食欲减退，严重时甚至可有神经性厌食。食欲降低可能与 CRH 的分泌增加有关。但也有部分人会出现食欲增加，这可能与内啡肽和单胺类介质在下丘脑水平升高有关。应激时胃酸分泌可升高、降低或正常，但胃黏液蛋白分泌常降低。此外，应激还能引发应激性溃疡等。

（五）血液系统

急性应激时，血中白细胞数目增多、核左移，血小板数增多、黏附力增强，凝血因子 I、V、VIII 及血浆纤溶酶原、抗凝血酶 III 等浓度升高，血液表现出非特异性抗感染能力和凝血能力的增强、血液黏滞度升高及红细胞沉降率增快等。骨髓检查可见髓系和巨核细胞系的增生。上述改变既有抗感染、抗损伤出血的有利一面，也有促进血栓形成以及 DIC 发生的不利一面。

慢性应激时，特别是在各种慢性疾病状态下，患者常出现类似于缺铁性贫血的表现。

（六）泌尿、生殖系统

应激时交感 - 肾上腺髓质的兴奋、肾素 - 血管紧张素系统（RAS）激活及抗利尿激素（ADH）的分泌增多使得泌尿功能的主要变化表现为：尿少、尿比重升高、水钠排泄减少。

应激对生殖功能也常产生不利影响。在应激特别是精神心理应激时，如遭受丧失亲人、过度的工作压力或惊吓等心理刺激后，下丘脑分泌的促性腺激素释放激素（GnRH）减少或出现分泌规律紊乱，女性可表现为月经紊乱或闭经，哺乳期妇女乳汁明显减少或泌乳停止等。但催乳素的分泌在应激时通常是增高的，且其消长与 ACTH 的消长常相平行。何以在催乳素增加的情况下会出现泌乳减少或停止，其机制尚不清。

第三节　应激与疾病

应激在许多疾病的发生发展上都起着重要的作用。与应激相关的疾病可粗略地分为两大类，一类是应激诱发或加剧的躯体疾病，另一类则是应激诱发的心理、精神障碍。

一、应激与躯体疾病

与应激相关的躯体疾病种类繁多，但通常多见于心血管系统（如原发性高血压、冠心病等）、消化系统（如应激性溃疡等）、免疫系统（如多种自身免疫性疾病、哮喘等）和内分泌系统（如甲亢、糖尿病、月经紊乱、发育迟缓等）。

1. 应激性溃疡（stress ulcer）

（1）概念：应激性溃疡是指机体在遭受强烈刺激或长期慢性应激情况下，出现胃十二指肠黏膜糜烂、溃疡、渗血，甚至穿孔的病理过程。当溃疡发展侵蚀大血管时，可引起大出血。

（2）机制：应激时儿茶酚胺增多，内脏血流量减少，胃肠黏膜缺血，其黏膜的缺血程度与病变程度正相关。黏膜缺血使上皮细胞能量不足，不能产生足量的碳酸氢盐和黏液，使由黏膜上皮细胞间的紧密连接和覆盖于黏膜表面的碳酸氢盐 – 黏液层所组成的胃黏膜屏障遭到破坏，胃腔内的 H^+ 顺浓度差进入黏膜，而黏膜血流量的减少又不能将侵入黏膜的 H^+ 及时运走，使 H^+ 在黏膜内积聚而造成黏膜腐蚀、自我消化。

其次，酸中毒时血流对黏膜内 H^+ 的缓冲能力低，可促进应激性溃疡的发生。胆汁逆流的胃黏膜缺血的情况下可损害黏膜的屏障功能，使黏膜通透性升高，H^+ 逆流入黏膜增多等。

应激性溃疡若无出血或穿孔等并发症，在原发病得到控制后，通常于数天内完全愈合，不留瘢痕。

2. 应激与免疫功能障碍

（1）自身免疫病：许多自身免疫病的发生与精神创伤或明显的心理应激因素有关，如类风湿性关节炎、系统性红斑狼疮。严重的心理应激常可诱发这些疾病的急性发作，如哮喘患者可因心理应激而发作，愤怒、惊吓，甚至在公众面前讲话都会成为哮喘发作的诱因。但应激在自身免疫和变态反应性疾病发生发展中具体作用机制尚不清楚。

（2）免疫抑制：临床研究也发现遭受严重精神创伤后一段时间内有明显的免疫功能低下，其主要机制可能是 HPA 轴的持续兴奋、糖皮质激素过多所致。持续应激时，患者的胸腺、淋巴结皆有萎缩现象。

3. 应激与心血管疾病

持续的负性情绪心理应激因素与原发性高血压、冠心病、动脉粥样硬化和心律失常等心血管疾病关系密切。

在心血管急性事件的发生中，心理情绪应激已被认定为是一个"触发器"（trigger），成为触发急性心肌梗死、心源性猝死（常因致死性心律失常）的重要诱因。

4. 应激与内分泌功能障碍
应激可引起神经内分泌功能的广泛变化，而持续应激则与多种内分泌功能的紊乱有关系。

（1）生长：慢性应激可使儿童生长发育延迟、青春期延迟，并常伴有行为异常，如抑郁、异食癖等，被称为心理社会呆小状态（psychosocial short stature）或心因性侏儒。在解除应激状态后，儿童血浆中 GH 浓度会很快回升，生长发育亦随之加速。

（2）应激与性腺轴：应激对性腺轴的抑制不仅表现在慢性应激，急性应激有时也可引起性腺轴的明显紊乱。前者如过度训练比赛的运动员、芭蕾舞演员，可出现性欲减退、月经紊乱或停经。后者如一些突发的生活事件，精神打击（如丧失亲人）等，可使 30 多岁的妇女突然绝经或哺乳期妇女突然断乳。

二、应激与心理、精神障碍

1. 应激的心理性反应及其异常

（1）应激的认知功能改变：良性应激有利于神经系统的发育，它可使机体保持一定的"唤起"状态，对外环境保持积极的反应，可增强认知功能。持续的劣性应激可损害认知的功能，在学龄儿童进行的研究表明，长时间的噪音环境可使儿童的认知学习能力下降，特别是与声音相关的学习认知功能的损害。

（2）应激的情绪反应：在心理社会因素的应激反应中，情绪反应有时会成为左右整个应激反应非常关键的因素之一。如某些心理社会因素导致的愤怒情绪，除可引起交感－肾上腺髓质系统和 HPA 轴的强烈兴奋，及相应的器官功能变化外，常可见到运动员的失控行为。在有些情况下，如原有冠心病史者，甚至可诱发心源性猝死。

（3）应激的社会行为反应：总体来看，应激常常改变人们相互之间的社会行为方式，如产生愤怒情绪的应激易导致敌意的，或自私的，或攻击性的行为反应，动物则表现出明显的斗争攻击倾向的增加。

如在地震等灾害面前，人们常可以表现出增强的互助行为（helping behavior）倾向，但焦虑不安的情绪也会使人变得冷漠，互助行为倾向减弱等。

2．创伤后应激障碍　创伤后应激障碍（posttraumatic stress disorder，PTSD）是在经历威胁性、灾难性等严重创伤和情绪应激后的一种延迟或持久的精神障碍反应。它能够诱发恐惧、无助或对损伤、死亡威胁反映出的恐惧。

极度的压抑、自然灾害、严重的事故、刑事暴力、虐待、战争、恐怖事件等因素均可导致PTSD。这些因素可以是直接的，亦可为间接经历，如亲眼目睹他人死亡或受伤。直接和间接经受创伤性事件者发生 PTSD、重症抑郁症、惊恐症、焦虑症的危险性增加。还可以出现全身和躯体疾病，特别是原发性高血压病、哮喘和慢性疼痛综合征。典型表现为患者经常在梦中或记忆中重复体验创伤性事件，有驱之不去的创伤性回忆，频频出现的痛苦梦境，有时可见患者仿佛又完全身临创伤性事件发生时的情境，重新表现出事件发生时所伴发的各种情感，患者面临、接触与创伤性事件相关联或类似的事件、情景或其他线索时，通常出现强烈的心理痛苦和生理反应，对外界反应麻木或迟钝，对一种或多种有意义的活动兴趣明显减少，情感狭窄、分离、疏远，过分警觉，有时有记忆障碍，还可出现错觉和持续的听幻觉。症状存在的时间大于 1 个月但不够 3 个月者称为急性 PTSD；症状持续 3 个月或以上称为慢性 PTSD；创伤性事件发生后至少 6 个月以上才出现症状的称为延迟发作的 PTSD。

第四节　护理及防治应激相关疾病的病理生理学基础

应激是机体整个适应、保护机制的重要组成部分，但当应激成为引起机体自稳态的变动，甚至导致内环境紊乱和疾病的因素时，对应激的恰当处置就可成为影响患者康复的重要举措，其基本的护理及防治病理生理学原则如下：

一、治疗原则

1. 尽快去除精神因素或脱离引起精神创伤的环境，转移或消除应激原。通过心理辅导，帮助患者摆脱痛苦，认识疾病，面对现实，配合治疗，提高适应能力。

2. 避免给患者新的应激刺激。患者就诊、住院过程中，医护人员的工作态度、处置方法、有关病情的言谈举止等等，都是患者极其关注的内容，并常常成为患者治疗过程中的一类新应激原。良好的医德医风、专业而又通俗易懂的解释常常能避免许多对患者不必要的暗示和刺激，降低患者的应激程度。

3. 药物治疗　对焦虑、恐惧不安者，可使用抗焦虑药；对抑郁症状突出者，可选用丙米嗪、阿米替林等抗抑郁药；对有妄想、幻觉、兴奋激动者可应用抗精神病药，如氯丙嗪、氟哌啶醇等，症状消失后可继续服药数周再停药。

4. 支持治疗　如对不能主动进食或进食量少的患者，应注意补充营养、饮水或输液。

5. 心理治疗　由于 CNS 是大多数应激反应的感知和调控中枢，而且大多数应激反应也都具有心理和情绪成分，因此，通过集体宣传与个别谈心，针对患者的生活事件、心理冲突、性格特征与失败，共同寻找摆脱心理危机的方法，从而增强患者的康复信心，达到重新适应生活、回归社会和促进精神健康的目的。

6. 及时识别、治疗应激性损伤　如应激性溃疡，应激引起的心律失常、血压升高，内分泌或免疫功能的紊乱等等。

二、护理措施

1. 日常生活护理　加强观察和关心患者；提供安静舒适的环境，减少外界刺激；尊重患者及其隐私；经常鼓励及暗示患者自主活动，让患者增强信心，避免对疾病过分关注，忘记心身痛苦。

2. 心理护理

（1）建立良好的护患关系。多倾听，多鼓励，多一点耐心，多一丝温馨，杜绝批评和斥责，用温和委婉的语气和患者谈心。

（2）增加沟通，及时表扬，增强患者的康复信心。

（王小川　编写　徐月清　审校）

◇ 病例思考题 ⋯⋯⋯⋯⋯⋯⋯⋯⋯⋯⋯⋯⋯⋯⋯⋯⋯⋯⋯⋯⋯⋯⋯⋯⋯⋯⋯

1. 杨某，职业股民，在经历 2015 年 6 月股灾后，出现上腹部不适，伴黑便，大便隐血阳性。

（1）杨某可能出现何种病理过程？

（2）杨某经历股灾与其出现黑便有何关系？其机制是什么？

2. 武汉某机关工作人员周某的初恋中的男友因车祸离世，痛失恋人的她悲痛欲绝，不吃不喝，独自在自己房间静静地待着。第 2 天开始出现胸口痛，浑身乏力，呼吸急促，两眼一发黑倒下了。家人急忙把她送到了医院。经过医生综合检查，她被确诊患上了"心肌病变综合征"。

（1）周某可能出现何种病理过程？

（2）周某痛失恋人与其患"心肌病变综合征"有何关系，机制是什么？

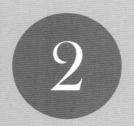

第二章
细胞、组织的适应和损伤

学习目标		
掌握	细胞、组织的适应和损伤的概念及病变特点。	
熟悉	细胞、组织的适应和损伤的原因与发生机制。	
了解	细胞、组织损伤的护理原则；老化的概念及发生机制。	

细胞、组织的适应和损伤是机体各种疾病发生的最基本的病理形态学变化和基础。当机体受到内外环境改变等刺激时，正常细胞及其组织和器官进行代谢、功能和结构的调整和应对的过程，称为适应，形态上表现为增生、肥大、萎缩、化生。当刺激因素超过了一定时间和强度，细胞将失去适应能力并导致损伤。当遭受轻微损伤时，受损伤细胞可恢复正常，称为可逆性损伤。当损伤严重或持续存在时，则可导致不可逆性损伤，最终引起细胞死亡。正常细胞、适应细胞、可逆和不可逆性损伤细胞是连续的变化过程，认识和掌握这些变化的基本规律，对于研究疾病发生发展的本质及指导临床诊治疾病和护理有着重要意义。

第一节　细胞和组织的适应

细胞和组织在内、外环境中，对于有害因子的持续作用做出的非损伤性应答反应称为适应（adaptation）。适应在形态上表现为增生、肥大、萎缩和化生。

一、增生

组织或器官的实质细胞数目增多所致的组织器官体积增大，称为增生（hyperplasia）。增生分为生理性和病理性增生。生理性增生，如青春期女性乳腺上皮和妊娠期子宫平滑肌的增生；病理性增生，如过量雌激素引起的子宫内膜增生等。

细胞增生常为弥漫性的，导致相应的组织和器官体积增大，形状无明显改变。但在有关激素的作用下，前列腺、甲状腺、肾上腺和乳腺等增生常呈结节状。增生一般在病因去除后可停止，但过度增生细胞有可能演变为肿瘤性增生。

二、肥大

实质细胞的体积增大所致的组织和器官体积增大称为肥大（hypertrophy）。肥大可分为生理性肥大和病理性肥大。由功能负荷增加引起的肥大，称为代偿性肥大（compensatory hypertrophy），如运动员相应骨骼肌的肥大属于生理性代偿性肥大，而高血压患者的左心室肥大则属于病理性代偿性肥大（图2-1）。由激素引起的肥大称为内分泌性肥大，如妊娠期子宫平滑肌的肥大。由永久性细胞（见第三章）构成的组织器官仅发生肥大；其他细胞构成的组织器官在肥大的同时常伴有增生。

三、萎缩

发育正常的实质细胞体积变小或数量减少所致的组织和器官体积变小称为萎缩（atrophy）。萎缩可分为生理性萎缩和病理性萎缩。

1. **生理性萎缩**　如成年人胸腺萎缩，老年人各器官的萎缩，尤以脑、心、肝、皮肤、骨骼等最为明显。

2. **病理性萎缩**　按其发生原因分为：①营养不良性萎缩：有两种：全身性萎缩如长期饥饿、慢性消耗性疾病及恶性肿瘤患者（恶病质）；局部性萎缩如脑动脉硬化时因慢性缺血引起的脑萎缩（图2-2）。②压迫性萎缩：如肾盂积水时由于长期压迫引起的肾实质萎缩（图2-3）。③失用性萎缩：如肢体骨折后长期不活动所致的骨骼与肌肉萎缩。④去神经性萎缩：如因神经、脑或脊

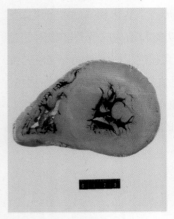

图2-1 心脏向心性肥大
心脏横断面，示左心室壁及室间隔增厚，乳头肌显著增粗，左心室腔相对较小

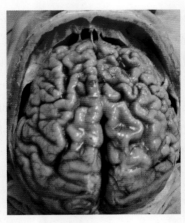

图2-2 脑萎缩
示脑额叶明显萎缩，脑回变窄，脑沟加深

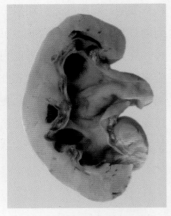

图2-3 肾压迫性萎缩
肾盂积水、扩张，肾实质压迫萎缩

髓损伤所致的局部肌肉萎缩。⑤内分泌性萎缩：如垂体功能低下引起的肾上腺、甲状腺、性腺等器官的萎缩（Simmond综合征）。

萎缩表现为器官体积缩小，<u>重量减轻</u>，颜色变深或褐色。镜下见实质细胞体积变小或数量减少并伴有间质纤维组织或脂肪组织增生，萎缩细胞胞质内可见脂褐素沉着、常发生于心肌、肝与肾上腺皮质网状带的细胞质内。

轻度萎缩一般是可复性的。在护理工作中，对于长期卧床的患者，应通过加强营养摄入及帮助患者增加主动及被动运动预防萎缩的发生，以利于患者康复。

四、化生

化生（metaplasia）是指一种分化成熟的细胞类型转化为另一种分化成熟的细胞类型的过程。化生的细胞并不是由原来的成熟细胞直接转变而来，而是由该处的干细胞或未分化细胞向新的方向分化而成。分化过程受细胞因子、生长因子以及细胞外基质成分产生的信号影响。

1. 上皮细胞化生　以鳞状上皮化生最为常见。如长期吸烟或慢性支气管炎者，气管和支气管黏膜的假复层纤毛柱状上皮可转变为鳞状上皮（图2-4）。肠上皮化生常见于慢性萎缩性胃炎，胃黏膜上皮转变为小肠或大肠型黏膜上皮。

2. 间叶组织化生　在正常不形成骨的部位，成纤维细胞可转变为骨、软骨细胞，形成骨或软骨。这类化生多见于局部受伤的软组织（如骨化性肌炎）以及一些肿瘤的间质。

化生还可能是癌前病变，成为肿瘤（如鳞状细胞癌或腺癌）发生的基础，医护人员应高度重视。

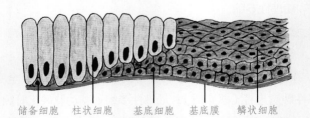

储备细胞　柱状细胞　基底细胞　基底膜　鳞状细胞

图2-4 柱状上皮的鳞状上皮化生
柱状上皮细胞中的储备细胞分裂增殖，分化形成复层鳞状上皮细胞

第二节　细胞和组织的损伤

一、类型与病理变化

细胞和组织损伤的轻重程度不一，表现形式也不同，轻者当病因消除后仍可恢复常态，称可逆性细胞损伤（reversible cell injury），重者则称不可逆性损伤。

（一）可逆性细胞损伤

在形态学上表现为变性（degeneration）。变性是细胞内或间质中出现异常物质或正常物质数量异常增多的现象，常伴有代谢和功能障碍，去除病因后多数尚可复原。

1. **细胞水肿（cellular swelling）**　即细胞内水和钠离子的过多积聚，见于心、肝、肾等器官的实质细胞。镜下见水肿细胞的体积增大，胞质疏松、淡染，胞核稍大，染色变淡（图 2-5）。如病毒性肝炎时重度肝细胞肿胀，可使整个细胞胀大、胞质透明如气球状，称为气球样变（ballooning change）。电镜下胞质基质疏松变淡，线粒体肿胀，内质网扩张、断裂。大体上器官体积肿大，颜色变淡，显得混浊而无光泽，边缘变钝（图 2-6）。

2. **脂肪变（fatty change）**　指非脂肪细胞的细胞质中脂肪成分异常增多的现象。多见于肝、心、肾等器官，肝脂肪变最常见，主要由缺氧、感染、中毒和营养障碍引起。脂肪变细胞胞质内可见大小不等的脂滴空泡（图 2-7），切片用苏丹Ⅲ染色时脂滴呈橘红色。电镜下为有膜包绕的圆形小体称为脂质小体。大体上肝体积增大，呈黄色，质软，切面有油腻感（图 2-8）。

肝脂肪变细胞的分布与病因有关，如慢性肝淤血时，因小叶中央区缺氧较重，脂肪变首先见于肝小叶中央区；磷中毒常是小叶周边肝细胞受累，可能该区肝细胞对磷中毒更为敏感。肝脂肪变发生机制可能有：①肝细胞内脂肪酸增多：高脂饮食或饥饿使周围脂库中的脂肪大量分解，均可致血液中和肝细胞内脂肪酸增多；缺氧时肝细胞内糖酵解过程增强，脂肪酸增多；肝细胞氧化功能下降也可致脂肪酸相对增多；②甘油三酯的合成增多：酗酒引起 α-磷酸甘油增多从而促进甘油三酯合成；③载脂蛋白减少：营养不良（蛋白缺乏、饥饿、糖尿病）或中毒致载脂蛋白减少，使脂蛋白合成减少，甘油三酯蓄积于肝细胞质内。

心肌脂肪变常累及左心室心内膜下心肌和乳头肌。脂肪变的黄色条纹与未受累心肌相间，形似虎皮斑纹，称为虎斑心。

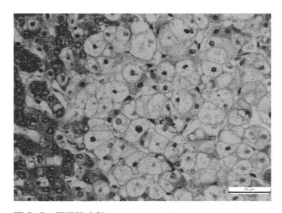

图 2-5　肝细胞水肿
右侧肝细胞明显肿胀如气球样，胞质淡染，核位于细胞中央

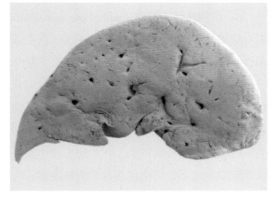

图 2-6　肝水肿
肝脏体积增大，边缘圆钝，包膜紧张，切面外翻，颜色变淡

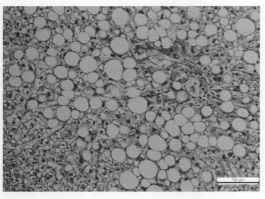
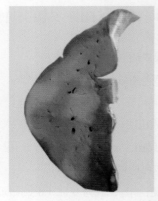

图 2-7　肝细胞脂肪变
肝细胞质中见大小不等的空泡，为脂滴；部分细胞核偏向细胞一侧

图 2-8　肝脂肪变
肝脏体积增大，边缘圆钝，切面淡黄色，油腻感

3．**玻璃样变**（hyaline change）　又称透明变。是指细胞内或间质中出现红染、均质的物质，呈半透明毛玻璃样的现象。

（1）细胞内玻璃样变：表现为细胞质内出现大小不等、圆形的红染小滴。多见于肾病或酒精性肝病。

（2）血管壁玻璃样变：常见于高血压病时，由于全身细动脉持续性痉挛，使血浆蛋白渗入内膜，在内皮细胞下形成均匀红染的玻璃样物质。病变血管管壁增厚、变硬、弹性降低、管腔狭窄甚至闭塞（图 2-9），并可导致血管供血区域的组织缺血。在护理工作中应注意观察动脉的弹性以及相应器官的供血情况。

（3）结缔组织玻璃样变：常见于瘢痕组织、纤维化的肾小球和动脉粥样硬化的纤维斑块等。病变处呈灰白色、半透明、质坚韧、缺乏弹性（图 2-10）。纤维细胞明显减少，胶原纤维粗大、融合，形成均匀一致的玻璃样物质。

4．**淀粉样变**（amyloid change）　是指在细胞间质内（特别是小血管基底膜下）出现蛋白黏多糖蓄积，此类物质遇碘时被染成棕褐色，再加硫酸后则成紫蓝色，和淀粉遇碘时反应相似，故称之淀粉样物质。电镜下，淀粉样物质由细而不分支的原纤维构成。在 HE 切片中呈均质性粉红色。

5．**黏液样变**（mucoid change）　指间质内出现黏多糖（透明质酸等）和蛋白质的积聚。镜下见间质疏松，充以淡蓝色的黏液样基质，星芒状的纤维细胞散在于其中。常见于风湿病、间叶性肿瘤、动脉粥样硬化、甲状腺功能低下等疾病。

6．**病理性色素沉着**（pathologic pigmentation）　细胞内、外有色物质异常积聚称病理性色素沉着。沉着的色素包括内源性色素（由体内生成如含铁血黄素、胆红素、脂褐素、黑色素等）和外源性色素沉着（如肺内的碳尘和文身的皮内色素沉着）。

（1）含铁血黄素（hemosiderin）：含铁血黄素为血红蛋白代谢的衍生物。红细胞被巨噬细胞吞噬后，血红蛋白在细胞内被溶酶体分解而成含铁血黄素。含铁血黄素为金黄色或棕黄色颗粒，具有折光性（图 2-11），普鲁士蓝（Prussian blue）反应呈蓝色。左心衰竭时肺内和痰内有含铁血黄素的巨噬细胞称为心衰细胞，在护理工作中须注意记录此类患者所咳出痰的颜色。当溶血性贫血时大量红细胞破坏，可出现全身性含铁血黄素沉积，在护理工作中应注意观察患者体表皮肤及黏膜色素沉着情况。

（2）黑色素（melanin）：是黑色素细胞内由酪氨酸氧化经左旋多巴聚合而成的黑褐色颗粒。

正常人黑色素多存在于皮肤、毛发、虹膜、眼脉络膜等处。白化病患者，先天性缺乏酪氨酸酶，因而不能形成黑色素。垂体分泌促肾上腺皮质激素（ACTH）能刺激黑色素细胞，促进黑色素形成。肾上腺皮质功能低下时，由于肾上腺皮质激素对垂体的反馈抑制作用减弱，ACTH分泌增多，全身皮肤黑色素增多。局限性黑色素增多常见于黑色素瘤和色素痣。

（3）脂褐素（lipofuscin）：是细胞内自噬溶酶体中的细胞器碎片，因不能被溶酶体酶消化而形成的一种不溶性残存小体，呈黄褐色细颗粒状。正常人的附睾上皮细胞、睾丸间质细胞以及某些神经细胞的胞质中可含有少量脂褐素。老年人和一些慢性消耗性疾病患者的肝细胞、肾上腺皮质网状带细胞和心肌细胞的胞质中也可出现脂褐素。心脏萎缩伴过多脂褐素沉积时，称为褐色萎缩（图2-12）。

7. 病理性钙化（pathologic calcification） 在骨和牙之外的其他部位有固态钙盐沉积，则称为病理性钙化。沉积的钙盐主要是磷酸钙，其次为碳酸钙。钙化物为白色石灰样坚硬物，难以完全吸收而成为异物，刺激周围结缔组织增生而将其包裹。组织切片中，钙盐呈蓝色细颗粒或聚集成片块。X线下显示出不透光的高密度阴影。

病理性钙化因其发生的原因不同分为营养不良性钙化和转移性钙化两种：

（1）营养不良性钙化（dystrophic calcification）：指钙盐沉积于坏死组织中或异物内。常见于结核坏死灶、脂肪坏死灶、动脉粥样硬化斑块、血栓、死亡的寄生虫虫体、虫卵以及其他异物等。

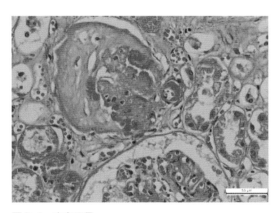

图2-9 高血压肾
肾入球动脉管壁增厚呈红染均质状，管腔狭窄

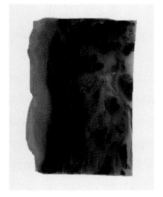

图2-10 胸膜玻璃样变性
胸膜增厚，呈灰白半透明

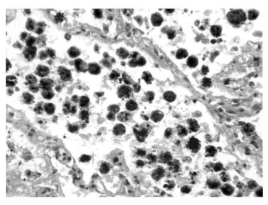

图2-11 含铁血黄素沉着
慢性肺淤血肺泡腔中可见心衰细胞内有大量含铁血黄素颗粒

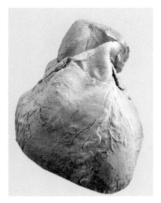

图2-12 心脏褐色萎缩
心脏体积缩小，表面冠状动脉迂曲走行，脂褐素沉积呈褐色

这类患者体内钙、磷代谢正常。这种钙化可能与局部碱性磷酸酶（来自坏死灶及周围组织）升高有关，此酶能水解有机磷酸酯，使局部磷酸增多，再与血清中的钙离子结合形成磷酸钙沉淀。

（2）转移性钙化（metastatic calcification）：较少见，由于全身性钙、磷代谢失调所致。血清中钙磷比例升高，因而使钙盐在未受损伤的组织上沉积，如肾小管、肺泡壁、胃黏膜等处。主要见于甲状旁腺功能亢进、骨肿瘤引起骨质严重破坏时，或当接受超剂量维生素 D 时，因其促进肠管对钙的吸收，也可发生钙化。

（二）不可逆性细胞损伤

当损伤严重或持续存在时，可逆性细胞损伤可以发展为不可逆性细胞损伤，即表现为细胞死亡（cell death）。细胞死亡包括坏死和凋亡两种类型。

1. 坏死（necrosis） 是指活体内局部组织、细胞的死亡，同时代谢停止、功能丧失。

（1）坏死的病变：细胞核的改变是细胞坏死的主要形态标志，表现为：①核固缩（pyknosis）：核体积缩小，染色质浓缩，染色变深，提示 DNA 停止转录；②核碎裂（karyorrhexis）：核膜破裂，染色质崩解成小碎片，分散于胞质中；③核溶解（karyolysis）：在 DNA 酶的作用下，染色质中的 DNA 分解，染色质失去对碱性染料的亲和力，因而染色变淡，最后消失。细胞质的改变是胞质红染，结构崩解呈颗粒状。

早期的组织坏死在临床实践中常不易辨认。临床上一般将失去生活能力的早期坏死组织称为失活组织（devitalized tissue），失活组织的特点有：①颜色苍白、混浊，失去原有光泽；②刺激后回缩不良，失去原有弹性；③无血管搏动，切开后无新鲜血液流出；④无正常感觉和运动（如肠蠕动）功能等。在对患者创伤部位的日常护理中，应该认真观察伤口生长情况，警惕失活组织的出现，在治疗中，一旦发现必须将其清除。

（2）坏死的类型

1）凝固性坏死（coagulative necrosis）：坏死组织呈灰白色、干燥的凝固状，尚保留原有组织的轮廓。此种坏死多见于脾、肾、心等器官的缺血性坏死，也可见于细菌毒素和化学腐蚀剂引起的坏死。其发生可能与坏死局部的酸中毒使细胞内的溶酶体变性，自溶过程受到阻断有关。肉眼观坏死灶因蛋白质凝固而呈灰白色或黄白色，质地较硬，其周围与健康组织间可形成一暗红色充血出血带（图 2-13）。组织形态学表现为细胞结构丧失，但组织结构尚存（图 2-14）。

2）液化性坏死（liquefactive necrosis）：组织坏死后，很快发生酶性分解变为液态，称为液化性

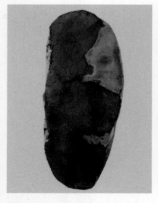

图 2-13　脾凝固性坏死
切面可见两处灰白色、干燥、质实的三角形坏死区

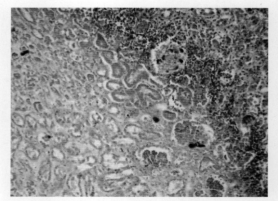

图 2-14　肾凝固性坏死
低倍镜下，肾组织结构尚可辨认，但细胞结构消失。右上区可见炎症反应带

坏死。液化性坏死主要发生在含脂质多（如脑）和含蛋白酶多（如胰腺）的组织。脑组织的液化性坏死称为脑软化（图2-15）。化脓菌感染时，大量中性粒细胞渗出，释放水解酶，使坏死组织溶解形成脓液，也属于液化性坏死。

3）特殊类型的坏死

①干酪样坏死（caseous necrosis）：是凝固性坏死的特殊类型，常见于结核病。坏死组织呈白色或微黄，细腻，形似奶酪（图2-16）。组织形态学表现为原有结构的轮廓消失，只见一些无定形的红染颗粒状物质（图2-17）。

②脂肪坏死（fat necrosis）：有酶解性脂肪坏死和创伤性脂肪坏死两种。前者见于急性胰腺炎时，活化的胰脂酶使脂肪细胞内的脂肪分解为甘油和脂肪酸，脂肪酸与钙离子结合形成灰白色不透明的斑点状钙化灶。创伤性脂肪坏死释出的脂肪引起慢性炎症和异物巨细胞反应，局部形成肿块。

③纤维素样坏死（fibrinoid necrosis）：发生于结缔组织和血管壁，常见于变态反应性疾病如风湿病、类风湿性关节炎、系统性红斑狼疮等，恶性高血压病时的细动脉、胃溃疡底部动脉等处也可见到。病变部位的组织结构逐渐消失，呈现细丝状、颗粒状或小块状红染无结构物质，具折光性，其染色反应与纤维素相似，故称为纤维素样坏死。

④坏疽（gangrene）：是指局部组织大块坏死并伴有腐败菌感染，呈现又黑又臭的病变特点。坏疽分为三种：

A. 干性坏疽：常发生在肢体因动脉阻塞而致的肢体缺血性坏死。由于静脉未阻塞，血液回流仍通畅，故坏死组织水分少，再加上坏死处水分蒸发，故局部干燥而皱缩，呈黑褐色，细菌不易繁殖，因而病变发展慢，病变区与正常组织分界清楚（图2-18）。全身中毒症状轻。

b. 湿性坏疽：多见于与外界相通的器官（如肺、肠、阑尾、子宫、胆囊），也可见于有淤血水肿的肢体（如肢体动、静脉均有阻塞时）。因坏死组织水分多，适合腐败菌繁殖，因而感染重，病变组织肿胀、发展快，与正常组织分界不清（图2-19）。坏死组织呈黑色或灰绿色，有恶臭。

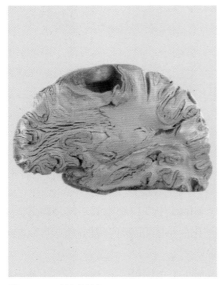

图2-15 脑液化性坏死
切面可见一脓腔，部分脓液已排出，内壁不光滑

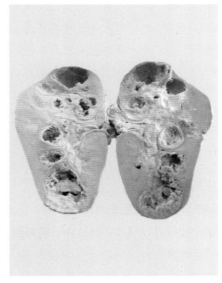

图2-16 肾干酪样坏死
切面可见大小不等的空洞，其内可见淡黄色干酪样坏死物

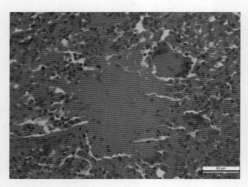

图 2-17　干酪样坏死

肺结核结节中央可见无结构颗粒状红染物，周围可见朗汉斯巨细胞和上皮样细胞

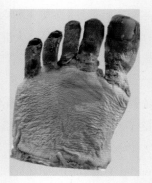

图 2-18　足干性坏疽

干性坏疽累及脚趾，呈黑色，干枯，与周围组织边界清楚，为血栓闭塞性脉管炎引起的缺血坏死

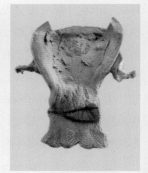

图 2-19　子宫湿性坏疽

子宫内壁组织肿胀，色污秽，无光泽，与周围组织边界不清

因毒性产物和细菌毒素吸收多，全身中毒症状重。常见的湿性坏疽有坏疽性阑尾炎、坏疽性胆囊炎等。

C.气性坏疽：深部肌肉的开放性创伤伴产气荚膜杆菌等厌氧菌感染时，细菌分解坏死组织，产生大量气体，使坏死组织呈蜂窝状，按之有捻发音。细菌毒素和坏死组织分解产物被大量吸收，病变发展迅猛，患者中毒症状严重。在医疗工作中对深部伤口的护理应特别小心，注意观察伤口的变化，防止气性坏疽的发生。

◆　　　　　　"提灯女神"与坏疽

弗洛伦斯·南丁格尔出生于意大利的一个英国上流社会的家庭，她主动参加了十九世纪五十年代克里米亚战争，当时医疗条件很差，战士死亡率高达42%，她发现死亡的原因是在战场外感染疾病以及在战场上受伤后没有适当的护理而伤重致死，其中枪弹伤后的大块组织坏死并发腐败菌感染引起的气性坏疽是主要死亡原因之一，致病菌的繁殖需要厌氧环境，真正死在战场上的人反而不多。因此她们对于广泛深在的创口彻底清创、避免死腔形成，控制感染，给予高蛋白、高热量摄入，必要时多次少量输血等，并加强护理，经过南丁格尔的不懈努力，仅仅半年左右的时间伤病员的死亡率就下降到2.2%。每个夜晚，她都手执风灯巡视，伤病员们亲切地称她为"提灯女神"。

（3）坏死的结局

1）溶解吸收：坏死组织范围较小时，可被坏死细胞或中性粒细胞的溶酶体酶分解液化，再由淋巴管或小血管加以吸收，碎片由巨噬细胞吞噬消化。小的坏死灶可被完全吸收，较大的坏死灶液化后可形成囊腔。

2）分离排出：坏死组织范围较大时，不易完全吸收，周围发生炎症反应，中性粒细胞释放水解酶将坏死组织溶解、吞噬、吸收，使坏死组织与健康组织分离，并通过各种途径排出。坏死发生于皮肤、黏膜时，坏死物脱落后形成较深的缺损称为溃疡（ulcer）；肾、肺等内脏的坏死组织液化后可通过自然管道排出，留下之空腔称空洞（cavity）。溃疡和空洞可以修复。

3）机化、包裹：坏死组织如不能完全溶解吸收或分离排出，则由周围组织新生的毛细血管和成纤维细胞等组成肉芽组织，长入坏死组织将其取代，最后成为瘢痕组织。这种由新生肉芽组织取代坏死组织或其他异物（如血栓等）的过程称为机化（organization）。大范围坏死时，不能完全机化，则常由周围新生的肉芽组织将其包绕，与正常组织隔离，称之为包裹（encapsulation）。

4）钙化：坏死物质有钙盐沉积称为钙化。

2．凋亡

（1）凋亡的概念：凋亡（apoptosis）是指机体细胞在发育过程中或在某些因素的作用下，通过特定的基因及其产物的调控而发生的程序性细胞死亡（programmed cell death）。凋亡对胚胎发生、发展，组织内正常细胞群的稳定，机体的防御和免疫反应，以及各种原因引起的细胞损伤、老化、肿瘤发生等具有重要意义。

（2）凋亡与坏死的区别：见表2-1与图2-20和图2-21。

表2-1　凋亡与坏死的区别

病理特征	坏死	凋亡
范围	一般发生于多数细胞	发生于单个细胞
胞质	肿胀	皱缩
线粒体	肿胀破裂	致密
其他细胞器	肿胀破裂	致密
染色质	凝聚成块状	致密
细胞膜	完整性破坏	保持完整性
凋亡小体	坏死细胞崩解	形成凋亡小体（图2-21）
炎症反应	存在	缺乏，凋亡小体被吞噬
病因机制	病理性损伤 被动性细胞死亡	生理性或病理性损伤 自主性基因调控的程序化细胞死亡

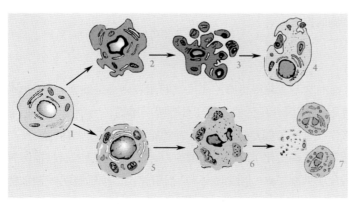

图2-20　凋亡与坏死的超微结构形态演变示意图

1.正常细胞；2～4.显示细胞凋亡过程；2.细胞皱缩，核染色质凝聚、边集、解离，胞质致密；3.胞质分叶状突起并分离成多个凋亡小体（表被胞膜）；4.凋亡小体迅速被其周围巨噬细胞等吞噬、消化；5～6.显示细胞坏死过程；5.细胞可显肿胀，核染色质凝聚、边集，裂解成许多小团块，细胞质肿胀，线粒体基质絮状凝集；6.细胞膜、细胞器膜、核膜崩解，进而自溶；7.因细胞内酶溢出，引起炎症反应（引自 Robbins and Cotran Pathological Basis of Diseases，7th，2005，经授权引用修改）

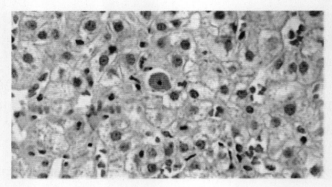

图 2-21　肝细胞的凋亡

视野中央可见单个肝细胞凋亡，与邻近细胞分离，胞质嗜酸性明显增强，细胞固缩，凋亡小体形成

◆　　　　　　　小蝌蚪的尾巴哪里去了

《小蝌蚪找妈妈》的故事中，"为什么小蝌蚪不认识自己的妈妈？小蝌蚪的尾巴哪里去了？……"成为我们儿时脑海中的问号。1842 年，Vogt 在研究蝌蚪发育时发现了一种不同于细胞坏死的细胞死亡现象。1885 年，Flemming 在研究卵巢滤泡细胞时首次指出这种细胞死亡是生物体生理功能的一部分。1965 年，Lockshin 等在研究蛾中发现这种死亡不引起炎症，首次提出程序化细胞死亡的概念。1972 年，Kerr 等在电镜下研究，考虑是自身基因程序启动引起的主动性自身破坏过程，命名为"细胞凋亡"，并首次引入到生物界。细胞凋亡（apoptosis）一词来源于希腊语，原意指秋天树叶的凋落以及花瓣的散落。

二、损伤的原因与发生机制

当各种刺激因素超出了组织和细胞的适应能力以后，组织和细胞将出现损伤（injury）。

各种刺激因素引起细胞损伤的生化机制主要包括：①ATP 的大量消耗；②氧自由基的产生；③细胞钙动态平衡的破坏，使胞质内钙离子浓度增高；④细胞膜、线粒体膜及其他细胞质膜的不可逆损害，最终导致细胞的损害。

常见的刺激因素如下：

（一）缺氧

缺氧（hypoxia）是指细胞不能获得足够的氧或氧利用障碍，是细胞、组织损伤的重要原因。引起缺氧的原因有：①空气中氧分压低或气道（外呼吸）障碍，为单纯性缺氧；②血红蛋白的质、量异常，属于血液性缺氧；③局部缺血或心、肺功能衰竭，属于循环性缺氧；④直接中毒所致线粒体内呼吸（主要是氧化磷酸化）障碍，为细胞中毒性缺氧。缺氧引起损伤的主要机制是缺氧时，线粒体氧化磷酸化受抑制，ATP 生成减少，从而引起：①细胞膜钠 - 钾泵功能降低，细胞内水分增加；②钙泵功能低下，胞质内 Ca^{2+} 浓度增高，活化多种酶（磷脂酶、蛋白酶、核酸内切酶等）引起细胞损伤；③蛋白质合成和脂肪代谢障碍，无氧糖酵解过程活化，细胞酸中毒，致胞膜破裂和核染色质（DNA 链）损伤。此外，缺氧还可使氧自由基等活性氧类物质增多，膜磷脂丢失，胞质崩解，细胞骨架破坏等。

（二）生物因素

主要包括各种细菌、病毒、真菌、立克次体和寄生虫等。多数细菌通过其内、外毒素或分泌的酶造成细胞损伤。有的细菌可引起机体的超敏反应而造成细胞和组织的损伤。病毒通过整合入宿主 DNA 扰乱细胞功能，通过复制繁殖破坏细胞或通过免疫反应造成细胞损伤。寄生虫通过其分泌物及代谢产物的毒性作用和免疫反应以及虫体的运动等造成损伤。

（三）物理因素

物理因素包括机械性、高低温、高低气压、电流、射线等因素。

（四）化学物质和药物因素

化学物质和药物也是细胞损伤的重要因素。治疗疾病的药物也可能有损伤细胞的副作用，是最常见的医源性致病因子。①药物作为化学物质本身可能对机体造成损伤。②在给药过程中忽略了药物与药物或药物与饮食间的配伍禁忌，对机体造成损伤。③给药种类、剂量、时间、次数及途径的差错对患者造成损伤。对于第一种情况，医护人员应认真权衡药物对患者的利弊大小，合理用药；后两种情况医护人员则应坚决避免其发生。护士应该明确的是，给药不是一种独立性的护理过程，其间应严格按照医嘱执行，不能擅自更改，同时需严格执行查对制度；对有疑问的医嘱，应了解清楚后才可给药，避免盲目执行。

（五）营养失衡

食物中缺乏某些必需的物质，如蛋白质、维生素和微量元素等均可引起相应的病变或疾病。相反营养过剩也可引起疾病，如维生素 D 摄入过多，可引起肾、心、主动脉等出现钙质沉积；动物脂肪摄入过多，可引起肥胖症和动脉粥样硬化等。

（六）免疫反应

免疫反应引起细胞损伤主要是由于机体对外来抗原的反应过强（超敏反应），或对某些自身抗原产生自身免疫反应所致。而先天性或后天性免疫缺陷，则由于机体的免疫功能低下，很易受外来病原体侵袭引起损伤。

（七）遗传因素

遗传因素致病主要是由于基因突变或染色体畸变，引起细胞代谢、功能和结构改变，表现为先天畸形或某些蛋白结构和功能改变，如受体数量或功能、酶活性的改变等，也可表现为对某些疾病的遗传易感性。值得注意的是先天畸形不一定是遗传因素所致，如先天性心脏病，可能是妇女在妊娠期间感染风疹病毒，影响胎儿心脏发育所致。

（八）其他

内分泌因素、衰老、心理－社会状况也可以引起细胞组织损伤。近年来随着生物医学模式向生物－心理－社会医学模式的转变，不良社会－心理－精神刺激作为致病因素日益受到重视，这种由思想、情感障碍引起细胞损伤所致的疾病称为心身性疾病（psychosomatic disease）。年龄和性别对疾病的发生亦有影响。护理工作中要与患者及家属接触，对于生物－心理－社会医学模式的重视，掌握与其沟通的理论和技巧，从而有效的给予患者必要的帮助，增进医患良好的关系，有利于患者全面康复。此外，在对疾病进行诊治和护理过程中也可导致一些医源性疾病（iatrogenic disease）的发生，在临床工作中应注意防范。

细胞损伤的演变见图 2-22。

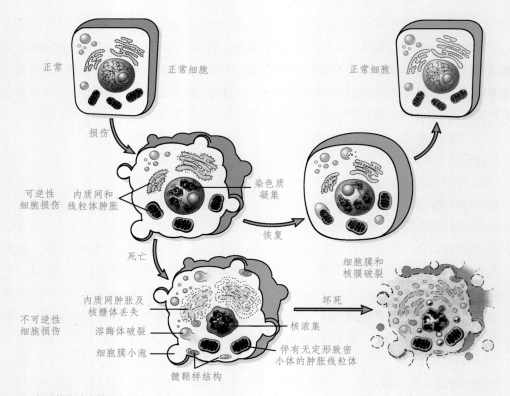

图 2-22 细胞损伤演变的示意图
（引自 Robbins and Cotran Pathological Basis of Diseases，7th，2005，经授权引用修改）

第三节 细胞老化

一、老化的概述

老化（aging）是机体各系统、器官和组织生长发育成熟过程中，随年龄增长逐渐发生的代谢、功能和结构进行性衰退性改变。细胞老化是生物个体老化的基础，其具有以下特点：①普遍性：即所有细胞及组织和器官均有不同程度的老化改变；②进行性：即老化现象随着年龄增长而发展；③内源性：即由机体基因决定的，而不是外部原因所引起的；④消耗性：即老化的细胞、组织和器官代谢下降，功能减低，形态萎缩。细胞老化形态学上表现为细胞体积缩小，细胞核变形，线粒体、高尔基体等细胞器数量减少或变形，脂褐素和黑色素等色素沉着增多；细胞间质增生硬化。

二、老年病

老化和衰老不能作为同一概念使用，二者含义有所不同。老化是与生俱来的、贯穿人的一生，青春期以后表现比较明显。而衰老出现较晚，明显见于生殖期过后（55～60岁），表现为神经内分泌系统和心血管系统的明显衰退。衰老是老化的最终阶段，是老化的结果。老化的原因与遗传、生物、心理和社会等多种因素有关，这些原因彼此之间不是孤立的，而是密切相关的。随着年龄的增长，来自于内外环境的非致死性损伤对细胞的累积效应，以及细胞自身的时钟基因对衰老的调控作用，导致细胞老化，功能下降，对损伤的反应能力减弱。因此，老年人对疾病的敏感性增加，老年病发病率增高。老年病就是指老年期易患的疾病，包括三大类：①老年期特有的疾病：如前列腺增生症、绝经期综合征、老年性骨质疏松、老年性白内障；②老年期多发病：如高血压病、动脉粥样硬化症、2型糖尿病、慢性支气管炎、恶性肿瘤等；③老年期常见病：如外伤、感染等。

护理工作中应注意老年病的以下特点：

1．多病共存　如有的患者在患糖尿病的同时，可患其他心血管疾病。

2．表现不典型　临床表现与病变不一致，症状不典型。

3．药物吸收能力差　吸收后在组织内分布不均衡，加之肝、肾功能低下，药物清除能力下降，致药物的半衰期延长。因此，老年患者用药应慎重，否则可能出现毒性反应。

4．应激反应不良　死亡率高。

三、细胞老化发生机制

（一）遗传学说

细胞老化过程是由遗传决定的。胚胎发生伊始，"生物钟"开始启动。胚胎细胞的分裂、分化、生长、发育、老化和死亡，都是按细胞内"预置的"基因程序进行。目前，有人认为细胞内的肿瘤抑制基因的过度表达可能与老化有关。

基因调控过程可能表现为两个方面：

1．细胞水平调控

（1）调控细胞分裂：基因对有分裂能力细胞控制其分裂过程。当该基因表达时细胞进入分裂状态，当其完全封闭时，细胞停止分裂，并发生死亡。实验证明正常组织细胞在体外培养的条件下分裂能力是有限的，这提示细胞基因组内存在有"老化时钟"（aging clock）对其增殖次数进行了控制。目前所发现的老化时钟即端粒及端粒酶。端粒位于真核细胞线性染色体末端，其作用是防止染色体融合、丢失和降解，以保护基因组的完整性。端粒的长度通过端粒酶来维持，在正常情况下，生殖细胞和干细胞存在端粒酶活性，而其他体细胞缺乏。因此随着体细胞的分裂，端粒逐渐缩短，细胞逐渐老化，最终停止分裂。

（2）调控细胞发生凋亡：基因通过凋亡机制控制无分裂能力的细胞（永久性细胞）发生定时死亡。神经细胞每天都有死亡，此过程即由基因调控实现的。人体胚胎中某些多余细胞的去除，也是靠此机制完成。

2．整体水平调控　在生命过程中，各种细胞的增生、分化、老化和死亡都不是同步的。此过程除受细胞自身基因控制外，还受神经－内分泌系统和免疫系统调控。神经－内分泌系统调节紊乱可引起大量生物活性物质（包括生长激素、性激素、细胞因子等）异常导致老化。随着年龄的增长，机体的细胞免疫和体液免疫功能下降、防御能力下降，自身免疫反应明显增强，导致自身免疫性疾病增加，免疫系统的这些变化，导致细胞老化。

（二）自由基学说

近年，人们逐渐发现自由基与活性氧同机体老化，众多疾病的发生、发展密切相关。

自由基（free radical）是指独立存在的含一个以上非偶电子的具有顺磁性和高度活性的原子或

原子团（包括分子和离子）。活性氧（active oxygen）是活泼的氧自由基和具有氧自由基反应性的其他含氧物质的总称，故又称反应性氧类。主要包括超氧负离子自由基、羟自由基、脂质过氧化物自由基等氧自由基，还包括非自由基的单线态氧和过氧化氢等活泼的氧类。正常情况下，机体不断地产生氧自由基参与正常代谢过程和执行生理功能，多余的自由基可及时被清除，使之处于动态平衡状态。随年龄增加，抗氧化系统中超氧化物歧化酶的生成量和活性逐渐降低，结果自由基产生过多和（或）清除减少，导致体内自由基增加而引起细胞和组织的损伤和老化。

自由基对机体的损伤作用主要有：① 生物膜损伤：致受体信号传递障碍，细胞凋亡、坏死；② DNA、RNA 损伤：引起细胞死亡；③ 蛋白质变性、破坏：多糖解聚引起酶、激素失活；④ 蛋白交联、脂褐素形成：加速机体老化，发生老年病。

第四节　护理原则

细胞、组织的适应与损伤的护理原则，重点在坏疽、老年病和萎缩的防治和护理方面。坏疽对患者的健康危害程度高，轻者需切除坏死的组织、器官，重者则可引起死亡。坏疽的防治护理原则如下：

一、防治基础疾病

1. **干性坏疽**　发生于肢体，多见于动脉粥样硬化、糖尿病、血栓闭塞性脉管炎及冻伤等。应积极预防和治疗上述疾病，避免动脉阻塞的发生。在护理时也应留心观察患者肢体情况，一旦发现肢体麻木，知觉减弱，局部发硬、发红、疼痛、脱皮、破溃、发痒等时应及时治疗。

2. **湿性坏疽**　多继发于急性阑尾炎、急性胆囊炎及肠梗阻等。对上述疾病一旦确诊，需尽早手术治疗，避免坏疽引起消化道穿孔及腹膜炎。

3. **气性坏疽**　一种迅速发展的严重的急性感染性疾病，其致病菌广泛存在于人畜粪便及泥土中，因此常见于战伤及农业劳动时的外伤。但致病菌的繁殖需要厌氧环境，因此对于广泛深在的创口应彻底清创、避免死腔形成。

二、综合治疗

坏疽发生后，需采用手术切除坏死组织，应用抗生素控制感染，同时应给予患者足够的支持治疗，如：纠正水、电解质失调，给予高蛋白、高热量摄入，必要时多次少量输血等。对于气性坏疽的患者还应给予高压氧治疗，提高组织氧含量抑制致病菌的繁殖。

三、护理原则

1. 伤口局部彻底清创。
2. 及时换药，保持病变清洁干燥。

3. 适当使用抗生素，避免感染。

4. 充足休息，高蛋白饮食。

5. 进行适当功能锻炼，恢复血液循环。

6. 对于气性坏疽，及时治疗，严格隔离，加强护理，严防交叉感染。

7. 心理护理。

◆ 如何护理老年病患者

　　1. 注意日常生活护理　保证患者合理休息和睡眠；加强营养，合理膳食；辅助患者适当运动，对于卧床患者，每天清洁身体，防止压疮形成，适当按摩，防止肌肉萎缩。

　　2. 加强疾病监测　患有糖尿病、高血压等疾病患者需要监测相应指标。对于患者疾病变化应观察和记录。一旦发现病情变化，及时向医生反映，以免延误病情。

　　3. 善于用药护理　在医生指导下合理用药，不得随意改变药物用量和时间，协助执行医嘱。了解药物的不良反应和禁忌证，对患者用药情况进行记录。对于痴呆或精神不佳的老人，注意药物管理。

　　4. 重视心理护理　老年病患者是一类特殊的人群，更容易有孤独感和失落感，更容易发生抑郁和焦虑，护士应细心观察其心理反应，及时做好心理疏导，安抚其情绪，对明显有焦虑、抑郁者，可遵医嘱使用抗焦虑抑郁药，或求助心理医师。

　　多与患者沟通交流，理解患者内心感受。鼓励患者多读书、多看报、适当户外运动。

（李连宏 编写　高　冰 审校）

◇ **病例思考题**

　　1. 刘某，男，72岁，干部。既往高血压病史30余年。在家中晚饭后突然死亡。尸检见：心脏重量350克，表面脂肪丰富，左、右冠状动脉明显粥样硬化，左心室壁厚1.7cm。镜下大片心肌细胞坏死，其周围部分心肌细胞体积增大，部分心肌细胞体积缩小，核周有褐色颗粒样物。心肌间质中见大量脂肪组织。脾小体中央动脉和肾入球小动脉管壁增厚、均匀粉染，管腔狭窄。

　　（1）该病例致死性疾病或病变是什么？

　　（2）该病适应性表现有哪些？其是怎样形成的？

　　（3）该病可逆性细胞损伤有哪些表现？其病变有何特点？

　　2. 王某，女，65岁，职员。确诊为脑动脉粥样硬化10余年。近两周发现右侧上、下肢麻木，活动受限，记忆力明显下降。近日出现右侧上、下肢瘫痪，无法活动。诊断为脑血栓。

　　（1）试分析该患者大脑可能发生的形态学变化。

（2）该患者下肢可能发生的最严重病变是什么？其有何特征？

（3）根据其可能发生的病变，护理上应注意哪些问题？

3. 赵某，男，47岁，农民。两周前收割高粱时，左小腿被镰刀砍伤，当时自行包扎，近日疼痛加重就诊。查体见左小腿膝关节下15cm处一斜行伤口，7cm×1cm大小，边缘污秽，尚未闭合，最深处达1cm左右。患者身体一般状况尚可，未见异常。

（1）试述伤口处可能见到的镜下病理变化。

（2）分析伤口病变发生的原因及可能的严重后果。

（3）护理上应注意哪些问题？

3

第三章

修　复

学习目标

掌握　再生和纤维性修复。

熟悉　创伤愈合。

了解　细胞生长与调控；损伤修复过程与护理的联系。

03章

致病因素引起局部细胞和组织的损伤，机体对受损组织进行修补恢复的过程称为修复（repair）。修复过程可概括为两种不同形式：①通过周围同种细胞的分裂增殖来修复，称为再生（regeneration）。若完全恢复原损伤组织的结构与功能，称为完全再生；②由纤维结缔组织增生替代来修复，则称为纤维性修复，以后逐渐形成瘢痕，故也称瘢痕修复，此种修复不能完全恢复原损伤组织的结构与功能，属于不完全再生。多数情况下，上述两种修复过程常同时存在。医护人员工作中应该正确使用这些术语与患者进行交流和开展医疗工作。

第一节　再　生

再生分生理性再生和病理性再生。生理性再生是指机体某些细胞、组织不断老化、死亡，由新生的同种细胞不断再生补充的生理过程。例如，皮肤的表层角化细胞脱落后由基底细胞不断地增生、分化进行补充；月经期子宫内膜脱落由基底部细胞增生恢复。病理性再生是指在病理状态下，细胞、组织损伤后发生的再生修复过程。

一、细胞周期与不同类型细胞的再生能力

细胞周期（cell cycle）由 G_1 期（DNA 合成前期）、S 期（DNA 合成期）、G_2 期（分裂前期）和 M 期（分裂期）组成，并通过细胞周期调节蛋白（如周期素 cyclin、周期素依赖激酶及其抑制物）和校验点（checkpoint）分子（如 p53、Rb 蛋白）等分子的调控。不同种类的细胞，其细胞周期的时间长短及在单位时间里可进入细胞周期进行增殖的细胞数均不相同，因此具有不同的再生能力。通常，低等动物比高等动物再生能力强，幼稚组织比分化成熟组织再生能力强，生理状态下经常更新的组织再生能力强。人体细胞的再生能力强弱因细胞周期不同可分为 3 种类型（图 3-1）。

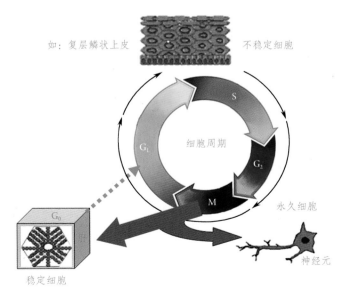

图 3-1　细胞生长能力与细胞周期

1．不稳定细胞（labile cell） 又称持续分裂细胞，再生能力很强。在生理情况下，它们不断分裂增殖，更新替代衰老死亡的同种细胞。如呼吸道、消化道和泌尿生殖道的被覆上皮细胞、表皮细胞以及淋巴造血细胞等。

2．稳定细胞（stable cell） 又称静止细胞，潜在再生能力较强。它们在生理情况下增殖不明显，处于 G_0 期（静止期），但当同种细胞损伤死亡时，它们则进入 G_1 期并转入 S 期进行再生修复。包括各种腺体和腺样器官的实质细胞如肝、胰腺、内分泌腺、皮脂腺、汗腺和肾小管的上皮细胞等，以及成纤维细胞、血管内皮细胞、骨、软骨、脂肪细胞等间叶成分。

3．永久性细胞（permanent cell） 又称非分裂细胞，无或具有极微弱的再生能力。包括神经元、骨骼肌细胞和心肌细胞。这些细胞遭受损伤后几乎不能通过同种细胞再生而修复，一般由纤维组织增生取代，进行纤维性修复。

二、干细胞在细胞再生和组织修复中的作用

干细胞（stem cell）也属不稳定细胞。但与上述各类型细胞不同，干细胞是一类具有自我更新能力的多潜能细胞，具有无限或较长时间持续分裂能力和非对称复制的生物学特点，即分裂的子细胞一个可继续保持自我更新能力，另一个则具有多向分化能力，可在特定条件下，分化成多功能细胞。干细胞可分为胚胎干细胞（embryonic stem cell）、成体干细胞（somatic stem cell）和诱导性多能干细胞（induced pluripotent stem cells，iPSCs）（图 3-2）。近年来，干细胞在组织修复和细胞再生中作用的研究取得了很大的进展。

◆ 人体干细胞转化

2013 年 12 月，美国哥伦比亚大学医学研究中心的科学家首次成功地将人体干细胞转化成了功能性的肺细胞和呼吸道细胞，为实现肺部组织的自体移植打下基础。这一研究成果发表在《Nature》杂志上，有助于研究肺部发育、构建肺部疾病模型、筛查药物并最终制造出可供移植的肺部器官。以往，科学家们已经相继将人体干细胞转化成心脏细胞、胰岛 β 细胞、肠细胞、肝脏细胞和神经细胞，大大推动了再生医学的发展。现在，又成功地将人体干细胞转化为肺细胞和呼吸道细胞，这项研究非常重要，因为肺移植预后特别差，未来可希望利用这一技术进行肺的自体移植。在从捐赠者处获得肺以后，可将其所有肺细胞剔除，只留下肺部支架，然后再将从患者自身处获得并大量增殖的新的肺细胞接种到这一支架上，让其发育成功能性的肺，这样可避免排斥问题。

以下简介与损伤修复相关的干细胞再生。

1．骨髓组织 骨髓干细胞有两类：造血干细胞和骨髓间充质干细胞。造血干细胞是体内各种血细胞的唯一来源，它主要存在于骨髓、外周血、脐带血中。造血干细胞移植最先用于治疗白血病并取得了很好的疗效。也可用于治疗其他血液系统疾病如地中海贫血、重型再生障碍性贫血、淋巴瘤、多发性骨髓瘤以及神经母细胞瘤、小细胞肺癌和卵巢癌等实体肿瘤。骨髓间充质干细胞具有向骨、软骨、肌肉及脂肪等组织分化的潜能，利用它进行组织工程学研究以及治疗创伤

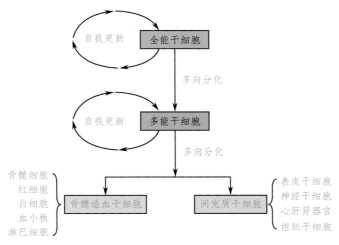

图 3-2　干细胞分化模式图

性疾病均有很好的应用价值。

2. 脑　研究已发现脑内神经干细胞可以分化为脑内三种类型细胞：神经元、星形胶质细胞和少突胶质细胞。神经干细胞移植是目前损伤研究中最令人振奋的研究领域。用神经干细胞替代被破坏的神经细胞，有望使许多神经系统疾病患者的病情改善或治愈。

3. 表皮组织　表皮干细胞具有组织特异性。自体干细胞移植可用于表皮大面积烧伤的治疗。

4. 骨骼肌和心肌　骨骼肌属永久性细胞，再生能力极弱。但干细胞可分化形成骨骼肌细胞。如在骨骼肌肌鞘内膜下的卫星细胞是具有分裂能力的骨骼肌干细胞，它可以在骨骼肌损伤后增殖分化为肌细胞。迄今为止，未发现心肌组织内有干细胞。

5. 角膜缘　眼睛的角膜缘基底部存在干细胞，可自我复制，并分化为角膜上皮细胞，在角膜上皮损伤后起修复作用。角膜缘干细胞还具有屏障功能，阻止结膜上皮细胞移行至角膜表面，保护角膜的透明性。

总之，干细胞研究已成为当前自然科学中最为引人注目的领域之一，是具有很广阔应用前景的前沿学科。干细胞移植在促进细胞再生和组织修复中的应用将继续推动生命科学和医学的进步。

◆　　　　　　　诱导性多能干细胞

诱导性多能干细胞（iPSC）最初是日本科学家 Shinya Yamanaka 于 2006 年通过体外基因技术将已分化的成体细胞重编程而得到的类似胚胎干细胞和胚胎 APSC 多能细胞的一种干细胞。iPSC 可分化为神经等多种组织的细胞，适合于干细胞移植、组织工程、受损组织器官的修复等的个体化治疗。iPSC 干细胞的获得方法相对简单和稳定，不需要使用胚胎或者卵细胞，这在技术上和伦理上都比其他方法更有优势。2012 年 10 月，John B. Gurdon 与 Shinya Yamanaka 因此获得诺贝尔生理学或医学奖。2016 年 3 月，由日本大阪大学眼科学教授西田幸二等人组成的科研小组在世界上首次成功利用人工诱导多功能干细胞，并培育出部分角膜、晶体和视网膜等眼睛主要部位的细胞。iPSC 为干细胞的基础研究和临床应用开辟了广泛的应用前景。

三、各种组织的再生过程

1. 上皮组织的再生

（1）被覆上皮的再生：鳞状上皮细胞缺损后，损伤边缘或底层的基底细胞迅速分裂增生，并向缺损部位迁移，先形成单层上皮细胞，再继续分化形成复层扁平上皮并出现角化，逐渐形成鳞状上皮。胃肠黏膜柱状上皮缺损后，也是由黏膜邻近的基底层上皮细胞增生修复，增生的上皮先为立方上皮，随后增高变为柱状上皮。

（2）腺上皮的再生：腺上皮缺损后，如果基底膜未破坏，可由周围残存的正常上皮分裂增生补充，完全恢复原有的腺体结构。如果腺体的结构（包括基底膜）完全破坏，则只能由纤维组织增生修复，形成不完全再生。

2. 血管的再生

（1）毛细血管再生：又称血管形成（angiogenesis），是以出芽的方式来进行的（图3-3）。首先内皮细胞释放蛋白水解酶分解基底膜，该处的内皮细胞发生迁移，并分裂增生，向外形成突起的芽胚，随着内皮细胞向前移动及继续增生而形成实心的细胞索。随后在血流冲击作用下出现管腔，形成新生的毛细血管。增生的内皮细胞逐渐分化成熟，还可分泌Ⅳ型胶原、层粘连蛋白（laminin，LN）和纤维粘连蛋白（fibronectin，FN），形成基底膜的基板。新生的毛细血管进一步分化、改建为小动脉或小静脉等。其平滑肌等其他成分可由血管外未分化间叶细胞分化而来。

（2）大血管的修复：大血管断裂后，需行手术缝合。断端两侧的内皮细胞可再生覆盖断裂处，恢复原来的内膜结构，断裂的肌层则由纤维结缔组织增生修复。

3. 纤维组织的再生　主要由成纤维细胞分裂增生，逐渐分化成熟为纤维组织（参见第三节）。

4. 骨组织的再生　主要由成骨细胞增生及骨基质合成，伴有钙质沉积，形成新骨。骨组织的再生能力很强，骨折后可完全修复（参见第四节）。

5. 肌组织的再生　平滑肌细胞属稳定细胞，具微弱的再生能力。在小血管的再生中可有平滑肌细胞再生。但经手术吻合的肠管或较大的血管，其断端处的平滑肌主要是由纤维组织增生形成瘢痕连接。骨骼肌则属永久性细胞，再生能力极弱。如果损伤未破坏肌膜，仅部分肌纤维坏死时，残留肌细胞可增生恢复正常横纹肌结构。但如果肌纤维及肌膜均被破坏，则不能再生，只有通过纤维性修复。心肌细胞也属永久性细胞，心肌损伤后几乎总是形成瘢痕修复。由于瘢痕的收缩力及张力远远低于心肌组织，因此护士在护理患者时，应注意室壁瘤和心脏破裂等并发症的出现。

6. 神经组织的再生　神经元属永久性细胞，脑及脊髓内的神经细胞损伤后不能再生，由周

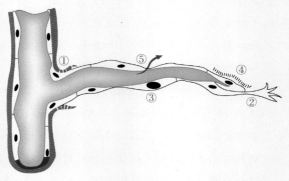

图3-3　毛细血管再生模式图
①基底膜溶解；②细胞移动和趋化；③细胞增生；④细胞管腔形成、成熟及生长抑制；⑤细胞间通透性增加

围神经胶质细胞增生修复，形成胶质瘢痕。外周神经受损时，如果与其相连的神经细胞仍然存活，则可完全再生修复。但如果离断的两端相隔太远（超过 2.5cm），或者两断端被瘢痕等组织阻隔，甚或因截肢失去远端，再生的轴突则无法到达远端，而与增生的结缔组织混杂、卷曲成团，形成创伤性神经瘤，可引起顽固性疼痛。

第二节　细胞再生与分化的分子调控

细胞的再生受到基因活化与表达的调控，包括原癌基因和细胞周期基因等，而这些基因的表达又涉及细胞周期素、生长因子及细胞外基质等诸多因素的调控。机体内存在刺激和抑制再生的两种机制的动态消长，最重要的是使静止的细胞重新进入细胞周期。

一、细胞再生与分化的分子机制

（一）再生相关的生长因子

在细胞损伤后，可释放多种生长因子，促进组织修复。以多肽类生长因子为主，可刺激细胞再生、细胞外基质生成和代谢。以下就其中较为重要者作简述：

1. **表皮生长因子**（epidermal growth factor，EGF）　为一种 6kDa 的多肽，EGF 与受体结合促进细胞周期中的 DNA 合成增加，可刺激多种上皮细胞、成纤维细胞、胶质细胞及平滑肌细胞的增殖。

2. **成纤维细胞生长因子**（fibroblast growth factor，FGF）　几乎可刺激所有间叶细胞增生。特别在新生毛细血管时，能促进内皮细胞增生，并诱导其分泌蛋白溶解酶，后者溶解基膜，便于内皮细胞穿膜出芽。

3. **血管内皮生长因子**（vascular endothelial growth factor，VEGF）　能促进胚胎发育、伤口愈合及慢性炎症组织中的血管生成。对肿瘤血管生成也起着重要作用。

4. **血小板源性生长因子**（platelet-derived growth factor，PDGF）　来源于血小板的 α 颗粒。可引起成纤维细胞、平滑肌细胞和单核细胞增生、迁移。能促进成纤维细胞胶原合成增多并使创面的张力增强，并能促进胶质细胞增生。

5. **转化生长因子**（transforming growth factor，TGF）　包括 α 和 β 两类。TGF-α 的氨基酸序列与 EGF 部分同源，故与 EGF 有相同作用。TGF-β 对成纤维细胞和平滑肌细胞增生的作用依其浓度而异：在低浓度时诱导 PDGF 合成、分泌，进而促进成纤维细胞和平滑肌细胞增生；高浓度时则抑制细胞表面 PDGF 受体表达，进而抑制细胞生长。TGF-β 还促使成纤维细胞活化，产生胶原和FN，抑制胶原降解，促进纤维化发生。

6. **其他具有促进再生作用的细胞因子**　组织损伤局部还常有其他细胞因子及炎症因子，如白介素（IL-1）和肿瘤坏死因子（tumor necrosis factor，TNF）等也有生长因子的作用，能促使成纤维细胞分裂，增殖，合成胶原及胶原酶。TNF 在体内还能促进血管再生。

各种生长因子首先需与损伤部位细胞膜上相应的受体结合，然后激活该受体，使其具有内源性激酶活性，后者再进一步磷酸化激活细胞内其下游的信号转导分子和第二信使生成，通过激酶的扩大效应激活转录因子，启动 DNA 合成，最终引起细胞分裂。

（二）细胞间信号的传递方式

细胞之间的信号传递有自分泌、旁分泌和内分泌三种方式（图3-4）。

1. 自分泌（autocrine） 细胞分泌的生长因子作用于自身细胞，促进细胞分裂增生。常见于代偿性增生如肝细胞再生，以及肿瘤性增生，后者是肿瘤细胞释放过量的生长因子刺激其自身不断生长和增殖。

2. 旁分泌（paracrine） 细胞分泌的生长因子通过扩散作用于邻近的细胞。这种方式可见于创伤愈合过程，炎症区的巨噬细胞产生的生长因子常刺激周围邻近的成纤维细胞和血管内皮细胞增生，形成肉芽组织。

3. 内分泌（endocrine） 各种内分泌腺细胞分泌的激素随血流循环至全身，作用于相应的靶细胞。

（三）细胞表面的受体

细胞生长由信号分子（最常见的是生长因子）与其特异性受体结合而启动。多数受体位于细胞表面，一般是膜蛋白，有些是糖脂。也可位于胞质或胞核。有3种主要的受体分子：具有内源性酶活性的受体、无内源性催化活性的受体和G蛋白偶联受体。

（四）信号转导系统

信号转导系统是细胞内各种特异受体的下游由一系列蛋白激酶构成的网络。信号转导系统可以将被识别的细胞外信号转变为细胞内信号，进而引发细胞内的一系列生物化学反应以及蛋白间相互作用，直至产生一系列特异性的细胞反应。

对细胞生长调节最重要的包括：丝裂原活化蛋白激酶（MAPK）、磷脂酰肌醇 3- 激酶（PI 激酶）、肌醇三磷酸、环磷酸腺苷（cAMP）、Janus 激酶（JAK）/ 信号转导子和转录激活子（STAT）信号系统及应激肽系统。

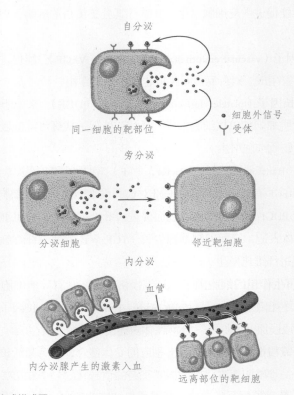

图 3-4　细胞间信号传递方式模式图

二、细胞外基质在细胞再生和组织修复中的作用

细胞外基质（extracellular matrix，ECM）的主要作用是将细胞连接在一起，除具有维持和支撑组织结构的功能以外，对细胞的形态、增殖、分化及生物学功能均起着重要的调节作用，是影响细胞再生和修复的重要因素。损伤后的细胞再生只有黏着于适当的基质才能生长。脱离了基质，细胞则很快停止于 G_1 期和 G_0 期，并死亡。研究证实，组织受损后的再生修复及组织重建除了依赖于细胞的再生能力外，很大程度上还依赖于细胞外基质的调控。

（一）细胞外基质的主要成分

1．**胶原蛋白（collagen）** 胶原蛋白是细胞外基质框架的主要蛋白。由三条多肽 α 链构成三螺旋结构，其基本亚单位是原胶原分子，又分为 3 种类型：①间质型胶原，主要为 I 和 III 型胶原，广泛存在于皮肤、各器官结缔组织中；②基膜型胶原，主要是 IV 型胶原，它存在于基底膜内；③原纤维相关胶原，主要是 IX、XII、X、IV 型胶原等，广泛分布于软骨、较致密结缔组织等，主要对其他胶原蛋白起修饰调节等多种作用。

2．**弹力蛋白（elastin）** 弹力蛋白的基本单位是原弹性蛋白，组成纤细弹性纤维，富有弹性，以维持组织的回缩性，尤以血管、皮肤、子宫和肺组织在结构上需要弹性来发挥功能。

3．**黏附性糖蛋白（adhesive glycoprotein）** 是 ECM 家族中最大的成员。有 10 余种，如 LN、FN 等，其中 LN 分布于基底膜的透明区，主要作用是使细胞与各种基质成分发生粘连，对细胞的黏附、迁移和伸展均有影响。FN 可与 ECM 中各类成分结合，并参与细胞间的黏附、迁移，还可促进细胞伸展，FN 浓度越高细胞增殖越快。

4．**蛋白聚糖（proteoglycan，PG）和透明质酸（hyaluronic acid）** 二者均为 ECM 的重要成分。蛋白聚糖是由少量核心蛋白及大量与之相连的多糖链聚合构成的氨基多糖，在调控结缔组织的结构和通透性中具有多重作用。透明质酸是大分子蛋白多糖复合物的骨架，与调节细胞增殖、抑制细胞间黏附和促进细胞迁移等功能有关。透明质酸还使多种类型的结缔组织尤其是关节软骨具有抗压、反弹及润滑的能力。

5．**基质细胞蛋白** 是一类新命名的分泌性蛋白，这一家族包括：①血栓黏合素；②骨连接素；③骨桥蛋白；④细胞黏合素家族等，这类蛋白功能多样，但都具有影响细胞 – 基质相互作用的能力。

6．**细胞黏附分子** 可大致分为 5 类：钙黏素、选择素、免疫球蛋白超家族、整合素及透明质酸黏素等，黏附分子以受体 – 配体结合的方式促进细胞间和细胞与间质之间的黏附。对于细胞的识别、活化、信号转录、细胞迁移、细胞增殖与分化等均有重要的作用，是创伤愈合、炎症、凝血和肿瘤等重要病理过程的分子基础。其中较为主要的为：①钙黏素，是一类钙离子依赖的黏附分子，是保持上皮细胞相互黏合的主要黏附分子，并影响细胞的分化，参与器官形成过程。在肿瘤细胞中还有抑制细胞迁移、转移的作用。②整合素，其作用主要是介导细胞与 ECM 的黏附，在体内表达广泛，大多数细胞表面可表达一种以上的整合素，在多种生命活动如白细胞游出、血小板凝集和创伤愈合中的表皮再生等过程中发挥关键作用。

综上所述，细胞增生分化是多种信号分子之间的整合及相互作用的结果。损伤修复过程中，ECM 还要经过代谢重构，其成分也会有所改变。如 III 型胶原减少，而 I 型胶原增多，使组织修复功能增强。然而实质脏器慢性炎症时，脏器中某些间叶来源的细胞（如肝脏的储脂细胞，肺泡隔间叶细胞等）可被激活，增生并转化为成纤维细胞，最终引起 ECM 过度增生和沉积，器官发生纤维化、硬化。医护人员在医疗工作中应充分认识 ECM 的作用和转化，积极采取措施，预防器

官硬化的发生或减轻硬化程度。

（二）细胞外基质的主要作用

1. 细胞生长的支架　若缺乏连接细胞的 ECM，大多数细胞会发生死亡。

2. 决定细胞的极性　ECM 使上皮细胞形成顶部和底部，这对许多上皮细胞的功能是很重要的，如胃肠道细胞从顶部吸收营养物质，胰腺细胞通过顶部向胰管内释放消化酶。

3. 控制细胞生长　细胞与基质的黏附及细胞的形状对细胞的生长和分化都有影响，一般来说，细胞与基质黏附越多，细胞的增殖能力越强。

4. 影响细胞的分化　不同 ECM 蛋白成分对细胞生长和分化有不同的作用。另外，根据细胞 - 基质相互作用的能力不同，有时同一种 ECM 成分对不同细胞也会有不同的分化诱导作用。

5. 组织重建的框架　大多数组织都有动态的结构重建，而保持正常组织结构需要 ECM 的框架。实质细胞下基质的完整性，特别是基底膜的完整性，是影响实质细胞再生的关键因素。

6. 细胞生长的微环境　如基底膜可作为上皮细胞与细胞下结缔组织之间的屏障，以及在肾脏形成滤过膜的组成成分。ECM 成分也可以引导炎症细胞在组织中向感染因子迁移。

7. 储备和传输细胞因子　FGF 分泌和储存在正常组织的基底膜中，可使它在受到损伤因子刺激后，能很快地促进局部细胞的生长。

总之，ECM 功能众多，除能保持组织内水、电解质外，还是生长因子的储存库；胶原、粘连糖蛋白和蛋白多糖在细胞外形成网络状结构，与细胞密切接触，通过细胞表面的受体与细胞骨架乃至细胞核相联系，提供微环境中的信息，影响细胞生长、分化等功能。

（三）细胞外基质的代谢

基质降解酶及其组织抑制因子在组织损伤修复后期的结构重建中发挥重要作用。其中金属蛋白酶及其组织抑制因子是 ECM 代谢的主要调节酶。

1. 基质金属蛋白酶（matrix metalloproteinases，MMPs）　是参与 ECM 代谢的一个重要的降解酶系统。MMPs 主要分 3 类：①间质胶原酶，如 MMP-1、MMP-5，主要降解 Ⅰ 型和Ⅲ 型胶原；②明胶酶，包括 MMP-2、MMP-9，主要降解Ⅳ型胶原和 Ⅴ 型胶原；③间质溶解素，如 MMP-3、MMP-10 及基质水解蛋白等，主要作用于 ECM 成分的糖蛋白，如 FN、LN 等。

MMPs 的分泌都是以前酶原形式进行，其激活需要外源性酶的作用，如纤溶酶、激肽释放酶、组织蛋白酶及中性弹力酶等，其中纤溶酶系统一直被认为是 MMPs 的重要激活剂，可以启动瀑布式酶联激活过程而导致整个 MMP 系统激活。其他细胞成分如刀豆蛋白凝集素 A、组织蛋白酶 A、佛波醇酯等也参与 MMPs 的激活。此外，许多病理过程中，局部组织中浸润的巨噬细胞和中性粒细胞释放的多种细胞因子对 MMPs 的激活也起着重要作用。

2. 基质金属蛋白酶组织抑制因子（tissue inhibitor of matrix metalloproteinases，TIMP）　是 MMPs 特异性的抑制剂，主要有 TIMP-1、TIMP-2、TIMP-3 等。其中 TIMP-1 主要针对间质胶原酶如 MMP-1、MMP-5 以及间质溶解素 MMP-3 等的活性抑制。而 TIMP-2 则主要抑制明胶酶 MMP-2 的活性。

组织损伤修复正是在细胞再生基础上，结合基质合成与降解代谢平衡的结果。

三、抑素与接触抑制

抑素（chalone）具有组织特异性，可能每种组织都会产生一种抑素来抑制其自身的增殖。如已分化的表皮细胞能分泌表皮抑素，当表皮缺损时，抑素分泌停止，基底细胞开始分裂增生，直到增生分化的细胞达到足够的数量或抑素达到足够的浓度为止。TGF-β对上皮细胞是一种抑素，干扰素α、前列素E$_2$和肝素在组织培养中对成纤维细胞及平滑肌细胞的增生都有抑素样作用。

另外，在血管生成的研究中已发现多种具有抑制血管内皮生长作用的因子，如血管抑素、内皮抑素和血小板反应蛋白－1等。

在细胞生长过程中，当彼此接触时会抑制细胞的生长，这种现象称为细胞生长的接触抑制（contact inhibition）。如皮肤创伤，缺损周围的上皮细胞出现迁移，分裂再生，将创面覆盖而相互接触时，细胞再生即行停止，而不发生过度增生。细胞间缝隙连接（也许还有桥粒）可能参与了接触抑制的调控。

第三节　纤维性修复

当组织损伤范围较大，不能由周围同种细胞再生完全修复时，即由肉芽组织增生填补组织缺损，最后形成瘢痕，称为纤维性修复。

一、肉芽组织

（一）肉芽组织的形态

肉芽组织（granulation tissue）由大量新生薄壁的毛细血管以及增生的成纤维细胞构成，并伴有炎症细胞浸润。大体表现为鲜红色，颗粒状，柔软湿润，形似鲜嫩的肉芽故称为肉芽组织。显微镜下可见大量由内皮细胞增生形成的实性细胞索及扩张充血的毛细血管，向创面垂直生长，在接近表面时以小动脉为轴心，形成袢样弯曲的毛细血管网。在毛细血管周围有许多新生的成纤维细胞分布，并有多少不等的巨噬细胞、中性粒细胞、淋巴细胞及浆细胞等炎症细胞浸润。成纤维细胞主要产生基质和胶原，使肉芽组织逐渐获得张力和韧性。肉芽组织内无神经纤维（图3-5）。

（二）肉芽组织的作用及结局

肉芽组织是创伤愈合的基础，在组织损伤修复过程中发挥着重要的作用：①抗感染、保护创面；②填补创口及其他组织缺损；③机化或包裹坏死组织、血凝块、炎性渗出物及其他异物。

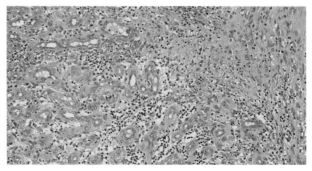

图3-5　肉芽组织
新鲜肉芽组织中显示大量新生的毛细血管、成纤维细胞和炎症细胞

肉芽组织在组织损伤后 2～3 天内即可出现，由损伤组织的边缘或底部向中心生长推进，填补创口或机化异物。从第 5～6 天起成纤维细胞开始产生胶原纤维，其后 1 周内胶原纤维形成最活跃。随着时间的推移（1～2 周），肉芽组织按其生长的先后顺序，逐渐成熟。主要表现为间质的水分逐渐吸收减少；炎症细胞减少并逐渐消失；部分毛细血管管腔闭塞、数目减少，根据功能需要其中部分毛细血管改建为小动脉和小静脉；成纤维细胞转变为纤维细胞；胶原纤维排列与表面平行，以适应伤口增加张力强度的需要。至此，肉芽组织成熟为纤维结缔组织，并逐渐转变为瘢痕组织。

虽然 3 周后，肉芽组织中的张力已迅速增强，至第 3 个月可达最高点。但其张力强度仍然只有正常组织的 70%～80%。因此，临床护士要充分认识肉芽组织的特点。如在护理透壁性心肌梗死的患者时应特别谨慎，在心肌梗死发生后 1 周内，肉芽组织初形成，仅起到初步填补缺损的作用，这一时期最易发生心脏破裂。形成瘢痕后，由于仍不能满足正常心肌耐受心腔内较高压力的弹性需要，可使瘢痕处向外膨出形成室壁瘤。

（三）识别不健康的肉芽组织

组织修复过程中，如果肉芽组织局部出现感染或血液循环障碍时，会影响肉芽组织的生长状态，临床称为不良肉芽。常见的不良肉芽有两种：①弛缓性肉芽组织；②水肿性肉芽组织。不健康的肉芽组织常呈苍白色，组织水肿、松弛无弹性，表面颗粒不均，色暗或有脓苔。因此，护士应对患者创口仔细观察，注意识别不良肉芽，及时反馈以便临床做相应处理，否则会引起创伤愈合延迟。

二、瘢痕组织

（一）瘢痕组织的形态

瘢痕（scar）组织是指肉芽组织经改建成熟形成的纤维结缔组织。它的形成是肉芽组织逐渐纤维化的过程。此时，组织由大量平行或交错排列的胶原纤维束组成。部分胶原纤维束常发生融合，并呈均质红染（玻璃样变性）（图 3-6）。肉眼呈灰白色、质地坚韧并缺乏弹性的组织。

（二）瘢痕组织的作用及对机体的影响

1. 瘢痕组织的形成对机体有利的方面　①填补并连接损伤的创口或其他缺损，从而使组织

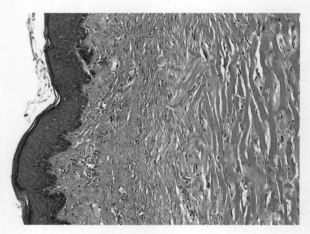

图 3-6　瘢痕组织
见大量胶原纤维束，纤维细胞核细长而深染，组织内血管减少

器官保持完整性；②保持器官的坚固性，由于瘢痕组织含有大量胶原纤维，抗拉力比肉芽组织要强得多，使填补及连接处相当牢固。

2. 瘢痕组织的形成对机体不利的方面　①瘢痕收缩，特别是发生在关节附近，常引起关节挛缩或活动受限。当其发生于胃肠道、泌尿道等管腔器官时，则可导致管腔狭窄，如胃溃疡瘢痕可引起幽门梗阻；②瘢痕性粘连，特别是在各器官之间或器官与体腔壁之间发生的纤维性粘连，常不同程度地影响器官功能，如胸膜炎可发生胸膜局部与肺组织纤维性粘连；③瘢痕组织增生过度，又称肥大性瘢痕。如果这种肥大性瘢痕突出于皮肤表面，并向周围不规则地扩延，则称为瘢痕疙瘩（keloid），临床常称"蟹足肿"。

纤维性修复及瘢痕形成过程中，组织内的胶原纤维及其他基质成分，在组织内多种胶原酶的作用下，继续进行组织结构重建。胶原纤维可以逐渐分解、吸收，瘢痕因而缩小、软化。各种胶原酶主要由成纤维细胞、中性粒细胞和巨噬细胞等产生。因此，要解决瘢痕收缩和器官硬化等问题，就要注意调控肉芽组织中胶原的合成和分泌，以及加速瘢痕组织中胶原的分解与吸收。

◆　　　　瘢痕的治疗

　　　　治疗瘢痕的方法很多，在医学上一般分为：非手术治疗、手术治疗和综合治疗。非手术治疗包括：激光、压力、物理、放射、冷冻、药物、康复等治疗方法；手术治疗包括：瘢痕切除、植皮、皮瓣修复、磨削、皮肤组织扩张术和显微外科技术的应用等；综合治疗包括：手术后辅助药物、硅胶、放射线或同位素治疗、手术与物理疗法、药物与物理疗法等。目前，手术瘢痕的修复主要采取手术治疗，但瘢痕通常不能通过手术完全去除，最多只能淡化、缩小瘢痕或改变瘢痕的形状。目前临床上有一些效果明确的药物，可以在创伤和手术切口后使用。

第四节　创伤愈合

创伤愈合（wound healing）是指机体局部组织出现缺损或离断后进行修补恢复的过程，它的基础包括细胞再生和纤维性修复。本节以常见的皮肤创伤和骨折愈合为例叙述其愈合的过程。

一、皮肤创伤愈合

（一）创伤愈合的基本过程

1. 伤口早期变化　伤口局部首先出现血管断裂出血并不同程度的组织坏死，形成的血凝块填充在伤口内。数小时内即出现炎症反应，表现为充血、炎性渗出及中性粒细胞浸润，致局部红肿。3天后炎症细胞转为以巨噬细胞为主。伤口渗出物和血凝块充填伤口，表面干燥形成痂皮，可保护伤口。医护人员在护理伤口时应注意不要去掉血凝块和痂皮。

2. 伤口收缩　损伤的2～3天后，伤口边缘的整层皮肤及皮下组织向中心移动，使伤口迅速缩小，直到14天左右停止。伤口收缩是由伤口边缘新生的肌成纤维细胞的牵拉作用所致。

3. 肉芽组织增生和瘢痕形成 约从第 3 天开始，伤口底部及边缘开始长出肉芽组织，沿伤口中血凝块内的纤维蛋白支架长入，取代血凝块并填平伤口。第 5～6 天起成纤维细胞产生胶原纤维，3 周后，肉芽组织逐渐转变为纤维组织，大约在伤后 1 个月瘢痕完全形成。

4. 表皮及其他组织再生 创伤发生 24 小时以内，伤口边缘的表皮基底细胞开始分裂增生，并在血凝块下面向伤口中心迁移，形成单层上皮，覆盖于肉芽组织的表面，并进一步增生、分化成为复层鳞状上皮。表皮再生与健康的肉芽组织的生长密切相关，因为后者可提供上皮再生所需的营养及生长因子。如果因局部感染或异物刺激等因素，形成肉芽组织生长不良或过度生长，均可影响表皮的再生。另外，当伤口过大（直径超过 20cm）时，再生的表皮也很难将伤口完全覆盖，往往需要植皮。

皮肤创伤中皮肤附属器（毛囊、汗腺及皮脂腺）如遭完全破坏，则不能完全再生，由纤维性修复取代。如损伤致肌腱断裂，初期也是瘢痕修复，但随着功能锻炼而不断改建，纤维组织中胶原纤维可按原来肌腱纤维方向重新排列，达到完全再生。

（二）创伤愈合的类型

根据组织损伤的程度及局部有无感染，创伤愈合可分为以下 3 种类型。

1. 一期愈合（healing by first intention） 见于组织缺损小、创缘细窄而整齐、创面对合严密且无感染的伤口，例如手术缝合伤口。伤口缝合后，少量血凝块先将伤口黏着，炎症反应轻微，在 24～48 小时内肉芽组织就可从伤口边缘长出，在第 3 天很快将伤口填满，表皮再生将伤口覆盖。5～7 天出现胶原纤维连接，此时切口已达临床愈合标准，可以拆线，但不能负重，呈鲜红色。至 2～3 周伤口完全愈合，随着瘢痕中血管改建、数量减少，炎症消退，瘢痕开始"变白"。1 个月后覆盖伤口的表皮结构已基本正常，切口处数月后形成白色线状瘢痕。在实际的护理工作中，手术切口拆线的时间应根据患者的年龄、营养状态、手术部位和切口的大小等情况来决定。

2. 二期愈合（healing by second intention） 见于组织缺损较大、创缘不整、无法整齐对合，或伴有感染的伤口。这种伤口的愈合首先需要控制感染，清除坏死组织与异物。又因伤口较大，收缩明显，愈合时两边无法对合，而是由伤口底部和两侧长出大量肉芽组织逐渐填补缺损。与此同时，表皮自伤口边缘增生覆盖肉芽组织表面。因此，二期愈合的时间往往较长，形成的瘢痕较大（图 3-7）。

3. 痂下愈合（healing under scab） 见于较表浅而出血的皮肤损伤。组织损伤后，伤口表面的血液、渗出液及坏死组织凝固干燥后形成黑褐色硬痂。伤口在痂下进行上述愈合过程。待表皮再生完成后，痂皮即脱落。痂下愈合所需时间通常较无痂者长。痂皮由于干燥不利于细菌生长，故对伤口有一定的保护作用。但如果痂下渗出物较多，痂皮反而妨碍渗出物的引流，使感染加重，则不利于愈合。

二、影响创伤愈合的因素

组织损伤的修复愈合结果不仅与组织的再生能力及修复的方式有关，还与机体全身及局部状况有关。因此，医护人员在护理创伤愈合时应当避免一些不利因素，创造有利条件促进组织再生修复。影响再生修复的因素包括全身因素及局部因素两方面。

1. 全身因素

（1）年龄：儿童和青少年的组织再生能力强，愈合快。老年人组织再生能力差，愈合慢，这与老年人血管硬化、血液供应减少有很大关系。

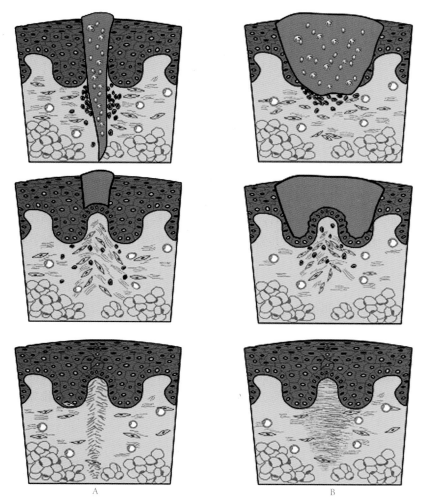

图 3-7　创伤愈合模式图

A. 创伤一期愈合模式图；B. 创伤二期愈合模式图

（2）营养：蛋白质和维生素在细胞再生和创伤愈合中起重要作用。严重的蛋白质缺乏，尤其是含硫氨基酸（如甲硫氨酸、胱氨酸）缺乏时，肉芽组织及胶原形成不良，伤口愈合延缓。维生素 C 具有催化羟化酶的作用，因此维生素 C 缺乏时，脯氨酸及赖氨酸的羟化作用障碍，前胶原分子难以形成，从而影响了胶原纤维的形成。微量元素锌对创伤愈合也有重要作用，因此补锌能促进愈合。

2. 局部因素

（1）感染与异物：感染是导致愈合延缓最重要的局部因素。许多细菌产生一些毒素和酶，能引起组织坏死，溶解基质或胶原纤维。这不仅加重局部组织损伤，也妨碍创伤愈合。伤口感染时，渗出物很多，可增加局部伤口的张力，常使正在愈合的伤口或已缝合的伤口裂开，或者导致感染扩散加重损伤。此外，坏死组织及其他异物，也妨碍愈合并易于导致感染。

（2）局部血液循环：局部动脉血供应不足和（或）静脉血回流不畅时，均可影响组织创伤愈合，如下肢血管有动脉粥样硬化、静脉曲张病变或伤口包扎过紧等，使局部血液循环不良时，则该处伤口愈合迟缓。

（3）神经支配：正常的神经支配对组织再生也有一定的作用。局部神经纤维的损伤，也会影响创伤愈合，如麻风引起的溃疡不易愈合，是因为局部神经受累致局部神经性营养不良的缘故。自主神经的损伤，还会影响局部血液供应，对再生的影响更为明显。

三、骨折愈合

（一）骨折愈合的基本过程

骨折愈合可分以下 4 个阶段。

1. **血肿形成** 骨折断端的血管破裂出血，外渗至周围形成血肿，一般在数小时后血肿的血液凝固。

2. **纤维性骨痂形成** 骨折 2～3 天后，骨内膜及骨外膜增生的成纤维细胞及新生的毛细血管构成肉芽组织，长入血肿致血肿机化，并弥合和连接骨折的断端，局部呈梭形肿胀，称为纤维性骨痂。

3. **骨性骨痂形成** 在纤维性骨痂基础上，成纤维细胞分化为软骨母细胞和骨母细胞。骨母细胞分泌基质和胶原，同时骨母细胞被埋于其中，变为骨细胞，形成类骨组织，再进一步钙化成为骨性骨痂。软骨母细胞通过软骨内化骨也形成骨性骨痂。

4. **骨痂改建** 骨性骨痂是临床愈合的标志，但根据功能的要求，还需进一步改建成板层骨，并进而恢复皮质骨和骨髓腔的正常关系。此时在适当的锻炼和负重影响下，不需要的骨组织由破骨细胞吸收，而负荷重的骨小梁则由骨母细胞产生更多的骨质，使之逐渐加强，排列也逐渐适应于力学方向，以恢复正常骨组织的形态结构和功能（图 3-8）。

（二）影响骨折愈合的因素

上述影响创伤愈合的全身及局部因素对骨折愈合都起作用。此外，骨折愈合尚需注意以下几点。

1. **骨折断端及时、正确的复位** 完全性骨折常常发生错位或有其他组织、异物嵌塞在两断端之间，引起骨折愈合延迟或不能愈合。因此，及时、正确的复位可为骨折完全愈合创造必要条件。

2. **骨折断端及时、牢靠的固定** 骨折断端即使已经复位，由于肌肉活动等仍可再发生错位。因此复位后应及时、牢靠地加以固定，如打石膏、小夹板或髓腔钢针固定等。一般要固定到骨性骨痂形成以后。

在护理工作中，要特别注意固定时的松紧适度。固定过紧会影响血液循环，引起组织水肿，影响愈合，严重者会发生组织坏死。

3. **早日进行全身和局部功能锻炼，保持局部良好的血液供应** 骨折后，患者常需复位、固

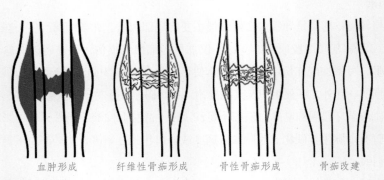

血肿形成　　　纤维性骨痂形成　　　骨性骨痂形成　　　骨痂改建

图 3-8　骨折愈合模式图

定及卧床休息，有利于局部愈合。但长期卧床，又会导致血运不良，延迟愈合，并易形成局部血栓。局部长期不动还会引起骨及肌肉的失用性萎缩、关节强直等不良后果。为此，在不影响局部固定的情况下，应鼓励患者尽早离床活动。

骨折愈合障碍者，有时新骨形成过多，形成赘生骨痂。愈合后局部有明显的骨变形，影响功能的恢复。有时出现纤维性骨痂不能变成骨性骨痂，并出现裂隙，而骨折两端仍能活动，形成所谓的假关节。

第五节　损伤的修复与护理的联系

综上所述，组织损伤的修复，大量的理论知识来自于对临床现象的仔细观察，以及对临床实践的认真研究和总结。认真掌握各种组织创伤的修复特点和要求，能为临床护理这类患者提供更迅速准确的高质量的医护服务，有利于患者早日康复。

在这一节里，我们将结合上述组织修复的理论知识，简要概述临床上在处理创伤、促使其愈合的过程中应遵循的基本医护原则。

1．止血　迅速有效的止血是创伤处理的第一步，其目的是避免患者大量失血，同时也可避免或减轻局部血肿的形成，减少伤口感染和延迟愈合的机会。

2．清创　包括选用各类消毒液和生理盐水冲洗创口以及使用清创术。清创的目的是尽早杀灭细菌，去除异物和坏死组织，减轻和控制感染，促进组织再生和肉芽组织的生长。

3．关闭创口　其目的在于缩小创面、减少感染、促进愈合。对于能够一期愈合的外科手术切口，可用缝线将伤口缝合。对于已有感染的创口，在冲洗和清创术后，可用生理盐水敷料引流，待引流减少，创面干净且有健康的肉芽组织生长时，再停止引流，缝合伤口。如创口面积过大，则需在清创术后，将创口开放一段较长的时间，使用敷料填塞引流，促使肉芽组织长满创口，表皮再生至伤口愈合。

4．整体治疗　如前所述，创伤愈合的长短和愈合的好坏，除了与损伤的范围、性质和组织的再生能力强弱有关外，也与机体的全身和局部因素有密切关系。因此在对创伤进行治疗处理和护理时，一定要综合评价患者全身（包括身心）状况，减少或去除影响伤口愈合的局部或全身因素。对创伤的护理包括对患者伤口本身及其全身心的整体治疗。

（石慧娟　韩安家 编写　刘绍晨 审校）

◇ 病例思考题 ．．．

1．患者男性，12岁，放学途中奔跑跌倒，被一生锈铁片划伤，右踝外侧见一2cm×1cm的裂口，较深，出血明显，随后前往医院就诊，清创后治疗，伤口愈合较好。

（1）请分析其伤口愈合可能涉及哪些组织的再生。

（2）试判断其创伤愈合应属于哪种类型。为什么？

2. 患者男性，78岁，平素身体较弱，容易感冒。以室内活动为主，很少出门，昨天晚间起床时不慎滑倒，致股骨骨折，遂入院治疗。

（1）请叙述该患者骨折愈合的基本过程。

（2）骨折愈合和皮肤创伤愈合有何不同？在护理骨折患者时应注意什么？

3. 患者男性，52岁，肝区隐痛半年，加重伴乏力一周入院。患者既往有乙肝病史十余年。腹部 CT 示：肝右叶见 6cm×4cm 结节，边缘模糊，考虑为肝细胞癌。遂择期行肝癌根治术，术后常规化疗。

（1）该患者的手术切口属于创伤愈合的哪种类型？为什么？

（2）患者术后三周，伤口仍有渗血，并有脓性渗出物，造成手术切口长期不愈合的原因有哪些？应如何加强护理从而避免？

第四章
局部血液循环障碍

学习目标		
掌握	血栓形成；栓塞；梗死。	
熟悉	充血和淤血。	
了解	出血；局部血液循环障碍与护理的联系。	

04章

血液循环障碍可分为全身性和局部性两大类。前者指整个心血管系统功能紊乱，如心功能不全、休克、弥散性血管内凝血（DIC）等。后者指局部组织、器官血液循环异常，表现为：①局部循环血量异常，如充血、淤血和缺血；②血液性状和血管内容物的异常，如血栓形成、栓塞和梗死等；③血管壁通透性及完整性的异常，如出血、水肿等。

第一节　充血和淤血

充血（hyperemia）和淤血（congestion）均为局部组织或器官的血管内血液含量增多的现象，只是发生原因不同。

一、充　血

因动脉血输入量过多而致局部组织或器官血管内血液含量增多，称为充血，又称动脉性充血（arterial hyperemia）。这是一个主动过程，是因局部组织或器官小动脉和毛细血管扩张，导致血液输入量增加。

（一）原因

能够引起充血的关键因素是血管舒张神经兴奋性增高或血管收缩神经兴奋性降低，引起小动脉扩张，血流加快，使微循环血液灌注量增多。有生理性或病理性因素。

1．生理性充血　为适应生理需求或者代谢增强而引起的局部充血，称为生理性充血。如运动时骨骼肌充血、进食后胃肠道黏膜充血以及妊娠时的子宫充血等。另外，交感神经兴奋也可引起充血。

2．病理性充血

（1）炎症性充血：可见于急性炎症早期。在致炎因子的作用下，局部组织发生神经轴突反射以及炎症介质（如组胺、缓激肽等）作用下，使细动脉扩张，血液灌流量增加而引起炎症性充血。

（2）减压后充血：这是在临床实践中非常值得关注的现象。见于局部组织或器官长期受压，组织内的血管张力降低，而当压力突然解除时，受压组织内细动脉反射性扩张充血，称为减压后充血。如绷带包扎肢体、腹腔巨大肿瘤或者大量胸腹腔积液时，如突然解开绷带或将肿瘤快速切除取离腹腔或一次性大量抽取胸腹水，局部压力迅速解除，受压组织内细动脉扩张充血，甚至过多的血液流入胸腹腔脏器的血管内导致脑缺血和晕厥。

（二）病理变化

由于局部组织或器官内动脉血量增加，充血的器官或组织体积轻度增大，局部组织呈鲜红色，温度升高。镜下可见细动脉及毛细血管扩张，充满血液成分。

（三）结局

动脉性充血是暂时性的血管反应，原因消除后局部血量可恢复正常，一般无不良后果。但在有高血压或动脉粥样硬化等病变的基础上发生动脉充血可导致血管破裂出血，甚至引起严重后果。

二、淤 血

因静脉血液回流受阻引起局部组织或器官的血管内血液含量增多，称为淤血，又称静脉性充血（venous hyperemia）。这是一被动过程，是由于血液淤积在小静脉和毛细血管内而引起的，通常称淤血。

（一）原因

1. **静脉受压** 各种原因压迫局部静脉导致管腔狭窄或闭塞，引起血液回流受阻，导致相应部位的器官或组织淤血。如妊娠时增大的子宫压迫髂总静脉可引起下肢淤血水肿；肿瘤压迫静脉或绷带包扎过紧而引起局部组织或器官的淤血等。

2. **静脉腔阻塞** 静脉内血栓形成、栓塞等造成局部静脉腔的阻塞，或各种原因引起静脉压力升高，均可引起相应器官或组织的淤血。值得注意的是组织内静脉分支多且相互吻合，一般不易发生淤血，只有在静脉管腔阻塞而又不能建立有效的侧支循环时，才会发生淤血。

3. **心力衰竭** 心力衰竭时心脏内血液滞留，压力升高，静脉血液回流受阻。左心衰竭时，肺静脉回流受阻而导致肺淤血。右心衰竭时，上、下腔静脉回流受阻而发生肝、脾和胃肠道等体循环的淤血。

（二）病理变化

淤血的局部组织和器官肿胀。由于血液内氧合血红蛋白减少，还原血红蛋白增多，颜色暗红。如果淤血发生于体表，皮肤或黏膜常呈紫蓝色，称为发绀。淤血组织代谢功能降低，温度下降。镜下可见淤血组织内小静脉和毛细血管扩张，充满红细胞，局部可出现水肿，严重者可见出血。

（三）后果

淤血的后果取决于淤血的范围、程度、发生速度和局部侧支循环建立的状况等。较长时间的淤血，由于组织局部缺氧、缺营养物质及代谢产物的堆积，可引起毛细血管壁的损伤，血管通透性增加，同时由于淤血的小静脉和毛细血管流体静压增高，可导致如下后果：

1. **水肿和出血** 血液中的液体成分通过血管壁进入组织间隙，形成淤血性水肿，严重时红细胞漏出，形成淤血性出血。

2. **实质细胞萎缩、变性或坏死** 淤血的器官和组织由于缺氧及营养物质，导致实质细胞萎缩、变性和坏死。

3. **间质纤维组织增生** 局部组织缺氧，代谢产物的刺激和某些生长因子的作用，使间质纤维组织增生，同时网状纤维相互融合转化为胶原纤维（网状纤维胶原化），导致组织和器官质地变硬，称淤血性硬化。

（四）重要器官的淤血

1. **慢性肺淤血** 见于左心衰竭或二尖瓣狭窄时，左心房压力增高，肺静脉回流受阻引起肺淤血。早、中期病变为淤血性水肿及出血，晚期病变为淤血性硬化。

早期肺泡壁毛细血管高度扩张充血，肺泡间隔增厚，肺泡腔内含有漏出的水肿液和多少不等的红细胞及巨噬细胞。若肺泡腔内的漏出红细胞被巨噬细胞吞噬，其血红蛋白在巨噬细胞内转变为含铁血黄素颗粒，这种胞质内含有含铁血黄素颗粒的巨噬细胞称为"心衰细胞"（heart failure cell）（图4-1）。常在左心衰竭的情况下出现。临床上患者可出现呼吸困难、发绀和咳铁锈色痰。长期慢性肺淤血，肺纤维组织增生、网状纤维胶原化，使肺质地变硬，加上含铁血黄素的沉积，硬化肺组织呈棕褐色，称为肺褐色硬化。

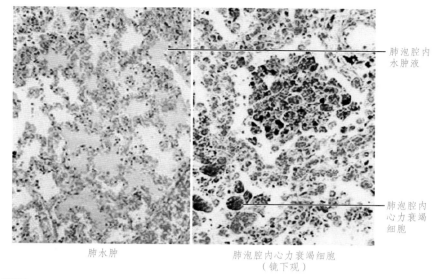

肺泡腔内
水肿液

肺泡腔内
心力衰竭
细胞

肺水肿

肺泡腔内心力衰竭细胞
（镜下观）

图 4-1　肺淤血
肺水肿及肺泡腔内心衰细胞

2. 慢性肝淤血　常由右心衰竭引起，是体循环淤血的一部分。早期镜下表现为肝小叶中央静脉及其邻近的肝窦扩张淤血，导致肝细胞萎缩甚至消失，而肝小叶周边部的肝窦淤血和缺氧程度较轻，肝细胞常发生脂肪变性。大体肝体积增大，包膜紧张，质较实。因肝小叶中央淤血区呈暗红色，周边区肝细胞脂肪变呈黄色，肝脏切面呈红黄相间、状如槟榔切面的花纹（图 4-2），称为"槟榔肝"（nutmeg liver）。晚期肝小叶中央肝细胞萎缩消失，网状支架塌陷并发生胶原化，纤维组织增生并向小叶周围伸展，致使肝脏变形变硬，形成淤血性肝硬化。

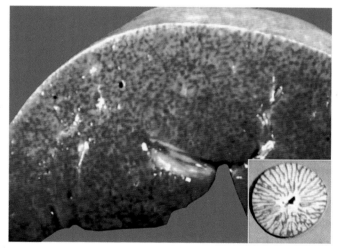

图 4-2　槟榔肝
肝的切面上出现红（淤血区）黄（肝脂肪变区）相间的条纹，状似槟榔切面（见右下角插图）

第二节 出 血

血液从心脏或血管逸出，称为出血（hemorrhage）。

一、原 因

出血有生理性出血和病理性出血。正常月经期子宫内膜出血属生理性出血，而病理性出血按原因不同可分为破裂性和漏出性出血。

（一）破裂性出血

因心脏或血管壁破裂所致，一般出血量较大。常见的原因包括：①血管机械性损伤；②心脏和血管壁本身病变：如心肌梗死后形成的室壁瘤、动脉瘤或动脉粥样硬化斑块破裂；③血管壁周围病变侵蚀：如结核病侵蚀肺空洞壁血管、消化性溃疡侵蚀溃疡底部血管；④毛细血管破裂：多为局部软组织损伤造成。

（二）漏出性出血

各种原因造成毛细血管壁通透性增高，使血液通过扩大的内皮细胞间隙和受损的毛细血管基底膜漏出于血管外的现象，称为漏出性出血。常见原因：①微血管壁损伤：缺血、缺氧、感染、败血症、过敏和维生素 C 缺乏等。②血小板减少和功能障碍：任何原因使血小板破坏、消耗过多、血小板生成过少、血小板结构和功能缺陷等均能引起漏出性出血，如 DIC。③凝血因子缺乏：先天性凝血因子缺乏，如血友病等；后天性凝血因子缺乏，如肝脏病变等使凝血因子合成减少。

二、类 型

按血液逸出的部位分为内出血和外出血两种。流出的血液进入体腔或组织内者称为内出血；血液流出体外者称为外出血。内出血的血液积聚于体腔内称体腔积血。组织内的局限性出血较多积聚成肿块称为血肿（hematoma）。皮肤、黏膜和浆膜表面形成的针尖大小的出血点称为瘀点（petechiae），较大的出血斑称为瘀斑（ecchymoses）。外出血时血液常经自然管道排出体外，如鼻黏膜出血经鼻腔排出体外称鼻出血；肺和支气管出血经口排出体外称咯血；上消化道出血经口排出体外称呕血；结肠、胃出血经肛门排出称便血；泌尿道出血经尿排出称尿血。

三、病理变化

新鲜出血呈红色，以后随红细胞降解形成含铁血黄素而呈棕黄色或棕褐色。镜下新鲜出血的标志是血管外红细胞的逸出。出血时间较久，逸出的红细胞被吞噬细胞吞噬形成含铁血黄素细胞，组织中也可见游离的含铁血黄素，这是陈旧性出血的标志。较大的血肿吸收不全，可发生机化和纤维组织包裹。

四、后 果

出血的后果取决于出血的类型、出血量、出血速度和出血部位。漏出性出血过程较缓慢，不会引起严重的后果。但少量慢性反复出血会引起缺铁性贫血。破裂性出血较迅速，如短时间内出血量达循环血量的 20%～25% 时，则可引起出血性休克。发生在重要器官的出血，即使出血量不多，亦可致命。如脑出血尤其脑干出血导致生命中枢受压而致死亡；心脏破裂引起心包积血，可致急性心功能不全而猝死。器官的局部出血可引起相应的功能障碍，如脑内囊出血引起对侧肢体偏瘫，视网膜出血引起视力减退甚至失明等。

第三节　血栓形成

在活体心、血管腔内，血液发生凝固或血液中某些有形成分凝集形成固体质块的过程，称为血栓形成（thrombosis）。所形成的固体质块称为血栓（thrombus）。

血液的凝血系统和纤溶系统的动态平衡是维系血液流体状态和可凝固性的基础。在正常生理状态下，血液中的凝血因子不断地被适量激活，产生凝血酶，形成微量纤维蛋白，沉着于心血管内膜上，同时又不断地被纤溶系统所溶解，单核巨噬细胞系统也不断地清除激活的凝血酶，因而既保证了循环血液的流体状态，又保证了血液的可凝固性。如果在某些促凝因素影响下，动态平衡被打破，可触发凝血而形成血栓。

一、血栓形成的条件与机制

（一）心血管内皮细胞损伤

心血管内膜的内皮细胞具有抗凝和促凝两种功能，在正常情况下，完整的内皮细胞主要起抑制血小板黏集和抗凝血作用。抗凝作用主要体现在：完整的内皮细胞的屏障作用；抗血小板黏集作用；防止凝血因子激活并溶解沉着于内皮细胞表面的纤维蛋白等。而促凝作用主要为：内皮细胞损伤时释放组织因子，激活外源性凝血过程；释出 von Willebrand 因子（vW 因子）辅助血小板黏附；分泌纤溶酶原激活物抑制因子，抑制纤维蛋白溶解。

心血管内膜损伤是血栓形成的最重要和最常见的原因。内皮细胞损伤，内皮下胶原暴露，激活血小板和凝血因子Ⅻ，启动内源性凝血过程；同时，损伤的内皮细胞释放组织因子，启动外源性凝血过程。在凝血过程中，血小板的活化极为重要。主要表现为三种连续反应：① 黏附反应（adhesion）：一旦内皮损伤，血小板立即与暴露胶原黏附并被激活；② 释放反应（release reaction）：活化的血小板释放出多种因子，参与血液凝固反应和介导血小板黏集；③ 黏集反应（aggreation）：血小板不断析出、彼此黏集成堆，逐渐形成血小板融合团块，成为血栓形成的起始点。

引起心血管内膜损伤的常见病变有动脉粥样硬化、心肌梗死、风湿性和感染性心内膜炎等。此外，缺氧、休克、败血症和细菌内毒素等可引起全身广泛的内皮损伤，激活凝血过程，造成DIC，在全身微循环血管内形成血栓。

（二）血流状态改变

血流状态的改变通常表现为血流速度缓慢和旋涡形成。血流速度缓慢和停滞是形成静脉血栓的主要因素，而心脏及动脉系统的血栓常由于旋涡形成所致。

生理状态下，血流中的有形成分如红细胞、白细胞和血小板保持在血流的中轴，形成轴流，而血浆成分在轴流的外层流动，形成边流，血浆形成的边流可将血液的有形成分和血管壁隔开，阻止血小板与内膜接触和激活。当血流缓慢或旋涡形成时，轴流消失，增加了血小板与血管壁接触、黏附和被激活的机会；同时局部被激活的凝血因子和凝血酶不能被血流带走，容易达到凝血过程所需的浓度，从而促进血液凝固形成血栓。

静脉血管易形成血栓的原因：静脉瓣可阻挡血流，易形成旋涡；静脉血流速度慢，有时甚至可出现短暂的停滞；静脉壁较薄，容易受压；静脉血液的黏性较动脉血大等。因此，静脉发生血栓的机会约比动脉多 4 倍，下肢静脉发生血栓的机会比上肢多 3 倍。久病卧床者、心力衰竭及曲张的静脉内也易发生血栓，所以，应鼓励患者及早下床活动，促进血液循环，防止血栓形成。

心脏和动脉内的血流快，不易形成血栓，但在二尖瓣狭窄时的左心房、动脉瘤内或血管分支处血流缓慢及出现涡流时，则易并发血栓形成。

（三）血液凝固性增加

血液凝固性增加是指血液中凝血系统活性增高，血小板和凝血因子增多，或纤溶系统活性低，导致血液的高凝状态。据发生原因分为遗传性和获得性高凝状态两大类。

1. 遗传性高凝状态　是因遗传因素所致，最常见的是第 V 因子的基因突变。

2. 获得性高凝状态　是继发于某些疾病或创伤、手术后所形成的高凝状态。①严重创伤、大面积烧伤、大手术后或产后大失血时，血液浓缩加上组织因子的释放，血中纤维蛋白原及其他凝血因子的含量增多，同时血中补充大量幼稚的新生血小板，其黏性增加，易发生黏集形成血栓；②晚期恶性肿瘤，如胰腺癌、肺癌和胃癌等，由于癌细胞释放出促凝因子而使血液处于高凝状态；③妊娠中毒症、高脂血症、冠状动脉粥样硬化、吸烟及肥胖症等也可引起血小板增多以及黏性增加。

上述血栓形成的条件，往往是同时存在或以某一条件为主。其中最重要和最常见的原因是心血管内膜损伤，但在不同状态下，血流缓慢及血液凝固性的增高也可能是血栓形成的重要因素。如手术后，患者既有血管内膜和组织的损伤，又因长期卧床血流缓慢，加之大量幼稚血小板进入外周血液，血液凝固性增高，诸多因素的综合作用利于血栓形成。

二、血栓形成的过程及类型

（一）形成过程

血栓的形成主要有两个基本环节，一是血小板的凝集，二是血液的凝固。以典型的体静脉血栓形成为例说明其形成过程。

体静脉血管内膜损伤，血小板黏附于裸露的胶原，形成血小板黏集堆，此时血小板的黏集是可逆的，可被血流冲散消失，但随着内、外源性凝血系统的启动，血小板间形成纤维蛋白，转变成不可逆血小板堆，牢固黏附于受损的血管内膜，构成血栓的起始部——血栓头部。随之由于不断生成的凝血酶、二磷酸腺苷（ADP）和血栓素 A_2（TXA_2）的协同作用，使血小板黏集堆不断增大，血流在其下游出现旋涡，形成新的血小板黏集堆，该过程反复进行，形成不规则分支状或珊瑚状的血小板小梁，在小梁表面边缘黏附较多中性粒细胞，小梁间形成纤维蛋白网并网罗大量红细胞（图 4-3），形成混合血栓（mixed thrombus）——血栓体部。当血栓继续增大，并沿着血流方向延伸，使血管腔近于堵塞，其上下游血流中止，血液发生凝固，形成红色血栓（red thrombus）——血栓尾部。

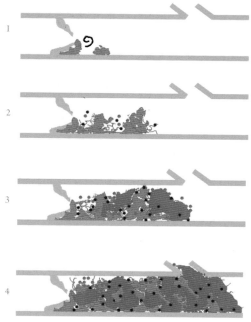

图 4-3　静脉内血栓形成过程示意图
1. 静脉瓣膜内血流形成旋涡，血小板沉积；2. 血小板堆积形成小梁，小梁表面有白细胞黏附；
3. 血小板小梁间形成纤维蛋白网，网眼内充满红细胞；4. 血管腔阻塞，局部血流停滞致血液凝固

（二）血栓类型

血栓可广泛存在于心血管系统中，如心腔内、心瓣膜上、动静脉及毛细血管内。它们的形态和类型取决于血流的状况和血栓发生的部位。

1. 白色血栓　见于血流较快的心瓣膜、心腔内、动脉内以及静脉血栓的起始部。如急性风湿性心内膜炎时，在二尖瓣闭锁缘上形成的血栓为白色血栓（pale thrombus）。肉眼呈灰白色粟粒状小结节，排列整齐，表面粗糙，与发生部位心血管壁粘着紧密，不易脱落。镜下淡红色无结构，主要由血小板和少量纤维素构成。

2. 混合血栓　一般见于静脉血栓或心腔内、动脉粥样硬化溃疡处、动脉瘤内以及心房内形成的附壁血栓。肉眼呈灰白色（血小板小梁）和红褐色（红细胞）相间的波纹状，称为混合血栓。镜下为淡红色无结构的珊瑚状血小板小梁、小梁间纤维蛋白网及网罗的大量红细胞，血小板小梁边缘有中性粒细胞附着（图 4-4）。

3. 红色血栓　只见于静脉血栓，构成静脉血栓的尾部，结构上是凝血块，故称红色血栓。镜下是纤维蛋白和红细胞。

4. 透明血栓　是一种特殊类型的血栓，是微循环毛细血管内纤维蛋白析出凝固形成，称透明血栓（hyaline thrombus）。只在镜下可以观察到，主要由均匀红染的纤维蛋白伴少量血小板构成，故又称微血栓（microthrombus）。多见于 DIC（disseminated intravascular coagulation）。

三、血栓的结局

（一）软化、溶解、吸收

新近形成的血栓，由于血栓内纤溶酶的激活和中性粒细胞崩解释放的溶蛋白酶，使新鲜的血

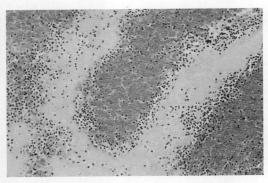

图 4-4　混合血栓
血小板凝集形成小梁状，小梁间血液凝固，充满大量纤维蛋白和红细胞

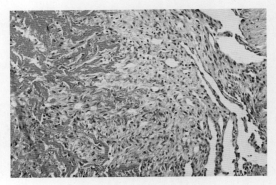

图 4-5　血栓机化、再通
左侧见未完全被机化的血栓，中央为肉芽组织，右侧见再通的血管

栓软化和溶解，小的血栓可完全被溶解吸收，大的血栓部分软化后受血流冲击脱落，成为栓子，引起栓塞。新鲜血栓的可溶性是临床上早期采用纤溶剂治疗血栓的理论基础。

（二）机化、再通

由肉芽组织逐渐取代血栓的过程，称为血栓机化（thrombus organization）。机化过程早在血栓形成后 1～2 天已开始，第 3～4 天起，血栓较牢固地附着于血管壁上，不易脱落。约经过 2 周，较大的血栓可完全机化。此外，在血栓机化过程中，由于血栓中水分被吸收，血栓干燥收缩或部分溶解，使血栓内部或血栓与血管壁之间形成许多裂隙，新生的内皮细胞长入并覆盖于裂隙表面形成新的互相沟通的管道，使已被阻塞的血管部分地重建血流，此过程称为再通（recanalization）（图 4-5）。

（三）血栓钙化

若血栓未能溶解吸收又未完全机化，可继发钙盐沉着，称为钙化。血栓钙化后形成静脉石或动脉石。

四、血栓对机体的影响

血栓形成对破裂的血管起止血作用，这是对机体有利的一面。如肺结核空洞壁上的血管、消化道溃疡底部血管在病变侵蚀前已有血栓形成，有防止出血的作用。但在多数情况下，血栓形成给机体造成不良的影响，这取决于血栓形成的部位、大小、阻塞程度、形成速度和侧支循环建立的情况。

（一）阻塞血管

1. 阻塞动脉　管腔部分阻塞时，可引起局部器官或组织缺血，实质细胞萎缩；管腔完全阻塞而又难以建立有效侧支循环时，引起局部组织坏死（梗死）。如脑动脉血栓引起脑梗死；冠状动脉血栓引起心肌梗死等。

2. 阻塞静脉　如能建立有效的侧支循环，即使血管阻塞仍可代偿，对局部组织的影响较小；若不能建立有效的侧支循环，则引起局部淤血、水肿、出血，甚至坏死。

（二）心瓣膜病

心瓣膜上的血栓机化，导致瓣膜纤维化、增厚、变硬和瓣叶间粘连、变形，造成瓣膜口的狭窄和关闭不全，形成慢性心瓣膜病。如风湿性心内膜炎心瓣膜上的赘生物机化后导致心瓣膜病的形成。

（三）栓塞

当血栓和心血管壁粘着不紧密或发生软化时，血栓可整体或部分脱落成为栓子，沿血流方向运行，阻塞相应大小的血管分支，引起栓塞。

（四）广泛出血和休克

严重创伤、大面积烧伤、羊水栓塞、恶性肿瘤等原因引起DIC时，微血管内广泛性透明血栓形成。它一方面造成心、脑、肺和肾等重要器官的直接损害，同时由于在纤维蛋白形成过程中，消耗了大量的凝血因子和血小板，使血液处于低凝状态，加上纤溶酶和单核巨噬细胞系统被激活，可引起患者全身广泛性出血、休克，甚至死亡。

第四节　栓　塞

在循环血液中出现不溶于血液的异常物质，随血流运行阻塞相应血管腔的现象，称为栓塞（embolism）。阻塞血管的异常物质称为栓子（embolus）。栓子可以是：①固体：如脱落的血栓、细菌菌落、肿瘤细胞团、寄生虫和异物等；②液体：如脂肪滴等；③气体：如空气和氮气。最常见的是血栓栓子，因此临床上常见的栓塞一般都是血栓栓塞。

一、栓子的运行途径

栓子一般顺血流方向运行，并最终阻塞于相应的管腔引起栓塞（图4-6），但特殊情况也可出现交叉或逆行运行。

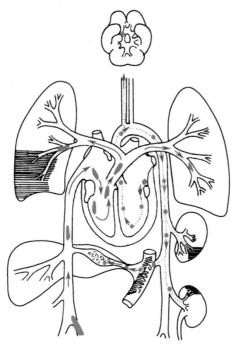

图4-6　栓子运行途径与栓塞部位模式图

1．来自静脉系统及右心的栓子　随血流运行阻塞肺动脉主干及其分支，引起肺栓塞。某些体积小且富于弹性的栓子（如脂肪栓子），可通过肺泡壁毛细血管回流入左心再进入体循环，阻塞体循环动脉小分支。

2．来自左心及动脉系统的栓子　随动脉血流运行，阻塞体循环动脉分支，常发生于脑、脾、肾及下肢等。

3．来自肠系膜静脉及门静脉系统的栓子　可引起肝内门静脉分支的栓塞。

4．特殊情况　①交叉栓塞：少见，见于先天性房间隔或室间隔缺损的患者，栓子由压力高的一侧心房室腔经缺损进入压力低的另一侧，引起相应的血管栓塞。②逆行栓塞：极罕见，指下腔静脉的血栓栓子，在胸、腹腔压力突然升高（如咳嗽、剧烈呕吐）的情况下，栓子逆流至肝、肾或髂静脉分支引起栓塞。

二、栓塞的类型及对机体的影响

（一）血栓栓塞

血栓全部或部分脱落所引起的栓塞称为血栓栓塞（thromboembolism），是临床最常见的栓塞类型。血栓栓子的来源、大小和栓塞部位不同，对机体的影响也有所不同。

1．肺动脉栓塞　造成肺动脉栓塞（pulmonary embolism）的栓子95%以上来自下肢深部静脉，尤其是股静脉、髂静脉和腘静脉。少数来自盆腔静脉和右心附壁血栓。

肺动脉栓塞对机体的影响与栓子的大小、数量及有无肺淤血有关。无肺淤血时，肺动脉小分支栓塞无明显影响；若有肺淤血或支气管动脉狭窄时，不能建立侧支循环，其供血区可发生坏死（出血性梗死）；巨大栓子，栓塞于肺动脉主干或其大分支，患者可因急性呼吸循环衰竭死亡（图4-7）；如果肺动脉分支发生广泛栓塞时，则可引起急性右心衰竭而猝死。

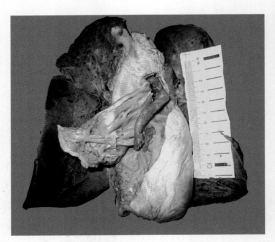

图4-7　肺动脉血栓栓塞
长条状的混合血栓堵塞在肺动脉主干

◆　　　　　　　　　　E 栓塞

随着电脑普及和人们与电脑相处的时间越来越多，一种新型的由于长期久坐电脑面前造成的疾病——"E栓塞"开始流行起来。

该病主要是由于人们长期久坐在电脑前，造成下肢静脉中形成了血栓，血栓脱落后游走至肺中出现致命的肺栓塞。因该病与过度使用电脑有直接关系，故被称为"E栓塞"。

预防措施主要有：① 多饮水；② 不饮酒或少饮酒；③ 使用电脑时间较长时，要多屈伸足趾与踝关节，每小时至少应站起来伸腿或走动一次。

2. 体循环动脉栓塞　血栓栓子大多来自左心，如二尖瓣狭窄并发房颤时左心房的附壁血栓、心肌梗死区的附壁血栓以及亚急性感染性心内膜炎时心瓣膜上的赘生物。少数来源于动脉，如动脉粥样硬化斑块溃疡或动脉瘤内的附壁血栓。栓塞的主要部位是下肢和脑，其次为肠、肾和脾脏。

体循环动脉栓塞对机体的影响取决于栓塞的部位、局部侧支循环建立情况以及组织对缺血的耐受性。当栓子栓塞于较小的动脉且有侧支循环建立时，常不造成严重后果。当栓子栓塞于较大的动脉又未能建立侧支循环时，可引起梗死。

（二）脂肪栓塞

循环血液中出现脂肪滴阻塞小血管，称为脂肪栓塞（fat embolism）。脂肪栓塞常见于长骨骨折、脂肪组织严重挫伤等，损伤造成长骨中黄骨髓或脂肪组织破裂释出脂滴，经破裂骨髓血管窦或静脉进入血流。脂肪栓塞还可见于高脂血症，血脂不稳定，血液中的脂滴游离出来引起脂肪栓塞。

由于脂滴大小不同、又富于弹性，既可引起肺栓塞，也可造成体循环栓塞。如创伤性脂肪栓塞时，脂肪栓子从静脉进入右心，再到达肺。如果脂滴直径大于 20μm 引起肺栓塞；如果脂滴直径小于 20μm，则可通过肺泡壁毛细血管进入左心到达全身器官，引起体循环栓塞。

脂肪栓塞的后果取决于栓塞的部位以及脂滴的数量。少量脂滴入血可被巨噬细胞吞噬或被血液中的脂肪酶分解，无明显不良后果。若脂滴量多，肺微血管广泛阻塞达到三分之二以上，可引起窒息和急性右心衰竭。

（三）气体栓塞

大量空气迅速进入血循环或原已溶解于血液内的气体迅速游离，以气泡形式阻塞心血管的过程，称为气体栓塞（gas embolism）。大量空气进入血循环引起的栓塞为空气栓塞（air embolism）；而当压力突然下降，溶解于血液内的氮气迅速游离而引起的栓塞，称为氮气栓塞。

1. 空气栓塞　多因静脉破裂，外界空气由破裂处进入血流所致。临床常见于胸壁的损伤累及静脉时，空气经破裂口进入处于负压状态静脉内。另外，分娩或流产时，由于子宫强烈的收缩，空气被挤入破裂的子宫壁静脉窦可导致空气栓塞；静脉输液时输液系统内残留空气也可进入静脉引起栓塞。

空气进入血液循环的后果取决于进入的速度和气体量。少量气体入血，可溶解于血液而不致发生栓塞；但如果大量空气（超过 100ml）迅速进入静脉，随血流进入右心后，由于心脏的不断搏动，将空气和血液搅拌形成大量泡沫，这种泡沫状液体具有较大的可压缩性，当心脏收缩时，泡沫被压缩，血液不能被有效地排出，心脏舒张时泡沫变大，又妨碍血液回流，使整个血液循环趋于停止，最终导致严重的循环衰竭而猝死。

2. 氮气栓塞　又称减压病（decompression sickness）、沉箱病（caisson disease）或潜水员病（divers disease）。人体从高气压环境急速进入常压或低气压环境时，压力突然降低，原来溶解于血液、组织液和脂肪组织中的气体迅速游离形成气泡，其中氧和二氧化碳很快又被溶解，而氮气溶解较慢，可在血液或组织中形成小气泡或互相融合成大气泡，在血管内形成氮气栓塞。主要见于潜水员从深海迅速浮出水面或飞行员从地面快速升空时。因气泡栓塞部位不同，常引起不同的局部症状，如皮下气肿，关节和肌肉疼痛等。若短期内大量气泡形成，阻塞血管，特别是阻塞冠状动脉时可引起严重的血液循环障碍甚至迅速死亡。

（四）羊水栓塞

羊水栓塞（amniotic fluid embolism）指羊水成分进入母体的血液循环而引起的栓塞，是产科少见的但极其严重的并发症，也是引起产妇死亡的原因之一。在分娩过程中，羊膜破裂或胎盘早期剥离，又逢胎儿阻塞产道，由于子宫强烈收缩，宫内压增高，将羊水压入子宫壁破裂的静脉窦内，经血液循环进入肺动脉分支及肺泡壁毛细血管内引起羊水栓塞。少量羊水也可以通过肺循环到达左心，进入体循环引起全身多数器官的栓塞。羊水栓塞病理诊断的依据是：镜下在肺小动脉和毛细血管内或母体血液涂片中找到角化上皮、胎毛、胎脂、胎粪和黏液等羊水成分。临床上起病急骤，产妇常在分娩时或分娩后突然发生呼吸困难、发绀、抽搐、烦躁不安、心率加快，并迅速出现循环衰竭，进入休克和昏迷状态，多数于数分钟内死亡。

羊水栓塞的致死原因除引起肺循环机械性阻塞外，最重要的是羊水中胎儿代谢产物进入母体血液，引起过敏性休克和反射性血管痉挛以及 DIC。

◆　　　　　栓塞与猝死

世界卫生组织（WHO）的猝死（Sudden death，SD）定义："平素身体健康或貌似健康的患者，在出乎意料的短时间内，因自然疾病而突然死亡即为猝死。"并认为具体量化时间 6 小时之内。可以浓缩为患者"因病突然死亡"。

血栓栓塞于肺动脉主干或大分支，或众多小的血栓栓子，广泛阻塞多数肺动脉分支时；直径 >20μm 的大量脂滴栓子引起广泛肺动脉分支、小动脉或毛细血管栓塞时；大量空气（>100ml）迅速进入静脉，随血流到右心，形成大量气泡，阻碍静脉血的回流和向肺动脉的输出，造成严重的循环障碍时；在分娩过程中，羊水压入子宫壁破裂的静脉窦内，羊水成分栓塞肺动脉分支、小动脉及毛细血管时；以上栓塞均可引起患者猝死，应严加防范。

第五节　梗　死

器官或局部组织由于血流中断引起的缺血性坏死称为梗死（infarct）。梗死一般由动脉阻塞引起，少数情况下静脉阻塞导致局部血流停滞也可引起梗死。

一、梗死的原因和条件

任何引起血管管腔阻塞，导致局部组织血液循环中止和缺血的原因都可引起梗死。

（一）梗死的原因

1. 血管腔内阻塞 包括血栓形成和栓塞，是梗死最常见的原因。如心冠状动脉和脑动脉的粥样硬化合并血栓形成，分别引起心肌梗死和脑梗死；血栓闭塞性脉管炎引起趾、指梗死等。在肾、脾和肺的梗死中，常由栓塞引起。

2. 血管受压闭塞 肿瘤或其他机械性因素压迫动脉血管致管腔闭塞，可引起局部组织梗死。如绷带包扎过紧、肠套叠、肠扭转和嵌顿性疝、卵巢囊肿蒂扭转时动脉受压引起梗死。

3. 动脉血管痉挛 单纯动脉痉挛不会引起梗死，一般是在动脉血管有病变的基础上，如动脉粥样硬化、动脉血管炎等，在诱因作用下动脉血管发生持续痉挛造成血流阻断，引起组织坏死。

（二）梗死的条件

1. 侧支循环未能有效建立 与组织和器官吻合支的分部、血管阻塞速度等有关。吻合支丰富或有双重血供的器官，当一支血管闭塞时，常迅速建立有效的侧支循环，维持局部供血，不会引起梗死，如肺、肠等部位很少发生梗死。吻合支较少的器官，一旦血管闭塞，侧支循环常不能及时建立，可造成局部组织缺血梗死，如心、肾、脑、脾等。若血管阻塞速度缓慢，可以建立有效的侧支循环，不易梗死；反之阻塞迅速，来不及建立侧支循环，则易于发生梗死。

2. 组织对缺氧的耐受性 大脑神经细胞的耐受性最差，3～4分钟的缺血即引起坏死；心肌细胞对缺血缺氧也很敏感，缺血20～30分钟就会死亡；而骨骼肌、纤维结缔组织对缺血的耐受性较强，一般不易发生梗死。

二、梗死的类型

根据梗死灶内含血量的多少，可将梗死分为贫血性和出血性梗死（表4-1）。还可根据梗死灶有无合并细菌感染分为单纯性和败血性梗死。

（一）贫血性梗死

发生于组织结构较致密且侧支循环不丰富的实质器官，如脾、肾、心等。当这些器官的动脉血流中断后，该供血区内的动脉分支发生反射性痉挛，使该区原有的血液被排挤到周围组织中，同时由于组织致密，可限制附近毛细血管床内大量的血液进入坏死区，梗死灶呈灰白色，故称为贫血性梗死。发生于脾、肾的梗死灶呈锥形，尖端指向血管阻塞的部位，底部位于脏器表面（图4-8），浆膜面常有纤维素渗出。发生于心肌的梗死灶呈不规则地图状。

梗死早期，梗死灶边缘因炎症反应常可见明显的充血出血带，数日后因血红蛋白分解转变为含铁血黄素而变成棕褐色带。陈旧性梗死灶由于机化和瘢痕收缩，病灶表面下陷，质地坚实，充血出血带消失。镜下，梗死区细胞出现核固缩、核碎裂、核溶解，但组织结构轮廓尚存，如在肾贫血性梗死灶中仍能辨认肾小球、肾小管和血管的轮廓。梗死灶外围可见充血、出血和炎症反应。陈旧性梗死灶有肉芽组织长入及瘢痕形成。

脑梗死一般为贫血性梗死，坏死的脑组织变软、液化，被吸收后形成囊腔，或被胶质细胞及其纤维所代替，形成胶质瘢痕。

（二）出血性梗死

常见于肺、肠等具有双重血液供应且组织结构疏松的器官，在伴有严重淤血的基础上发生出血性梗死。严重淤血和组织疏松是出血性梗死形成的必要条件。

疏松的组织结构提供了容纳更多血液的空间，当局部动脉血管阻塞，虽有血管反射性痉挛和坏死组织膨胀，均不能把血液挤出梗死灶以外。器官严重淤血，一方面淤血影响侧支循环建立，局部血流停滞、缺氧而引起坏死；另一方面淤血使毛细血管压力升高及血管壁损伤，红细胞漏出。丰富的吻合支提供了出血的来源，血液通过吻合支不断进入梗死区，由损伤的微静脉及毛细血管漏入梗死灶，形成出血性梗死。

1. 肺出血性梗死 梗死灶常位于肺下叶，大小不等，呈锥形或楔形，尖端指向肺门，底部紧靠肺膜，肺膜表面可见纤维素渗出（图4-9）。梗死灶质实，暗红色，并略隆起于表面。陈旧性梗死由肉芽组织长入逐渐机化使病灶表面下陷，色灰白。镜下梗死灶呈凝固性坏死，肺泡轮廓仍可辨认，肺泡腔内充满红细胞。患者可出现胸痛、咳嗽、咯血、发热及白细胞总数升高等临床表现。

2. 肠出血性梗死 多发生于肠系膜动脉栓塞或静脉血栓形成，以及肠套叠、肠扭转、嵌顿性肠疝、肿瘤压迫等情况。肠梗死呈节段性，暗红色，肠壁因淤血、水肿和出血而明显增厚，随之肠壁坏死，易破裂，浆膜面可有纤维素性或脓性渗出物被覆。临床上，患者可出现剧烈腹痛、呕吐、麻痹性肠梗阻，肠壁全层坏死可致肠穿孔及腹膜炎，后果严重。

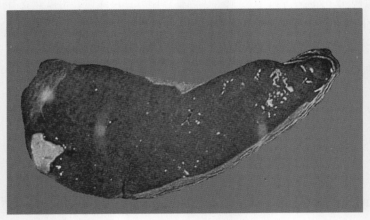

图4-8 脾梗死
切面见一三角形梗死区

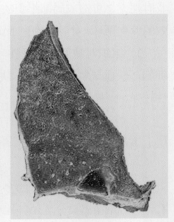

图4-9 肺出血性梗死
肺组织下部见一三角形梗死灶，灶内肺组织出血坏死

表4-1 贫血性梗死与出血性梗死的比较

项目	贫血性梗死	出血性梗死
原因	动脉阻断、静脉回流正常	动脉、静脉同时阻断
条件	①组织结构致密 ②侧支循环不丰富	①严重淤血 ②组织结构疏松 ③侧支循环丰富或双重血供
好发部位	心、肾、脾等器官	肺、肠等器官
大体病变	①形状：与血管分布一致呈锥形（肾、脾）或不规则形（心） ②颜色：灰白，含血量少 ③质地：坚实、干燥 ④边界：清楚	①形状：与血管分布一致，呈锥形（肺）或节段形（肠） ②颜色：暗红、含血量多 ③质地：质实、潮湿 ④边界：不清
镜下病变	细胞、组织结构轮廓尚存	组织坏死伴弥漫性出血

三、梗死的结局及对机体的影响

梗死发生后 1~2 天，肉芽组织开始从坏死灶周围长入，逐渐机化取代坏死组织。小的病灶可被肉芽组织取代变为瘢痕。大的梗死灶不能完全机化时，则由纤维结缔组织加以包裹，病灶内部则可钙化，最后留下灰白色瘢痕组织。脑梗死液化形成囊腔，周围由增生的胶质瘢痕包裹。

梗死对机体的影响取决于发生梗死的器官、梗死灶的大小、部位以及是否合并细菌感染等因素。若梗死发生在重要器官可导致严重后果，如大面积心肌梗死可导致心功能不全；脑梗死则可引起相应部位的功能障碍，梗死灶大者也可导致死亡。肾梗死通常只引起腰痛和血尿，一般不影响肾功能。脾梗死常累及包膜，出现左上腹部疼痛。肺梗死出现胸痛和咯血。肠梗死常出现剧烈腹痛、血便和肠穿孔及腹膜炎症状，如处理不及时可导致休克死亡。肺、肠、四肢的梗死若继发腐败菌感染，可引起坏疽。

第六节　局部血液循环障碍与临床护理的联系

本章中所述的淤血、血栓形成、栓塞、梗死等病理过程在临床护理实践中很常见，需要在护理工作中予以充分的关注，尽可能减轻病变带来的不良后果，防止严重并发症的发生。

血栓形成的三大因素是心血管内膜损伤、血流缓慢和血液高凝状态，多发生于手术后或制动患者，因此，在外科护理工作中为预防血栓形成，应指导、鼓励和协助患者增加活动、避免血液淤滞，促进血液循环，防止血栓形成及压疮发生。对长期输液者，尽量保护其静脉血管，避免在同一静脉的同一部位反复穿刺，预防静脉管壁受损；输注刺激性药物时，应避免药物渗出血管外；对于术后或产后患者若出现站立后下肢沉重、胀痛等不适，应早期发现，警惕下肢深静脉血栓形成的可能，及时报告医师并协助处理。

脂肪栓塞多发生于骨折及严重创伤患者，骨科护理工作中，骨折患者尽量减少搬动，尽快固定患肢，因早期制动既能减少骨折断端活动及组织的再损伤，又可降低脂肪栓塞的发生率；严重创伤后应及时补充血容量，在防止和治疗休克的同时，也是预防创伤后脂肪栓塞的最重要措施，因此在外伤现场、救护途中及入院早期的静脉输液尤为重要。在静脉输液前，应排出输液管及针头内的空气，防止空气栓塞。

羊水栓塞见于分娩过程中，羊膜破裂或胎盘早期剥离，又逢胎儿阻塞产道，由于子宫强烈收缩，宫内压增高，将羊水压入子宫壁破裂的静脉窦内，经血液循环进入肺动脉分支及肺泡壁毛细血管内引起羊水栓塞。在产科护理中，应加强产前检查，及时发现并处理前置胎盘、胎盘早剥等并发症，密切关注产妇情况，谨防羊水栓塞的发生。

（高　冰　编写　张志刚　审校）

◇ 病例思考题　...

1. 患者男性，32 岁，骑自行车上班时，不小心跌倒在地，随即出现右小腿剧烈疼痛，不能行走，急送医院就诊。查体：T 37℃，P 72 次/分，R 28 次/分，BP 110/75mmHg，右小腿肿胀伴畸形，局部压痛伴假关节运动，X 线拍片提示右胫、腓骨骨折。经手术切开，内固定加石膏外固定，术后第二天发现右下肢肿胀，即予拆除石膏外固定，肿胀仍然继续加重，并向大腿和下腹部延伸。入院第五天，早晨起床时突然大叫一声，心跳呼吸停止，抢救无效死亡。

（1）本例的临床诊断及诊断依据是什么？

（2）说明本例临床表现的病理基础。

（3）本例的直接死因是什么？

（4）护理中应注意哪些问题？

2. 患者女性，35 岁，孕 39$^+$ 周待产，围生期检查正常，入院第二天平产一女婴。产后半小时阴道出血，突然大汗淋漓，感胸闷、气急、血压下降、紫绀明显。立即抗休克、输血、输新鲜血浆及给予血管活性药治疗，但血压仍不升高，出血不止，且血不凝固。经会诊，结合凝血试验，提示 DIC。治疗无效死亡。鼻腔、气管插管均有血液流出。临床诊断：产后出血，羊水栓塞，DIC。

（1）说明本例临床诊断羊水栓塞的依据。

（2）结合本例，如何证明羊水栓塞？

（3）产科护理中应该怎样避免羊水栓塞？

第五章
炎　症

学习目标		
	掌握	炎症的概念、基本病变、各种炎症的病理类型；炎症的局部表现和全身反应。
	熟悉	炎症的病因、渗出液的意义，常见炎症细胞的种类及其功能；炎症结局；毒血症、菌血症、败血症和脓毒血症的概念。
	了解	炎症发生机制；炎症介质的概念及作用；炎症与护理联系。

第一节 概 述

一、炎症的概念

炎症（inflammation）是具有血管系统的活体组织对内外源性损伤因素所发生的以血管反应为中心的防御性反应，是一种重要的基本病理过程，与损伤和修复过程密切相关。因此炎症包括致炎因子引起的组织细胞损伤、机体的防御性反应和损伤组织的修复三个方面，但以血管反应为中心的一系列复杂过程才是炎症的本质。机体在对抗致炎因子损伤的过程中发生的某些反应和产生的某些物质，也会造成一定程度的组织和细胞的损伤。过强的致炎因子和防御性反应都会给机体带来严重的后果。对炎症患者的护理主要是消除致炎因子和控制过强的炎症反应。

炎症主要发生在损伤的局部，但有时也会伴有全身的反应，发热、外周血白细胞数量增加是常见的全身表现。

二、炎症的常见原因

能够引起机体细胞、组织损伤的因素都能引起炎症。常见的致炎因子有以下几类：

（一）生物性因子

细菌、病毒、立克次体、霉菌、螺旋体和寄生虫等病原体，是导致炎症最常见的原因。由生物性因子引起的炎症又称为感染（infection）。不同的生物性因子引起炎症的机制不尽相同。例如，细菌主要通过释放内、外毒素造成机体的细胞和组织损伤；某些病毒可通过其抗原性诱发机体免疫反应，从而引起炎症。对于生物性致炎因子引起的炎症，护理工作中应注意防治其在病人体内扩散、人群间的传染和诱发免疫反应而导致的更严重疾病发生。

（二）理化性因子

高温、低温、放射线、紫外线和机械性损伤等是导致炎症反应常见的物理性因子。化学性因子除了外源性强酸和强碱，还包括机体组织病理情况下所产生某些化学产物，如组织坏死的分解产物、异常增多的代谢产物等。

（三）免疫反应

异常的免疫反应可以造成组织损伤，引起超敏反应性炎症。例如护理工作中见到的注射青霉素过敏反应和临床上常见的花粉过敏等都是异常的免疫反应所致的炎症。

医疗工作中除克服致炎因子造成的组织损伤和过度的炎症反应外，还要结合病人的身体特点防治炎症，后者对护理工作尤其重要。

◆ 警惕药物性超敏反应的发生

曾有青霉素过敏史的王先生，一日因咽喉发炎，自服了几片阿莫西林抗菌素药片，认为没有打针，口服药片，又不是青霉素，不会有问题。但在服药 1 小时后出现了头晕发热，皮肤斑疹瘙痒等过敏现象，赶紧打车去医院，经抢救得到缓解。原来阿莫西林是青霉素类药物。患者是典型的药物性超敏反应。随着感染性疾病的控制和社会工业化的发展，超敏性疾病在全球发病逐年增高，成为新世纪的常见病。2005年起世界变态反应组织确定每年7月8日为世界超敏性疾病日，以引起大家的重视和关注。其中，在临床疾病的治疗护理工作中，药物过敏反应问题最为突出。青霉素及同类抗菌素药物的过敏仍是目前常见的致敏原因，从而引起各种炎症病变如眼睑充血、流涕、哮喘、皮肤出疹等，严重者引起喉头水肿、过敏性休克，甚至引起死亡。因此，在临床医疗护理工作中，对过敏性疾病要高度警惕，严格抗菌素药物管理，做好青霉素皮试观察，仔细询问药物过敏史。发现疑似病人要迅速去除致敏原，积极开展抗过敏抗休克治疗。

三、炎症的基本病理变化

炎症的基本病理变化包括变质、渗出和增生。

炎症局部组织发生的变性和坏死称为变质。变质既可发生于实质细胞也可发生于间质细胞。常见的实质细胞变质包括细胞水肿、脂肪变性、液化性坏死和凝固性坏死等。间质细胞的变质包括黏液样变性、纤维素样坏死等。炎症中若变质严重，病人的预后较差。如急性重症型肝炎，大量肝细胞变性坏死，患者可死于急性肝功能衰竭。

渗出是指炎症局部组织血管内的液体和细胞成分通过血管壁进入间质、体腔、黏膜表面和体表的过程。渗出的成分称渗出液（exudate），血管内的血浆和白细胞进入血管外组织并在炎症局部发挥防御作用。对于这一重要而复杂的反应过程将在下一节急性炎症中重点介绍。

增生包括实质细胞和间质细胞的增生。表现为炎症组织的实质细胞和间质细胞数量增多，其本质也是对损伤的防御性反应，具有限制炎症扩散的作用，也是机体进行损伤的修复过程。

第二节 急性炎症

炎症可依病程分为急性炎症（acute inflammation）和慢性炎症（chronic inflammation）两大类。急性炎症起病较急，临床症状明显，病程一般较短（数日至数周）。绝大多数急性炎症的病变以渗出为主，表现为炎症局部血管明显扩张充血、组织水肿，大量炎细胞渗出，其中以中性粒细胞渗出为主。以血管反应为中心的渗出是急性炎症的重要标志，也是机体抵抗致炎因子的主要防御性手段。有的急性炎症也常表现出明显的组织和细胞的变性、坏死，如急性病毒性肝炎、乙型脑炎等。仅个别急性炎症以细胞增生性变化为主，例如急性肾小球肾炎，起病初期即表现为肾小球内血管内皮和系膜细胞的增生；伤寒病，主要的病变为全身单核巨噬细胞系统的增生。

渗出过程是一个复杂的过程，各种血液成分渗出的机制也不尽相同。一般来说，血浆成分的渗出是由于血管壁的通透性增高引起的；白细胞的渗出是主动性的游出；红细胞往往是血管壁完整性遭到破坏时被动漏出的。渗出液中富含蛋白质和细胞成分，与单纯因血管内流体静脉压增高而导致的漏出液（transudate）不同，但两者均可在组织内积聚形成水肿（edema），或在体腔内积聚形成积液（hydrops）。例如，胸腔或腹腔内的积液可见于炎症造成的渗出液积聚；也可见于因心功能不全、静脉压增高而造成的胸腔或腹腔漏出液积聚。临床上正确区分渗出液和漏出液在疾病的鉴别诊断上有重要的意义。渗出液与漏出液的主要区别见表 5-1。

表 5-1　渗出液与漏出液的比较

项目	渗出液	漏出液
透明度	混浊	澄清
比重	>1.018	<1.018
蛋白含量	>30 克 /L	<30 克 /L
细胞数	>5×10⁸ 个 /L	<1×10⁸ 个 /L
凝固性	自凝	不自凝
Rivalta 实验	+	−

一、渗出的主要过程

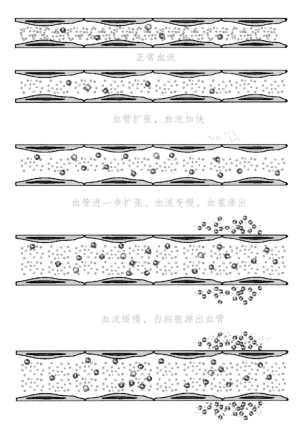

图 5-1　急性炎症时的血管反应和渗出示意图

　　在致炎因子的作用下，局部组织内的细动脉经过短暂的收缩之后扩张充血，微循环内的血管床大量开放，血流量增加、流速加快，局部组织因而发红、发热，代谢增强；此后，在致炎因子的持续作用和某些激活的化学介质的作用下，血管壁的通透性增高，血液中的液体和蛋白质从毛细血管和微静脉中渗出，造成局部组织水肿；随后由于血液的浓缩，使血液的黏稠度增高、红细胞的比积上升，血液的流速减慢，血液的轴流状态消失，血液中的有形成分在边流中出现，白细胞开始靠边并与内皮细胞黏附（附壁），附壁的白细胞借助阿米巴样变形运动从血管内游出，进入组织间隙（图 5-1）。

二、影响液体渗出的主要因素

影响液体渗出的因素很多，机制也较复杂，有些机制目前尚不十分清楚。归纳起来促进液体渗出主要有以下三个方面：

（一）血管壁通透性增高

炎症早期当血管扩张血流加速时，血管内流体静压随之增高，会使少许不含或仅含很少量蛋白的液体从血管溢出。富含蛋白的液体渗出主要是血管壁通透性增高造成的，如（图 5-2）所示，造成血管壁通透性增高的主要原因是：

1. **内皮细胞收缩**　炎症局部产生的组胺、缓激肽等炎症介质与内皮细胞的受体结合，激发内皮细胞肌动蛋白收缩，从而使内皮细胞连接处出现间隙。上述炎症介质的作用半衰期较短，仅 15～30 分钟，故内皮细胞收缩引起的血管通透性增高称为速发短暂反应（immediate transient response）。由白介素 –1、肿瘤坏死因子、γ 干扰素和缺氧等引起的内皮细胞骨架重构也可以引起内皮细胞发生收缩，但多发生于损伤后 4～6 小时，并常可持续 24 小时以上。

2. **直接内皮细胞损伤**　严重创伤、低温、高热及腐蚀性化学物质等可以直接导致小血管内皮细胞的损伤、坏死脱落，血管壁通透性因而迅速增高，并且持续到内皮细胞再生修复为止。内皮细胞损伤引起的血管壁通透性增高一般发生于损伤的当时，并可持续一段时间，称速发持续反应（immediate sustained response）。由中度热、细菌毒素、紫外线、X– 射线等引起的血管内皮损伤、通透性增高的现象发生较迟，常在损伤因子作用数小时后才引起血管壁通透性增高并持续较长时间，称迟发延长漏出（delayed prolonged leakage），这类血管内皮损伤常是继发性的，如细胞因子介导的血管内皮损伤。

3. **白细胞介导的内皮损伤**　白细胞黏附于内皮细胞，释放毒性氧自由基和蛋白水解酶，引起内皮细胞损伤和脱落，从而使血管通透性增加。

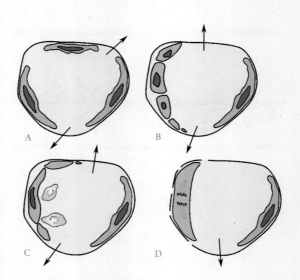

图 5-2　血管通透性增加的几种主要机制模式图

A. 示内皮细胞收缩，累及细静脉；B. 示直接损伤内皮细胞，累及全部微循环；C. 示白细胞介导之内皮损伤，主要累及细静脉和毛细血管；D. 示新生毛细血管的再生内皮细胞间隙增宽。

4. 内皮细胞穿膜通道开放 内皮细胞胞质中有许多穿膜通道，受炎症介质的作用时开放活跃，可使血管壁的通透性增高。

5. 新生的毛细血管结构不完善 炎症修复过程中，新生的毛细血管内皮细胞之间的连接结构发育尚不完善，孔隙较大，并且具有丰富的炎症介质受体，因而新生毛细血管具有较高的通透性。

（二）组织渗透压增高

炎症过程中，由于血管通透性的增高，血管内的血浆成分不断渗出，渗出液中的蛋白质使血管外的组织胶体渗透压不断增高，局部组织中已发生坏死的实质细胞、间质细胞以及炎细胞最终都降解成为小分子的有机物或无机物，这些小分子物质使组织中的胶体渗透压和晶体渗透压都明显增高，也是炎症时液体渗出的原因。

（三）血管内流体静水压增高

急性炎症初期，小动脉扩张、血流加速，微循环压力增高，血管内流体静水压的增高也利于炎症时液体渗出。

急性炎症时，炎性渗出是机体对致炎因子损伤的防御性反应。炎症时渗出的液体可以稀释毒素，带走炎症灶内的有害物质；渗出液中富含抗体和补体，有利于杀灭病原微生物；炎性渗出液中的纤维素、补体和抗体还有调理素的作用，可以限制病原体的移动，便于巨噬细胞发挥吞噬作用。此外，炎性渗出液中的营养物质也有利于局部损伤组织的再生与修复。炎细胞的渗出不仅可以吞噬杀灭病原微生物，还与机体的体液免疫和细胞免疫作用有关。

尽管渗出是机体抵抗致炎因子损伤的防御性反应，但是过多的液体渗出也会给机体带来严重的后果，如心包积液或胸腔积液可压迫心肺，影响心脏和肺脏的功能；严重的喉水肿可引起窒息；过多纤维素渗出如果不能完全降解吸收则会引起粘连和机化；过多炎细胞渗出也会造成局部炎症反应过度，引起严重的组织损伤。

◆　　　　　　　局部理疗促康复

炎症充血渗出反应对机体的作用有利有弊。炎症的充血渗出加强了局部血液循环，增强了局部免疫作用，对一些慢性损伤、血液循环较差的损伤部位及修复较慢的伤口有促进作用。医学上许多理疗方法就是利用人工或自然界物理因素作用于人体，使之产生有利的机体反应，达到预防和治疗疾病的目的，是康复治疗的重要内容。中国春秋战国时期名医扁鹊就常用针灸、砭石、熨贴、按摩等理疗方法治病。

传导热疗法是其中较为常用的一种理疗方法，如热敷、红外线热疗、温泉水疗等。主要通过将外源性热能通过皮肤传导到人体的一定部位，促进局部血液循环，并增强局部的炎性渗出和白细胞释放炎症因子，增强人体免疫功能，令人体细胞活化，促进新陈代谢，清除局部淤积的代谢产物，并促进局部损伤的细胞再生修复，达到康复治疗的目的。对一些慢性腰腿肌肉疼痛性病变有较好的作用。

三、白细胞的渗出和作用

炎性渗出中最重要的是血流中的白细胞输送到致炎因子所在部位发挥防御性反应。白细胞从血管内渗出进入炎症局部的现象称为白细胞浸润。

白细胞渗出的过程与血管内液体被动性渗出的过程不同，它是一个复杂的、主动性的过程。主要渗出过程如下：

（一）白细胞边集和滚动

在致炎因子作用下，随着血管内液体的渗出、血流速度减慢，血液原有轴流状态消失，血液中的白细胞进入边流，称为白细胞边集。随后白细胞开始沿血管内皮的表面滚动前进。

（二）白细胞附壁与粘着

白细胞在内皮细胞表面滚动，最终停留在血管内皮细胞表面，称白细胞附壁（pavement）。这是因为在细胞表面黏附因子的作用下，白细胞与内皮细胞发生粘着（adhesion）。在白细胞粘着过程中，黏附分子的作用极其重要。黏附分子是一大类介导细胞间相互作用的蛋白质。白细胞和血管内皮细胞表面分布着大量的黏附分子，这些黏附分子在炎症时表达数量增多，并重新分布到细胞表面。目前已知的黏附分子包括选择素类（selectins）、免疫球蛋白类（immunoglobulins）、整合素类（integrins）和黏液样糖蛋白类（mucin-like glycoproteins）四大类。内皮细胞表面的黏附分子多为免疫球蛋白类或选择素类，白细胞表面的黏附分子多属于整合素类或选择素类。例如，内皮细胞表面有细胞间黏附分子1（intercellular adhesion molecule 1，ICAM-1）和血管细胞黏附分子1（vascular cell adhesion molecule 1，VCAM-1）等，白细胞表面具有VLA-4整合素、L-选择素和淋巴细胞功能相关抗原（LFA）等。白细胞在黏附分子的作用下与内皮细胞发生粘着是白细胞渗出过程中非常重要的一环。

（三）白细胞游出和定向游走

白细胞与内皮之间粘着后，细胞发生变形运动，以阿米巴运动的方式从小静脉的内皮细胞连接处游出。所有种类的白细胞都是通过这种变形运动游出血管壁的，一个白细胞大约需要2～12分钟才能完全通过血管壁。除了变形运动的游出方式以外，白细胞在游出过程中还可释放胶原酶，降解血管基底膜成分以利游出过程的进行。

在急性炎症灶中有时也可见数量不等的红细胞存在，但红细胞不是主动性游出的。当血管壁损伤严重时，血管中的红细胞可借白细胞游出后扩大的内皮连接处或内皮坏死后的血管壁缺损处漏出。

急性炎症过程的不同时期白细胞浸润的种类有所不同。一般在炎症的早期，局部浸润的炎细胞以中性粒细胞为主，而炎症的后期巨噬细胞和淋巴细胞的数量逐渐增加并超过中性粒细胞的数量。这是由于中性粒细胞的寿命较短而且没有分裂的功能，因此一旦渗出在组织中便很快死亡、崩解、消失；巨噬细胞和淋巴细胞的寿命较长，并且从血管中渗出后还可以在组织中继续增生；当中性粒细胞停止渗出后，单核细胞仍可继续游出，而且还受先期渗出的中性粒细胞释放的阳离子蛋白的趋化作用向炎症灶聚集。炎症早期为中性粒细胞浸润为主，而后期以巨噬细胞和淋巴细胞浸润为主的现象也是机体对致炎因子特别是生物性致炎因子的有效防御方式。在炎症的早期，机体特异性免疫反应还没有建立之前，主要依靠中性粒细胞的非特异性吞噬和杀灭作用，机体建立了特异性免疫反应后，主要依靠巨噬细胞和淋巴细胞产生的体液免疫和细胞免疫杀伤、清除致病因子。

另外，不同致炎因子引起的急性炎症中白细胞渗出的种类也不同，如葡萄球菌、链球菌等感染时，组织中以中性粒细胞浸润为主；病毒感染时以淋巴细胞浸润为主；在一些过敏性反应或寄生虫感染时则以嗜酸性粒细胞浸润为主。

白细胞从局部血管渗出后，向着炎症病灶作定向的游走，这种现象是受到了炎症灶中某些化学物质的吸引（趋化）所致。能够吸引白细胞作定向游走的化学物质称趋化因子（chemotaxin），而趋化因子吸引白细胞作定向游走的现象称趋化作用（chemotaxis）。体外实验表明，趋化因子具有相对的特异性，不同的趋化因子对不同的白细胞起趋化作用。此外，不同种类的炎细胞对趋化因子的反应性也不一样，一般的说，粒细胞和单核细胞对趋化因子的反应性较强，而淋巴细胞对趋化因子的反应性较弱。

趋化因子可分为内源性和外源性两类。细菌的代谢产物是最常见的外源性趋化因子，内源性趋化因子则包括补体激活的中间产物（如 C5a）、白细胞三烯（LTB₄）和细胞因子（如 IL-8）等。趋化因子不仅有吸引白细胞作定向运动的作用，而且还可激活白细胞。

（四）白细胞的作用

白细胞的作用主要是吞噬杀灭炎症灶中的病原体、清除坏死组织碎片以及参与免疫性反应。由于白细胞在杀灭入侵病原体的过程中会释放出许多对组织有损伤性的酶和活性物质，死亡崩解的白细胞也会释放出酶和活性物质，因此，白细胞在炎症局部的浸润常常可造成周围组织的损伤。不同白细胞形态特点（图 5-3）及在炎症反应中的主要作用包括：

1. 吞噬杀灭作用　中性粒细胞和巨噬细胞均具有吞噬功能，吞噬功能是机体天然免疫防御功能的一部分。嗜酸性粒细胞也具有一定的吞噬功能。在过敏性炎症和寄生虫感染的病灶中常可以见到较多的嗜酸性粒细胞的浸润，这些浸润的嗜酸性粒细胞主要不是吞噬病原体而是参与局部免疫反应的调节。嗜酸性粒细胞可以吞噬、降解过量的抗原抗体复合物，使局部免疫反应保持在一定的水平而不致过于激烈。

中性粒细胞又称小吞噬细胞，直径 10～12μm 左右。核呈分叶状，胞质中含丰富的中性颗粒（电镜下为溶酶体），颗粒中含有酸性水解酶、中性蛋白酶、髓过氧化物酶、阳离子蛋白、溶菌酶、磷脂酶、乳铁蛋白、碱性磷酸酶等。中性粒细胞是机体防御大多数细菌感染的主要杀灭细胞。如果中性粒细胞严重减少或功能障碍，则病人容易发生感染，有时甚至致命。

巨噬细胞大多数来自血液中的单核细胞，与肝脏的 Kupffer 细胞、肺的肺泡巨噬细胞、组织中的组织细胞等同属于单核 - 巨噬细胞系统。巨噬细胞直径为 14～17μm 左右，核呈肾形或椭圆形，胞质丰富，溶酶体富含酸性磷酸酶和过氧化物酶。巨噬细胞经细胞因子激活后体积明显增大，细胞质更加丰富，形成许多突起，吞噬能力大大增强。此外，激活的巨噬细胞溶酶体也变得更加丰富，杀灭作用更强。

吞噬过程包括识别及粘着、吞入、杀灭和降解三个阶段。巨噬细胞表面具有抗体的 Fc 片段受体和补体 C3b 片段的受体，通过这些受体，吞噬细胞能识别、捕获被抗体和补体包被的细菌等，细菌等被抗体和补体包被的过程称为调理素化，能以包被细菌增强巨噬细胞吞噬功能的抗体和补体等蛋白质称为调理素（opsonin）；巨噬细胞伸出伪足将细菌等包绕吞入，形成

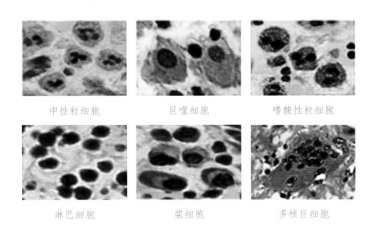

| 中性粒细胞 | 巨噬细胞 | 嗜酸性粒细胞 |
| 淋巴细胞 | 浆细胞 | 多核巨细胞 |

图 5-3　不同炎症细胞形态

吞噬小泡，称为吞噬体（phagosome）；吞噬体与吞噬细胞内的初级溶酶体融合形成吞噬溶酶体（phagolysosome），溶酶体内的酶和活性物质可将被吞噬的细菌等杀灭、降解。杀灭细菌的活性物质主要是氧的活性代谢产物。

中性粒细胞在有氧代谢过程中，会产生氧的中间代谢产物超氧负离子 O_2^-，超氧负离子经超氧化物歧化酶的作用可转变为 H_2O_2，在卤素存在的情况下，中性粒细胞内的髓过氧化物酶可以催化过氧化氢形成次氯酸 $HOCl^-$。超氧负离子、过氧化氢和次氯酸都具有较强的氧化作用，可以破坏细菌，使细菌死亡。巨噬细胞内还存在不依赖氧的杀菌机制，参与杀菌的非氧依赖的物质和酶类包括：能增加细菌通透性的杀菌/通透性增加蛋白（bactericidal/permeability-increasing protein，BPIP）；能够水解细菌细胞壁的溶菌酶、阳离子蛋白以及乳铁蛋白等。通过巨噬细胞的上述杀灭作用，大多数病原微生物被杀灭。

2. 参与免疫反应　巨噬细胞有吞噬处理抗原并将抗原递呈给淋巴细胞、使淋巴细胞致敏的功能。活化的 B 淋巴细胞进一步形成浆细胞，产生抗体。T 淋巴细胞则产生淋巴因子，这些成分在炎症的免疫防御反应中起着非常重要的作用。

3. 引起组织损伤　白细胞释放溶酶体酶、活性氧自由基、前列腺素和白细胞三烯等物质可以引起内皮细胞和局部组织损伤，加重初始致炎因子的损伤作用。

四、炎症介质

在炎症过程中，除部分致炎因子可直接损伤血管内皮外，大多数炎症反应主要是通过一系列化学因子作用而实现。这些介导炎症反应的化学因子称为化学介质或炎症介质（inflammatory mediator）。

炎症介质有多种组成成分，根据其来源可分为细胞释放的炎症介质和血浆中激活的炎症介质两大类（图5-4）。

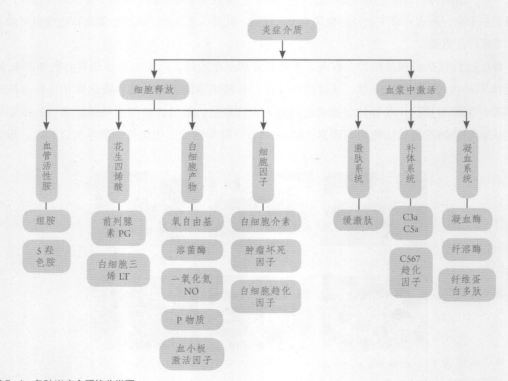

图 5-4　各种炎症介质的分类图

炎症过程中血管扩张、通透性增加和白细胞游出的发生机制主要就是通过一系列炎症介质的介导来实现的。多数炎症介质具有一些共同特点。

1. 大多炎症介质通常是以其"前体"或"非活性"状态存在于血浆或细胞之中，经多步骤的激活或释放后才能发挥作用。一旦激活或释放，即被迅速灭活破坏，半衰期往往较短，从而使其作用的调控更加敏感和具有放大作用。

2. 炎症介质的释放可同时激活其反作用的拮抗物，起到负反馈调节作用。

3. 各种炎症介质的致炎效应不尽相同，某些炎症介质可表现为多种致炎效应，而不同的炎症介质也可表现出相同的致炎效应。

4. 不同的炎症介质系统之间有着密切的联系，如：激肽、补体、凝血和纤溶系统的激活产物在炎症反应中是重要的炎症介质，组织损伤时激活的XII因子（Hageman Factor）可启动上述四大系统的激活，各系统激活过程的中间产物往往也可激活其他系统。

一旦这些炎症介质被激活，就会随着渗出液迅速在炎症局部区域内弥散，从而在炎症的各个步骤过程中起着促进、推动炎症发展的重要作用。

主要炎症介质的作用总结于表 5-2。

表 5-2 主要炎症介质的作用

功能	炎症介质种类
血管扩张	组胺、5-HT、缓激肽、PGE_2、PGE_1、PGD_2、PGI_2、NO
血管通透性增高	组胺、5-HT、缓激肽、C3a、C5a、LTC_4、LTD_4、LTE_4、PAF、活性氧代谢产物、P 物质
趋化作用	C5a、LTB_4、细菌产物、中性粒细胞阳离子蛋白、细胞因子（IL-8 和 TNF 等）、IL-1
发热	细胞因子（IL-1、IL-6 和 TNF 等）、PG
疼痛	PGE_2、缓激肽
组织损伤	氧自由基、溶酶体酶、NO

五、急性炎症的类型

根据急性炎症所发生的部位、组织反应程度和致炎因子的不同，其表现也不同。渗出物的主要成分是急性炎症分类的依据。

（一）浆液性炎

浆液性炎（serous inflammation）是浆液渗出为主要特征的炎症。渗出的液体中含 3% ~ 5% 的小分子蛋白质（主要是白蛋白）、少量中性粒细胞和纤维素。浆液性炎主要发生于浆膜、黏膜和疏松结缔组织。如感冒初期的鼻炎、皮肤 II 度烧伤形成的水疱、风湿性关节炎时关节腔积液等都属于浆液性炎。发生于黏膜的渗出性炎又称"卡他性炎"（catarrhal inflammation）。如感冒时的"流清鼻涕"症状。

浆液性炎的病变较轻，病因消除后渗出的成分易于吸收消散。但浆液渗出过多也可导致严重后果，如心包腔内过多的浆液性渗出可影响心脏的功能。

（二）纤维素性炎

纤维素性炎（fibrinous inflammation）的主要特征是大量纤维蛋白原渗出，在炎症灶内形成纤维蛋白（纤维素）。纤维素性炎常由细菌（如白喉杆菌、痢疾杆菌、肺炎链球菌等）毒素或有毒物质（如尿毒症时的尿素、汞中毒等）引起，易发生于黏膜、浆膜和疏松的组织，如喉、胸膜和肺。镜下，纤维素为红染、丝网状或条索状物，夹杂有一定量的中性粒细胞。浆膜的纤维素性炎常见于胸膜腔和心包腔（如肺炎链球菌引起的纤维素性胸膜炎，风湿病引起的纤维素性心外膜炎）。心外膜炎时，心外膜表面有大量纤维素渗出，由于心脏的跳动，渗出物在心包脏、壁层的表面互相摩擦并牵拉，形成绒毛状外观，故纤维素性心外膜炎又称为"绒毛心"（图5-5）。

纤维素性炎发生于黏膜时（如白喉、细菌性痢疾等），渗出的纤维素、白细胞和坏死的黏膜上皮混杂在一起，形成灰白色的膜状物，覆盖在黏膜的表面，称为假膜（pseudomembrane）。因此，黏膜的纤维素性炎又称为假膜性炎。假膜性炎症常见于白喉和细菌性痢疾。白喉是发生在儿童的一种传染病，白喉杆菌通过外毒素的作用，可以引起咽喉及气管黏膜的纤维素性炎症及假膜形成，其病理特点就是在咽喉表面附着一层灰白色的假膜。而在急性菌痢病变中，痢疾杆菌引起的黏膜炎症以及释放的大量内毒素可引起结肠假膜性炎。此时，肠黏膜表面也会形成由大量渗出的纤维素、中性粒细胞、坏死的黏膜上皮等共同构成的假膜结构。大体上结肠黏膜的皱襞已不清楚，表面呈灰白色的膜样结构（图5-6）。

纤维素性渗出物一般可通过中性粒细胞释放的蛋白溶解酶溶解吸收，但如果渗出的纤维素过多或中性粒细胞释放的蛋白溶解酶不足（如白细胞缺乏症、中性粒细胞蛋白溶解酶缺陷患者）则渗出物中的纤维素不能全部被降解吸收，只能通过肉芽组织机化，从而造成器官、组织大量的纤维结缔组织增生，功能受到严重影响。

（三）化脓性炎

以大量中性粒细胞渗出为主，并伴有不同程度的组织坏死、液化为主要特征的炎症称化脓性炎（suppurative inflammation）。主要由葡萄球菌、链球菌、脑膜炎双球菌和大肠杆菌等化脓菌引起。脓性渗出物即脓液（pus），是一种混浊的浓稠液体，呈黄绿色或灰黄色。脓液中的中性粒细胞大多变性、坏死，称为脓细胞。脓液中还含有大量的细菌、坏死组织碎屑。根据感染细菌种类的不同，脓液可呈不同的颜色、气味和黏稠度。化脓性炎有三种主要的病理亚型：

1. 表面化脓和积脓 表面化脓是指浆膜或黏膜的化脓性炎，又称脓性卡他。炎症仅限于浆膜或黏膜的表浅部，中性粒细胞主要向黏膜或浆膜的表面渗出，深部组织的炎症不明显，如化脓

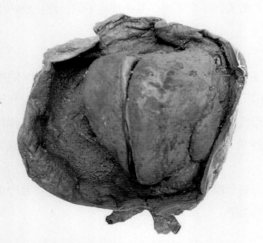

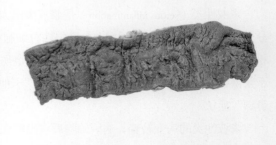

图5-5　绒毛心（心外膜纤维素性炎）
心包脏层和壁层表面可见灰黄色绒毛状的渗出物，即纤维素被覆（箭头），心包腔内渗出液已流失

图5-6　结肠假膜性炎
结肠黏膜表面可见一层灰黄色的假膜样结构覆盖，部分已脱落

性尿道炎、化脓性脑膜炎等。由细菌引起的化脓性脑膜炎因大脑表面大量化脓性渗出物积聚在蛛网膜下腔，使大脑的沟回结构变得模糊不清（图 5-7）。如果渗出的脓液在浆膜腔或空腔脏器（如胆囊、输卵管等）内积聚，则称为积脓。

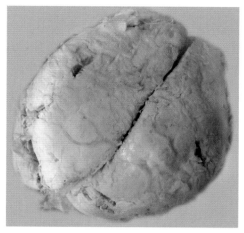

图 5-7　脑膜的化脓性炎
大脑顶部蛛网膜下腔内有多量脓液积聚，使脑的沟回变得不清晰

2. **蜂窝织炎**（phlegmonous inflammation）　是指疏松组织中的弥漫性化脓性炎，常见于皮下组织、肌肉和阑尾。蜂窝织炎主要由溶血性链球菌引起，溶血性链球菌分泌的透明质酸酶和链激酶可以降解细胞外间质中的基质成分（透明质酸和纤维蛋白等），因此，细菌很容易通过组织间隙蔓延扩散。病变组织高度水肿，与正常组织分界不清，大量中性粒细胞弥漫浸润，但脓液形成不明显。如蜂窝织性阑尾炎，阑尾明显肿胀，体积增大，表面血管充血。显微镜下可见阑尾从黏膜层、黏膜下层、肌层到浆膜层的整个管壁组织中均有中性粒细胞散在浸润分布（图 5-8）。

3. **脓肿**（abscess）　是一种局限性化脓性炎，常伴有组织溶解坏死并形成充满脓液的腔（图 5-9）。主要由金黄色葡萄球菌引起，金黄色葡萄球菌感染不仅使组织发生坏死液化，而且由于其血浆凝固酶的作用使渗出的纤维蛋白原转变为纤维素，阻止了化脓菌的扩散，使病变比较局限。早期脓肿边缘组织充血水肿、炎细胞浸润，以后脓肿周围的肉芽组织逐渐增生，形成包绕脓

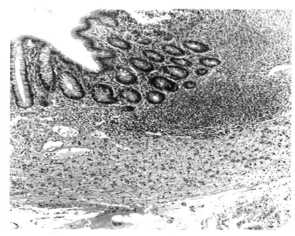

图 5-8　急性蜂窝织性阑尾炎
阑尾壁全层可见大量中性粒细胞弥漫浸润，黏膜上皮部分坏死脱失

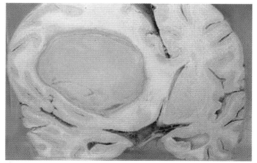

图 5-9　脑脓肿
大脑冠状切面，右侧脑可见一脓腔，充满脓液，有明显的脓肿膜包绕

腔的"脓肿膜"。脓肿膜具有限制病变扩散的作用，但过厚的脓肿膜也使脓液吸收困难，药物也不易进入，因此较大的脓肿和慢性脓肿往往需要手术切开排脓或穿刺抽脓。脓液及坏死物清除干净后，缺损的组织由肉芽组织填补修复，最后形成结缔组织瘢痕。疖和痈是临床常见的皮肤脓肿。疖（furuncle）是单个毛囊、皮脂腺及其周围组织的脓肿。痈（carbuncle）是多个疖融合，在皮下组织中形成多房性相互沟通的脓肿。

皮肤、黏膜浅部的脓肿若不行切开排脓，最终可自行向表面破溃而形成较大的缺损，称为溃疡（ulcer）。若溃疡的创面较大，在愈合的过程中增生的肉芽组织较多时，可形成较多的瘢痕组织。深部组织的脓肿如向体表或自然管道穿破，可形成一端开口的盲管，称为窦道（sinus tract）。如果深部脓肿向两个方向穿破，形成体表与有腔脏器之间或两个有腔脏器之间的、有两个以上开口的病理性管道，则称为瘘管（fistula）。例如，肛门周围组织的脓肿可向皮肤穿破，形成窦道，也可以一端穿破皮肤，另一端穿入直肠而形成两端连通的瘘管，称为肛瘘。由于窦道、瘘管不断排出脓液，因此病变较难愈合。

（四）出血性炎

出血性炎常发生在毒性很强的病原微生物感染时，炎症过程中血管壁损伤严重，造成血管坏死和破裂，大量红细胞漏出到局部炎症组织中，称出血性炎（hemorrhagic inflammation）。出血性炎常见于流行性出血热、钩端螺旋体病和鼠疫等急性传染病。

上述几种炎症类型可单独发生，也可以同时并存，如：浆液性纤维素性炎、纤维素性化脓性炎等。一种类型的炎症也可以转变为另一种类型的炎症。

六、急性炎症的局部表现和全身反应

（一）急性炎症的局部表现

急性炎症的局部常表现为红、肿、热、痛和功能障碍。炎症发生时局部组织血管扩张、血流加快及代谢增强使炎症局部可出现发红、发热现象。炎性水肿、炎细胞浸润（包括渗出和增生）可使炎症局部发生肿胀。某些致炎因子、致痛性炎症介质的直接作用和炎症局部的肿胀压迫了神经末梢可引起疼痛。炎症灶中实质细胞的变性坏死和代谢障碍、炎性渗出时的机械性阻塞和压迫、因疼痛而引起的保护性反射而使机体活动受限等，都可能导致组织和器官的功能障碍。

（二）急性炎症的全身反应

炎症引起的全身反应主要有发热、外周血白细胞数量改变。通过对患者上述表现的检查可为临床提供诊断依据和帮助。

发热是由于急性炎症过程中白介素-1和肿瘤坏死因子作用于下丘脑的体温调节中枢，通过在局部产生前列腺素E引起的。因此，阿司匹林和非甾体类抗炎药可退热。

炎症时外周血的白细胞数量常可增多，特别是感染性炎症，有时可高达40×10^9/L以上。外周血白细胞数量（尤以中性粒细胞）增多，主要是白细胞从骨髓加速释放和在集落刺激因子（colony stimulating factor，CSF）作用下，骨髓造血干细胞的增殖所致。但某些炎症如病毒感染、伤寒杆菌感染时，患者外周血中性粒细胞数量没有明显增高甚至表现为降低，这是由于这些炎症发生时参与的炎细胞主要不是中性粒细胞（如病毒感染时参与的炎细胞主要是淋巴细胞），或部分情况下还与骨髓的增生功能受抑制有关（如伤寒杆菌引起的炎症）。在某些严重感染、机体抵抗力极度降低的情况下，外周血白细胞计数也可无明显增高，甚至降低，预示患者的病情较重，预后较差。

有些炎症（如伤寒等），因为细菌或毒素进入血液，可刺激全身单核巨噬细胞系统的增生，导致肝、脾和淋巴结肿大。

七、急性炎症的结局

（一）痊愈

通过消除病因、增强机体的抗损伤反应和及时的治疗，大多数炎症可以痊愈。面积较小的坏死组织在酶的作用下可以溶解吸收，以后通过完全性再生而完全痊愈。较大的或难以溶解吸收的坏死组织也可以通过机化、纤维包裹、钙化以及分离排出等方式好转，若局部组织因纤维组织增生修复而痊愈，不能完全恢复原来的组织结构和功能，则称为不完全痊愈。

（二）蔓延和扩散

细菌等病原体感染造成的炎症，当机体抵抗力下降，或病原体毒力强、数量多时，病原微生物可不断繁殖，使病灶不断扩大并沿组织间隙向周围蔓延，或通过血管、淋巴管向其他部位扩散。

1. 局部蔓延 炎症病灶区的病原微生物沿组织间隙或器官的自然通道向周围组织蔓延扩散。如肾结核时，结核杆菌可随液化的干酪样坏死物沿泌尿道下行扩散，引起结核性的输尿管炎和膀胱炎。

2. 淋巴管扩散 病变局部的病原体进入淋巴管，引起相应的淋巴管和所属回流淋巴结的炎症。感染严重时，病原体也可以通过淋巴液入血。

3. 血行扩散 很多感染性炎症的早期，局部感染灶中常有少量细菌进入血液，此时血培养细菌检查常呈阳性反应，但全身中毒症状不明显，称菌血症（bacteremia），有时在拔牙、导尿等情况下也可发生一过性的菌血症。若仅有细菌的毒性代谢产物或毒素被吸收入血称为毒血症（toxemia）。临床上出现寒战、高热等中毒症状。同时出现心、肝、肾等实质细胞变性、坏死，严重时可出现中毒性休克，但血培养细菌检查为阴性。毒力强的细菌进入血液并大量繁殖产生毒素，引起高热、皮疹、肝、脾及全身淋巴结肿大等全身中毒表现和多系统多脏器的病理变化称为败血症（septicemia）。如果引起败血症的细菌是金黄色葡萄球菌等化脓菌，则临床除了有败血症的表现以外，栓塞于毛细血管的细菌栓子可引起全身多脏器出现多发性脓肿，此时称脓毒血症（pyemia）。

（三）迁延不愈，转为慢性

急性炎症治疗不彻底或机体抵抗力时高时低，致炎因子不能在短期内消除，炎症过程可迁延不愈，甚至转化为慢性炎症。临床表现随病情的变化时轻时重。慢性炎症可出现急性发作的现象。

◆ **抗生素耐药的不良影响**

抗生素耐药是目前全球最紧迫的公共卫生问题之一，我国的形势尤为严峻。抗生素是治疗感染性炎症病变的主要措施。但由于不正确的应用或滥用抗生素及生活环境污染等原因，已造成了全球性的抗生素耐药问题，使许多感染性疾病的治疗和预后受到严重的影响。一旦患者发生耐药，许多普通常见的疾病会迁延不愈，并可以进一步全身播散，发展为严重的败血症、休克而威胁生命。一些剖宫产、髋关节置换术等常见手术都可能变为高危医疗操作，患者死于手术并发感染的风险大大提高。因此，加强抗生素药物管理及严格控制抗生素滥用现象已经是刻不容缓。

第三节 慢性炎症

一、慢性非特异性增生性炎

慢性炎症一般起病较缓，且病程持续时间较长（数月至数年）。部分慢性炎症由急性炎症转变而来。慢性炎症局部的病变与急性炎症的局部病理变化不同，主要表现为增生性病理变化，炎症局部浸润的炎细胞主要为淋巴细胞、浆细胞及巨噬细胞等。少数慢性炎症可转变为急性炎症称为慢性炎症急性发作。此时，炎症局部除了慢性炎症的组织学特点以外，还会出现急性炎症的病理特点和临床表现。

在致炎因子或组织崩解产物的刺激下，慢性炎症灶中的实质细胞、间质细胞、炎细胞（主要是淋巴细胞、浆细胞和巨噬细胞）等出现增生反应。增生的巨噬细胞可以吞噬杀伤入侵的病原体、并参与免疫反应，增生的实质细胞和间质细胞使损伤的组织愈复。

由于致病因子的长期刺激以及损伤组织修复过程中多种细胞分泌的如表皮生长因子（EGF）、转化生长因子（TGF）、血小板衍化生长因子（PDGF）、成纤维细胞生长因子（FGF）、胰岛素样生长因子（IGF）以及肿瘤坏死因子（TNF）等生长因子的作用，致使炎症局部的实质细胞和间质细胞增生，组织、器官的结构常发生明显的改变。除了纤维结缔组织的增生以外，被覆上皮、腺上皮以及其他实质细胞也可以发生明显增生。例如，黏膜的长期慢性炎症使局部黏膜上皮、腺体及间质增生，形成带蒂的向黏膜表面突起的肉样肿块，称炎性息肉（inflammatory polyp），常见于鼻黏膜、肠黏膜及子宫颈黏膜等处（图5-10）。若慢性炎性增生形成境界清楚的肿瘤样肿块，则称为炎性假瘤（inflammatory pseudotumor）。炎性假瘤常发生于眼眶和肺等处，须与真性肿瘤鉴别。

二、肉芽肿性炎

慢性炎症时除了上述一般性的实质细胞和间质组织的增生以外，还可以见到一种主要由巨噬细胞及其演化细胞局限性增生所形成的境界清楚的结节状病灶，称为肉芽肿（granuloma）。以肉芽肿形成为主要特征的炎症称为肉芽肿性炎（granulomatous inflammation），是一种特殊的慢性炎症。

肉芽肿可分为感染性（免疫性）肉芽肿和异物性肉芽肿。感染性肉芽肿常见于：细菌感染如结核杆菌、麻风杆菌、伤寒杆菌等；螺旋体感染如梅毒螺旋体等；真菌或寄生虫感染如组织胞浆菌病、血吸虫病等。异物性肉芽肿是由于异物不易被消化，长期刺激而形成，如组织内的异物包括内源性的坏死骨质、角化物质、尿酸盐结晶等和外源性的手术缝线、木刺、硅树脂等。其他还有特殊的化学物质如铍等；某些药物如别嘌醇、保泰松、硫胺类制剂等。以及目前原因不明者如克罗恩病（Crohns disease）、结节病（sarcoidosis）、Wegener肉芽肿等。肉芽肿大多出现于慢性炎症中，但少数可见于急性炎症，如伤寒病。

组织学上，肉芽肿的主要细胞成分是增生的巨噬细胞。活化的巨噬细胞常又演变为上皮样细胞或多核巨细胞。上皮样细胞胞质丰富淡红染，略呈梭形，胞质界线不清，细胞核呈圆形或长圆形，有时核膜折叠，染色浅淡，核内可有1~2个小核仁。肉芽肿内的多核巨细胞由上皮样细胞融合而来，细胞核数目可达几十个，甚至几百个，在细胞中随意排列。常分布于不易消化的较大异物周围、角化上皮和尿酸盐周围，称为异物巨细胞。若在结核病变中，异物巨细胞的核常排列于细胞的周边，呈花环状，则称为朗汉斯巨细胞。

典型的肉芽肿以结核结节为例，肉芽肿中心常为干酪样坏死，周围为放射状排列的上皮样细胞，并可见朗汉斯巨细胞掺杂于其中，再向外为大量淋巴细胞浸润，结节周围还可见纤维结缔组织包绕（图 5-11）。

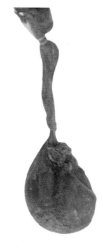

图 5-10　鼻腔的炎性息肉
肿块呈息肉状，有蒂，灰红色，表面光滑

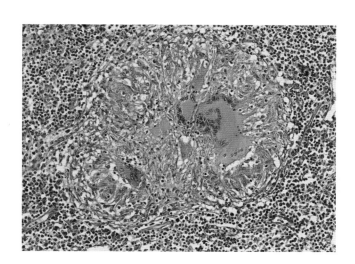

图 5-11　慢性肉芽肿性炎（结核结节）
淋巴结内见大量上皮样细胞和几个郎汉斯巨细胞组成的结节

第四节　炎症与护理的联系

炎症是临床上最常见的疾病病理基础。各种炎症性疾病在临床上有不同的症状和体征。急性炎症的局部会出现红、肿、热、痛和功能障碍，并伴全身发热和外周血白细胞增多等临床表现。护理工作者见到这些临床症状和体征时应懂得其代表的病理学变化，并了解这些病理变化的分子机制，有针对性的正确开展护理工作。

（一）局部病变注意对症处理

对局部红、肿、热、痛的病理学基础的认识将有助于正确处理炎症病人的局部病灶。如急性关节炎发作，局部红肿，应注意休息少动，减少关节损伤。慢性肌肉扭伤、淤血可用热敷、理疗。尿道炎，肾盂肾炎等要嘱患者多饮水排尿。慢性支气管炎患者护理天冷应注意保暖，避免受凉感冒。应戒烟，避免接触烟雾及刺激性气体。患者痰量多时宜采取体位引流，每日 2～3 次，每次约 15 分钟。

（二）注意全身状态变化

应随时注意观察病人神志与感觉，鼓励加强身体锻炼，注意生活规律及合理营养，保持良好心态，以增强全身抵抗力。对全身发热的防御作用的深入认识将有助于临床上对因炎症发热病人的正确护理，如儿童高热，应增加冰袋头脑局部降温。对炎性渗出成分的观察和认识将有助于对疾病的性质、发生、发展和转归的判断，如注意观察尿道炎病人的小便颜色和混浊度等。

对急性炎症的蔓延和扩散规律的认识将有助于正确护理炎症局部病变和早期发现炎症的蔓延和扩散等。

（张志刚 编写 陈振文 审校）

◇ 病例思考题

1. 患者男性，34岁，建筑工人。某日中午在工地食用盒饭后约1个多小时，突感下腹部疼痛，伴恶心、不适，去厕所解稀便后，自觉好转。然后回家休息。至下午4点钟，患者出现多次反复水样腹泻，伴有恶心、呕吐及发热，遂到医院急诊。体检：体温38.5℃，中下腹有压痛，肠鸣音亢进。血液检查白细胞总数升高，分类：中性粒细胞比例增高。大便检查有大量中性粒细胞，伴有黏液及片状膜样物。

（1）患者肠道病变的病理诊断是什么？

（2）为什么大便中有片状膜样物？纤维素性炎有哪几种？

（3）该患者的护理要注意哪些改变及其应对的措施有哪些？

2. 患者男性，24岁，平时体健，一日中午运动，午后开始发热，乏力，中上腹不适，并出现右下腹隐约疼痛，伴恶心、呕吐，急诊入院。检查发现体温39.5℃，右下腹麦氏点处明显压痛和反跳痛。实验室检查：白细胞总数 14×10^9/L，中性93%。手术切除阑尾，可见阑尾标本明显肿大增粗，色暗红，浆膜面血管扩张充血。在阑尾横断切面上，可见阑尾腔内充满黄红色脓液。

（1）该患者的阑尾炎属于哪种类型的炎症？

（2）化脓性炎可分为几种类型？各有什么特点？

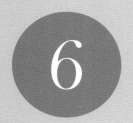

第六章
肿　瘤

学习目标	掌握	肿瘤的概念、肿瘤的异型性、肿瘤的扩散、良恶性肿瘤的区别、癌与肉瘤的区别、癌前病变、异型增生和原位癌的概念。
	熟悉	肿瘤的形态、肿瘤命名原则与分类、肿瘤的生长、肿瘤的分级与分期、肿瘤对机体的影响。
	了解	肿瘤发生的分子基础、环境致瘤因素、遗传与肿瘤、肿瘤免疫；肿瘤防治相关护理知识。

第一节　肿瘤的概念

肿瘤（neoplasm）是机体的细胞异常增生所形成的新生物，常表现为局部肿块。新生物形成的过程，称为肿瘤形成。

机体的细胞异常增生导致肿瘤形成的增生称为肿瘤性增生，往往表现为机体局部的肿块（mass），但有些肿瘤性增生并不一定形成局部肿块（如白血病）。在某些生理状态下或者在损伤修复和炎症等病理状态下，机体细胞或组织常有增生，甚至可以形成"肿块"，但其并非肿瘤，这种增生称为非肿瘤性增生。

肿瘤性增生与非肿瘤性增生有着本质的区别。肿瘤性增生一般是单克隆性（monoclonal）增生，由单个亲代细胞经过反复分裂繁殖产生的子代细胞所组成肿瘤细胞群。肿瘤细胞的形态、代谢和功能均有异常，不同程度地失去了分化成熟的能力；肿瘤生长旺盛、失去控制，细胞生长与增殖的调控发生严重紊乱，具有相对的自主性（autonomy），即使致瘤因子已消除，仍能持续生长；每个肿瘤细胞均含有异常变化的基因组，并可将之传递给子代细胞。非肿瘤性增生可见于生理状态下的细胞更新，如黏膜、上皮等，也可见于针对损伤因子所引起的防御性或修复性反应性增生。非肿瘤性增生一般是多克隆性（polyclonal）增生，即增生过程产生的细胞群来自不同细胞的子代细胞。增生的细胞或组织，具有正常的形态、代谢和功能，能够分化成熟。这种增生有一定限度，引起增生的原因消除后一般不再继续增生。

第二节　肿瘤的形态

肿瘤的形态多种多样，大体（肉眼）形态，组织（光镜）形态和超微形态等均在一定程度上有别于正常组织。确定病变是否为肿瘤，以及肿瘤的性质（良、恶性）、类型等主要依靠镜下组织形态特点。

一、肿瘤的大体形态

观察大体形态时，应注意肿瘤的部位、数目、大小、形状、颜色、质地和包膜等。这些信息有助于判断肿瘤的性质和类型。

（一）部位

肿瘤几乎可以发生于机体的任何部位。但常见的肿瘤一般均有一定的好发部位，例如脑胶质瘤好发于大脑半球、食管鳞癌好发于食管中段、膀胱癌好发于膀胱三角、子宫颈癌好发于宫颈鳞柱状上皮交界处、骨肉瘤好发于长骨的干骺端、血管球瘤好发于指甲床等。掌握了肿瘤的好发部位，有利于临床预防、检查和对肿瘤性质做出判断。

（二）数目

肿瘤数目不等，通常为一个，称单发瘤（single tumor），如消化道的癌；也可以同时或先后发生多个原发肿瘤，称为多发瘤（multiple tumor），如神经纤维瘤病，可以有多达数百个肿瘤。

（三）大小

肿瘤的大小差别很大。有的肿瘤极小，肉眼观察不到，需在显微镜下才能查到，如胃癌和甲状腺的隐匿癌等。有的肿瘤很大，重量可达数千克甚至数十千克，如发生在卵巢的囊腺瘤。肿瘤的体积多与肿瘤的性质（良、恶性）、生长时间和发生部位等密切相关。体表或大的体腔（如腹腔）内的肿瘤，由于有较大的生长空间，可以长得很大；密闭的狭小腔道（如颅腔，椎管）内的肿瘤，生长受限，体积通常比较小。生长缓慢的肿瘤，多为良性，生长时间可以很长，体积可以很大。相反，恶性肿瘤生长一般比较迅速，常常较快发生转移或者导致患者死亡，所以体积不一定很大。

（四）形状

肿瘤的形状各式各样，因组织类型、发生部位、生长方式和性质的不同而异。如乳头状、菜花状、绒毛状、蕈伞状、息肉状、结节状、分叶状、溃疡状和囊状等。

（五）颜色

肿瘤的颜色由组成肿瘤的组织特点和有无继发性改变所决定，一般与其来源的正常组织相似。纤维组织形成的肿瘤，切面多呈灰白色；脂肪瘤呈黄色；血管瘤常呈红色；黑色素瘤细胞产生黑色素，可使肿瘤呈黑色。有些肿瘤发生继发性改变，如变性、坏死、出血等，可以使肿瘤原来的颜色发生改变，如肾癌呈多彩性等。

（六）质地

不同类型的肿瘤质地不同。例如，脂肪瘤和血管瘤一般比较软，乳腺纤维腺瘤较韧，乳腺癌的质地较硬，有钙化或骨化的肿瘤或骨瘤质地很硬。肿瘤中除了肿瘤组织，还有一些非肿瘤性的间质成分，它们的比例，也可以影响肿瘤的质地，如纤维间质较少的肿瘤一般较软；纤维间质丰富的肿瘤质地较硬。

（七）包膜

良性肿瘤一般常有完整的包膜，与周围组织分界清楚，手术容易切除；恶性肿瘤常无包膜或包膜不完整，边界不清，常侵袭周围组织，手术时应扩大切除范围，以减少复发。

二、肿瘤的组织形态

肿瘤的组织形态千变万化，但几乎所有的肿瘤组织均可分为实质和间质两部分。

（一）实质（parenchyma）

肿瘤的实质主要指肿瘤细胞。肿瘤细胞或其产物常可提示肿瘤的分化（differentiation）或组织来源（histogenesis），根据肿瘤的实质可以确定肿瘤的性质、类型以及分化程度等。不同的肿瘤具有不同的实质，如腺癌的实质为具有腺上皮增生分化特征的细胞，平滑肌瘤的实质为异常增生分化的平滑肌细胞。

（二）间质（stroma）

间质对肿瘤实质起支持和营养作用，主要由结缔组织和血管组成，可有淋巴管和少量神经纤维，不具有特异性。肿瘤间质内常有一定数量的淋巴细胞等单个核细胞浸润，提示机体对肿瘤组织有免疫反应。

第三节 肿瘤的异型性

肿瘤组织在细胞形态和组织结构上，都与其来源的正常细胞或组织存在不同程度的差异，这种差异称为异型性（atypia）。异型性的大小，表示肿瘤组织和细胞与其起源组织和细胞差异性的大小。异型性是肿瘤组织和细胞出现成熟障碍和分化异常的表现。肿瘤分化（differentiation）是指肿瘤组织或细胞与其来源的正常组织或细胞的相似度，相似度越大表明成熟程度和分化程度越高。一般异型性越大，成熟程度和分化程度越低。异型性存在与否和分化程度的高低是判断肿瘤性病变和肿瘤性质最重要的依据。有些恶性肿瘤细胞分化很低，异型性显著，称为间变性肿瘤。"间变"是指细胞异型性显著，多为高度恶性的肿瘤。

肿瘤的异型性主要有两大方面，即组织结构的异型性和细胞的异型性。良性肿瘤异型性一般较小，而恶性肿瘤比较明显。

一、肿瘤组织结构的异型性

肿瘤组织在空间排列方式上与其来源的正常组织存在的差异称为肿瘤组织结构的异型性。

二、肿瘤细胞的异型性

肿瘤细胞的异型性表现在以下几个方面：

1. 肿瘤细胞的大小和形态很不一致（多形性），肿瘤细胞通常比相应正常细胞体积大，有的可以出现瘤巨细胞，即体积很大的肿瘤细胞。但是，有些分化很差的肿瘤，其瘤细胞很原始，体积比正常细胞小，且大小和形态比较一致。

2. 肿瘤细胞核的体积增大，细胞核与细胞质的直径比例（核浆比）增高，例如，正常时上皮细胞核浆比多为 1:6～1:4，恶性肿瘤细胞则可为 1:1。

3. 核的大小、形状和染色差别较大（核的多形性）。可出现巨核、双核、多核或奇异形的核等。由于核内 DNA 常增多，核染色深（hyperchromasia）；染色质呈粗颗粒状，分布不均匀，常堆积在核膜下。

4. 核仁明显，体积大，数目也常增多。

5. 核分裂象增多，出现病理性核分裂象，如不对称核分裂、多极性核分裂等（图 6-1）。

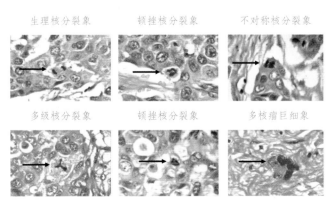

图 6-1 肿瘤细胞核异型性
核呈多样性，并呈多种核分裂象

第四节 肿瘤的命名与分类

一、肿瘤的命名原则

人体肿瘤的种类繁多。一般根据其组织来源或分化方向和生物学行为来命名，但也有部分肿瘤命名没有遵循此原则。

（一）肿瘤命名的一般原则

1. 良性肿瘤命名　在其组织类型名称后加一"瘤"字。例如：腺上皮分化的良性肿瘤，称为腺瘤；平滑肌组织分化的良性肿瘤，称为平滑肌瘤。

2. 恶性肿瘤命名

（1）上皮组织来源的恶性肿瘤统称为癌（carcinoma）。命名时在其组织类型名称之后加一"癌"字。例如，鳞状上皮分化的恶性肿瘤称为鳞状细胞癌，腺上皮分化的恶性肿瘤称为腺癌。

（2）间叶组织来源的恶性肿瘤统称为肉瘤（sarcoma）。间叶组织包括纤维组织、脂肪组织、肌肉组织、脉管、骨组织、软骨组织等，其命名方式是在组织名称之后加"肉瘤"二字。例如：纤维肉瘤、脂肪肉瘤、骨肉瘤。

（3）一个肿瘤组织中有癌的成分，同时又有肉瘤的成分，称为癌肉瘤（carcinosarcoma），临床比较少见。

（二）肿瘤命名的特殊情况

1. 除了上述命名一般原则外，有时还结合肿瘤的形态特点命名，如呈乳头状生长并有囊腔形成的腺瘤，称为乳头状囊腺瘤；形成乳头状及囊状结构的腺癌，则称为乳头状囊腺癌。

2. 由于历史原因，有少数肿瘤的命名已经约定俗成，不完全依照上述原则。

（1）有些形态类似于幼稚组织的肿瘤称为 × × 母细胞瘤，如神经母细胞瘤、髓母细胞瘤和肾母细胞瘤等，多数为恶性，少数情况可为良性，如肌母细胞瘤、软骨母细胞瘤和骨母细胞瘤。

（2）淋巴瘤、白血病、精原细胞瘤等，虽称为"病"或"瘤"，实际上是恶性肿瘤。

（3）有些恶性肿瘤，既不叫癌也不叫肉瘤，而直接称为"恶性……瘤"，如恶性黑色素瘤、恶性外周神经鞘瘤、恶性纤维组织细胞瘤等。

（4）有些肿瘤以人的名字命名，如尤因（Ewing）肉瘤、霍奇金（Hodgkin）淋巴瘤。

（5）有些肿瘤以肿瘤细胞的形态命名，如透明细胞肉瘤、颗粒细胞瘤、骨巨细胞瘤。

（6）神经纤维瘤病（neurofibromatosis）、脂肪瘤病（lipomatosis）、血管瘤病（angiomatosis）等名称中的"……瘤病"，指肿瘤多发的状态。

肿瘤的分类和命名，是肿瘤病理诊断的核心内容，对于指导临床诊断、治疗和护理十分重要。

二、肿瘤的分类

肿瘤的分类一般采用世界卫生组织（WHO）肿瘤分类。肿瘤的正确分类是指导临床治疗、护理和判断患者预后的重要依据。

肿瘤的分类通常以肿瘤的组织来源或分化方向为依据，每一类别分为良性与恶性两大类（表6-1）。

表 6-1 肿瘤分类举例

组织来源	良性肿瘤	恶性肿瘤
上皮组织		
鳞状上皮	乳头状瘤	鳞状细胞癌
基底细胞		基底细胞癌
腺上皮	腺瘤	腺癌
	乳头状腺瘤	乳头状腺癌
	囊腺瘤	囊腺癌
	多形性腺瘤	恶性多形性腺瘤
尿路上皮	乳头状瘤	尿路上皮癌
间叶组织		
纤维结缔组织	纤维瘤	纤维肉瘤
脂肪组织	脂肪瘤	脂肪肉瘤
平滑肌组织	平滑肌瘤	平滑肌肉瘤
横纹肌组织	横纹肌瘤	横纹肌肉瘤
血管组织	血管瘤	血管肉瘤
淋巴管组织	淋巴管瘤	淋巴管肉瘤
骨组织	骨瘤	骨肉瘤
软骨组织	软骨瘤	软骨肉瘤
滑膜组织	滑膜瘤	滑膜肉瘤
间皮	间皮瘤（孤立性）	恶性间皮瘤
淋巴造血组织		
淋巴组织		淋巴瘤
造血组织		白血病
神经组织		
神经鞘膜组织	神经纤维瘤	神经纤维肉瘤
神经鞘细胞	神经鞘瘤	恶性神经鞘瘤
星形胶质细胞	星形细胞瘤	间变性星形细胞瘤，胶质母细胞瘤
神经元	节细胞瘤，中枢神经细胞瘤	神经母细胞瘤，髓母细胞瘤
脑膜组织	脑膜瘤	恶性脑膜瘤
交感神经节	节细胞神经瘤	神经母细胞瘤
其他肿瘤		
黑色素细胞	色素痣（错构瘤）	黑色素瘤
胎盘滋养叶细胞	葡萄胎	绒毛膜上皮癌
生殖细胞		精原细胞瘤
		无性细胞瘤
		胚胎性癌
性腺或胚胎剩件中全能干细胞	畸胎瘤	恶性畸胎瘤

受到媒体中"血癌"、"脑癌"等非规范称谓的误导和医学知识的局限，非专业人士有时难以从病理诊断报告了解肿瘤性质。癌症是所有恶性肿瘤的俗称，病理报告中不会出现"癌症"这种诊断名词。病理报告中恶性肿瘤的常见表述有：

1. 诊断为"××癌"的，如鳞状细胞癌、腺癌等均为恶性肿瘤。

2. 诊断为"××肉瘤"的，如脂肪肉瘤、血管肉瘤等均为恶性肿瘤。

3. 诊断为"淋巴瘤"和"白血病"者也是恶性肿瘤。

4. 病理诊断报告中加恶性者，如恶性脑膜瘤等均为恶性肿瘤。

5. 有些肿瘤用分级的方法表示其良恶性，如脑星形细胞瘤，高级别为恶性。

6. 诊断为"原位癌"的属于浸润前病变，临床上有相对应的处理方法。

7. 诊断为"××母细胞瘤"的肿瘤有恶性也有良性，需询问医生。

第五节　肿瘤的生长与扩散

肿瘤的生长与扩散是肿瘤的重要生物学特征，肿瘤的局部浸润和转移是恶性肿瘤最重要的生物学行为，是导致患者死亡的主要原因。

一、肿瘤的生长

（一）生长方式

肿瘤的生长方式主要有膨胀性、外生性和浸润性三种。

1. 膨胀性生长（expansive growth）　主要是良性肿瘤生长的方式。肿瘤常呈结节状，生长缓慢，随着体积增大，如膨胀的气球不断挤压周围组织，但不侵袭周围正常组织，与周围组织分界清楚，可以形成完整的包膜。位于皮下者，触诊时可以推动，手术容易摘除，不易复发。这种生长方式对局部器官、组织的影响主要是挤压或阻塞。应当注意的是也有少数恶性肿瘤，特别是间叶组织来源的恶性肿瘤也可呈膨胀性生长方式。

2. 外生性生长（exophytic growth）　体表肿瘤和体腔（如胸腔、腹腔）表面的肿瘤或管道器官（如消化道）腔面的肿瘤，常向表/腔面生长形成突起，呈乳头状、息肉状、蕈伞状或菜花状，这种生长方式称为外生性生长。良性肿瘤和恶性肿瘤都可呈外生性生长，但恶性肿瘤在外生性生长的同时，其基底部往往也呈浸润性生长。外生性恶性肿瘤，由于生长迅速，肿瘤中央部血液供应相对不足，肿瘤组织易发生坏死脱落而形成底部高低不平，边缘隆起的恶性溃疡（如结肠癌）。

3. 浸润性生长（invasive growth）　恶性肿瘤生长时，肿瘤组织像树根长入泥土一样侵袭并破坏周围组织，称为浸润性生长，是大多数恶性肿瘤的生长方式。浸润性生长的肿瘤常无包膜，与邻近的正常组织无明显界限。触诊时，肿瘤固定，活动度小。手术切除时，需扩大切除周围组织，以尽可能去除有肿瘤细胞浸润的组织，若切除不彻底，术后容易复发。某些良性肿瘤如血管瘤、神经纤维瘤等也可呈浸润性生长，手术后也可复发。

（二）生长动力学

不同肿瘤的生长速度差别很大。良性肿瘤生长一般较缓慢，肿瘤生长的时间可为数年甚至数十年。恶性肿瘤生长较快，特别是分化差的恶性肿瘤，可在短期内形成明显的肿块，并容易发生坏死、出血等继发性改变。

影响肿瘤生长动力学的主要因素有：

1. 肿瘤细胞的倍增时间（doubling time） 肿瘤细胞的倍增时间即从一个细胞分裂繁殖为两个子代细胞所需的时间。

2. 生长分数（growth fraction） 生长分数即肿瘤的增殖指数，是肿瘤细胞群体中处于增殖状态（S期+G2期）的细胞所占的比例。很多抗肿瘤化学治疗药物就是通过干扰细胞增殖周期起作用的。

3. 肿瘤细胞的生成（production）与丢失（loss） 肿瘤的生长速度还与肿瘤细胞生成与丢失的比例有关。肿瘤生长过程中，由于营养供应和机体抗肿瘤反应等因素的影响，有一些肿瘤细胞死亡，并且常常以凋亡的形式丢失。肿瘤细胞的生成与丢失的比例，可能在很大程度上决定肿瘤是否能持续生长，能以多快的速度生长。促进肿瘤细胞死亡和抑制肿瘤细胞增生，是肿瘤治疗的两个重要方面。

（三）肿瘤的演进和异质性

肿瘤的演进和异质性在恶性肿瘤生长过程中起着重要的作用。肿瘤的演进（progression）是指在恶性肿瘤生长过程中肿瘤的侵袭性不断增强的现象，可表现为生长速度加快、浸润周围组织和发生远处转移。肿瘤演进与它获得越来越大的异质性有关。肿瘤的异质性（heterogeneity）是指恶性肿瘤从一个发生恶性转化的细胞单克隆性增生和生长过程中，经过许多代分裂繁殖所产生的子代细胞"亚克隆"在生长速度、侵袭能力、对生长信号的反应、对抗癌药物的敏感性等方面所存在的差异。具有异质性的肿瘤细胞群不是由完全一样的肿瘤细胞所组成，其"亚克隆"之间存在着各自的特性。这种异质性的肿瘤在演进过程中，获得生长优势的细胞具有更强的生命力。

二、肿瘤的扩散

肿瘤的扩散是恶性肿瘤的主要特征之一，恶性肿瘤不仅可以在原发部位浸润性生长、累及邻近器官或组织，而且还可以通过多种途径扩散到身体其他部位。

（一）局部浸润和直接蔓延

随着恶性肿瘤不断长大，肿瘤细胞常常连续地沿着组织间隙或神经束衣浸润生长，破坏邻近器官或组织，这种现象称为直接蔓延（direct spread），也称浸润（invasion）。例如晚期子宫颈癌可蔓延到直肠和膀胱。

（二）转移

恶性肿瘤细胞从原发部位侵入淋巴管、血管或体腔，迁徙到其他部位，继续生长，形成同样类型的肿瘤，这个过程称为转移（metastasis）。通过转移形成的肿瘤称为转移瘤（metastatic tumor）或继发瘤（secondary tumor）；原来的肿瘤称为原发瘤（primary tumor）。转移是肿瘤为恶性的确凿证据，但并非所有恶性肿瘤都会发生转移。例如，皮肤的基底细胞癌，多在局部造成破坏，但很少发生转移。

恶性肿瘤转移常通过以下几种途径。

1. 淋巴道转移（lymphatic metastasis） 恶性肿瘤细胞侵入淋巴管，随淋巴引流到达局部淋巴结（区域淋巴结）。先聚集于边缘窦，逐渐累及整个淋巴结，导致淋巴结肿大，质地变硬，切面常呈灰白色。有时转移的淋巴结由于癌组织侵出被膜而相互融合成团块。例如，乳腺外上象限发生的癌常首先转移至同侧的腋窝淋巴结，形成淋巴结的转移性乳腺癌。局部淋巴结发生转移后，可继续转移至淋巴循环下一站的其他淋巴结，最后可经胸导管进入血流，可继发血道转移（图6-2）。

2. 血道转移（hematogenous metastasis） 恶性肿瘤细胞多经静脉入血，因为静脉壁较薄，同时管内压力较低；侵入血管后，可随血流到达远处器官，继续生长，形成转移瘤。少数亦可经淋巴管间接入血。血道转移时，肿瘤细胞的运行途径与血栓栓塞过程相似，即侵入体循环静脉的肿瘤细胞经右心到肺，在肺内形成转移瘤，例如骨肉瘤的肺转移；侵入门静脉系统的肿瘤细胞，首先发生肝转移，例如胃肠癌的肝转移；原发性肺肿瘤或肺内转移瘤，瘤细胞可直接侵入肺静脉或通过肺毛细血管而进入肺静脉，经左心随主动脉血流到达全身各器官，常转移到脑、骨、肾及肾上腺等处，因此，这些器官的转移瘤常发生在肺内已有转移之后（图6-3）。

恶性肿瘤可以通过血道转移累及许多器官，但最常受累的脏器是肺，其次是肝和骨。临床上判断有无血道转移，以确定患者的临床分期和治疗方案时，应首先做肺及肝的影像学检查。形态学上，转移瘤的特点是常为多个，散在分布，多接近于器官的表面，边界清楚。位于器官表面的转移瘤，由于瘤结节中央出血、坏死而下陷，可形成所谓"癌脐"。

进入血管内的恶性肿瘤细胞，并非都能够迁徙至其他器官形成新的转移灶。单个癌细胞大多数被自然杀伤细胞（NK cell）消灭。但是，被血小板凝集成团的癌细胞，形成不易被消灭的瘤栓，可与栓塞处的血管内皮细胞黏附，然后穿过血管内皮和基底膜，形成新的转移灶。肿瘤演进过程中，可形成侵袭力不一的亚克隆，高侵袭性的亚克隆瘤细胞容易形成广泛的血行播散。

3. 种植性转移（transcoelomic metastasis） 体腔内器官的恶性肿瘤，侵及器官表面时，瘤细胞可以像播种一样脱落，并种植在体腔其他器官的表面，形成多个转移瘤，这种播散方式称为种植

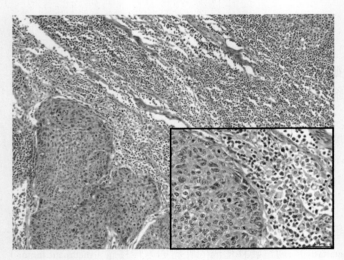

图6-2 淋巴结转移癌
低倍镜下可见淋巴结内转移性癌细胞巢，右下图高倍镜下见癌巢内肿瘤细胞

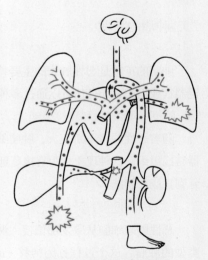

图6-3 恶性肿瘤血道转移模式图

性转移。抽取体腔积液做细胞学检查，以发现恶性肿瘤细胞，是诊断恶性肿瘤的重要方法之一，特别是对不宜活检和手术切除的晚期肿瘤患者。

◆　循环肿瘤细胞

循环肿瘤细胞（circulating tumor cells，CTCs）是指肿瘤原发部位脱落并进入血液循环系统的细胞。循环肿瘤细胞是导致肿瘤发生远处转移的必要前提。临床上通过检测循环肿瘤细胞并分析其生物学特征，可为肿瘤的早期诊断、转移风险及预后评估、治疗效果评价和个体化治疗方案的制定提供依据。由于外周血中循环肿瘤细胞的含量稀少、具有异质性等因素，直接检测往往存在很大困难，因此检测分析前往往需要首先进行细胞富集。目前，代表性富集检测技术有利用抗 EpCAM 抗体包被的磁珠与细胞表面抗原进行结合的免疫磁珠技术（如美国 FDA 批准的 CellSearch 系统）、通过细胞表面叶酸受体与其配体结合为依据的 PCR 技术（中国 CFDA 批准的靶向 PCR CTC 检测技术）等。

第六节　肿瘤的分级与分期

肿瘤的分级与分期仅用于恶性肿瘤。对恶性肿瘤进行分级（grading），是为了描述其恶性程度。病理学上，通常根据恶性肿瘤的分化程度、异型性及核分裂象数目来确定恶性肿瘤的级别（grade）。目前应用较多的是低级别（low grade）和高级别（high grade）两级分级法。

肿瘤的分期（staging）代表恶性肿瘤的生长范围和播散程度。生长范围越广，播散程度越大，患者的预后越差。确定肿瘤的分期依据为原发肿瘤的大小、浸润深度、浸润范围、邻近器官受累情况、局部和远处淋巴结转移情况以及其他远处转移等。国际上广泛采用 TNM 分期系统。T 指肿瘤的原发灶，随着肿瘤体积的增大和邻近组织受累范围的增加，依次用 $T_1 \sim T_4$ 来表示；N 指局部淋巴结累及情况，淋巴结未受累时，用 N_0 表示，随着淋巴结受累及的程度和范围的加大，依次用 $N_1 \sim N_3$ 表示；M 指远处转移，无远处转移者用 M_0 表示，有远处转移者用 M_1 表示。

肿瘤的分级和分期对于肿瘤临床治疗和护理非常重要，是制订治疗方案和评估预后的重要参考。临床上，常常使用"5 年生存率""10 年生存率"等统计指标来衡量肿瘤的恶性程度，这些指标与肿瘤的分期也有密切关系。一般来说，分期越高，生存率越低。

第七节　肿瘤对机体的影响

肿瘤性质不同、发生部位不同、体积不同、分级分期不同对机体的影响也不同。

良性肿瘤分化较成熟，生长缓慢，限于局部，一般不浸润，不转移，故一般对机体的影响相对较小，主要表现为局部压迫和阻塞症状。这些症状的有无或者严重程度，主要与肿瘤发生部位和继发改变有关。例如，体表良性肿瘤除少数可发生局部症状外，一般对机体无明显影响；发生在腔道或重要器官的良性肿瘤，如突入肠腔的平滑肌瘤，可引起严重的肠梗阻或肠套叠；颅内的良性肿瘤如脑膜瘤，可压迫脑组织、阻塞脑室系统而引起颅内压升高等相应的神经系统症状。良性肿瘤有时可发生继发性改变，如子宫黏膜下肌瘤常伴有浅表糜烂或溃疡，可引起出血和感染。

恶性肿瘤分化不成熟，生长迅速，浸润并破坏器官的结构和功能，可发生转移，因而对机体的影响较大。恶性肿瘤除可引起局部压迫和阻塞症状外，还易并发溃疡、出血，甚至穿孔等。恶性肿瘤累及局部神经，可引起顽固性疼痛。有时肿瘤产物或合并感染可引起发热。恶性肿瘤的晚期患者，往往发生恶病质（cachexia）。恶病质是一种机体严重消瘦、无力、贫血和全身衰竭的状态，其发生机制尚未阐明，可能与许多因素有关，如患者食欲差、进食少；并发出血、感染、发热；肿瘤组织坏死产生的毒性产物引起机体的代谢紊乱；恶性肿瘤迅速生长，消耗机体大量的营养物质等。恶性肿瘤患者的预后差、死亡率高。

一些肿瘤除局部症状外，临床上还出现特殊的综合征表现，应引起重视：①内分泌腺的良性肿瘤可分泌过多激素而引起症状，如垂体嗜酸性细胞腺瘤，分泌过多生长激素，可引起巨人症（gigantism）或肢端肥大症（acromegaly）。②一些非内分泌腺肿瘤，如肺癌、胃癌、肝癌等，可以产生和分泌激素或类似激素的物质，如促肾上腺皮质激素（ACTH）、降钙素（calcito-nin）、生长激素（GH）、甲状旁腺素（PTH）等，引起相应的内分泌症状，这些临床症状称为异位内分泌综合征。另外，因为这些异位激素刺激神经、消化、造血、骨关节、肾脏及皮肤等系统发生的病变不是由原发肿瘤或转移灶直接引起的，也将这类异位内分泌综合征称为副肿瘤综合征（paraneoplastic syndrome）。

第八节　良性肿瘤与恶性肿瘤的区别

良性和恶性肿瘤对机体的影响不同。良性肿瘤一般易于治疗，效果好；恶性肿瘤危害较大，治疗措施复杂，效果尚不理想。正确诊断良、恶性肿瘤非常重要。

不论是把恶性肿瘤误诊为良性肿瘤，导致延误治疗或者治疗不彻底，还是把良性肿瘤误诊为恶性肿瘤，导致不必要的治疗，都会使患者遭受不应有的痛苦、伤害和精神负担，给患者造成不良的影响，甚至引起医疗纠纷。因此，区别良性肿瘤与恶性肿瘤，对于正确的治疗和护理肿瘤患者具有重要的临床意义。现将良性肿瘤与恶性肿瘤的区别归纳如下（表6-2）。

必须指出：①肿瘤的良、恶性，从本质上讲，是指其生物学行为的良、恶性，二者的界限有时不易截然划分，需结合患者的临床表现、组织形态特点和生物学行为等多种因素考虑。有些肿瘤的组织形态，介于典型的良性病变和典型的恶性病变之间，称为交界性肿瘤（borderline tumor），如卵巢交界性浆液性乳头状囊腺瘤和黏液性囊腺瘤。这种交界性肿瘤有发展为恶性的倾向，临床治疗和护理上应予以重视并加强随访观察。②有些良性肿瘤也可能发展成恶性。良性肿瘤和交界性肿瘤中出现部分恶性的区域时，病理学上称为恶变（malignant change）。③绝大多数恶性肿瘤不能逆转为良性病变，极少数恶性肿瘤（如儿童神经母细胞瘤）的瘤细胞可以逐渐分化成熟，甚至肿瘤会停止生长而自愈。

表 6-2　良性肿瘤与恶性肿瘤的区别

	良性肿瘤	恶性肿瘤
分化程度	分化好，与起源组织和细胞的形态相似	分化不好，与起源组织和细胞的形态差别大
异型性	组织和细胞异型性不明显，核分裂象无或少，一般无病理性核分裂象	组织和细胞异型性明显，核分裂象易见，可见多少不等的病理性核分裂象
生长速度	缓慢	较快
生长方式	常呈膨胀性或外生性生长，前者常有包膜形成，与周围组织一般分界清楚，故通常可推动	常呈浸润型或外生性生长，前者包膜不明显，与周围组织分界不清楚，通常不能推动，后者常伴有浸润性生长
继发改变	少见	常发生出血、坏死、溃疡等
转移	不转移	常有转移
复发	彻底切除后不复发或很少复发	手术难以彻底切除，治疗后容易复发
对机体的影响	较小，主要为局部压迫或阻塞。仅发生于重要器官时才引起严重后果	较大，除压迫、阻塞外，还可破坏邻近组织和器官，引起坏死、出血、合并感染，并可出现发热和恶病质

第九节　癌前病变、非典型增生和原位癌

恶性肿瘤的发生、发展，是一个较长而复杂的过程。一些恶性肿瘤的发生需经历癌前病变，有时可以观察到在癌前病变的基础上，出现异型增生，再进一步发展为癌。

一、癌前病变 / 疾病

癌前病变 / 疾病（precancerous lesions）是指具有癌变潜在可能性的某些良性病变或疾病。常见的癌前病变和疾病如下。

1. 大肠腺瘤　常见，可单发或多发，绒毛状腺瘤发生癌变的机会更大。遗传性家族性腺瘤性息肉病（familial adenomatous polyposis，FAP）时肠道出现多发性腺瘤，患者如果不作预防性切除，几乎均会发生癌变。

2. 乳腺增生性纤维囊性变　常见于 40 岁左右的妇女，主要表现为乳腺小叶导管和腺泡上皮细胞增生、导管囊性扩张，伴有导管上皮或小叶上皮非典型增生者较易发生癌变。

3. 慢性萎缩性胃炎及胃溃疡　慢性萎缩性胃炎可伴肠上皮化生和异型增生，异型增生可发生癌变。慢性胃溃疡时，溃疡边缘的黏膜因受刺激而不断增生，可能转变为癌，其癌变率大约为 1%。

4. 慢性溃疡性结肠炎　在反复发生溃疡和黏膜增生的基础上可发生结肠腺癌。

5. 皮肤慢性溃疡　特别是小腿的慢性溃疡，由于长期慢性刺激，表皮鳞状上皮增生，可发生癌变。

6. 黏膜白斑　常发生在口腔、外阴等处黏膜。鳞状上皮过度增生、过度角化，可出现异型性，大体观呈白色斑块状，故称白斑。长期不愈有可能转变为鳞状细胞癌。

7. 肝硬化　由慢性病毒性肝炎所致的肝硬化，有一部分可进展为肝细胞癌。

二、异型增生

异型增生（dysplasia）也称非典型性增生（atypical hyperplasia），是癌前病变的形态学表现，增生的上皮细胞形态和结构出现一定程度的现异型性。细胞形态变化表现为细胞大小不一、核大深染、核质比例增大、核分裂象增多，但一般不见病理性核分裂；组织结构改变表现为细胞层次增多，排列紊乱，极性消失。异型增生虽具有明确的肿瘤性组织学特征，但局限于上皮内，没有浸润。

一般根据增生细胞的异型性大小和累及范围将异型增生分为轻、中、重度三级。轻度和中度异型增生分别累及上皮层下部的 1/3 和 2/3，而重度异型增生细胞异型性较大，累及上皮 2/3 以上但未达到全层。轻、中度非典型增生可恢复正常；重度非典型增生较难逆转。

三、原位癌

原位癌（carcinoma in situ，CIS）是指局限于上皮层内的癌，癌组织没有突破基底膜向下浸润。原位癌常见于鳞状上皮或尿路上皮。乳腺小叶的导管或腺泡发生癌变而未突破基底膜者，分别称为导管内原位癌和小叶原位癌。

目前，较多使用上皮内瘤变（intraepithelial neoplasia, IN）这一概念来描述上皮从异型增生到原位癌这一连续的过程，将轻度异型增生称为上皮内瘤变 I 级，中度异型增生称为上皮内瘤变 II 级，重度异型增生和原位癌称为上皮内瘤变 III 级。例如，子宫颈上皮内瘤变（cervical intraepithelial neoplasia，CIN）I 级、II 级和 III 级（CIN I、CIN II、CIN III）。将重度异型增生和原位癌统称为上皮内瘤变 III 级，主要是因为重度异型增生和原位癌二者实际上难以截然划分，处理原则也基本一致。

在上皮内瘤变 / 异型增生的分级上，近年来临床上多采用低级别和高级别两级分级方法。轻度和部分中度非典型增生为低级别上皮内瘤变 / 异型增生，而部分中度非典型增生、重度非典型增生和原位癌为高级别上皮内瘤变 / 异型增生。

第十节　肿瘤发生的分子基础

随着分子生物学研究的不断深入，近年来对一些肿瘤的病因及发病机制的认识有了较大的进展。目前认为肿瘤是一种基因病或干细胞性疾病。肿瘤发生的中心环节是各种致瘤因子和遗传因素引起的细胞非致死性的 DNA 损伤，DNA 损伤可以激活原癌基因和（或）使肿瘤抑制基因失活，引起凋亡调节基因和（或）DNA 修复基因的改变，继而导致表达水平的异常，使靶细胞发生转化。肿瘤形成的过程十分复杂，是细胞生长与增殖的调控以及分化和凋亡发生严重障碍的结果，常与多个调节因子的基因发生异常有关。

一、癌基因和原癌基因

目前认为，能够促进细胞发生恶性转化并自主生长的基因称为癌基因（oncogene），癌基因在正常细胞内的对应基因称为原癌基因（protooncogene），可以认为癌基因是由原癌基因衍生而来的、具有转化细胞能力的基因。原癌基因是细胞增生和分化的生理调节基因，其产物通常为生长因子、生长因子受体、信号转导蛋白和核调节蛋白。癌基因则具有异常的促进细胞增生的能力，其编码的蛋白称为癌蛋白。癌蛋白可持续地转化靶细胞，并且使靶细胞的生长变得不再需要生长因子或者其他刺激信号。

二、肿瘤抑制基因（抑癌基因）

在正常情况下，肿瘤抑制基因（tumor suppressor gene），或称抑癌基因，也是在细胞生长与增殖的调控中起重要作用的基因，其产物能够抑制细胞生长，其功能的丧失也可导致细胞发生转化。抑癌基因突变或丢失（纯合型丢失）的时候，其功能丧失。目前了解最多的抑癌基因是 *RB* 和 *p53* 基因。

三、凋亡调节基因和 DNA 修复基因

调节细胞凋亡的基因在某些肿瘤的发生上也起着重要的作用。例如，Bcl-2 蛋白可以抑制细胞的凋亡，而 Bax 蛋白则促进细胞凋亡。

正常细胞内 DNA 的轻微损害，可通过 DNA 修复机制得以恢复，这对维持基因组稳定性很重要。遗传性 DNA 修复基因异常者，如着色性干皮病（xeroderma pigmentosum）患者，不能修复紫外线导致的 DNA 损伤，其皮肤癌的发生率极高。

四、端粒和肿瘤

近年来研究证明，染色体末端存在称为端粒（telomere）的结构，端粒是短的特殊的 DNA 重复序列，控制细胞的复制次数，细胞复制一次，其端粒就有一定的缩短，细胞复制一定次数后，短缩的端粒使染色体相互融合，导致细胞死亡。生殖细胞具有端粒酶活性，可使缩短的端粒长度恢复；但大多数体细胞没有端粒酶活性，只能复制大约 50 次。许多恶性肿瘤细胞都含有端粒酶活性，可使其端粒长度恢复，从而能够保持无限制的复制。

五、肿瘤发生的过程

肿瘤分子生物学、流行病学及遗传学等方面的研究表明，肿瘤的发生是一个非常复杂的多步骤的过程，是多种癌基因和抑癌基因等参与的事件。目前认为肿瘤发生的基本模式如下：致癌物（可以引起恶性肿瘤发生的物质）或致癌因素引起基因损伤，激活原癌基因和（或）灭活抑癌基因，可能还累及凋亡调节基因和（或）DNA 修复基因，使细胞呈多克隆性增生，在促进因子作用下，基因进一步损伤，发展为单克隆性增生，通过演进和异质化，形成具有不同生物学特性的亚克隆，获得无限增殖的能力，并可发生浸润和转移。

◆ 　　　　　　肿瘤的分子分型

恶性肿瘤是一种基因病，其发生发展涉及多种基因及其表达产物

的异常，在分子水平上恶性肿瘤具有高度异质性。组织学形态相同的肿瘤，其分子遗传学改变不尽一致，从而导致疾病治疗反应和临床转归上的差别。完全基于肿瘤组织形态学特征进行的传统肿瘤分型方法已经难以满足精准治疗环境下个体化治疗的需求。通过先进的分子检测技术在分子水平上按肿瘤的分子特征进行分型，进一步完善了肿瘤分型内容。肿瘤的分子分型对肿瘤的早期诊断、指导治疗和判断预后发挥了很好的作用，如乳腺癌的分子分型已经成为指导临床治疗和预后判断重要依据。又如依据非小细胞肺癌基因变化做出 EGFR 突变型肺癌和 ALK 阳性肺癌的分子分型诊断已经成为分子靶向治疗的基础。

第十一节　环境致瘤因素

肿瘤是在致瘤因素的作用下发生的。环境中可能存在许多致瘤因素，了解一些常见的环境致瘤因素有利于在临床护理中对肿瘤预防知识的宣传和护理实践中的自我防护。

一、化学物质

对动物有肯定或可疑致癌作用的化学物质很多，其中有些可能和人类肿瘤发生有关。多数化学物质需在体内（主要是在肝脏）代谢活化后才致癌，称为间接致癌物，如石油产品和烟草及熏烧食物中的多环芳烃、联苯胺等芳香胺类，食物中污染的真菌毒素（如黄曲霉毒素、杂色曲霉素、赭曲霉毒素等）等。少数化学物质不需在体内进行代谢转化即可致癌，称为直接致癌物，这类化合物较少，主要是烷化剂和酰化剂。有些烷化剂，如环磷酰胺既是抗癌药物又是很强的免疫抑制剂，在抗癌的同时，尚可诱发其他恶性肿瘤（如粒细胞性白血病），所以在临床用于抗肿瘤治疗时，应设立专门的配液中心，使医护人员得到必要的防护。

二、物理致癌因素

物理性致癌因素主要有离子辐射，包括 X 射线、γ 射线和 β 粒子、质子、中子等亚原子微粒的辐射，以及紫外线照射等。

三、病　毒

人类某些肿瘤可能与病毒感染有关。目前比较确定的与人类肿瘤发生密切有关的 DNA 病毒主要有以下几种。

（一）人类乳头瘤病毒（human papilloma virus，HPV）

有多种类型，其中高危型如 HPV-6、HPV-11 等与生殖道和喉等部位的乳头状瘤有关；HPV-16、HPV-18 是宫颈癌发生的关键因素，国内外均已开展通过 HPV 疫苗预防宫颈癌的工作。

（二）Epstein-Barr 病毒（EBV）

EB 病毒主要感染人类口咽部上皮细胞和 B 细胞，与鼻咽癌和伯基特淋巴瘤等肿瘤的发生有关。

（三）乙型肝炎病毒（hepatitis virus B，HBV）

HBV 感染与肝细胞癌的发生密切相关。

第十二节　遗传与肿瘤

神经母细胞瘤和视网膜母细胞瘤等一些肿瘤，以及结肠腺瘤性息肉病、神经纤维瘤病等一些癌前病变疾病呈常染色体显性遗传，在这些疾病中，肿瘤抑制基因如 RB、APC 和 NF-1 等发生突变或缺失。一些常见肿瘤有家族聚集倾向，如乳腺癌、胃肠癌等，可能与多因素遗传有关。

应当强调，在大多数肿瘤的发生中，遗传因素的作用是对致瘤因子的易感性，真正直接遗传的肿瘤只是少数且不常见的肿瘤。

第十三节　肿瘤免疫

肿瘤免疫在肿瘤发生过程中发挥了重要的作用。突变的癌基因和肿瘤抑制基因编码的蛋白定位在瘤细胞表面时，可引起机体免疫系统的反应，以便消除发生转化的细胞或肿瘤细胞。免疫功能低下者，如先天性免疫缺陷病患者和接受免疫抑制剂治疗的患者，恶性肿瘤的发病率明显增加，提示机体存在免疫监视机制，起到抗肿瘤的作用。肿瘤细胞逃脱免疫监视甚至破坏机体的免疫系统，可能与某些肿瘤的发生有关。

引起机体免疫反应的肿瘤抗原分为两类：即肿瘤特异性抗原和肿瘤相关性抗原。肿瘤特异性抗原是肿瘤细胞独有的抗原，只存在于肿瘤细胞而不存在于正常细胞，同一种致癌物在不同个体中诱发的同样组织类型的肿瘤，具有不同的特异性抗原。肿瘤相关性抗原既存在于肿瘤细胞也存在于某些正常细胞。有些抗原见于胚胎组织，不见于成熟组织，但癌变组织中可出现，这种抗原称为肿瘤胚胎抗原。例如，甲胎蛋白可见于胚胎肝细胞和肝细胞癌中。肿瘤分化抗原是正常细胞和肿瘤细胞都具有的与某个方向的分化有关的抗原。例如，前列腺特异性抗原（PSA）既见于正常前列腺上皮，也见于前列腺腺癌细胞。在临床护理中，检测肿瘤相关抗原有助于相关肿瘤的诊断和病情监测。

机体的抗肿瘤免疫反应主要是细胞免疫，其效应细胞有细胞毒性 T 细胞（cytotoxic T-lymphocyte，CTL）、自然杀伤细胞（natural killer cell，NK cell）和巨噬细胞等。激活的 CTL（CD8$^+$）通过细胞表面的 T 细胞受体识别与 MHC 分子组成复合物的肿瘤特异性抗原，释放一些酶以杀伤肿瘤细胞。NK 细胞激活后可溶解多种肿瘤细胞。T 细胞产生的 γ- 干扰素可激活巨噬细胞，后者产生肿瘤坏死因子（TNF-α），参与杀伤肿瘤细胞。

第十四节 常见肿瘤举例

一、上皮性肿瘤

上皮组织包括被覆上皮与腺上皮，从这些上皮来源的肿瘤最为常见。人体的恶性肿瘤大部分来源于上皮组织，对人类的危害甚大。

（一）上皮组织良性肿瘤

1. 乳头状瘤（papilloma） 由鳞状上皮、尿路上皮等被覆上皮发生，称为鳞状上皮乳头状瘤、尿路上皮乳头状瘤等。肿瘤向表面呈外生性生长，形成指状或乳头状突起，也可呈菜花状或绒毛状（图6-4）。肿瘤的根部常有一个蒂与正常组织相连。乳头表面被覆增生的上皮，乳头的轴心由血管和结缔组织间质构成。

2. 腺瘤（adenoma） 是由腺上皮发生的良性肿瘤，多见于肠道、乳腺、甲状腺、卵巢等处。黏膜的腺瘤多呈息肉状，腺器官内的腺瘤则多呈结节状，且常有包膜，与周围正常组织分界清楚。腺瘤的腺体与其起源腺体的结构相似，而且常具有一定的分泌功能。

根据腺瘤的组成成分和形态特点，又可将之分为管状腺瘤、绒毛状腺瘤、囊腺瘤、纤维腺瘤、多形性腺瘤等类型。

（二）上皮组织恶性肿瘤

上皮组织发生的恶性肿瘤统称为癌，是人类最常见的一类恶性肿瘤。在40岁以上的人群中，癌的发生率显著增加。

1. 鳞状细胞癌（squamous cell carcinoma） 简称鳞癌，常发生在身体原有鳞状上皮覆盖的部位，如皮肤、口腔、唇、食管、喉、子宫颈、阴道、阴茎等处。有些部位如支气管、膀胱等，正常时虽不是由鳞状上皮覆盖，但可以在鳞状上皮化生的基础上发生鳞状细胞癌。肿瘤大体上常呈菜花状，也可形成溃疡。分化好的鳞状细胞癌，癌巢中央可出现层状角化物，称为角化珠（keratin pearl）或癌珠（图6-5）；细胞间可见细胞间桥。分化较差的鳞状细胞癌无角化珠形成，细胞间桥少或无。

2. 腺癌（adenocarcinoma） 发生于腺上皮的恶性肿瘤，根据其形态结构和分化程度，可分为分化比较好的、具有腺体结构的管状腺癌和分化较差的、癌巢呈实体性、无腺腔结构形成的腺癌。腺癌较多见于胃肠、胆囊、子宫体等处（图6-6）。

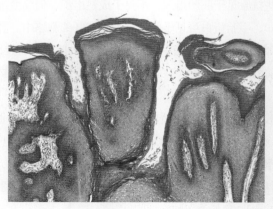

图6-4 皮肤乳头状瘤
低倍镜下观察可见乳头轴心为纤维结缔组织和血管，表面被覆增生的鳞状上皮

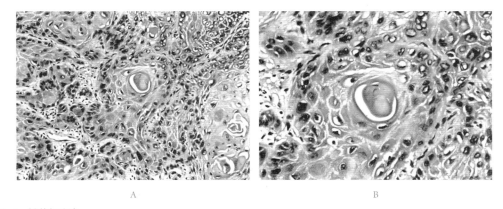

图6-5 鳞状细胞癌
低倍镜下见癌组织呈浸润性生长，出现大量癌巢（A），高倍镜下癌巢内可见同心圆状角化珠（B）

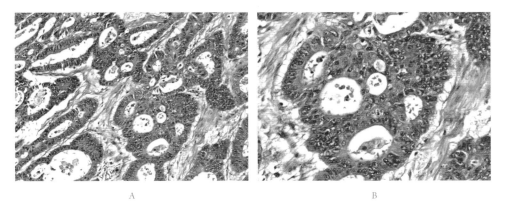

图6-6 胃管状腺癌
低倍镜下见癌细胞呈管状结构，浸润性生长（A），高倍镜下可见肿瘤细胞异型性明显（B）

3. 基底细胞癌（basal cell carcinoma） 多见于老年人面部。镜下癌巢主要由深染的基底细胞样的癌细胞构成。肿瘤生长缓慢，表面常形成溃疡，向下浸润破坏深层组织，但很少发生转移，对放射治疗很敏感，临床上呈低度恶性经过。

二、间叶组织肿瘤

（一）良性间叶组织肿瘤

1. 纤维瘤（fibroma） 常见于四肢及躯干的皮下，外观呈结节状，界线清楚，常有包膜。切面灰白色，可见编织状的条纹，质地韧。瘤组织内的胶原纤维排成束状，互相编织，纤维间含有细长的纤维细胞。

2. 脂肪瘤（lipoma） 最常见于背、肩、颈及四肢近端皮下组织。外观常为分叶状，有包膜，质地柔软，切面淡黄色，似脂肪组织。直径数厘米至数十厘米，常为单发性，亦可为多发性。组织学上似正常脂肪组织，呈不规则分叶状，有纤维间隔。一般无明显症状，但也有引起局部疼痛者。很少恶变，手术易切除。

3. 血管瘤（hemangioma） 较常见，多为先天性，故常见于儿童。可发生于许多部位，皮肤多见。有毛细血管瘤、海绵状血管瘤及混合型血管瘤等类型，呈浸润性生长，无包膜，界线不清。在皮肤或黏膜可呈突起的鲜红肿块，或呈暗红或紫红色斑。内脏血管瘤多呈结节状。发生于肢体软组织的弥漫性海绵状血管瘤可引起肢体增大。血管瘤一般随身体的发育而长大，成年后停止发展，甚至可以自然消退。

4．骨瘤（osteoma） 好发于头面骨及颌骨，也可累及四肢骨，形成局部隆起。主要由成熟的骨质组成，但失去正常骨质的结构和排列方向。

（二）恶性间叶组织肿瘤

恶性间叶组织肿瘤统称肉瘤，比癌少（表6-3）。

表6-3　癌与肉瘤的区别

区别点	癌	肉瘤
组织来源	上皮组织	间叶组织
发病率	较常见，约为肉瘤的9倍，多见于40岁以上成人	较少见，大多见于青少年
大体特点	质较硬、色灰白、较干燥	质软、色灰红、湿润、鱼肉状
组织学特点	多形成癌巢，实质与间质分界清楚，纤维组织常有增生	肉瘤细胞多弥漫分布，实质与间质分界不清，间质内血管丰富，纤维组织少
网状纤维	癌细胞间多无网状纤维	肉瘤细胞间多有网状纤维
免疫组织化学	表达上皮标志如CK、EMA	表达间叶组织标志如vimentin
转移	多经淋巴道转移	多经血道转移

1．纤维肉瘤（fibrosarcoma） 发生部位与纤维瘤相似，多见于四肢皮下组织。发生在婴儿的纤维肉瘤，预后较成人纤维肉瘤好。

2．脂肪肉瘤（liposarcoma） 较常见，多发生于大腿软组织深部及腹膜后，极少从皮下脂肪层发生，与脂肪瘤的分布相反。多见于40岁以上成人，极少见于青少年。大体观，多呈结节状或分叶状，可似脂肪瘤，亦可呈黏液样或鱼肉样。镜下瘤细胞形态多种多样，以出现脂肪母细胞为特点，胞质内可见多少不等、大小不一的脂质空泡。有分化成熟型脂肪肉瘤、黏液样脂肪肉瘤、圆形细胞型脂肪肉瘤、多形性脂肪肉瘤等类型，后二者恶性程度高。

3．平滑肌肉瘤（leiomyosarcoma） 多见于子宫，偶可见于腹膜后、肠系膜、大网膜及皮下软组织。患者多为中老年人。核分裂象的多少对平滑肌肉瘤的诊断及其恶性程度的判断十分重要。

4．骨肉瘤（osteosarcoma） 为最常见的骨恶性肿瘤，起源于骨母细胞，常见于青少年。好发于四肢长骨干骺端，尤其是股骨下端和胫骨上端。切面灰白色、鱼肉状，出血坏死常见；肿瘤破坏骨皮质，掀起其表面的骨外膜。肿瘤细胞异型性明显，梭形或多边形，直接形成肿瘤性骨样组织或骨组织（tumor bone），这是诊断骨肉瘤最重要的组织学依据。骨肉瘤内也可见软骨肉瘤和纤维肉瘤样成分。骨肉瘤恶性度很高，生长迅速，发现时常已有血行转移。

5．淋巴造血组织肿瘤 最常见的是恶性淋巴瘤和白血病两大类。

（1）恶性淋巴瘤（lymphoma）：是淋巴结和结外淋巴组织的恶性肿瘤，较常见，来源于淋巴细胞（T细胞、B细胞等），B细胞起源的较多。淋巴瘤分为两大类，即非霍奇金淋巴瘤（non-Hodgkin lymphoma，NHL）和霍奇金淋巴瘤（Hodgkin lymphoma；亦称 Hodgkin disease、HD、霍奇金病），以前者为多。

（2）白血病（leukemia）：是骨髓造血干细胞来源的恶性肿瘤；根据病情发展的快慢和肿瘤细胞分化程度分为急性白血病与慢性白血病；根据细胞来源分为淋巴细胞性白血病和粒细胞性（髓细胞性）白血病。白血病细胞在骨髓内弥漫增生，取代骨髓正常组织，进入外周血，浸润全身各组织和器官特别是肝、脾、淋巴结。在儿童和青少年恶性肿瘤中，白血病发病率居首位。

三、多种组织构成的肿瘤

畸胎瘤（teratoma）来源于性腺或胚胎剩件中的全能细胞，一般含有两个以上胚层的多种成分，结构混乱。根据其组织分化成熟程度，分为成熟性畸胎瘤和不成熟性畸胎瘤两类。本瘤常发生于性腺（卵巢和睾丸），偶见于纵隔、骶尾部、松果体等中线部位。

第十五节　肿瘤与护理学的联系

肿瘤已成为一大类常见病和多发病，严重地危害着人类的健康，随着对肿瘤研究的不断深入，肿瘤的诊断、治疗和预防等已构成医学中特殊的重要部分。肿瘤已形成了专门的学科，即肿瘤学（oncology）。肿瘤的病因发病学和诊断，即是病理学也是肿瘤学的重要内容。

肿瘤护理（oncology nursing）是近年发展起来的一门独立的护理学科。做好肿瘤患者的护理需要有良好的肿瘤病理学基础知识。加强肿瘤患者的专科护理，对于提高肿瘤患者的治疗效果和生存率十分重要，也是学习和研究肿瘤和肿瘤病理学的目的之一。

掌握肿瘤的病理学基础，是做好肿瘤护理的前提。为做好肿瘤患者的护理工作，首先应掌握肿瘤病理学的基本知识。例如：什么叫肿瘤？肿瘤性增生、肿瘤的生物学行为、肿瘤的病因、发病有何特点？以及肿瘤的命名、分级、分期，对机体的影响等。掌握了这些基本知识，有利于指导肿瘤护理，同时有利于积极开展防癌普查、咨询讲座和科普宣传。

肿瘤护理是一门多学科的护理专科。肿瘤护理工作者除了在外科治疗、化疗、放疗和免疫治疗中起重要作用外，还应加强对肿瘤患者心理－社会护理、康复护理、临终关怀等方面的护理。因此，要掌握和了解肿瘤的相关知识，并运用于临床实践，提高肿瘤的诊治和护理水平。

运用肿瘤病理学知识，提高肿瘤护理的水平。在护理工作中应当充分运用学到的肿瘤病理知识，针对患者肿瘤病理特征有针对性地开展护理实践活动，提高肿瘤护理水平。

◆　　　　　精准医学

精准医学（precision medicine）是近年来生物医学界关注的热点问题，所谓精准医学是将个体疾病的遗传学信息用于指导其诊断或治疗的医学。精准医学的实质就是"个性化、个体化医疗"。尽管目前围绕精准医疗的定义、历史背景与社会环境、实施精准医疗的可能性和可行性以及如何应对精准医疗面临的挑战等诸多方面均存在一些争议，但随着以基于基因变异的肿瘤分子靶向治疗为引导的个体化医学实践的推广，精准医疗已经进入了人们的生活。需要指出的是，在肿瘤诊断治疗领域，准确的病理诊断和规范的分子病理检测是实施精准医疗的必要前提，病理医师发挥着不可替代的作用。

（张祥宏　申海涛　编写　王金胜　审校）

1. 患者，男，56岁，养路工人。颈部包块1个月。1个月前，家人发现其左颈部稍隆起，扣之有蚕豆大结节，质地较硬，无红、热现象，无压痛，未引起足够重视。一月中结节逐渐长大至3×3cm，仍不红，无压痛。

（1）该患者左颈部可能发生哪些性质的病变？

（2）可以做何种检查以确定诊断？

（3）这些病变的镜下特点是什么？

2. 患者，男，52岁，某公司职员。颈、腰椎等部位疼痛两月余。两月前，发现颈、腰部酸胀疼痛，临床考虑为慢性腰肌劳损，服止痛药物可缓解。之后，疼痛逐渐加剧，经服药按摩稍可缓解。在治疗过程中，患者出现咳嗽、咯血。该患者既往体健，嗜烟酒。X光检查发现：颈部及腰部椎骨有骨质破坏；左肺门处见5×5cm的占位性病变。

（1）该患者可能患的是什么病？

（2）颈、腰椎骨的病变性质如何？

（3）镜下的病理改变有何特点？

3. 患者，女，48岁。乳房包块1年，生长速度加快月余。1年前无意中发现左乳腺外上方有一黄豆大小的肿块，无疼痛，局部不红不热，未引起重视。近一月生长速度较快，现已长大至拇指大，乃就诊入院。体检：双乳不对称，左侧外上象限明显隆起。皮肤表面呈橘皮样改变，乳头略向下凹陷。扣之发现一个直径2.5cm的包块，质地较硬，边界欠清楚，较固定。左侧腋窝可触及2个黄豆大淋巴结。临床诊断：乳腺癌伴左腋下淋巴结转移。

手术中病理发现：肿瘤直径约2cm，呈浸润性生长，状如蟹足，质灰白，有浅黄色小点。镜下，见瘤细胞成巢状排列，与间质分界清楚。瘤细胞呈条索状，无腺腔形成。瘤细胞大小、形态不一，核深染，可见病理性核分裂象。巢状瘤细胞之间为大量的纤维增生，其中可见新生的小血管。

（1）本病的病理学诊断是什么？

（2）乳房皮肤的局部表现是怎样形成的？

（3）腋下淋巴结可能有何病变？

（4）肿瘤手术切除的范围与肿瘤的生物学行为有何关系？

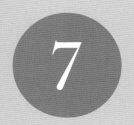

第七章
水、电解质代谢紊乱

学习目标		
掌握	常见水、钠代谢障碍的分类和概念、机制及对机体的影响；低钾血症和高钾血症的概念及对机体的影响。
熟悉	常见水、钠代谢障碍的原因；低钾血症和高钾血症的机制。
了解	各种水、电解质代谢紊乱的防治与护理的病理生理学基础。

07章

水是生命活动的必需物质。人无水摄入，7～10天即会威胁生命。体内并无纯水，体内的水与溶解在其中的电解质、低分子有机化合物和蛋白质等共称为体液（body fluid）。

疾病、外界环境的剧烈变化、医源性因素常会引起机体出现水、电解质代谢紊乱（disturbances of water and electrolyte metabolism），从而导致体液的容量、分布、电解质浓度和渗透压的变化，如果得不到及时的纠正，又可引起全身各器官系统特别是心血管系统、神经系统功能障碍，严重时常可导致患者死亡。探讨水、电解质代谢紊乱的病理生理机制对临床防治和护理有重要意义。

第一节　水、钠代谢障碍

一、正常水、钠代谢

（一）体液的组成及分布

水是人体组成中含量最多的物质，成年男性体液总量约占体重的60%，但体液总量会因年龄、性别、体内脂肪含量的不同而有一定的变化（表7-1）。通常，体液量随年龄增长而逐渐减少。婴幼儿具有体液总量大、细胞外液比例高、体内外水的交换率高以及对水代谢的调节与代偿能力弱等特点。老年人体液总量少，并以细胞内液减少为主。肌肉组织含水量高（75%～80%），脂肪组织含水量低（10%～30%），故肥胖者或女性体液量较少。婴幼儿、老年人或肥胖者若丧失体液，则容易发生脱水。

表7-1　正常人体液的分布和容量（占体重的百分比 %）

	成人（男）	成人（女）	儿童	婴儿	新生儿	老年人
体液总量	60	55	65	70	80	52
细胞内液	40	35	40	40	35	27
细胞外液	20	20	25	30	45	25
细胞间液	15	15	20	25	40	20
血浆	5	5	5	5	5	5

细胞膜将体液分隔成细胞内液（约占体重的40%）和细胞外液（约占体重的20%），而毛细血管壁又将细胞外液分隔为血浆（约占体重的5%）和组织间液（约占体重的15%）。细胞外液中还有一些特殊的液体，如消化液、脑脊液、关节囊液等，是细胞耗能完成一定的化学反应分泌的，称为透细胞液或跨细胞液（transcellular fluid），由于这部分液体分布于胃肠道、颅腔、关节囊、胸膜腔、腹膜腔等一些腔隙内，故又称为第三间隙液，虽然它仅占细胞外液极小一部分（约占体重的1%～2%），但在病理情况下，体液在第三间隙积存过多，可导致体液总量的减少，例如肠梗阻时体液在肠腔内大量淤积，大量胸腔积液或腹水等。存在于结缔组织、软骨和骨质中的水也属于细胞外液，但它们与细胞内液的交换十分缓慢，称为慢交换液（slow exchange fluid），在生理情况下变化不大，临床意义相对较小（图7-1）。此外，细胞外液尚包括淋巴液。

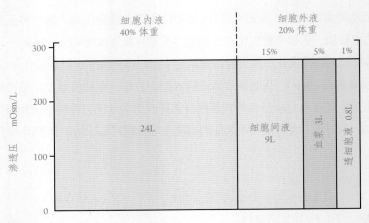

图 7-1 体液的组成与分布

（二）体液中主要电解质成分

体液中主要的电解质有 Na^+、K^+、Ca^{2+}、Mg^{2+}、Cl^-、HCO_3^-、HPO_4^{2-} 和 SO_4^{2-} 等。细胞外液主要的阳离子是 Na^+，主要的阴离子是 Cl^-，其次是 HCO_3^-、HPO_4^{2-}、SO_4^{2-}、有机酸和蛋白质；组织间液和血浆电解质的主要区别在于血浆含有较高含量的蛋白质（7%），而组织间液仅为 0.05%～0.35%，这与蛋白不易透过毛细血管进入组织间液有关，其对维持血浆胶体渗透压、稳定血容量有重要意义。

细胞内液主要的阳离子是 K^+，其次是 Mg^{2+}，主要的阴离子是 HPO_4^{2-}，Na^+ 的浓度远远低于细胞外液。细胞膜两侧的电荷梯度为神经及肌肉动作电位的产生所必需，细胞膜两侧 K^+ 和 Na^+ 浓度的悬殊差异依靠细胞膜上的 Na^+-K^+-ATP 酶的作用得以保持，钠泵每分解 1 分子的 ATP 可将 2 个 K^+ 移入细胞内，同时将 3 个 Na^+ 移出至细胞外。不同部位体液中电解质的组成及浓度各不相同，但正常情况下，所含阴、阳离子数的电荷总量是相等的，故体液不带电即保持电中性。

（三）静水压和渗透压

体液中的水分在不同体液腔隙之间的移动取决于两种压力：静水压和渗透压（图 7-2）。

1．静水压 各体液腔隙的容量都是有限的，腔隙中的体液容量增加，可使其压力相应增高。在相邻两个存在压力差的体液腔隙，若体液溶质的成分及其浓度完全相同，促使水从压力高的腔隙向压力低的腔隙转移的力量称为静水压。

2．渗透压 如果相邻两个体液腔隙的静水压相等，而体液中溶质的浓度不同，那么促使水由溶质浓度低的腔隙向溶质浓度高的腔隙转移的力量称之为渗透压，这种现象称为渗透。

溶液的渗透压取决于溶质颗粒（分子、离子）的数量多少，而与颗粒的大小、电荷及质量

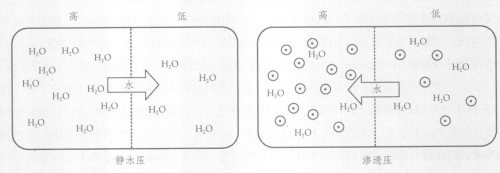

图 7-2 水在静水压和渗透压作用下的转移方向

无关，以毫摩尔浓度（osmolarity，mmol/L）来表示。体液的渗透压由胶体渗透压和晶体渗透压组成，前者由蛋白质等大分子胶体颗粒形成，后者由电解质无机离子和其他小分子有机物分子、离子形成。细胞外液总渗透压的 $90\% \sim 95\%$ 来源于 Na^+、Cl^- 和 HCO_3^-，其余 $5\% \sim 10\%$ 由 Ca^{2+}、Mg^{2+}、葡萄糖、氨基酸及蛋白质等构成。正常血浆渗透压为 $280 \sim 310$mmol/L，在此范围内为等渗，低于 280mmol/L 为低渗，高于 310mmol/L 为高渗。血浆胶体渗透压主要取决于血浆中白蛋白的数量，由于血浆晶体渗透压与细胞间液几乎相等，因此仅占血浆渗透压 1/200 的胶体渗透压对血管内外液体交换及血容量维持恒定具有重要意义。

（四）水的平衡

正常人每天水的来源与排出处于动态平衡（图7-3）。水的来源有饮水、食物水和代谢水，水的排出途径有肺（呼吸蒸发）、消化道（粪）、皮肤（汗液和不感蒸发）和肾（尿液）。肾脏是调节机体水平衡的主要器官，表现为多饮多排、少饮少排。

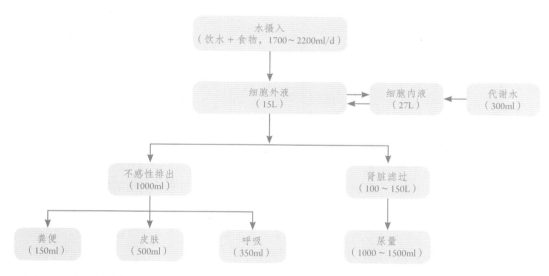

图7-3　正常人每日水的摄入和排出量

（五）钠的平衡

人体钠总量的 50% 存在于细胞外液，10% 在细胞内液，为可交换的钠；40% 与骨骼基质结合，为不可交换的钠。血清钠浓度正常为 $130 \sim 150$ mmol/L。

人体主要通过食盐获取所需的钠，每日需钠 $4 \sim 6$ g，摄入的钠几乎全部由小肠吸收，主要经肾脏排出。肾排钠的特点是"多吃多排，少吃少排，不吃不排"。

（六）水和钠的平衡调节

1. **渴感**　渴感中枢在下丘脑视上核侧面（也有认为在第三脑室前壁）。渴感的生理性刺激为：①血清钠浓度增高，血浆晶体渗透压上升。②有效循环血量降低和血浆血管紧张素 Ⅱ（AGT Ⅱ）水平增高。

2. **抗利尿激素**（antidiuretic hormone，ADH）　抗利尿激素是由下丘脑视上核或室旁核神经元合成的八肽，存储于神经垂体血管周围神经末梢内。ADH 作用于肾远曲小管和集合管，使小管上皮细胞对水的重吸收增加。ADH 又有使血管收缩的作用，故也称为血管加压素（vasopressin，VP）。ADH 合成、分泌的生理性刺激见图7-4：

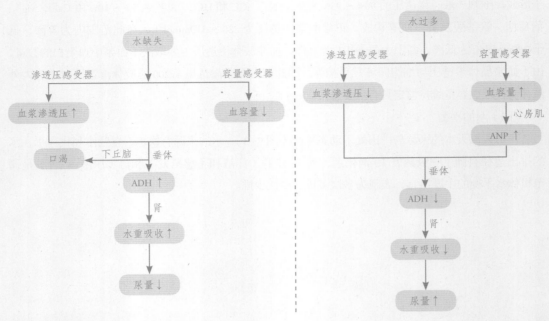

图 7-4　机体对水平衡的调节

（1）渗透性刺激：血浆晶体渗透压增高，ADH 释放增加。渗透压感受器在视上核和颈内动脉附近，该感受器的阈值为 280mmol/L，细胞外液渗透压变动 1% ~ 2% 即可影响 ADH 的释放。

（2）非渗透性刺激：血容量和血压的变动，通过左心房与胸腹大静脉处的容量感受器和颈动脉窦与主动脉弓的压力感受器影响 ADH 的释放。当机体血容量降低、血压明显下降时，尽管晶体渗透压降低，但 ADH 分泌仍增多，说明机体优先维持血容量正常。

（3）其他因素：精神紧张、剧痛、恶心、AGT Ⅱ 血浆水平增高及药物环磷酰胺等也能促进 ADH 分泌或增强其作用。

3. 肾素 - 血管紧张素 - 醛固酮系统（renin-angiotensin-aldosterone system，RAAS）　循环血量减少和血压降低是激活 RAAS 的有效因素（图 7-5），这种刺激使肾脏产生肾素增多，进而激活血液中的血管紧张素原，生成血管紧张素Ⅰ（AGT Ⅰ），后者相继转化为血管紧张素Ⅱ（AGT Ⅱ）和血管紧张素Ⅲ（AGT Ⅲ），AGT Ⅱ 和 AGT Ⅲ 刺激肾上腺皮质球状带分泌和释放醛固酮。醛固酮作用于肾远曲小管和集合管，增加其对 Na^+ 的主动重吸收，提高细胞外液晶体渗透压，并通过释放 ADH 以增加水的重吸收，从而使减少的血容量得以恢复。如前所述，AGT Ⅱ 也有促进 ADH 分泌的作用。

血清 Na^+ 浓度降低和 K^+ 浓度增高也能直接刺激醛固酮的分泌。醛固酮使肾小管对 Na^+ 重吸收增加，同时又促进 K^+ 和（或）H^+ 的分泌排出（所谓 Na^+-K^+ 交换和 Na^+-H^+ 交换）。

4. 心房钠尿肽（atrial natriuretic peptide，ANP）　心房肌细胞分泌的 ANP 的有效刺激是血容量和血压增高。ANP 具有利钠、利尿、扩血管和降低血压的生理作用，其机制为：①抑制肾近曲小管对钠、水的重吸收，增加肾小球滤过率（GFR），改变肾内血流分布；②抑制醛固酮分泌和肾素活性；③减轻血容量降低后引起的 ADH 升高的水平。因此 ANP 是血容量的负调节因素。

5. 水通道蛋白（aquaporins，AQP）　水通道蛋白是一组构成水通道与水通透有关的细胞膜转运蛋白，广泛存在于动物、植物及微生物界。目前在哺乳动物组织鉴定的 AQP 有二十余种，每种

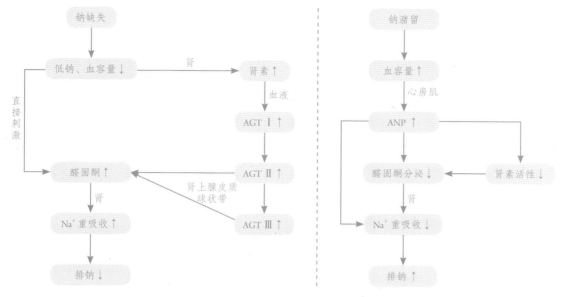

图7-5　机体对钠平衡的调节

AQP 有其特异性的组织分布，不同 AQP 在肾和其他器官的水吸收和分泌过程中有着不同的作用和调节机制。

◆　　　　　水通道蛋白的发现

　　　　　科学家很早就知道水分子除了能够以简单扩散的手段通过细胞膜以外，还应该存在其他的机制，因为许多细胞对水的通透性的掌控要比简单扩散能达到的程度高得多，而且如果水仅仅通过被动扩散机制进出细胞，那么渗透压很容易导致细胞破裂或者细胞脱水。但这种机制究竟是什么却一直悬而未决，直到约翰·霍普金斯大学的 Peter Agre 在细胞膜上发现了水通道蛋白（aquaporin，AQP）。

　　　　　2000 年，Agre 和其他的几位科学家得到了他们最先在红细胞上发现的水通道蛋白（现在被称为水通道蛋白 -1）的三维结构。水通道的三维结构清楚地表明，其肽链两个部分形成的半孔（hemipore）组装成了一个允许水分子通过的通道。

　　　　　水通道的发现迎来了对这种存在于各种生物的蛋白质进行生化、生理学和遗传学研究的黄金时代，对于它的研究可以更好地揭示生命现象，使科学家能够研发出一些治疗因水通道异常而引发的疾病。Agre 因此荣获 2003 年的诺贝尔化学奖。

　　6. 肾脏的作用　　肾脏是在维持内环境稳定中起关键作用的重要器官。肾脏通过滤过流经的血液，选择性重吸收水、电解质和非电解质而调节机体的体液、电解质及酸碱平衡。肾脏还排出代谢废物（如尿素、肌酸、尿酸等）和外源性化学物质。除这些调节和排泄功能外，肾脏还具有分泌肾素、前列腺素、活化型维生素 D_3 和促红细胞生成素的功能。

二、水、钠代谢紊乱

水、钠代谢紊乱总是同时或先后发生，导致体液容量和渗透压的改变，临床上常将两者的代谢紊乱合并讨论，根据体液容量变化不同将其分为脱水和水过多，二者又可根据细胞外液渗透压的不同分为高渗性、低渗性和等渗性；根据血钠浓度的变化又可分为：高钠血症、低钠血症（表7-2）。本节主要按照以容量变化为主线的分类，讨论临床上常见的水、钠代谢障碍。

表 7-2　水钠代谢障碍的分类

	细胞外液降低	细胞外液升高	细胞外液正常
血清钠降低	低容量性低钠血症 （低渗性脱水）	高容量性低钠血症（水中毒）	等容量性低钠血症
血清钠升高	低容量性高钠血症 （高渗性脱水）	高容量性高钠血症（盐中毒）	等容量性高钠血症
血清钠正常	血清钠正常的细胞外液减少 （等渗性脱水）	正常血性钠水过多（水肿）	正常状态

（一）低渗性脱水

低渗性脱水（hypotonic dehydration），主要特征是失钠多于失水，血清钠浓度 <130mmol/L，血浆渗透压 <280mmol/L。

1. 病因和发生机制　某些原因使机体丢失体液时失去更多的钠，即失钠多于失水。或者丢失了等渗性或低渗性体液，从而发生等渗性或高渗性脱水，此时如果在治疗上只补水（如仅予以饮水或输入葡萄糖液）而未注意补钠，就会转变为低渗性脱水。体液丢失的常见原因为：

（1）肾外性原因

1）消化液大量丢失（呕吐、腹泻或胃、肠减压术）。

2）体液大量在体腔内积聚（大量胸、腹水形成）。

3）经皮肤大量失液，如大量出汗（丢失低渗性体液）或大面积烧伤使血浆大量渗出（丢失等渗性体液）。

（2）肾性原因

1）水肿患者往往须限制钠盐摄入，长期、大量使用排钠利尿药（如氯噻嗪、呋塞米、利尿酸等），由于在利尿的同时抑制了髓袢升支对氯化钠的重吸收，导致钠随尿液排出过多。

2）肾脏疾病，如慢性间质性疾病，当髓质结构破坏和髓袢升支功能障碍，钠随尿丢失增多；急性肾功能衰竭多尿期，肾小球滤过率开始增加而肾小管功能未恢复，水、钠排出增多；因肾小管上皮细胞病变，对醛固酮反应性降低，钠的重吸收减少，肾排钠过多。

3）肾上腺皮质功能不全，如 Addison 病，因醛固酮不足，导致肾小管钠重吸收减少。

4）过度渗透性利尿，如严重糖尿病或大量使用高渗葡萄糖、甘露醇、山梨醇等，水、钠经肾丧失过多。

2. 对机体的影响　低渗性脱水的基本变化是细胞外液明显减少和渗透压降低（图7-6）。由于细胞内液渗透压相对较高，水由细胞外向细胞内转移，使细胞外液更加减少，细胞内液增多，因而有发生细胞水肿的倾向；由于血液浓缩，血浆蛋白浓度增加，细胞间液被重吸收进入血管内的量增多，这虽有补充血容量的作用，但使细胞间液的减少更加明显，患者有明显的脱水貌。

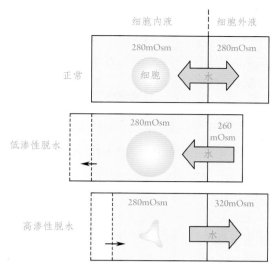

图7-6 脱水时体液分布变化示意图

低渗性脱水对机体的影响表现为：

（1）易出现循环障碍甚至休克：其机制为：①低渗性脱水在原发病因作用下，体液大量丢失；②体液向细胞内转移，使细胞外液进一步减少；③细胞外液低渗抑制 ADH 分泌，使尿量增加或不减少。由于上述三方面原因，使血容量明显减少，很容易引起循环功能障碍和休克，表现为静脉塌陷、血压降低、脉搏细速、神志异常、尿量减少，甚至发生肾功能衰竭、氮质血症等。

（2）脱水体征明显：低渗性脱水时体液减少最明显的部位是细胞间液，因此患者较早出现皮肤弹性降低、眼窝下陷等体征（脱水外貌）。婴幼儿由于中毒性消化不良发生低渗性脱水时，可有"三凹"体征，即囟门凹陷、眼窝凹陷和舟状腹。

（3）其他表现：低渗性脱水按失钠程度分成轻、中、重度三类。轻度低渗性脱水，血容量未明显减少，因细胞外液渗透压低，ADH 分泌减少，故尿量无明显降低；当血容量明显降低时，尽管细胞外液渗透压低，ADH 分泌以"血容量优先"原则可明显增加，使肾脏重吸收水增多，故出现明显少尿。血钠降低和低血容量所致 RAAS 激活，都可使肾上腺皮质球状带分泌醛固酮增加，因而除了由肾性原因而失钠者（尿钠可大于 20mmol/L）之外，一般来说，低渗性脱水时尿钠量很少（小于 10mmol/L）或无。低渗性脱水早期可无口渴（因细胞外液低渗），中、后期当血管紧张素Ⅱ（AGTⅡ）水平增高时，患者也会有口渴感觉。重症低渗性脱水有神志淡漠、嗜睡、昏迷等中枢神经系统症状，这与休克、酸中毒、脑细胞水肿引起的中枢功能障碍有关。

3. 防治和护理的病理生理基础

（1）去除病因，防治原发病。

（2）对于低渗性脱水，可使用等渗（轻度低钠血症时）或高渗（严重低钠血症时）盐溶液纠正细胞外液的容量和渗透压。使用高渗盐溶液治疗时，要控制补液速度，防止血钠浓度回升过快对心、脑造成损害，最好随时监控血钠浓度，控制血清钠浓度每小时升高 0.5 mmol/L，直到达 120 mmol/L 为宜。休克者须及时抢救，并注意纠正酸中毒。单纯使用葡萄糖液治疗存在一定危险性，容易导致脑水肿。

（二）高渗性脱水

高渗性脱水（hypertonic dehydration），主要特征是失水多于失钠，血清钠浓度 >150mmol/L，血

浆渗透压 >310mmol/L。

1．病因和发生机制

（1）单纯失水：①经肺失水，见于各种原因引起的过度通气；②经皮肤失水，见于发热或甲状腺功能亢进时，皮肤不感蒸发水分增多；③经肾失水，见于中枢性尿崩症（ADH 产生和释放不足）及肾性尿崩症（肾远曲小管和集合管对 ADH 缺乏反应）。

（2）丧失低渗体液：①经胃肠道丧失低渗液，见于呕吐所致胃液大量丢失或婴幼儿慢性腹泻排出大量钠浓度低的水样便；②大量出汗；③反复使用甘露醇或高渗葡萄糖引起渗透性利尿，使水丢失过多。

通常情况下，细胞外液渗透压升高及容量减少可刺激渴感，机体饮水后可使渗透压和容量恢复正常，因此仅仅因水或低渗液的丢失不易引起高渗性脱水。然而在一些特定条件下，如水源断绝、患者不能或不会饮水、患者的渴感丧失等，由于机体不能及时补充丢失的水，才会形成失水多于失钠的状况，导致血浆渗透压升高。

2．对机体的影响

（1）口渴求饮：渴感是由于血浆渗透压增高刺激口渴中枢所致（渴感障碍者除外）。

（2）尿少而比重高（尿崩症患者除外），是细胞外液渗透压增高使 ADH 分泌增多所致。

（3）细胞外液渗透压较高，使细胞内水分向细胞外转移，故以细胞内液丢失更明显（图 7-6）。以上三方面使细胞外液渗透压有所回降，容量不足有所缓解，故不容易发生休克。

（4）严重高渗性脱水因脑细胞脱水和脑压降低，可出现严重程度不同的中枢神经系统症状；严重的脑组织细胞脱水因牵拉作用，可引起脑静脉破裂出血及蛛网膜下腔出血。

（5）脱水热：血容量降低使皮肤血管收缩，细胞内液减少也使汗腺分泌受到影响，因此机体散热功能发生障碍。小儿脱水还可引起体温调节中枢功能减弱，导致体温升高。

3．防治和护理的病理生理基础

（1）去除病因，治疗原发病。

（2）可给患者饮水或静脉输入 5% ~ 10% 葡萄糖液，脱水基本纠正时须适量补给钠，防止细胞外液转为低渗状态。

（3）护理方面应注意输入葡萄糖液的速度，以防加重心脏负担。特别是在老年人、儿童及心脏病患者，要注意补液不宜过快过多。

（三）等渗性脱水

等渗性脱水（isotonic dehydration）的特征是水和钠以等渗比例丢失，或失液后经机体调节血浆渗透压仍在正常范围，血清钠浓度为 130 ~ 150mmol/L，血浆渗透压为 280 ~ 310mmol/L。

1．病因和发生机制　等渗性脱水的常见病因是呕吐、腹泻、大量丢失接近等渗的消化液、大量胸腹水形成、大面积烧伤或严重创伤使血浆丢失等。

2．对机体的影响　等渗性脱水常兼有低渗性及高渗性脱水的临床表现。大量丢失等渗性体液首先引起细胞外液和血容量的减少，容易发生血压降低、外周循环衰竭及尿量减少。等渗性脱水可存在体温升高和明显脱水貌。患者因不感蒸发、严重呕吐、不能饮水等情况使失水相对较多，存在向高渗性脱水转变的倾向，加上血容量减少、RAAS 系统激活使 AGT Ⅱ 水平增高，故可使患者产生较明显渴感。必须指出，如果等渗性脱水在处理上只补水而不注意补钠，也可使之转变为低渗性脱水。

3．防治和护理的病理生理基础

（1）去除病因，防治原发病。

（2）输注渗透压偏低的氯化钠溶液，其渗透压为等渗液的 1/3 ~ 2/3 为宜。

（3）护理上应注意防治患者继续失水向高渗性脱水转变或因补水过多而向低渗性脱水转变。

三种类型脱水的发病原因、机制和主要表现归纳见表 7-3。

表 7-3　三类脱水的比较

	低容量性低钠血症 （低渗性脱水）	低容量性高钠血症 （高渗性脱水）	正常容量血钠水过少 （等渗性脱水）
原因	失水＜失钠	失水＞失钠	等渗性液体大量丢失
血清钠浓度（mmol/L）	<130	>150	130 ~ 150
血浆渗透压（mmol/L）	<280	>310	280 ~ 310
主要失液部分	细胞外液（细胞间液）	细胞内液	细胞内、外液
口渴	早期无、重度脱水者有	明显	有
脱水貌	明显	早期不明显	明显
外周衰竭	早期可发生	轻症无	早期不明显
血压	易降低	正常→重症者降低	易降低
尿量	正常→重症者减少	减少	减少
尿氯化物量	极少或无	正常→重症者减少	减少
治疗	使用等渗或高渗盐溶液	5% 葡萄糖液	2/3 等渗的盐溶液

（四）水中毒

水中毒（water intoxication）为高容量性低钠血症，是指水的摄入过多，超过神经内分泌系统调节和肾脏的排水能力，导致大量水分潴留，细胞内、外液容量扩大，并出现包括稀释性低钠血症在内的一系列病理生理改变。

1．病因与发生机制

（1）摄入或输入过多不含电解质的液体：由于肾脏具有强大的调节水平衡的能力，因此正常人摄入较多水时，一般不会发生水潴留，更不会引起水中毒。然而，口渴中枢受刺激所致饮水过多或精神性饮水过多，超过肾脏排水能力的最大极限时（1200ml/h），也可能发生水中毒。尤其是婴幼儿，由于其水、电解质的调节功能尚未成熟，过多给予不含电解质的液体更易发生水中毒。

（2）急慢性肾功能不全：肾功能不全时，肾脏的排水能力降低，容易发生水中毒，特别是急性肾功能衰竭少尿期或慢性肾功能衰竭晚期对水的摄入未加控制者。在这种情况下，有功能的肾单位太少，不能排出每日的水负荷，因此即使摄入正常水量也可引起水中毒的发生。

（3）ADH 分泌过多：ADH 分泌过多使肾远曲小管和集合管重吸收水增强，肾排水能力降低，一旦摄入水稍多，就会引起明显的水中毒症状。ADH 异常分泌的原因为：①ADH 分泌异常增多综合征（SIADH）：常见于可引起丘脑下部 ADH 分泌增加的疾病（中枢神经系统疾病如脑炎、脑肿瘤、脑脓肿、脑血栓、脑出血等；急性精神病；药物如环磷酰胺、长春新碱等；肺部疾病如肺炎、肺结核、肺脓肿、肺不张等）和 ADH 异位分泌（肺燕麦细胞癌、胰腺癌等）。②其他原因：如疼痛、恶心和情绪应激；肾上腺皮质功能低下，糖皮质激素不足，对下丘脑分泌 ADH 的抑制功能减弱；外源性 ADH 样药物如血管加压素、催产素的使用。

2．对机体的影响　细胞内液容量增大或细胞水肿是水中毒的突出表现。这是由于水中毒时，细胞外液量明显增多，且细胞外液的低渗状态又促使大量的水分进入细胞内所致。

由于细胞内液容量两倍于细胞外液，水潴留时往往有 2/3 水进入细胞内，因此轻度水中毒时细胞内、外液量增加可不明显，轻度和慢性水中毒的症状也不明显。一般表现为乏力、头晕、嗜睡、记忆力减退、恶心、呕吐和肌肉挛痛，有时有唾液、泪液过多等。

急性重度水中毒（血钠 <120mmol/L，血浆渗透压 <250mmol/L）主要引起脑细胞水肿和颅内压增高，可危及患者的生命。各种神经精神症状出现较早，如头痛、恶心、呕吐、昏睡、昏迷、惊厥等，症状与血钠下降速度有关。患者可突然发生脑疝导致心跳、呼吸骤停。此外，水中毒尚能因循环血量增加使心血管系统负荷增大而引起肺水肿或心力衰竭。

3．防治原则和护理的病理生理基础

（1）防治原发病。

（2）轻、中度患者的治疗主要是严格限制水入量。

（3）急性重度患者，可用 3% ~ 5% 高渗氯化钠溶液静脉滴注纠正低渗状态，但须注意钠离子过多会使细胞外液容量扩大，加重心脏负荷。可用甘露醇、山梨醇或呋塞米快速利尿，减轻脑水肿。肾功能衰竭者可用透析疗法。

（五）水肿

过多的钠、水以与血浆相似的比例在组织间隙或体腔中积聚，称为水肿（edema），此时血钠浓度正常，细胞内液无明显增多。临床上，过多体液在体腔中积聚也称为积水或积液（hydrops），如胸腔积液、腹腔积液、心包积液等。水肿可为全身性或局部性，常见的有心性水肿、肾性水肿、肝性水肿和炎性水肿等。

1．发病机制　组织间液的更新及其量的恒定，有赖于血管内外以及体内外液体交换的双重平衡调节，这两种平衡一旦发生异常，即可引起水肿。因此，血管内外液体交换失平衡和体内外液体交换失平衡（钠、水潴留）是水肿发生的基本机制。

（1）血管内外液体交换失平衡：决定血浆与组织间液液体交换的因素为：①毛细血管血压（即毛细血管内流体静压，约为 2.33kPa）；②组织间液胶体渗透压（约为 0.67kPa）；③血浆胶体渗透压（约为 3.72kPa）；④组织间液流体静压（约为 −0.87kPa）。前两种力量促使组织间液的生成，后两种力量促进组织间液的重吸收。前、后两种力量之差，约为 0.15 kPa，在这一压差作用下，有少量血管内液体滤出进入组织间隙。正常时，这部分液体经淋巴回流又重新回到体循环，从而保持组织液生成与回流的动态平衡。此外，淋巴回流又可使少量组织液蛋白成分能经由淋巴管进入血液循环，从而维持组织间液胶体渗透压的稳定（图 7-7）。

任何原因使有效滤过压过高以致细胞间液生成过多且超过淋巴回流量时，均可导致血管内外液体交换失平衡，这是局部和全身性水肿发生的基本机制。

1）毛细血管流体静压增高：毛细血管流体静压增高的主要原因是静脉压增高。右心衰竭使体循环静脉压增高，是心性水肿的重要原因；左心衰竭使肺静脉回流受阻而压力增高，是肺水肿的重要原因；静脉栓塞或肿瘤压迫可使局部静脉压增高，形成局部水肿。

2）血浆胶体渗透压降低：是血浆白蛋白减少所致。血浆白蛋白减少的原因为：①营养不良导致蛋白质摄入不足；②肝功能不全，使白蛋白合成减少；③肾脏疾病所致大量蛋白尿或严重烧伤所致大量血浆渗出，使白蛋白丢失过多；④钠、水潴留或输入大量非胶体溶液，使血浆蛋白稀释；⑤慢性消耗性疾病如恶性肿瘤、慢性感染等使蛋白质分解加强。

3）微血管壁通透性增高：主要见于炎性损伤（感染、烧伤、冻伤、化学伤、昆虫咬伤）、缺氧以及酸中毒等情况，除了促进血管内液体外移，还可引起血浆蛋白漏出，导致组织间液胶

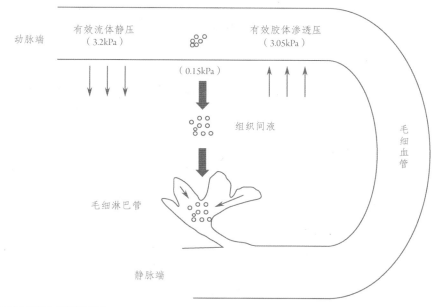

图7-7 血管内外液体交换示意图

体渗透压增高，血浆胶体渗透压有所降低。此类水肿液中蛋白含量较高，可达30~60g/L，称为渗出液。

4）淋巴回流受阻：在淋巴管受压（肿瘤压迫）、淋巴管堵塞（丝虫成虫或癌栓）或广泛的淋巴管手术清除等情况下，使组织液回流发生障碍，组织间液中蛋白质积聚，组织间液胶体渗透压升高，产生淋巴性水肿。

（2）体内外液体交换失平衡——钠、水潴留：体内外液体交换的平衡主要依赖于肾脏，肾脏通过肾小球滤过与肾小管重吸收之间的平衡（即球-管平衡）来维持体内钠、水的平衡和细胞外液容量的恒定。当某些因素使球-管平衡失调时，体内即可产生钠、水潴留，这是水肿发生的重要因素（图7-8）。

1）肾小球滤过率下降：见于：①肾小球病变，如急性肾小球肾炎时，炎性渗出物和毛细血管内皮细胞肿胀，慢性肾小球肾炎肾单位大量破坏，均导致肾小球滤过面积明显减少；②有效循环血量减少（见于充血性心力衰竭、休克等）使肾血流量减少，GFR降低；此外，有效循环血量减少可继发引起交感-肾上腺髓质系统和肾素-血管紧张素系统兴奋，使肾血管收缩，肾血流量进一步减少，GFR更为下降。

2）近曲小管重吸收钠水增多：①肾小球滤过分数（filtration fraction，FF）增高：见于充血性心力衰竭或肾病综合征引起的有效循环血量减少时。FF=肾小球滤过率/肾血浆流量，有效循环血量减少，使肾血流减少，肾血管收缩，由于出球小动脉比入球小动脉收缩更明显，因此在肾血流量减少的情况下，肾小球滤过率相对增高，使FF增高，较多非胶体成分滤出导致经出球小动脉流至近曲小管周围毛细血管内血液的胶体渗透压增大，流体静压降低，从而引起近曲小管重吸收增加。②心房钠尿肽（ANP）减少：有效循环血量降低，使心房牵张感受器所受刺激减弱，ANP分泌、释放减少，近曲小管钠、水的重吸收增加。

3）肾血流重分布：有效循环血量降低通过反射性交感神经兴奋以及RAAS系统激活，使肾素和AGT水平增高，导致大量肾血流从皮质肾单位转移至近髓肾单位，在此部位生成的原尿流经深入髓质内层的髓袢时，使钠、水重吸收大大增加。

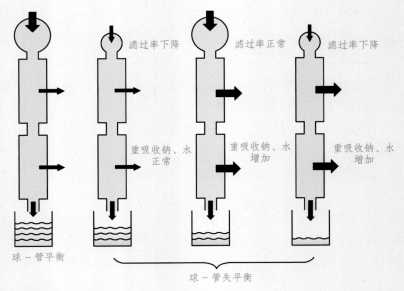

图 7-8 球－管失衡基本形式示意图

4）远曲小管和集合管重吸收钠水增加：远曲小管和集合管重吸收钠水的多少受醛固酮和抗利尿激素的调节。有效循环血量降低时，一方面引起肾血流下降，RAAS 系统激活，使醛固酮分泌增多，另一方面通过容量感受器引起 ADH 分泌增多，可引起水肿发生。此外，在肝脏病变如肝硬化等情况下，肝脏对醛固酮和 ADH 的灭活减少，亦使远曲小管和集合管重吸收钠、水增加。

2．水肿的表现特征

（1）水肿液的性状：水肿液呈等渗，根据其蛋白质含量不同分为漏出液和渗出液（表 7-4）。① 漏出液（transudate）特点是：水肿液的相对密度低于 1.015；蛋白质的含量低于 25g/L；细胞数少于 500/100ml；② 渗出液（exudate）特点是：水肿液的相对密度高于 1.018；蛋白质含量可达 30～50g/L；后者是由于毛细血管通透性增高所致，多见于炎性水肿。

表 7-4　漏出液与渗出液区别

	漏出液	渗出液
原因	非炎症性	炎症反应性
外观	淡黄、透明水样	混浊、血性、脓性
比重	<1.015	>1.018
凝固	不凝	自凝
蛋白定量（g/L）	<25	>30～40
细胞计数（10^6/L）	<100	>200
细胞分类	淋巴细胞为主	以中性粒细胞为主
细菌	无	正常阳性

（2）皮下水肿的皮肤特征

1）显性水肿：皮肤苍白、饱满、皱纹变浅变平，皮肤温度低，组织弹性差。手指按压皮肤可见凹陷，经久不易复原。

2）隐性水肿：在出现显性水肿之前，组织间液量虽然增加，但由于组织间高分子物质（胶原和透明质酸等）的亲水性使增加的水分被吸附，因此可流动性液体增加并不明显，皮肤也无凹陷性水肿的体征。

（3）全身性水肿的分布特点：不同原因引起的全身性水肿有不同的特点，其影响因素包括：重力效应、皮下组织结构的致密性和皮肤厚度与伸展性、局部静脉及毛细血管血流动力学的特点等。心性水肿时因为重力作用，使肢体低垂部毛细血管流体静压更高，因此水肿首先出现在下垂部位；肾性水肿时由于眼睑和面部组织疏松，皮肤薄而伸展度大，易于容纳水肿液，因此先出现眼睑或颜面部水肿；而肝性水肿的发生与肝硬化使肝脏结构改变有关，由于肝静脉受压，肝淋巴液剧增，通过肝脏表面扩张的淋巴管漏出，同时门静脉高压也引起上游毛细血管内压增高，肠淋巴液生成增多并通过肠系膜渗入腹腔，因此主要发生腹水。

3．对机体的影响　水肿对机体的危害作用包括：①引起组织细胞营养障碍，水肿部位易发生组织损伤、溃疡，该部位的创伤也不易愈合；②水肿的器官组织常有功能障碍，如关节腔积水影响关节活动，心包腔积水影响心泵功能，严重时导致心脏停搏致死，严重咽喉部水肿尤其累及声门时可导致窒息死亡。

水肿对机体也有益处。全身性水肿时，细胞间液的增加，可避免血容量的过度增加，对循环系统有一定的保护意义。炎性水肿的渗出液对机体的有利方面有：①稀释毒素；②大分子物质吸附有毒物质，形成的纤维蛋白构成细菌扩散的屏障且有利于吞噬细胞游走；③输送抗体或药物至炎症局部。

4．防治和护理的病理生理学基础

（1）去除病因。心性水肿应适当予以强心、限制钠盐摄入；炎性水肿则应设法尽快控制炎症，若为肿瘤所致，应行肿瘤切除等。

（2）给予利尿药，排出过度潴留的钠和水，使细胞外液容量恢复正常。

（3）注意保持水、电解质平衡和酸碱平衡。

（4）水肿患者卧床时，由于增加了持重部位的压力，容易造成压疮。因此护理时要预防压疮的发生和感染。

◆　　　　　高原肺水肿和脑水肿

高原肺水肿（high altitude pulmonary edema，HAPE）　机体在 2～4 日内快速上升到 3000m 高原即可能发生，常与上升速度有关，发病率为 1%～2%，但部分快速上升到 4500m 的人，发病率可达 10%，从高原下到平原再次返回高原时亦可发生。HAPE 发病个体差异很明显，具有上呼吸道疾患或感染者更易发生，有缩窄性肺循环如单侧肺动脉缺失者更加危险。HAPE 主要症状是呼吸困难，降低了高原运动的耐受力，先出现干咳，进而咳泡沫痰甚至血痰，呼吸急促，心率加快甚为常见，有中等发热，听诊可闻捻发音。

高原脑水肿（high altitude cerebral edema，HACE）　较 HAPE 少见，但发病时症状更加凶险。发病率为 0.1%～4.0%，远低于急性高山病

（acute mountain sickness，AMS）和 HAPE。患者可发生精神错乱、共济失调、意识模糊、幻觉，严重时昏迷甚至死亡。

第二节　钾代谢紊乱

一、正常钾代谢

（一）人体钾的含量和分布

成年人体钾含量为 50 ~ 55mmol/kg，其中 98% 分布于细胞内（主要是肌肉细胞），浓度达 140 ~ 160mmol/L。细胞外钾虽然仅占 2%，浓度 3.5 ~ 5.5mmol/L，但具有重要作用。体钾总量轻微增加 1% ~ 2%，就可能造成血清钾浓度的明显提高，甚而威胁生命。

（二）钾的生理功能

1. 维持细胞新陈代谢　钾参与多种新陈代谢过程，与糖原和蛋白质合成关系密切。细胞内一些与糖代谢有关的酶类，如磷酸化酶和含巯基酶等必须有高浓度钾存在才具有活性。

2. 保持细胞静息膜电位　钾是维持细胞膜静息电位的物质基础。静息膜电位主要取决于细胞膜对钾的通透性和膜内外钾浓度差。由于安静时细胞膜只对钾有通透性，随着细胞内钾向膜外的被动扩散，造成内负外正的极化状态，形成了静息电位。此电位对神经肌肉组织的兴奋性是不可缺少的。

3. 调节细胞内外的渗透压和酸碱平衡　由于大量钾离子储存于细胞内，不仅维持了细胞内液的渗透压和酸碱平衡，也因而影响了细胞外液的渗透压和酸碱平衡。

（三）钾平衡及其调节

1. 钾的摄入与排出　人体每天由食物（肉类、水果和蔬菜等）获得钾 50 ~ 150mmol，主要由小肠吸收。钾的排泄约 90% 依靠肾脏排出，其余 10% 随粪便排出，随汗液排钾极少。肾脏排钾量基本上与摄入量平行，但是，即使无钾摄入，肾脏每天仍排出少量钾。因此，长期禁食或不能进食的人，容易发生低钾血症。

2. 细胞内、外液之间的钾平衡　细胞内、外液的钾平衡依靠两种机制实现，其中最重要的是通过细胞膜上钠泵（Na^+-K^+-ATP 酶）的作用，使细胞内 K^+ 维持高浓度。另一机制是细胞内外 K^+-H^+ 的交换。

当血钾增高时，Na^+-K^+-ATP 酶活性增强，使 K^+ 进入细胞内，同时把 Na^+ 泵出细胞外；血钾降低时，其转移过程相反。胰岛素和儿茶酚胺（经 β 受体）能增强 Na^+-K^+-ATP 酶活性，促进 K^+ 进入细胞内。儿茶酚胺经 α 受体作用，则使 K^+ 进入细胞内减少。

当血液 pH 发生变化时，也可引起 K^+ 在细胞内外的转移。酸中毒时，H^+ 进入细胞内，K^+ 逸出至细胞外；碱中毒时，K^+ 进入细胞内，H^+ 则由细胞内转移至细胞外。

此外，细胞外液渗透压升高或运动时的肌肉收缩可使细胞内 K^+ 外移。

3. 肾脏的排钾作用及其影响因素　从肾小球滤过的钾几乎在近曲小管全部被重吸收，尿中排出的钾是由远曲小管和集合管上皮细胞分泌的。影响钾分泌排出的因素有：

（1）醛固酮的作用：除了 RAAS 系统外，醛固酮的分泌还受血钾增高或血钠降低的刺激。醛固酮分泌增加，远曲小管和集合管重吸收钠和排钾增多。

（2）血浆钾浓度：血钾浓度升高可刺激肾小管上皮细胞 Na^+-K^+ 泵的活性，并增大其管腔膜对 K^+ 的通透性，从而明显增加肾远曲小管和集合管的泌钾速率。

（3）远曲小管的尿液流速：肾小管上皮细胞分泌钾的多少与钾的跨膜浓度差有关。远曲小管的尿液流速增加，可使管腔内 K^+ 降低而促进肾小管上皮细胞分泌钾。例如使用甘露醇等渗透性利尿药可增加远端流速，促进钾的排泄。

（4）细胞外液酸碱度：由于远曲小管和集合管上皮细胞对 Na^+-H^+ 和 Na^+-K^+ 交换有竞争作用，因此，酸中毒时肾小管上皮细胞代偿性泌 H^+、重吸收 $NaHCO_3^-$ 增多，泌 K^+ 减少，易引起血钾增高；相反，碱中毒时则泌 H^+ 减少、泌 K^+ 增多，易引起血钾降低。

二、低钾血症

血清钾浓度低于 3.5 mmol/L（或 mEq/L），称为低钾血症（hypokalemia）。血清钾浓度降低，除了由体内钾分布异常引起者外，往往伴有体内钾总量的减少。

（一）原因和发生机制

1. 钾摄入不足　长期不能进食者，如消化道梗阻、昏迷或术后禁食等，可引起血钾降低。

2. 失钾过多　通过消化道和肾脏丢失钾是临床上最常见、最主要的失钾原因。

（1）经消化道失钾：在严重呕吐、腹泻、肠瘘或做胃肠减压等情况下，由于大量消化液丢失，可引起失钾。同时体液丢失可引起血容量降低和醛固酮分泌增加，故也能使肾排钾增多。

（2）经肾失钾：①使用排钾利尿药：髓襻或噻嗪类利尿药、具有渗透性利尿作用的高渗甘露醇以及抑制碳酸酐酶活性的利尿药均能促进钾的排出。②皮质激素增多：见于原发性或继发性醛固酮增多症、库欣综合征或长期使用糖皮质激素的患者。③肾脏疾病：急性肾功能衰竭多尿期，慢性肾炎或肾盂肾炎影响近曲小管和髓襻对钠、水重吸收，使远曲小管内尿液流速增加而排钾增多。④镁缺失：机体缺镁时，髓襻升支粗段上皮细胞的 Na^+-K^+-ATP 酶失活，引起钾重吸收障碍。如果低钾血症和低钙血症同时存在，常提示镁的缺乏。⑤其他：远端肾小管性酸中毒（Ⅰ型肾小管性酸中毒）时，肾小管泌 H^+ 障碍，使 Na^+-K^+ 交换增强，肾排钾增多。使用庆大霉素、羧苄西林等抗生素时，远曲小管内不易吸收的负离子增加，使带正电荷的 K^+ 排泌增多。

（3）经皮肤失钾：高温环境下进行强体力劳动，引起大量出汗，可引起低钾。

3. 钾进入细胞内过多

（1）碱中毒：碱中毒时，H^+ 从细胞内转移至细胞外，K^+ 进入细胞内，使血钾降低；此时，肾小管 Na^+-H^+ 交换减弱而 Na^+-K^+ 增强，故肾排钾也增加。

（2）胰岛素的使用：糖尿病时，细胞对葡萄糖利用障碍，糖原合成减少和糖异生加强，细胞内高分子物质分解使钾转移至细胞外液，并通过糖尿病性利尿使钾丢失增多，机体处在钾总量减少的状态，这时用胰岛素作治疗，可使细胞利用葡萄糖合成糖原，使细胞外钾进入细胞内；同时，胰岛素又有加强 Na^+-K^+-ATP 酶活性的作用，促进钾进入细胞内。

（3）低钾血症型周期性麻痹症：是一种常染色体显性遗传病。发作时表现为一时性骨骼肌瘫痪和低血钾，常在寒冷、应激、剧烈运动后被诱发，不经治疗可在 6～24 小时自行缓解。目前认为其基本机制与骨骼肌细胞膜上电压依赖性钙通道的基因突变使钙内流减少，阻碍了肌肉的兴奋－收缩耦联有关，但与低血钾之间的关系仍不甚清楚。

（4）钡中毒：氯化钡、碳酸钡、氢氧化钡等中毒时，Na^+-K^+-ATP 酶活性增强，钾不断进入细胞内，加之阻断细胞膜上由细胞内通向细胞外的钾通道，故使血清钾降低。

（二）对机体的影响

低钾血症引起的功能代谢变化及其严重程度与血钾降低的速度、幅度及持续时间有关。血钾降低速度越快，血钾浓度越低，对机体影响越大。

1. 对神经肌肉的影响　急性低钾血症时，细胞外液钾浓度（$[K^+]_e$）降低，细胞内液钾浓度（$[K^+]_i$）不变，结果 K^+i/K^+e 比值增大，细胞内钾外流增多，膜静息电位（Em）的绝对值增大，其与阈电位（Et）的距离（Em-Et）加大，故引起神经肌肉细胞的兴奋性降低，这称为超极化阻滞（图7-9）。

低钾血症最突出的表现是骨骼肌松弛无力，甚至引起弛缓性麻痹。常先累及下肢，以后可影响上肢及躯干的肌群，严重者可因呼吸肌麻痹而致死。

平滑肌无力表现为胃肠蠕动减弱，肠鸣音减少或消失，腹胀（肠胀气），甚至发生麻痹性肠梗阻。神经系统受累的表现为肌肉酸痛或感觉异常，肌张力降低，腱反射减弱或消失。

慢性低钾血症由于细胞外液钾浓度降低缓慢，细胞外钾能通过细胞内钾逸出得到补充，所以 $[K^+]_i/[K^+]_e$ 比值变化较小，临床上肌肉兴奋性降低的症状也不明显。慢性低钾血症使细胞内明显缺钾，导致细胞代谢障碍，肌细胞肿胀。

此外，在低钾血症患者，运动的骨骼肌释放钾减少，局部血管扩张和血流量增加不充分，故能引起肌肉挛缩、缺血性坏死和横纹肌溶解等病理变化。

值得注意的是，除 $[K^+]_e$ 以外，细胞外液 $[Ca^{2+}]$ 和 $[H^+]$ 变化对神经肌肉兴奋性也有很大影响。细胞外液 $[Ca^{2+}]$ 增高，能抑制0期 Na^+ 内流，从而使 Et 增高（绝对值减小），其结果则与低钾血症时相似，引起肌肉兴奋性降低。血 $[Ca^{2+}]$ 降低，使 Et 值压低（绝对值增大），故肌肉兴奋性增高，临床上有手足搐搦等症状。酸中毒时血浆 $[H^+]$ 增高，细胞兴奋性降低，碱中毒时兴奋性增高。

2. 对心脏的影响　低钾血症对心脏的影响主要是引起心律失常，严重者发生心室纤颤，导致心功能衰竭。这与血钾明显降低引起心肌电生理异常改变有关。

（1）心肌电生理的变化

1）自律性：低钾血症时 $[K^+]_e$ 降低，使心肌细胞膜对钾的通透性降低，自律性细胞4期自动除极过程中的 K^+ 外流减少，Na^+ 或 Ca^{2+} 内流相对增加，使去极化加快，引起自律性增高。

2）兴奋性：按照 Nernst 方程式，急性低钾血症时，$[K^+]_i/[K^+]_e$ 比值增大，Em 的绝对值应该增大。但是，由于 $[K^+]_e$ 降低时，心肌细胞膜对钾的通透性降低，细胞内钾外流减少，使 Em 绝

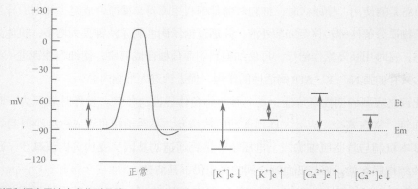

图7-9　血清钾和钙离子浓度变化对骨骼肌 Em 和 Et 的影响

对值反而减小，Em-Et 间距减小，因而心肌细胞的兴奋性增高。

3）传导性：心肌细胞 Em 绝对值和 Em-Et 间距减小，使 0 期去极化速度减慢、幅度减小，兴奋位点与周边的电位差缩小，兴奋扩布减慢，导致传导性降低。

4）收缩性：心肌细胞的收缩性与动作电位 2 期 Ca^{2+} 内流的速度有关。低钾血症时 $[K^+]_e$ 降低，其对复极化 2 期 Ca^{2+} 内流的抑制作用减弱，复极化 2 期 Ca^{2+} 内流加速，使 $[Ca^{2+}]_i$ 升高较快，因此心肌的收缩性增高。但在严重或慢性低钾血症时，因细胞内缺钾，影响细胞代谢，使心肌结构破坏，心肌收缩性降低。

（2）心电图（ECG）变化

1）传导性降低可引起心电图 P-R 间期延长，QRS 复合波增宽，分别反映房室和室内传导阻滞。

2）2 期 Ca^{2+} 内流加速，促进了一时性 K^+ 外流，引起复极化 2 期加快，ECG 上表现为 S-T 段压低。

3）3 期钾外流减慢，复极化 3 期延长，心肌超常期延长，引起 T 波低平、增宽、倒置，u 波明显，Q-T 间期延长等 ECG 变化。

以上 ECG 变化中，S-T 段压低和 T 波后出现明显 u 波是低钾血症较具特征性的改变（图7-10）。

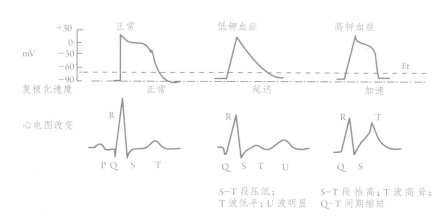

图 7-10 低钾血症和高钾血症时心肌动作电位与心电图变化特征

（3）低钾血症时心律失常的表现：低钾血症时，心肌兴奋性增高，超常期延长，异位起搏点自律性增高，同时又有传导性降低使传导减慢及有效不应期缩短，易引起兴奋折返。所以，低钾血症易发生期前收缩、房室传导阻滞、心室纤颤等各种心律失常。

3. 对酸碱平衡的影响 低钾血症可引起碱中毒，其机制为：①低钾因细胞内、外的 K^+-H^+ 交换，使细胞内酸中毒，细胞外碱中毒；②血钾降低时，肾小管上皮细胞内 $[K^+]$ 降低，分泌 K^+ 减少，H^+-Na^+ 交换加强，H^+ 随尿排出增多。由低血钾引起的碱中毒，由于尿液 $[H^+]$ 增加，尿液呈酸性，与一般碱中毒时有偏碱性尿不同，故又被称为"反常性酸性尿"。

4. 对肾脏的影响 慢性低钾血症时肾小管对 ADH 的反应性降低，髓袢升支粗段对 NaCl 重吸收障碍，使肾的浓缩功能障碍，出现多尿、夜尿，甚至肾性尿崩症；长期缺钾可导致肾小管上皮细胞肿胀、空泡变性和间质纤维化，称为缺钾性肾病（nephropathy of potassium depletion）。

5. 其他方面 低钾血症时细胞内的蛋白质合成降低。血钾降低可引起精神不振、淡漠、反应迟钝、嗜睡或昏迷等中枢神经系统症状，这与神经细胞兴奋性降低、糖代谢障碍、细胞膜钠泵功能障碍等因素有关。

（三）防治和护理的病理生理基础

1. 治疗原发病。除注意使患者有正常饮食外，还应注意限制钠的摄入，以免进一步增加钾从肾的排出量。

2. 适当补钾，能进食者尽可能口服补钾。严重低钾可静脉补钾，但应注意低浓度（20～40mmol/L）、低流速（10mmol/h），每天补钾可控制在40～120mmol，特别要注意只有在肾功能良好时才能进行静脉补钾，当日尿量大于500ml时，静脉补钾才比较安全。若伴随镁缺失，应先补镁才能有效补钾。

3. 注意患者的酸碱平衡状况。对伴有碱中毒的，应使用 KCl；对有代谢性酸中毒的，先使用 KCl，在血钾上升后可使用 $KHCO_3$，后者有助于纠正酸中毒。

4. 护理时要鼓励患者进食含钾丰富的食物；静脉补钾时应注意核对静脉补钾的量、浓度，调整好速度；补钾时要防渗漏，保护静脉；密切观察患者的尿量、生命体征、神经肌肉的表现、心电图和血钾浓度等，严防医源性高钾血症的发生。

◆　　　　　　　　低血钾型周期性麻痹

　　　　低血钾型周期性麻痹（hypokalemicperiodic paralysis）是以骨骼肌反复发作弛缓性麻痹及发作时血清钾降低为主要特征。本病是常染色体显性遗传，有不完全外显率。家族史明显，但散发病例也有报告。据报道88% 病例首次发病在 7～21 岁，北京儿童医院曾见一例患儿 4 岁发病，与国外报道相符。男孩多见，发作间歇期患儿多无任何症状，无肌萎缩。间歇期可自数日至数年不等。发生麻痹的时间不定，以睡醒及休息时多见。过食碳水化合物、受凉、精神紧张、外伤、感染及经期等均为诱发因素。有时可因肢体浸入冷水而诱发局部弛缓性麻痹。将该肢体继之侵入温水后可渐缓解。

三、高钾血症

血清钾浓度大于 5.5mmol/L（或 mEq/L）称为高钾血症（hyperkalemia）。

（一）原因和发生机制

1. **肾排钾减少**　这是引起体内钾潴留和高钾血症的主要原因。可见于：①急性肾功能衰竭的少尿期或慢性肾功能衰竭终末期；② IV 型肾小管性酸中毒，由于同时存在泌 H^+ 和 Na^+ 重吸收的障碍，Na^+ 重吸收障碍使肾小管腔内负电位减小，K^+ 的排出也就受限；③醛固酮分泌减少或肾小管对醛固酮反应性降低的有关疾病或病理变化，如 Addison 病、双侧肾上腺切除、糖尿病性肾病等；④长期使用能引起钾潴留的利尿药，如氨苯蝶啶和螺内酯能拮抗醛固酮的作用。

2. **细胞内钾逸出**

（1）酸中毒，引起细胞内、外 K^+-H^+ 交换，导致细胞外液〔K^+〕增高。

（2）溶血或严重创伤，包括淋巴瘤和白血病放疗或化疗后，使组织细胞释出大量 K^+。

（3）各种原因引起的严重组织缺氧，细胞 ATP 生成不足，钠泵功能障碍，使细胞外 K^+ 增多。

（4）糖尿病酮症酸中毒时，除酸中毒外，由于胰岛素不足，K^+ 进入细胞内减少；高血糖使血浆渗透压增高，引起细胞脱水和细胞内〔K^+〕增高，促进 K^+ 的外移。

（5）高钾血症型家族性周期性麻痹，发作时细胞内 K^+ 转移至细胞外，引起高钾血症。

（6）某些药物的作用，如过量洋地黄能抑制钠泵活性，普萘洛尔可阻滞 β 受体，两者都影响细胞外 K^+ 进入细胞内，引起细胞外液 $[K^+]$ 增高。

3．输含钾液过多过快 主要见于误把 KCl 当成其他药物作静脉注射而发生的医疗事故，或 KCl 静脉滴注过快、浓度过高，或对肾功能不全患者补含钾溶液。

4．假性高钾血症（pseudohyperkalemia） 体内实际的血浆钾浓度正常，但是测得的血清钾浓度高。常见于采血时发生溶血，红细胞内 K^+ 释出；血小板或白细胞过高，在放置或形成血清期间释放的 K^+ 使血清钾浓度升高。

（二）对机体的影响

1．对神经肌肉兴奋性的影响 轻度高钾血症（$5.5 \sim 7.0 mmol/L$）时，$[K^+]_i / [K^+]_e$ 比值减小，钾外流减少，故 Em 绝对值变小，Em-Et 间距缩小，使兴奋性增加，临床上有手足感觉异常、震颤、肌痛或肠绞痛与腹泻等症状。

重度高钾血症（$7.0 \sim 9.0 mmol/L$）则使 Em-Et 间距过小，快 Na^+ 通道失活，肌细胞处于去极化阻滞状态，兴奋性下降，临床上有肌肉软弱、弛缓性麻痹等症状。

2．对心脏的影响

（1）心肌电生理的变化

1）自律性：高钾血症时，$[K^+]_e$ 增高，自律细胞复极化后膜对 K^+ 的通透性增高，4 期 K^+ 外流增加，使自动去极化减慢，因而自律性降低。

2）兴奋性：$[K^+]_e$ 增高，使心肌细胞 Em 负值减小，Em-Et 间距缩小，因此在轻度高钾时兴奋性增高，重度高钾时兴奋性降低。

3）传导性：Em-Et 间距缩小，使 0 期去极化速度减慢、幅度降低，所以传导性降低。

4）收缩性：$[K^+]_e$ 增高，可以抑制 2 期钙内流，影响心肌细胞内的兴奋－收缩耦联，使收缩性降低。

（2）ECG 变化（图 7-10）

1）心房肌细胞动作电位降低，使 P 波压低、增宽或消失。

2）传导性降低，使 P-R 间期延长，QRS 复合波增宽。

3）3 期钾外流加速，使心肌细胞有效不应期缩短，超常期变化不大；反映复极化 3 期的 T 波高耸，反映动作电位的 Q-T 间期缩短或正常。

4）自律性降低、传导性降低和心肌兴奋性降低，故心电图上有心率减慢（可伴有心律不齐），甚至停搏的 ECG 表现。

（3）高钾血症时心律失常的表现：急性高钾血症时，传导性降低使传导缓慢和引起单向传导阻滞，且心肌细胞有效不应期缩短，因而容易引起兴奋折返，故常发生包括心室纤颤在内的各种心律失常。严重高钾血症可因自律性降低、传导阻滞和兴奋性丧失而发生心搏骤停。慢性高钾血症 ECG 常无明显变化。

3．对酸碱平衡的影响 高钾血症因 H^+ 向细胞外转移及肾小管排 H^+ 减少，故易发生代谢性酸中毒。此时尿液偏中性或碱性，亦称"反常性碱性尿"。

钾代谢紊乱的原因和对机体的影响简要归纳于表 7-5。

（三）防治和护理的病理生理学基础

1．消除病因，治疗原发病。

2．降低血钾浓度 用葡萄糖和胰岛素静脉滴注；应用乳酸钠或 $NaHCO_3$ 滴注使 pH 升高，促

表7-5 钾代谢紊乱的原因和对机体的影响

	低钾血症	高钾血症
原因		
钾的摄入	不足：不能进食或禁食，胃、肠外给无 K^+ 溶液	过多：常为医源性，尤其肾功能不全时较快补给 K^+
钾的丢失	过多：呕吐、腹泻、肠瘘；使用保钠、渗透性利尿药；肾功能不全、间质性肾疾患；醛固酮增多	减少：肾衰和某些肾疾患；肾上腺皮质功能不全；保钾利尿药应用
钾分布异常	细胞外液钾进入细胞内（碱中毒；胰岛素治疗；家族性周期性麻痹）	细胞内液钾逸出细胞外（酸中毒；严重缺氧；周期性麻痹；溶血或严重组织细胞损伤；洋地黄的使用）
临床表现		
肌肉	软弱无力、软瘫、呼吸肌麻痹	肌肉震颤、肌痛、肌肉软弱、弛缓性麻痹
心肌		
自律性	增高	降低
兴奋性	增高	轻度：增高；重度：降低
传导性	降低	降低
收缩性	增高	降低
心电图	P-R 间期延长；QRS 综合波增宽；S-T 段压低；T 波低平、u 波明显；Q-T 间期延长	P 波低、宽；P-R 间期延长、QRS 波增宽；S-T 段上抬；高 T 波；Q-T 间期缩短
临床特征	心率加快、心律不齐或发生心室纤维颤动	心律失常（心室纤维颤动）或心脏停搏
酸碱平衡	继发代谢性碱中毒（酸性尿）	继发代谢性酸中毒（碱性尿）
消化道	肠蠕动减弱、腹胀、麻痹性肠梗阻	肠绞痛、腹泻
治疗	治疗原发病、口服补钾	注射 Na^+、Ca^{2+} 拮抗高钾，给胰岛素、葡萄糖降血钾

进 K^+ 进入细胞内和由肾排出，此外，Na^+ 还有抵抗高钾对心肌毒性的作用；阳离子交换树脂（如聚苯乙烯磺酸钠）口服或灌肠，经 Na^+-K^+ 交换促使 K^+ 由肠道排出；做腹膜透析或血液透析等，使血钾浓度降低。

3. 拮抗剂 用钙剂（如葡萄糖酸钙）可使心肌细胞阈电位上移，Em-Et 间距增大，以恢复心肌兴奋性；同时增加 2 期 Ca^{2+} 内流，提高心肌收缩性。但近期用过洋地黄的患者禁用钙剂。用钠剂提高细胞外液钠浓度，使去极化 0 期 Na^+ 内流增加，提高动作电位幅度和速度，改善心肌传导性。

4. 护理时应注意监测血 K^+ 浓度、心电图变化、神经肌肉的表现、尿量和生命体征，并注意防治代谢性酸中毒。此外，采血时应注意防止溶血，以免造成"假性高钾血症"。

（吴 穹 编写 古宏标 审校）

◇ 病例思考题 ....

1. 患儿，男，2 岁，腹泻 2 天，每天 6~7 次，水样便；呕吐 3 次、呕吐物为所食牛奶，不能进食。伴有口渴、尿少、腹胀。查体：精神萎靡、T 37℃、BP 11.5/6.67kPa（86/50mmHg）、皮肤弹性减退、两眼凹陷、前囟下陷、心率加快、肺部未查见异常，腹胀、肠鸣音减弱、腹壁反射消失、膝反射迟钝、四肢发凉。化验：血清 [K$^+$] 3.3mmol/L，[Na$^+$] 140mmol/L。

（1）患儿发生了何种水、电解质紊乱？

（2）整理患者的护理措施，并试述患者护理措施的病理生理学依据。

2. 8 岁女孩，严重腹泻 4 天，表情淡漠，对问题反应支离破碎，皮肤弹性下降，眼窝下陷。脉搏 114 次 / 分，血压 13.06/8.00kPa（90/60mmHg），呼吸深，26 次 / 分，血细胞比容 58%，双肺（－），腹软无压痛，血浆 pH 7.13，[HCO$_3^-$] 6mmol/L，PaCO$_2$ 2.4kPa（18mmHg），[K$^+$] 5.8mmol/L。入院后静输 5% 葡萄糖 700ml，内含 KHCO$_3$ 10mmol 和 NaHCO$_3$ 110mmol，1h 后呼吸停止，脉搏消失，心前区可闻及弱而快的心音，复苏未成功。

（1）该患儿发生了哪些水、电解质和酸碱平衡紊乱？为什么？

（2）治疗中为何要补钾？

（3）试述该患者护理诊断、护理措施及其病理生理学基础。

3. 患者，男性，42 岁。2 天前因食入不洁食物后出现恶心、腹痛、不能进食，每天十多次水样便。昨在本地医院抗感染治疗和输入 1000ml 5% 葡萄糖，未见好转。入院检查：口唇发紫，皮肤弹性降低，眼窝下陷，脉搏无力，心率 110 次 / 分，血压 85/60mmHg，膝反射迟钝，尿量 400ml/d。实验室检查：血清 Na$^+$ 123mmol/L、血清 Cl$^-$ 98mmol/L、血清 K$^+$ 3.0mmol/L、血浆渗透压 265mmol/L。

（1）患者出现了哪些水、电解质代谢紊乱？

（2）其发生水、电解质代谢紊乱的原因和机制是什么？

（3）试述该患者护理诊断和护理措施及其病理生理学基础。

第八章
酸碱平衡和酸碱平衡紊乱

学习目标

掌握 酸碱的概念、常用指标及各种单纯性酸碱平衡紊乱的概念、血气特点及对机体的影响。

熟悉 酸碱物质的来源、机体对酸碱平衡的调节；单纯性酸碱平衡紊乱的病因与发病机制、机体的代偿调节；混合性酸碱平衡紊乱的概念。

了解 各型酸碱平衡紊乱的防治与护理的病理生理学基础；分析判断酸碱平衡紊乱的方法在护理学中的应用。

08章

体液适宜的酸碱度，是机体维持内环境稳定和正常功能代谢的基本条件。生命活动过程中，机体会不断地产生、排出大量的酸性和碱性代谢产物，每天摄取的食物中，也含有一定量的酸性或碱性物质。但是，人体体液的酸碱度总是相对稳定的，正常动脉血 pH 值为 7.35～7.45，呈弱碱性，波动范围很窄。pH 这种稳定性的维持，主要依靠体液和细胞的缓冲作用及肺、肾等组织器官的调节来实现的。生理情况下机体这种自动处理酸碱物质的含量和比例，维持体液酸碱度的相对稳定性，即维持 pH 在恒定范围内的过程称为酸碱平衡（acid−base balance）。

病理情况下，机体出现酸或碱超量负荷、严重不足或调节机制障碍，而导致机体内环境酸碱度的稳定性破坏，称为酸碱平衡紊乱（acid−base disturbance）或酸碱失衡（acid−base imbalance）。临床上，酸碱平衡紊乱多是某些疾病或病理过程的继发性变化。但是，酸碱平衡紊乱一旦发生，则又会使病情更为复杂、严重，甚至危及患者的生命。因此，对酸碱失衡的及时发现和正确处理，常常是许多疾病治疗成功的关键。随着对酸碱平衡理论认识的不断深入以及自动化血气分析仪的广泛使用，酸碱平衡的判断和处理作为临床日常诊疗的基本手段而受到普遍重视，血气监测也已成为临床护理工作的重点之一。

第一节　酸碱物质的来源及平衡调节

一、机体中酸碱物质的来源

人体内的酸性或碱性物质，主要是机体在代谢过程中产生的，少量来自食物（表 8−1）。

表 8−1　体内酸碱物质的来源和特点

酸碱	分类	来源	产生量	代谢特点
酸	挥发酸（volatile acid）	体内代谢产生的 $H_2O+CO_2=H_2CO_3$	机体每天 CO_2 产生量 300～400L，相当于 15mol 的 H^+	经肺脏以 CO_2 形式排出
	固定酸（fixed acid）	除了碳酸以外，体内其他的酸性代谢物质（乳酸、三羧酸、酮酸、硫酸、磷酸、尿酸等）	每天产生量约 H^+ 50～100mmol	经肾脏排出
碱		主要来自体内氨基酸脱氨基等，少量来自于饮食	产生量远少于酸	主要由肾脏调节

二、机体对酸碱平衡的调节

机体正常生命活动中不断地摄取和生成酸性、碱性物质，但血液的 pH 值在一个很窄的范围内维持相对恒定。动脉血 pH 在 7.35～7.45，平均 7.40。机体主要依赖体液中的缓冲系统以及肺脏和肾脏对酸碱平衡的调节（图 8−1）。

（一）血液的缓冲作用

缓冲系统是由一种弱酸和其对应的缓冲碱组成，具有缓冲酸或碱能力的混合溶液。血液中的

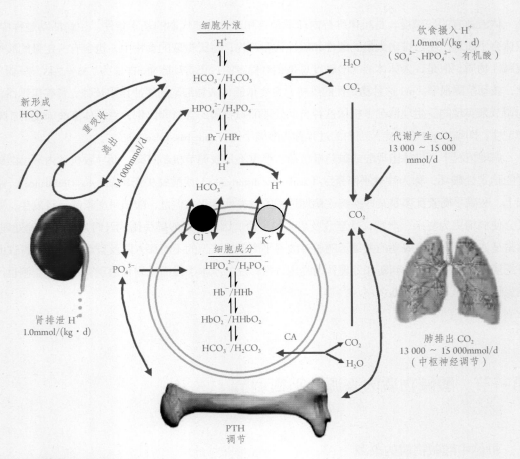

图 8-1 酸碱物质的生成及调节

●：$HCO_3^- - Cl^-$ 交换体；○：$H^+ - K^+ - ATP$ 酶；CA：碳酸酐酶

缓冲系统主要有 HCO_3^-/H_2CO_3、$HPO_4^{2-}/H_2PO_4^-$、Pr^-/HPr 和 Hb^-/HHb 等缓冲系统（表 8-2）。其中血浆碳酸氢盐缓冲系统的缓冲能力最强，因为：①含量大，占血液缓冲总量的 53%；②缓冲作用具有开放性，通过肺脏对 CO_2 和肾脏对 HCO_3^- 的浓度调节，缓冲能力大大增加，远远强于单纯化学反应达到的程度。但是碳酸氢盐缓冲系统只能缓冲固定酸，挥发酸的缓冲主要依赖非碳酸氢盐缓冲系统，主要是 Hb^- 及 HHb 缓冲。

血液缓冲系统缓冲酸碱物质的作用通过化学反应进行，作用迅速，但是由于是一种消耗式缓冲方式，因此缓冲能力有限。

（二）肺的调节

肺脏通过呼吸频率和幅度的改变来调节二氧化碳的排出量，以调节体内碳酸的含量，维持血

表 8-2　全血中各缓冲系统的组成与分布

缓冲对	缓冲对的组成	占全血缓冲系（%）
HCO_3^- 缓冲对	$H_2CO_3 \rightleftharpoons H^+ + HCO_3^-$	53
Hb 及 HbO_2	$HHb/HHbO_2 \rightleftharpoons H^+ + Hb^-/HbO_2^-$	35
血浆蛋白	$HPr \rightleftharpoons H^+ + Pr^-$	7
无机磷酸盐	$H_2PO_4^- \rightleftharpoons H^+ + HPO_4^{2-}$	3

浆 HCO_3^-/H_2CO_3 的浓度比值正常，维持酸碱度相对恒定。$PaCO_2$ 和 H^+ 升高可以通过刺激外周和中枢化学感受器反射性兴奋呼吸中枢，使呼吸加深加快，使 CO_2 呼出增多，减少血液中 H_2CO_3 的含量；而 $PaCO_2$ 和 H^+ 降低时，呼吸变浅变慢，使 CO_2 的呼出减少，增加血液中 H_2CO_3 的含量。

中枢化学感受器对不同 $PaCO_2$ 的反应性是不同的，$PaCO_2$ 的正常值为 40mmHg（5.32kPa），若增加到 60mmHg（8.0kPa）时，肺通气量可增加 10 倍，导致 CO_2 排出量增多，实现反馈调节；但若 $PaCO_2>80$mmHg（10.7kPa）时，则会产生 CO_2 麻醉（carbon dioxide narcosis），呼吸中枢反而会受到抑制。

肺脏在酸碱平衡的调节作用中速度比较快，约 30 分钟达到高峰。

（三）组织细胞在酸碱平衡调节中的作用

组织细胞对酸碱平衡的调节作用有两种方式，即细胞内外的离子交换和细胞内液缓冲系统的缓冲。一般情况下，细胞对酸碱平衡的调节作用，首先是通过细胞内外的离子交换来实现的。例如通过 H^+-K^+、H^+-Na^+、Na^+-K^+ 交换等。当细胞外液 H^+ 增加时，H^+ 可顺浓度梯度差弥散进入细胞内，细胞内 K^+ 则移出至细胞外以维持电中性，所以酸中毒时往往会有高血钾；当细胞外液 H^+ 减少时，H^+ 由细胞内移出，而细胞外 K^+ 则进入细胞内，所以碱中毒时往往会有低血钾。Cl^--HCO_3^- 的交换也相当重要，因为 Cl^- 是可以自由穿过细胞膜的阴离子。当原尿中 Cl^- 升高时，可通过 Cl^--HCO_3^- 交换使 HCO_3^- 从肾脏排出。红细胞、肾小管上皮细胞等都能发挥这种作用，在 Cl^- 浓度变化的驱动下，使 HCO_3^- 进出细胞而调节酸碱平衡。细胞内液的缓冲系统以 Hb^-/HHb、$HbO_2^-/HHbO_2$ 为主，可对通过离子交换进入细胞内的 H^+ 进行缓冲。细胞内液含量很大（约占体重的 40%），是一个巨大的缓冲池，对酸碱平衡的调节也发挥了重要作用。

（四）肾脏的调节

肾脏通过改变排酸保碱的量来调节血液中 HCO_3^- 的含量，维持血液正常 pH 值。正常饮食下，人体内酸性物质产生量远远超过碱性物质，因此，肾脏主要行使"排酸保碱"功能，排出 H^+ 重吸收原尿滤出的 HCO_3^-。"排酸保碱"作用主要有以下四种方式：

1. 近端肾小管分泌 H^+ 和 HCO_3^- 的重吸收 肾小管上皮细胞富含碳酸酐酶，催化 CO_2 和 H_2O 结合生成 H_2CO_3，H_2CO_3 部分解离为 H^+ 和 HCO_3^-，H^+ 由肾小管上皮细胞分泌到肾小管管腔内并与 Na^+ 交换。Na^+ 进入细胞后与 HCO_3^- 经基侧膜进入肾小管周围毛细血管。结果每分泌 1mol H^+，也必然同时在血浆中增加 1mol HCO_3^-。肾小球滤出的 HCO_3^- 约 80%～85% 在近曲小管被重吸收。近曲小管管腔刷状缘也富含碳酸酐酶，可以使催化肾小管上皮细胞分泌的 H^+ 与肾小球滤出的 HCO_3^- 结合生成 H_2CO_3，H_2CO_3 进一步水解为 H_2O+CO_2。CO_2 弥散到肾小管上皮细胞内，进一步参与完成上述的"氢循环"，而 H_2O 则随尿液排出（图 8-2）。

2. 远端小管和集合管泌 H^+ 和 HCO_3^- 的重吸收 远曲小管和集合管的闰细胞借助于管腔膜 H^+-ATP 泵向管腔中分泌 H^+，同时在基膜侧以 Cl^--HCO_3^- 交换的方式重吸收 HCO_3^-（图 8-2）。远曲小管上皮细胞泌 H^+ 到集合管管腔后，可将管腔液中的 Na_2HPO_4 变成 NaH_2PO_4，使尿液酸化，这是肾脏排 H^+ 的一个重要方式，称为肾小管的远端酸化作用（distal acidification）（图 8-2）。随着 H^+ 的不断分泌，小管液中的大多数 Na_2HPO_4 变成 NaH_2PO_4，可使两者的比值由原来的 4:1 变为 1:99，尿液 pH 值可降至 4.8 左右，但不能进一步发挥缓冲作用了。

3. NH_4^+ 的分泌 NH_4^+ 的生成和排出是 pH 依赖性的，酸中毒越重，尿排 NH_4^+ 量越多。近曲小管上皮细胞是产 NH_4^+ 的主要场所，在近曲小管上皮细胞内，谷氨酰胺在谷氨酰胺酶的作用下产生 $NH_3+\alpha$-酮戊二酸。后者进一步生成 HCO_3^- 进入血液，而 NH_3 与碳酸解离的 H^+ 结合成 NH_4^+，经载体与 Na^+ 交换进入小管腔，由尿排出。NH_3 不带电荷，脂溶性，容易通过细胞膜进入管腔。NH_3 进入肾小管管腔后与小管上皮细胞分泌的 H^+ 结合成 NH_4^+，其扩散量取决于小管周围组织间液和小管液的 pH 值。小管液的 pH 值越低，NH_3 越容易向小管液中扩散（图 8-3）。

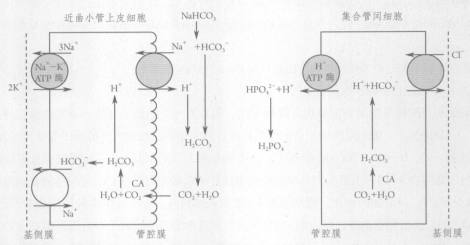

图 8-2 肾小管分泌 H^+ 和重吸收 HCO_3^- 示意图
CA：碳酸酐酶

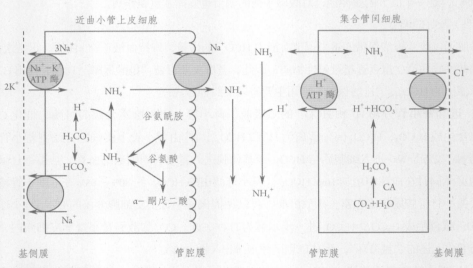

图 8-3 肾小管泌 NH_4^+ 作用

第二节　反映血液酸碱平衡状况的检测指标

一、酸碱度（pH）

由于血液中 H^+ 很少，因此目前广泛采用 H^+ 浓度的负对数即 pH 值来表示血液的酸碱度。

正常人动脉血 pH 值为 7.35～7.45，pH<7.35 为酸中毒（acidosis）；pH>7.45 为碱中毒（alkalosis）。根据 Henderson-Hassalbalch 方程式，血液 pH 为：

$$pH=pKa+\lg\frac{HCO_3^-}{H_2CO_3}$$

按照该公式，pH 值主要取决于血液中 [HCO_3^-]/[H_2CO_3] 的比值，两者比值只要维持 20∶1，pH 值即可维持在正常范围。因此，pH 值正常有三种可能：①没有酸碱平衡紊乱；②代偿性酸中毒或碱中毒时；③同时存在酸中毒和碱中毒，且程度大体相当时，pH 值也可以在正常范围。

◆　　　　　　　　　"酸性体质"真的常见吗？

人体的酸碱度以动脉血 pH 表示在 7.35～7.45 之间，是一个弱碱性环境。近几年，各种"酸性体质"的讲座、报道层出不穷，有人宣称"超过 70% 的人体质正在酸化，其体液 pH 值都在 7.35 以下，处于亚健康状态"，借此各种酸性体质的检测、调理和保养器械药物纷纷出现。但是我们知道机体对酸碱平衡有很强的代偿调节能力，正常人体通过多种方式维持体液酸碱度稳定，正常情况下机体出现所谓的酸化并不容易。当 pH<7.35 称为酸中毒，往往是多种疾病的并发症，这时已经不是"亚健康"调理和保养的范畴了，应该立即进行专业的医学诊疗。而且临床上酸碱检测需要抽取动脉血，通过专业的血气分析仪进行，绝不是所谓的"家庭式酸碱检测仪"能够完成的。所以正常人不用担心所谓的"体质酸化"问题，这些不过是不良商家的宣传"噱头"。

二、动脉血 CO_2 分压（$PaCO_2$）

$PaCO_2$ 指物理状态溶解在动脉血中的 CO_2 分子产生的张力。正常值为 33～46mmHg，平均 40mmHg。$PaCO_2$ 是反映酸碱平衡呼吸状态的主要指标。$PaCO_2$ 增高，表示有 CO_2 潴留，见于呼吸性酸中毒或肺对代谢性碱中毒的代偿调节；$PaCO_2$ 降低，表示有 CO_2 呼出过多，见于呼吸性碱中毒或肺对代谢性酸中毒的代偿调节。

三、实际碳酸氢盐和标准碳酸氢盐

标准碳酸氢盐（standard bicarbonate，SB）指全血在标准条件下（温度 38℃，Hb 氧饱和度 100%，用 PCO_2 为 40mmHg 的气体平衡）测得的血浆 HCO_3^- 浓度。由于排除了呼吸的影响，所以 SB 是反映酸碱平衡代谢因素的指标。SB 正常值为 22～27mmol/L，平均 24mmol/L。SB 升高，见于代谢性碱中毒或者肾脏对慢性呼吸性酸中毒的代偿调节；SB 降低，见于代谢性酸中毒或者肾脏对慢性呼吸性碱中毒的代偿调节。

实际碳酸氢盐（actual bicarbonate，AB）是指在实际体温、血氧饱和度和 $PaCO_2$ 条件下测得的血浆 HCO_3^- 浓度。因此 AB 既受呼吸因素的影响，也受代谢因素的影响。在正常情况下 AB=SB。如果 AB ≠ SB，则两者的差值反映呼吸对酸碱平衡的影响：AB>SB，提示有 CO_2 潴留；AB<SB，提示有 CO_2 呼出过多。

四、缓冲碱

缓冲碱（buffer base，BB）指血液中一切具有缓冲作用的负离子碱的总和，包括 HCO_3^-、Hb^- 和 Pr^- 等，通常以氧饱和的全血测定，正常值为 45～55mmol/L。缓冲碱数值是反映代谢性因素的指标。

五、碱剩余

碱剩余（base excess，BE）是指在标准条件下（37～38℃，$PCO_2$40mmHg，氧饱和度100%），将 1L 全血或血浆滴定至 pH7.4 时所需的酸或碱的量。如需酸滴定，说明受测血样碱过剩，用正值表示（+BE）；如需碱滴定，说明受测血样碱缺失，用负值表示（-BE）。但是在呼吸性酸碱紊乱时，由于肾脏的代偿调节作用，BE 也可增加或减少。慢性呼吸性酸中毒时，BE 正值升高，慢性呼吸性碱中毒时 BE 负值加大。血浆 BE 的正常值为 0±3mmol/L。测定 BE 时，已用 PCO_2 为 40mmHg 气体平衡，排除了 $PaCO_2$ 升高或降低对酸碱平衡的影响，所以 BE 是反映代谢性因素的指标。

六、阴离子间隙（AG）

AG 是指血浆未测定阴离子（UA）与未测定阳离子（UC）的差值（AG=UA-UC）。由于细胞外液中阴阳离子总数相等，从而维持电中性。阳离子＝已测定阳离子（Na^+、K^+）+UC=Na^++K^++UC（图8-4），由于细胞外液 K^+ 较少，可以忽略不计。总阴离子＝已测定阴离子（Cl^-、HCO_3^-）+UA，即 Cl^-+HCO_3^-+UA。则可得出 Na^++UC=Cl^-+HCO_3^-+UA：

$$AG=UA-UC=Na^+-(Cl^-+HCO_3^-)=140-(104+24)=12±2(mmol/L)。$$

UA 包括体内各种有机酸（如：乳酸、β-羟丁酸、乙酰乙酸等）和无机酸（如：Pr^-、HPO_4^{2-}、SO_4^{2-} 等）酸根阴离子。AG 降低在酸碱平衡紊乱分析中意义不大，而 AG 增大，多是由有机酸或无机酸阴离子体内蓄积引起。目前一般以 AG>16mmol/L 作为判断 AG 增高型代酸的标准。

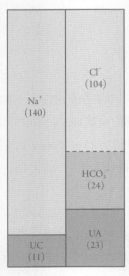

图 8-4　阴离子间隙（AG）图解（单位 mmol/L）

第三节　单纯型酸碱平衡紊乱

酸碱平衡紊乱可分为单纯型酸碱平衡紊乱和混合型酸碱平衡紊乱。根据引起酸碱平衡紊乱的原因不同，可以把单纯型酸碱平衡紊乱分为四种：呼吸性酸中毒（respiratory acidosis）、呼吸性碱中毒（respiratory alkalosis）、代谢性酸中毒（metabolic acidosis）和代谢性碱中毒（metabolic alkalosis）。

一、代谢性酸中毒

代谢性酸中毒是指各种因素造成细胞外液 H^+ 增加和（或）HCO_3^- 减少而导致的以血浆 HCO_3^- 浓度降低为特征的酸碱平衡紊乱。代谢性酸中毒是临床上最常见的一种单纯型酸碱平衡紊乱。

（一）原因和机制

1. HCO_3^- 丢失过多

（1）下消化液丢失：严重腹泻、肠道引流以及小肠和胆道瘘管等，可引起 HCO_3^- 大量丢失。

（2）肾 HCO_3^- 重吸收减少：大量使用碳酸酐酶抑制剂（如乙酰唑胺）和肾小管性酸中毒时，由于肾小管 H^+ 排泌和 HCO_3^- 重吸收减少，使 HCO_3^- 随尿丢失。

2. 酸性物质负荷过度　各种因素引起的固定酸产生过多、排出减少或外源性摄入过多，引起体内酸负荷过度，HCO_3^- 的消耗增多，常见于：

（1）固定酸产生过多

1）乳酸酸中毒：肺水肿、休克、心力衰竭、严重贫血等原因所致的缺氧，都可使细胞内糖的无氧酵解增强，而使乳酸生成增多。另外，还可见于严重肝功能障碍（乳酸清除障碍）、酒精中毒（乳酸利用障碍）、糖尿病等。

2）酮症酸中毒：糖尿病、严重饥饿、酒精中毒等使脂肪动员供能，生成过多的酮体，其中乙酰乙酸和 β-羟丁酸是固定酸，当产生量超过外周组织的氧化清除能力及肾脏排出能力时，就可发生酮症酸中毒。

（2）肾脏排酸减少

1）肾功能衰竭：急性和慢性的严重肾功能衰竭，体内的固定酸代谢产物，特别是硫酸、磷酸等不能经肾排出，在体内蓄积。

2）Ⅰ型肾小管性酸中毒：又称远端肾小管性酸中毒，由于集合管 H^+ 分泌障碍，导致尿液不能酸化，HCO_3^- 回吸收减少。

（3）外源性酸性物质摄入过多：大量摄入阿司匹林（乙酰水杨酸）时，可引起水杨酸中毒；氯化铵、盐酸赖氨酸或盐酸精氨酸等含氯的成酸性药物过多摄入，在体内可以解离出 HCl。

3. 其他原因

（1）高钾血症：各种因素引起的细胞外液 K^+ 浓度升高，通过细胞内外 H^+-K^+ 交换，可引起细胞外 H^+ 增加，同时远曲小管排 K^+ 增强，泌 H^+ 减少，引起代谢性酸中毒。

（2）血液稀释：大量、快速输入生理盐水或无 HCO_3^- 的液体，使血浆 HCO_3^- 被稀释，引起稀释性代谢性酸中毒。

（二）分类

根据 AG 值的变化，可以将代谢性酸中毒分为两类：AG 增高型代谢性酸中毒和 AG 正常型代谢性酸中毒。

1. AG 增高型代谢性酸中毒　指体内除了含氯以外的任何固定酸产生增多（如乳酸酸中毒、酮症酸中毒）、排出障碍（如急慢性肾功能衰竭）或水杨酸中毒等，可引起血浆未测定阴离子浓度升高，AG 值增大，而 Cl⁻ 正常（图 8-5）。

2. AG 正常型代谢性酸中毒　由于 HCO_3^- 经消化道或者肾脏直接丢失、使用碳酸酐酶抑制剂或含氯的成酸性药物摄入过多等原因，引起血浆 HCO_3^- 浓度原发性降低，伴有血氯代偿性增高时，血浆中其他酸根离子无异常，表现为 AG 正常型代谢性酸中毒（图 8-5）。

（三）机体的代偿调节

1. 血液的缓冲系统　代谢性酸中毒时，血浆 H⁺ 浓度增加，可以立即与血液中碳酸氢盐和非碳酸氢盐缓冲系统发生中和反应，使 HCO_3^- 和其他缓冲碱不断被消耗。其中 $H^+ + HCO_3^- \rightarrow H_2CO_3$，$H_2CO_3$ 可以进一步解离形成 CO_2 和 H_2O，其中 CO_2 从肺排出。

2. 肺的代偿调节　血液中增多的 H⁺ 刺激外周化学感受器，反射性兴奋呼吸中枢，呼吸的幅度和频率都增加，使 CO_2 呼出增多，血浆碳酸浓度降低。呼吸系统的代偿作用非常迅速，数分钟即可出现深大呼吸，这是代谢性酸中毒重要的临床表现。

3. 肾脏的代偿调节　除因肾功能障碍引起的代谢性酸中毒外，其他原因引起的代谢性酸中毒，肾脏都可以发挥重要的代偿作用。代谢性酸中毒时，肾小管上皮细胞中谷氨酰胺酶和碳酸酐酶活性增强，肾泌 H⁺、泌 NH_4^+ 增加，HCO_3^- 重吸收增多。

4. 细胞内外离子交换　代谢性酸中毒时，细胞外增多的 H⁺ 进入细胞，细胞内 K⁺ 外移，进入细胞的 H⁺ 与细胞内的缓冲系统发生缓冲反应。而 K⁺ 升高可导致高钾血症。

（四）血气指标的变化

代谢性酸中毒时，SB、AB、BB 均降低，BE 负值增大，失代偿时 pH 降低，肺脏发挥代偿作用后，$PaCO_2$ 可代偿性降低。

（五）对机体的影响

急性代谢性酸中毒主要引起心血管系统、中枢神经系统功能障碍，而慢性代谢性酸中毒还可以导致骨骼改变等。

1. 心血管系统的影响

（1）心律失常：酸中毒与高钾血症互为因果，严重酸中毒伴发的重度高钾血症可以导致传导

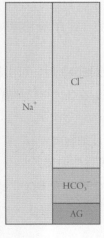
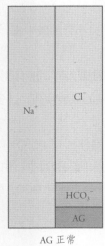
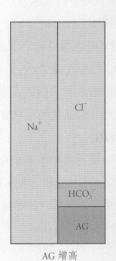

正常　　　　　　　　　　AG 正常　　　　　　　　　AG 增高

代谢性酸中毒

图 8-5　正常与代谢性酸中毒时的 AG

阻滞，甚至心室纤颤和心脏停搏。

（2）心肌收缩力减弱：严重酸中毒对心肌收缩力的抑制作用通过抑制 Ca^{2+} 而抑制心肌细胞的兴奋－收缩耦联过程：①H^+ 抑制心肌细胞肌浆网对 Ca^{2+} 的摄取、储存和释放；②H^+ 可以竞争性的抑制 Ca^{2+} 与肌钙蛋白结合；③H^+ 抑制 Ca^{2+} 内流。

（3）心血管系统对儿茶酚胺的反应性降低：酸中毒可以是血管平滑肌对儿茶酚胺的反应性降低而引起血管舒张，血压下降。毛细血管前括约肌舒张可以使真毛细血管网大量开放，回心血量降低，引起低血压甚至休克。

2．中枢神经系统的影响　代谢性酸中毒可以造成中枢神经系统功能抑制，出现倦怠、乏力，严重时可引起嗜睡甚至昏迷。其可能机制为：①酸中毒使脑组织中谷氨酸脱羧酶活性增强，引起抑制性神经递质 γ－氨基丁酸生成增高；②酸中毒抑制了生物氧化酶类的活性，使氧化磷酸化减弱，ATP 生成减少，脑组织能量缺乏。

3．骨骼系统的影响　慢性代谢性酸中毒，尤其是在慢性肾功能衰竭患者中，由于骨骼中的钙盐反复溶解释放而影响了骨骼的发育，延迟小儿生长，甚至造成肾性佝偻病；在成人则可引起骨软化症、纤维性骨炎、骨质疏松等。

（六）防治与护理的病理生理学基础

积极治疗原发疾病，去除引起代谢性酸中毒的病因，这是预防和治疗代谢性酸中毒的根本原则。同时纠正水、电解质代谢紊乱，恢复有效循环血量和改善肾功能等。对严重代谢性酸中毒患者，需要及时补充一定量的碱性药物对症治疗。首选碳酸氢钠（$NaHCO_3$）以直接补充 HCO_3^-，促使患者细胞外液 $[NaHCO_3]/[H_2CO_3]$ 比值正常。

代谢性酸中毒的潜在并发症主要是高钾血症和应用碳酸氢钠过量引起的代谢性碱中毒，因此在护理患者的同时要加强对患者生命体征、动脉血气分析和血电解质指标动态变化的检测，当发现呼吸浅慢、脉搏不规则、手足抽搐、心律不齐、感觉异常和四肢软瘫等症状时应及时通知医师，并配合治疗。因代谢性酸中毒可引起呼吸深快，因此需指导患者养成良好的口腔卫生习惯，常用漱口液清洁口腔，避免口腔黏膜干燥、受损。

二、呼吸性酸中毒

呼吸性酸中毒是指由于 CO_2 呼出减少或吸入过多而引起的以血浆 H_2CO_3（或 $PaCO_2$）原发性增高为特征的酸碱平衡紊乱。

（一）原因和机制

1．CO_2 呼出减少　各种原因引起的肺通气功能障碍而造成的体内 CO_2 潴留是引起呼吸性酸中毒最主要的原因。

（1）呼吸中枢抑制：颅脑外伤、炎症、脑血管意外、镇静剂或麻醉药用量过大等都可以抑制呼吸中枢而导致肺通气功能降低。

（2）呼吸肌麻痹：急性脊髓灰质炎、重症肌无力、传染性多发性神经根炎、有机磷中毒、重症低钾血症、家族性周期性麻痹、呼吸肌疲劳等。

（3）气道阻塞：溺水窒息、呼吸道异物、喉头痉挛或水肿等可引起急性呼吸性酸中毒；慢性阻塞性肺疾患可引起慢性呼吸性酸中毒。

（4）肺部疾患：重度肺气肿、肺水肿、肺纤维化、肺炎等广泛的肺组织病变可由于肺通气功能障碍而引起呼吸性酸中毒。

（5）胸廓病变：胸腔积液、胸部创伤、严重气胸和胸廓畸形等，均可限制肺通气功能，使CO_2排出受阻。

（6）呼吸机使用不当：呼吸机通气量过小引起肺通气不足。

2. CO_2吸入过多　由于CO_2密度比空气重，在通气不良的矿井、坑道或山洞内可引起CO_2高浓度沉积，机体如吸入CO_2过多，使血液中H_2CO_3浓度升高，从而引起呼吸性酸中毒。

◆　　　　　　　　　　神奇的"狗死洞"

　　　　　　　意大利那不勒斯的郊区有一个神奇的山洞，洞里各种奇形怪状的钟乳石和石笋，岩石缝隙里还不断地冒出气泡，但是旅游者却屡屡被当地人警告，这个山洞是不能进入的。成年人进入山洞没有问题，但猫狗进入却难以生还，而且猫狗尸体上没有任何伤口，请人调查也不了了之，当地人称之为"狗死洞"，不敢进入。一个探险家听说后带着狗来到这个山洞，很快他的狗狂叫不止，并且拼命地往洞口挣扎。探险家以为狗发现了什么，赶紧拿火把凑到地面观察，但火把一凑近地面就熄灭了，点燃后再靠近地面又熄灭了。探险家仔细观察了溶洞，解开了"狗死"之谜。原来这是一个石灰岩溶洞，石灰岩的主要成分碳酸钙遇地下水可分解产生CO_2，CO_2比空气重，沉积在山洞的底部，狗比人矮，进入高浓度的CO_2气体中而造成了猫狗的死亡。

（二）分类

按病程发展速度将呼吸性酸中毒分为两类：急性呼吸性酸中毒、慢性呼吸性酸中毒（$PaCO_2$高浓度潴留持续24小时以上）。

（三）机体的代偿调节

呼吸性酸中毒是肺通气功能障碍或吸入CO_2浓度过高引起，因此呼吸系统不能发挥代偿调节作用。另外，由于碳酸氢盐缓冲系统不能缓冲H_2CO_3的升高，细胞外液的缓冲作用也非常有限。因此，呼吸性酸中毒时机体主要的代偿调节作用是：

1. 细胞内外离子交换和细胞内缓冲　这是急性呼吸性酸中毒最主要的代偿方式。CO_2潴留使血浆H_2CO_3浓度升高，H_2CO_3解离为HCO_3^-和H^+。H^+迅速与细胞内K^+交换，进入细胞的H^+可被蛋白质缓冲系统所缓冲，但同时引起高钾血症。此外，血浆中的CO_2迅速弥散进入红细胞，在碳酸酐酶的催化下与H_2O生成H_2CO_3，H_2CO_3进一步解离为H^+和HCO_3^-。增加的H^+被血红蛋白缓冲系统缓冲，而HCO_3^-通过与血浆Cl^-交换到细胞外液，使血浆HCO_3^-浓度增加，血Cl^-降低。由于这种代偿调节方式能力非常有限，因此，急性呼吸性酸中毒往往是失代偿型的。

2. 肾脏代偿　肾脏充分发挥代偿调节能力需要的时间较长，因此在急性呼吸性酸中毒时来不及发挥有效的代偿调节作用，而在慢性呼吸性酸中毒时是主要的代偿调节方式。肾脏对慢性呼吸性酸中毒的代偿调节方式与代谢性酸中毒类似，肾小管上皮细胞碳酸酐酶和谷氨酰胺酶的活性增强，促进肾小管排泌H^+、泌NH_4^+和重吸收HCO_3^-的能力。

（四）血气指标变化

呼吸性酸中毒时，$PaCO_2$升高，失代偿后pH降低，慢性呼吸性酸中毒通过肾脏代偿后AB、SB、BB均增高，BE正值增大，AB>SB。

（五）对机体的影响

呼吸性酸中毒与代谢性酸中毒都引起体液 H^+ 浓度升高，因此酸中毒的影响是类似的。但呼吸性酸中毒尤其是急性发作者，因肾脏来不及发挥代偿调节作用而常为失代偿性，而对机体产生严重的影响。

1. 中枢神经系统功能障碍 CO_2 为脂溶性，能迅速弥散通过血脑屏障，而 HCO_3^- 为水溶性，通过血脑屏障速度很慢，造成脑脊液 pH 值下降比血浆更显著；另外，高浓度 CO_2 可直接扩张脑血管，使脑血流量增加、颅内压升高，严重时可引起视神经盘水肿。因此呼吸性酸中毒时中枢神经系统的功能紊乱要比代谢性酸中毒时更为严重。早期主要表现为头痛、焦虑，进一步发展可出现精神错乱、震颤甚至嗜睡等，称为肺性脑病或 "CO_2 麻醉"。

2. 心血管系统功能变化 与代谢性酸中毒相似，呼吸性酸中毒也可以引起血浆 H^+ 浓度增高和高钾血症而造成心肌收缩力降低、心律失常和血压下降等。

（六）防治与护理的病理生理学基础

应积极治疗引起呼吸性酸中毒的原发疾病，并尽快改善肺通气功能，以利于 CO_2 的排出。必要时可作气管插管或气管切开术，并辅助以人工呼吸机改善通气。碱性药物的使用要非常慎重。严重呼吸性酸中毒患者，可以在保证足够通气的前提下少量使用 $NaHCO_3$。

针对呼吸性酸中毒的低效性呼吸型态，应加强对患者的观察，持续监护呼吸频率、深度及评估呼吸困难的程度；定时监测患者的生命体征、动脉血气分析及血清电解质浓度，以便及时处理。解除呼吸道阻塞、调节呼吸机参数、协助医生气管插管或者气管切开等措施尽快改善患者的通气状况。给患者采用低流量吸氧。

三、代谢性碱中毒

代谢性碱中毒是指各种因素引起细胞外液 H^+ 丢失和（或）HCO_3^- 过多而引起的，以血浆 HCO_3^- 浓度升高为特征的酸碱平衡紊乱。

（一）原因和机制

1. H^+ 丢失过多

（1）经胃丢失：幽门梗阻、高位肠梗阻等原因引起的剧烈呕吐和胃液反流等引起大量富含 HCl 的胃液丢失。正常情况下胃液进入肠腔后，HCl 与肠液中的 $NaHCO_3$ 发生中和反应。当胃液大量丢失时，肠腔内的 $NaHCO_3$ 不能被中和，由肠黏膜不断吸收入血，使血浆 $NaHCO_3$ 升高而引起代谢性碱中毒。另外，胃液中 Cl^- 和 K^+ 的大量丢失，可通过低氯血症和低钾血症，进一步加重代谢性碱中毒。

（2）经肾丢失

1）肾上腺皮质激素过多：肾上腺皮质激素中糖皮质激素和盐皮质激素（醛固酮）都能促进远曲小管和集合管对 $NaHCO_3$ 的重吸收，促进对 K^+ 和 H^+ 的分泌，而引起低钾性碱中毒。

2）使用利尿药：长期使用利尿药的患者，如呋塞米、利尿酸等利尿药通过抑制髓袢升支 Cl^- 的主动重吸收进而抑制 Na^+ 的被动重吸收，使 H_2O、Na^+ 和 Cl^- 的重吸收减少，远端流速增加而起到利尿的作用。由于远曲小管 Na^+ 浓度升高，使 H^+-Na^+ 和 K^+-Na^+ 交换增强，肾小管重吸收 HCO_3^- 增加，使血浆 HCO_3^- 浓度升高，发生低钾低氯性碱中毒。

2. HCO_3^- 过量 酸中毒治疗或溃疡病治疗中，口服或输入 $NaHCO_3$ 过量；大量输入用枸橼酸钠（或柠檬酸钠）抗凝的库存血时，由于枸橼酸或柠檬酸体内代谢产生 HCO_3^-，可使血浆 HCO_3^-

浓度升高，引起碱中毒。

3. 低钾血症 低钾血症时，细胞内 K^+ 向细胞外转移，细胞外 H^+ 向细胞内转移，引起细胞外碱中毒；同时，肾小管上皮细胞内 K^+ 浓度降低造成 K^+-Na^+ 减弱而 H^+-Na^+ 交换增强，使得 H^+ 排泌增加、HCO_3^- 重吸收加强，而发生代谢性碱中毒。

（二）分类

按照引起代谢性碱中毒的原因和对生理盐水治疗的效果，可分为两类：

1. 盐水反应性碱中毒（saline-responsive alkalosis） 又称为对氯反应性碱中毒。常见于呕吐、胃液吸引以及利尿药长期应用时，其发病机制中均有低氯血症、低循环血量的特点。给予等张或半张的盐水来扩充循环血量、补充 Cl^-，从而促进 HCO_3^- 经肾排出而纠正代谢性碱中毒。

2. 盐水抵抗性碱中毒（saline-resistant alkalosis） 又称为对氯无反应性碱中毒。常见于严重低钾血症、全身性水肿、原发性醛固酮增多症及 Cushing 综合征等，此类患者主要由于盐皮质激素增多而引起碱中毒，由于没有低氯血症参与且多伴有体液负荷过度，因此用生理盐水治疗无效甚至加重水钠负荷。

（三）机体的代偿调节

1. 细胞外液缓冲作用 血液各缓冲系统的组成成分中，碱性成分都远远多于酸性成分（如碳酸氢盐缓冲系统中 $NaHCO_3/H_2CO_3$ 的比值为 20:1），因此血液对碱中毒的缓冲调节能力比较弱。代谢性碱中毒时，细胞外 H^+ 浓度降低，OH^- 浓度升高，被缓冲系统中的弱酸（H_2CO_3、$HHbO_2$、HHb、HPr、$H_2PO_4^-$ 等）所缓冲，结果可使 HCO_3^- 和其他缓冲碱浓度增高。

2. 肺的代偿调节 代谢性碱中毒时，由于细胞外液 H^+ 浓度降低，对外周化学感受器及中枢化学感受器的刺激减弱，反射性的抑制呼吸中枢，呼吸运动变浅变慢，使肺泡通气量减少，CO_2 的排出减少，引起血浆 H_2CO_3 浓度和 $PaCO_2$ 升高，使 HCO_3^-/H_2CO_3 比值趋于正常。但是肺代偿调节代谢性碱中毒的能力有一定限度，因为呼吸浅慢在提高 $PaCO_2$ 的同时可降低 PaO_2，而 PaO_2 降低到一定程度（即 <60mmHg）反而引起呼吸中枢兴奋，抵消一部分碱中毒引起的呼吸抑制。

3. 细胞内外离子交换 代谢性碱中毒时，由于细胞外液 H^+ 浓度降低，细胞内液 H^+ 外移，而细胞外液 K^+ 则进入细胞内，所以碱中毒常伴有低钾血症。

4. 肾脏的代偿调节 肾脏对代谢性碱中毒的代偿调节有重要作用，血浆 pH 值升高使肾小管上皮细胞内碳酸酐酶和谷氨酰胺酶活性受到抑制，肾小管泌 H^+ 和泌 NH_4^+ 作用减弱，HCO_3^- 重吸收减少，而随尿排出，使血浆 HCO_3^- 浓度有所下降。

（四）血气指标变化

代谢性碱中毒时，HCO_3^- 原发性升高，AB、SB、BB 增高，BE 正值加大；通过肺代偿调节引起呼吸抑制，使 $PaCO_2$ 继发性升高，AB>SB。

（五）对机体的影响

临床上轻度代谢性碱中毒患者除呼吸变浅变慢，一般无明显症状，但严重代谢性碱中毒则可引起机体多种功能代谢变化。

1. 神经肌肉的影响 代谢性碱中毒时血浆 pH 值升高使钙盐沉积增加，而游离钙（Ca^{2+}）浓度降低，引起患者神经肌肉兴奋性增高，如四肢麻木、腱反射亢进、手足搐搦及震颤等症状。但如果代谢性碱中毒患者伴有严重的低钾血症，可能掩盖碱中毒的影响，出现肌肉软弱无力、麻痹等症状。

2. 中枢神经系统的影响 严重代谢性碱中毒患者可出现烦躁不安、精神错乱，甚至谵妄、意识障碍等症状。这是因为血浆 pH 值升高时，脑组织谷氨酸脱羧酶活性降低使 γ-氨基丁酸生成减少，而γ-氨基丁酸转氨酶活性增高使γ-氨基丁酸分解增强。γ-氨基丁酸减少其对中枢神经系统抑制作用减弱，因此表现出各种中枢神经系统的兴奋症状。另外，碱中毒时血红蛋白与氧亲和力增强，氧离曲线左移，氧合血红蛋白释放氧量减少，造成脑组织缺氧。缺氧可引起脑细胞ATP生成减少，脑细胞膜Na^+-K^+-ATP酶功能障碍而引起脑细胞渗透压增高，进一步引起脑水肿、颅内高压，甚至引起脑疝等严重后果。

3. 低钾血症　低钾血症与碱中毒往往互为因果，互相影响。代谢性碱中毒时，细胞外液H^+浓度降低，细胞内H^+外移补充而细胞外K^+移入细胞内，造成细胞外液K^+浓度降低；同时，肾小管上皮细胞内H^+减少，使H^+-Na^+交换减弱而K^+-Na^+交换增强，引起肾排K^+增多，加重低钾血症。

4. 血红蛋白氧离曲线左移　血液pH升高使血红蛋白与氧的亲和力增强，氧离曲线左移，在组织毛细血管中血红蛋白不易释出结合的氧，引起组织供氧不足。

（六）防治和护理的病理生理学基础

积极治疗原发疾病。针对盐水反应性代谢性碱中毒患者，轻者通过口服或静脉输入生理盐水或葡萄糖盐水即可纠正。低氯低钾严重的患者，则需同时补充氯化钾以促进碱中毒的纠正。而盐水抵抗性碱中毒患者，可用乙酰唑胺等碳酸酐酶抑制剂，通过抑制肾小管上皮细胞的碳酸酐酶的活性，抑制H^+的排泄和HCO_3^-的重吸收。肾上腺皮质激素亢进的患者，使用抗醛固酮药物如螺内酯处理。严重的代谢性碱中毒可给予弱酸性或酸性药物，如盐酸稀释液（0.1mmol/L HCl）静脉缓注。

代谢性碱中毒患者的潜在并发症主要为低钾血症和低钙血症，因此需定期监测患者的生命体征、意识状况、动脉血气及血清电解质等，并密切监护心电图。代谢性碱中毒患者因意识障碍有受伤害的危险，因此在日常护理中应加强安全防护措施、建立安全的活动模式并定时监测血压，以减少患者受伤的危险。

四、呼吸性碱中毒

呼吸性碱中毒是指由于肺通气过度引起的以血浆H_2CO_3浓度（或$PaCO_2$）原发性减少为特征的酸碱平衡紊乱。

（一）原因和机制

1. 低氧血症和肺疾患　吸入气氧分压过低以及以换气功能障碍为主的肺疾患如急性呼吸窘迫综合征、间质性肺疾病、肺水肿、肺炎等，都通过PaO_2降低而反射性刺激呼吸中枢，引起通气过度。

2. 呼吸中枢直接受到刺激　颅脑外伤、脑部炎症、颅内肿瘤及脑血管意外等都可刺激呼吸中枢而引起通气过度。某些药物如水杨酸、血氨升高也可直接兴奋呼吸中枢。癔症患者可引起精神性通气过度。高热、甲亢等因机体代谢旺盛，血温增高可以刺激呼吸中枢兴奋，使通气过度。

3. 人工呼吸机使用不当　通气幅度和频率调节过度而引起通气量过大，可引起医源性呼吸性碱中毒。

◆　　　　　　　呼吸机简史

呼吸机是现在临床上各种呼吸衰竭抢救和治疗的重要工具，其发明和改进是人类同疾病做斗争的结果。1543年，Vesalius成功对猪进行气管切开并置入气管导管，证实气管导管施以正压能使动物的肺膨胀。其后正压通气技术的逐渐发展成熟，为呼吸机的诞生创造了必要的条件。1928年，Drinker和Shaw用他们研制的一台被世人称为"铁肺"

的箱式体外负压通气机治疗一个因脊髓灰质炎呼吸衰竭而昏迷的 8 岁女孩获得成功，从而开创了机械通气史上的一个里程碑。1940 年第一台间歇正压通气麻醉机成功应用于胸外科手术患者和 ARDS 的抢救中。1964 年 Emerson 的术后呼吸机，各种功能均由电子调节，根本改变了过去呼吸机纯属简单的机械运动的时代。进入 90 年代，呼吸机不断向智能化发展，计算机技术的应用使呼吸机的性能更臻完善。目前呼吸机的发展非常迅速，临床应用日趋广泛，但是其不能改善换气功能，这仍然是留给人们的一个重要课题。

（二）分类

呼吸性碱中毒根据病程可分为急性呼吸性碱中毒和慢性呼吸性碱中毒两类。

1. 急性呼吸性碱中毒　癔症、低氧血症、高热和人工呼吸机过度通气时，$PaCO_2$ 在 24 小时内急剧下降而引起的碱中毒。

2. 慢性呼吸性酸中毒　肝脏疾患、慢性颅脑疾病、肺部疾患等持续的 $PaCO_2$ 下降（>24 小时）而引起的碱中毒。

（三）机体的代偿调节

呼吸性碱中毒是由于肺泡过度通气引起的，所以肺不能发挥代偿调节作用，与呼吸性酸中毒类似，也主要通过细胞内外离子交换和细胞内缓冲以及肾脏进行代偿调节。

1. 细胞内外离子交换和细胞内缓冲　急性呼吸性碱中毒时血浆 H_2CO_3 浓度迅速下降，pH 值升高，细胞通过 H^+-Na^+ 和 H^+-K^+ 交换将细胞内的 H^+ 移出到细胞外，而细胞外的 Na^+、K^+ 移到细胞内。在细胞外液中移出的 H^+ 与 HCO_3^- 结合，使血浆 HCO_3^- 浓度下降，而使 H_2CO_3 浓度有所回升。此外，血浆 $PaCO_2$ 下降时，部分 HCO_3^- 与 Cl^- 交换进入红细胞内。这是急性呼吸性碱中毒最主要的代偿调节方式，但其代偿调节能力有限，因此急性呼吸性碱中毒常是失代偿性的。

2. 肾脏代偿调节　肾脏的代偿调节虽然强大，但却是个相对缓慢的代偿过程，在急性呼吸性碱中毒肾脏往往来不及发挥作用。慢性呼吸性碱中毒持续存在的情况下，肾小管上皮细胞碳酸酐酶和谷氨酰胺酶活性降低，泌 H^+、泌 NH_4^+ 减少，HCO_3^- 重吸收减少，$NaHCO_3$ 随尿排出增多，因此血浆 HCO_3^- 浓度代偿性降低。

（四）血气指标变化

急性呼吸性碱中毒时，由于肾脏的代偿调节功能来不及充分发挥，容易引起失代偿型呼吸性碱中毒，血液 pH 值大于 7.45，$PaCO_2$ 下降，AB 减小，AB <SB；代谢性因素指标 SB、BB 和 BE 无明显变化。而慢性呼吸性碱中毒时，由于肾脏的代偿能够充分发挥，一般患者为代偿型呼吸性碱中毒，严重者才发展为失代偿型呼吸性碱中毒。因此，患者血 pH 值可正常，也可以大于 7.45，$PaCO_2$ 下降，AB 减小，AB<SB；由于肾脏代偿排出 HCO_3^-，SB、BB 降低，BE 负值减小。

（五）对机体的影响

急性失代偿型呼吸性碱中毒对神经系统和肌肉的影响与代谢性碱中毒类似，但临床症状往往更为明显，患者气促、眩晕感明显，易引起明显的手足搐搦，甚至全身抽搐。其发生机制除了与碱中毒引起的低钙有关外，还与 $PaCO_2$ 下降引起的脑血管收缩，脑血流量减少有关。

此外，呼吸性碱中毒时，也可因肾排钾增加和细胞内外离子交换而发生低钾血症；也可因血红蛋白与氧亲和力增强，氧离曲线左移，使组织供氧不足。

2. 根据病史和（或）Henderson-Hassalbalch 方程式中 pH、$PaCO_2$、$[HCO_3^-]$ 三个变量之间的关系，综合判断 $PaCO_2$ 和 $[HCO_3^-]$ 谁是原发改变，谁是继发改变。

3. 根据原发改变判断是呼吸性酸碱失衡还是代谢性酸碱失衡。

临床上分析判断酸碱失衡，一般采用简易法。根据血气报告，比照酸碱图，可以快速、准确地判断酸碱失衡的类型。酸碱图是各种不同酸碱平衡紊乱时动脉血 pH 或 H^+ 浓度、$PaCO_2$ 和 HCO_3^- 浓度三个变量关系的相关坐标图。目前已有多种酸碱图用于临床，图 8-6 是其中一种，纵坐标代表 $PaCO_2$，横坐标代表 pH 或 H^+ 浓度，根据这两项参数及其与斜形等位线的交汇点，可查出中线的血浆 HCO_3^- 值和左上角的 BE 值，从而判断单纯型或双重混合型酸碱失衡。各参数交汇点落在相应线区内时，为图示的单纯型酸碱平衡紊乱；如果落在线区外，则为相邻两个图示的单纯型酸碱失衡的并发，即为混合型酸碱失衡。

（石 磊 编写 王 雯 审校）

◇ 病例思考题

　　1. 患者，男性，45 岁，10 年前诊断急性乙肝发作，近 1 年来出现明显的肝硬化症状，恶心，频繁呕吐，呼吸深快。血气检测结果：血浆 pH 值：7.49；$PaCO_2$：26mmHg；血浆 $[HCO_3^-]$：32 mmol/L。

　　（1）该患者发生了何种类型的酸碱平衡紊乱？其发生机制如何？

　　（2）试述该患者护理诊断、护理措施及其病理生理学基础？

　　2. 患者，女性，62 岁，肺心病 20 余年反复发作，3 天前受凉后心慌、气短、喘憋明显入院，入院后血气及电解质结果如下：pH 7.14，$PaCO_2$ 66mmHg，AB 16mmol/L，血 Na^+ 140mmol/L，Cl^- 102mmol/L，血 K^+ 5.8mmol/L。

　　（1）该患者发生了何种类型的酸碱平衡紊乱？其发生机制如何？

　　（2）试述该患者护理诊断、护理措施及其病理生理学基础？

　　3. 患者，男性，52 岁，患糖尿病 10 余年，因昏迷状态入院。体检血压 90/45mmHg，脉搏 103 次 / 分，呼吸深大，28 次 / 分。生化检验：血糖 10.2mmol/L，β- 羟丁酸 1.1mmol/L，尿素 8.2mmol/L，K^+ 5.7mmol/L，Na^+ 160mmol/L，Cl^- 103 mmol/L；pH 7.11，$PaCO_2$ 26mmHg，AB 9.8mmol/L，SB 10.8mmol/L，BE-18.0mmol/L；尿：酮体（+++），糖（++），呈酸性；心电图出现传导阻滞。经低渗盐水灌胃，静脉滴注等渗盐水、胰岛素等抢救，6 小时后，患者呼吸平稳，神志清醒，重复上述检验项目，除血 K^+ 为 3.3mmol/L 偏低外，其他项目均接近正常。

　　入院后严密观察患者的脉搏、呼吸、心率、血压、体温以及血氧饱和度等体征变化，定时对患者进行测量。随时观察患者的神志、皮肤、黏膜、气味等。患者给予高枕或半卧位，注意观察上唇及舌体，指导患者养成良好的口腔卫生习惯、做好口腔护理。准确记录患者的尿量。

（1）该患者发生了何种酸碱紊乱？原因和机制是什么？

（2）如何解释该患者血 K^+ 的变化？

（3）整理患者的护理措施，并试述患者护理措施的病理生理学依据？

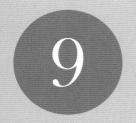

第九章
发　热

学习目标

掌握　发热、过热、发热激活物、生理性体温升高、内生致热原、体温调节中枢的概念；发热的时相。

熟悉　发热激活物的种类和作用、内生致热原的种类和作用；发热时体温调节机制；发热时机体功能代谢的变化；发热防治和护理的病理生理学基础。

了解　内生致热原的产生和释放过程。

09章

第一节 概 述

体温是指机体核心部位的平均温度。人具有完善的体温调节系统，以保证体温相对稳定，是机体进行新陈代谢和生命活动的必要条件。正常成人体温维持在37℃左右，并具有周期性波动，一昼夜波动范围不超过1℃，在清晨2～6时最低，午后1～6时最高。另外，根据临床测量部位的不同，体温也有所差异，腋下温度为：36.0～37.4℃，口腔温度为：36.7～37.7℃，直肠温度为：36.9～37.9℃。

人体体温调节的高级中枢位于视前区下丘脑前部（preoptic anterior hypothalamus，POAH），延髓、脊髓等部位也对体温有一定的整合功能，被认为是体温调节的次级中枢。另外，大脑皮层也参与行为性体温调节。目前，体温的中枢调节以"调定点（set point，SP）"学说来解释。该学说认为，体温调节类似于恒温器的调节，体温调节中枢内有一个调定点，体温调节系统根据调定点来调控体温，当体温偏离调定点时，由反馈系统（温度感受器）将偏差信息输送到控制系统，后者进行综合分析，然后通过效应器（产热和散热）的调控把中心温度维持在与调定点相适应的水平。根据此学说，发热（fever）是指由于致热原的作用使体温调定点上移而引起的调节性体温升高（超过0.5℃）。一般认为：体温升高不超过38℃为低热，38～39℃为中等热，39～40℃为高热，超过41℃为超高热。

临床上见到的体温升高，可分为调节性体温升高和非调节性体温升高。调节性体温升高即发热，其体温调节功能正常，只是由于调定点上移，将体温调节到较高水平。非调节性体温升高时，调定点并未发生移动，而是由于体温调节障碍（如体温调节中枢损伤），或散热障碍（鱼鳞病和环境高温所致的中暑等）以及产热器官功能异常（甲状腺功能亢进）等，这种体温调节中枢不能将体温控制在与调定点相适应的水平上，是被动性体温升高，本质上不同于发热，故把这类体温升高称为过热（hyperthermia）。除上述体温升高外，某些生理情况下也会出现体温升高，如剧烈运动、月经前期、心理性应激等。如人在赛跑时体温可升高3℃，这主要是肌肉产热更多所致。由于它们属于生理性反应，称为生理性体温升高（图9-1）。

● 行为性体温调节

  恒温动物和变温动物都具有行为性体温调节的能力。例如，人能根据气候变化而增减衣着，使用冷、暖空调等。动物表现为在寒冷环境中具有日光趋向性行为，而在炎热环境下躲在树阴下或钻进洞穴中。行为性体温调节是变温动物的重要体温调节手段。在恒温动物中，行为性体温调节也是体温调节过程的重要一环，一般当环境温度变化时，首先采取行为性体温调节，若其行为活动仍不能维持正常体温时，机体将启动自主性体温调节。通常行为性体温调节和自主性体温调节互相补充，以保持体温的相对稳定。例如，人在严寒环境中，有条件的情况下首先要多穿衣服或进入暖房，如果衣着不暖，则会发生肌肉战栗，同时还会采取拱肩缩背的姿势和踏步等御寒行为。

  人和动物产生体温调节的行为是根据自身对温热的舒适感决定的。温热舒适感是来自于温度感受器接受的温度信息，经高级神经中枢整合后所产生的主观的舒适或不适感觉。机体采取的体温调节行为是向着有利于产生温热舒适感的方向进行的。

发热不是独立的疾病，而是多种疾病的重要病理过程和临床表现，也是疾病发生的重要信号。在整个病程中，体温曲线变化往往反映病情变化，对判断病情、评价疗效和估计预后均有重要参考价值。

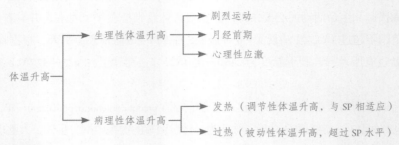

图 9-1　体温升高的分类

第二节　发热的原因和机制

一、发热激活物

发热激活物是指作用于机体，能激活产内生致热原细胞产生和释放内生致热原（endogenous pyrogen，EP）的物质。发热激活物又称 EP 诱导物，包括外致热原和某些体内产物。

（一）外致热原

来自体外的致热物质称为外致热原。

1. 细菌

（1）革兰氏阴性细菌：典型菌群有大肠杆菌、伤寒杆菌、淋球菌、脑膜炎球菌、志贺氏菌等，这类菌群的致热性除全菌体和胞壁中所含的肽聚糖外，其胞壁中所含的内毒素（endotoxin，ET）是主要的致热成分，其活性成分是脂多糖（lipopolysaccharide，LPS），有高度水溶性，耐热性高（一般需干热 160℃、2 小时才能灭活），是效应很强的致热原，也是最常见的外致热原，是血液制品和输液过程中的主要致热性污染物。

（2）革兰氏阳性细菌：革兰氏阳性菌（肺炎球菌、葡萄球菌、溶血性链球菌等）感染是常见的发热原因。实验证明这些细菌引起发热的同时，血中的 EP 水平增高。另外，从某些革兰氏阳性菌分离出的外毒素有明显的致热性，如从葡萄球菌分离出的肠毒素、从 A 型溶血性链球菌分离出的红疹毒素等。

（3）分枝杆菌：典型菌群为结核杆菌。其全菌体及细胞壁中所含的肽聚糖、多糖和蛋白质都具有致热作用。

2. 病毒　病毒感染是人体常见的传染病。常见的病毒有流感病毒、麻疹病毒、柯萨奇病毒、SARS 病毒等。其中流感和 SARS 等病毒感染的最主要症状就是发热。给动物静脉内注射病毒在引起发热的同时，循环血中出现 EP；将白细胞与病毒在体外一起培育可产生 EP。病毒是以全病毒体和所含的血细胞凝集素致热。

3．其他微生物　包括真菌、螺旋体、疟原虫等。

真菌感染常伴有发热，如白色念珠菌、组织胞浆菌、新型隐球菌等。真菌的致热成分为全菌体及菌体内所含的荚膜多糖和蛋白质。螺旋体常见的有钩端螺旋体、回归热螺旋体和梅毒螺旋体等，其主要致热成分是代谢裂解产物或外毒素。疟原虫的主要致热成分是裂殖子和代谢产物等。

（二）体内产物

1．抗原抗体复合物　抗原抗体复合物对产内生致热原细胞有激活作用。实验表明用牛血清清蛋白致敏家兔，然后将其血清转移给正常家兔，再用牛血清清蛋白攻击接受血清的家兔，可引起后者明显的发热反应。但牛血清清蛋白对正常家兔无致热作用。这表明抗原抗体复合物可能是产 EP 细胞的激活物。

2．类固醇　体内某些类固醇（steroid）产物有致热作用，睾酮的中间代谢产物本胆烷醇酮是典型代表。某些周期性发热的病人，血浆中本胆烷醇酮的浓度有所升高，与发热有一定关系；将其与人体白细胞一起培育，可诱导产生 EP。

3．致炎物　现已证明，硅酸盐结晶和尿酸盐结晶等在体内不仅可引起炎症反应，其本身即可激活产内生致热原细胞产生和释放内生致热原。

4．体内组织的大量破坏　严重的心脏病急性发作、大手术后、辐射等导致机体组织大量破坏，均可引起发热。

二、内生致热原（EP）

在发热激活物的作用下，体内某些细胞产生和释放的能引起体温升高的物质，称之为内生致热原。

（一）内生致热原的种类

1948 年，Beeson 发现了白细胞致热原，随后研究证实，由产 EP 细胞在发热激活物的作用下释放的多种产物统称为 EP。现分述如下：

1．白细胞介素 -1（interleukin-1，IL-1）　是由单核细胞、巨噬细胞、内皮细胞、星状细胞及肿瘤细胞等多种细胞在发热激活物的作用下所产生的多肽类物质。IL-1 受体广泛分布于脑内，但密度最大的区域位于最靠近体温调节中枢的下丘脑外面。用微电泳法将提纯的 IL-1 导入大鼠的脑室，能引起热敏神经元的放电频率下降、冷敏神经元放电频率增加，这些反应可被水杨酸钠阻断。将 IL-1 静脉内注射给鼠、家兔等动物，均可引起典型的发热反应。

2．肿瘤坏死因子（tumor necrosis factor，TNF）　也是重要的 EP 之一，能被内毒素诱生。TNF 不耐热，70℃ 30 分钟失活。将 TNF 给家兔、大鼠等动物静脉内注射可引起明显的发热反应，并可被环加氧酶抑制剂布洛芬阻断。与 IL-1 相似，给动物脑室内注射 TNF 同样可以引起明显的发热反应，并且伴有脑室内 PGE 含量的升高。另外，TNF 在体内和体外都能刺激 IL-1 的产生。

3．干扰素（interferon，IFN）　是一种具有抗病毒、抗肿瘤作用的蛋白质，主要由单核细胞和淋巴细胞产生。提纯的和人工重组的 IFN 在人和动物都具有一定的致热效应，同时还可以引起脑内或组织切片中 PGE 含量升高。

4．其他　有研究报道，白细胞介素 -6（interleukin-6，IL-6）、白细胞介素 -2（interleukin-2，IL-2）、巨噬细胞炎症蛋白 -1（macrophage inflammatory protein-1，MIP-1）、睫状神经营养因子（ciliary neurotrophic factor，CNTF）、白细胞介素 -8（interleukin-8，IL-8）以及内皮素（endothelin）等被认为与发热有一定的关系，但这些因子是否都属于 EP 尚有待进一步证实。

（二）内生致热原的产生和释放

内生致热原的产生和释放是一个复杂的细胞信息传递和基因表达的调控过程。这一过程包括产 EP 细胞的激活、EP 的产生释放。

所有能够产生和释放 EP 的细胞都称为产 EP 细胞，包括单核细胞、巨噬细胞、内皮细胞、淋巴细胞、星状细胞以及肿瘤细胞等。当这些细胞与发热激活物如脂多糖（LPS）结合后，即被激活，从而启动 EP 的合成。目前的研究认为，LPS 激活细胞有两种方式：

1. Toll 样受体介导的细胞活化　在上皮细胞和内皮细胞首先是 LPS 与血清中 LPS 结合蛋白（lipopolysaccharide binding protein，LBP）结合，形成复合物，然后 LBP 将 LPS 转移给可溶性 CD14（sCD14），形成 LPS-sCD14 复合物再作用于细胞受体，使细胞活化。而在单核巨噬细胞 LPS 则与 LBP 形成复合物后，再与细胞表面 CD14（mCD14）结合，形成三重复合物，从而启动细胞内激活过程。较大剂量的 LPS 可不通过 CD14 途径直接激活单核巨噬细胞产生 EP。

LPS 信号转入细胞内需一种跨膜蛋白 Toll-like receptors（TLR）参与。TLR 将信号通过类似 IL-1 受体活化的信号转导途径，激活核转录因子（NF-κB），启动 IL-1、TNF、IL-6 等细胞因子的基因表达、合成 EP。EP 在细胞内合成后即可释放入血。

2. T 细胞受体介导的 T 淋巴细胞活化　主要为革兰氏阳性细菌的外毒素如 TSST-1，以超抗原形式活化细胞，此种方式亦可激活 B 淋巴细胞及单核 / 巨噬细胞。T 淋巴细胞活化过程中，磷脂酶 C（Phospholipase C，PLC）和鸟苷酸结合蛋白 P21ras（Ras）途径具有重要作用。

三、发热时的体温调节机制

（一）体温调节中枢

体温调节中枢位于视前区下丘脑前部（POAH），该区含有温度敏感神经元，对来自外周和深部温度信息起整合作用。而另外一些部位，如中杏仁核（medial amygdaloid nucleus，MAN）、腹中隔（ventral septal area，VSA）和弓状核则对发热时的体温升高呈负向影响。刺激这些部位可对抗体温的升高，使体温的上升难以逾越正常的热限。因此，发热体温调节中枢可能有两部分组成，一个是正调节中枢，主要包括 POAH 等，另一个是负调节中枢，主要包括 VSA、MAN 等。当外周致热信号通过这些途径传入中枢后，一方面通过正调节介质使体温上升，另一方面通过负调节介质限制体温升高。正负调节相互作用的结果决定调定点上移的水平及发热的幅度和时程。因此，发热体温调节中枢可能是由正、负调节中枢构成的复杂的功能系统。

（二）致热信号传入中枢的途径

血液循环中的 EP 都是一些大分子蛋白，不易通过血脑屏障，主要通过以下几种方式进入中枢。

1. 通过血脑屏障转运入脑　这是一种较直接的信号传递方式。在病理情况下，当血脑屏障受损时，EP 可直接透过血脑屏障入脑。但研究中也观察到，在血脑屏障的毛细血管床部位分别存在有 IL-1、IL-6、TNF 的可饱和转运机制，推测其可将相应的 EP 信号特异性地转运入脑。另外，作为细胞因子的 EP 也可能从脉络丛部位渗入或者易化扩散入脑，通过脑脊液循环分布到 POAH。但这些推测还缺乏有力的证据，有待进一步证实。

2. 通过下丘脑终板血管器　终板血管器（organum vasculosum of lamina terminalis，OVLT）位于视上隐窝上方，紧靠 POAH，是血脑屏障的薄弱部位，此处毛细血管为有孔毛细血管，对大分子物质有较高的通透性，EP 可能由此入脑。

3. 通过迷走神经　最近的研究发现，细胞因子可刺激肝巨噬细胞周围的迷走神经将信息传入中枢，切除膈下迷走神经（或切断迷走神经肝支）后腹腔注射小剂量 IL-1 或 LPS 不再引起发热。因为肝迷走神经节旁神经上有 IL-1 受体，肝 Kupffer 细胞又是产生这类因子的主要细胞。

（三）发热中枢调节介质

EP 无论以何种方式入脑，它们仍然不是引起调定点上升的最终的物质，EP 可能是首先作用于体温调节中枢，引起发热中枢介质的释放，继而引起调定点的改变。发热中枢介质分为两类：正调节介质和负调节介质。

1．正调节介质

（1）前列腺素 E（prostaglandin E，PGE）：在各种体液因子中，PGE 可能是发热反应中最重要的中枢介质。①EP 性发热的同时脑脊液内 PGE 含量明显增加。这是因为 EP 作用于下丘脑的体温调节中枢，使其合成、释放 PGE 增加而使调定点上移，引起体温升高。②以 PGE 直接灌注第三脑室、侧脑室或下丘脑前部，可以很快引起发热，且呈剂量依赖关系。③下丘脑组织分别与 IL-1、IFN 或 TNF 进行体外培养，培养液中会产生高浓度的 PGE。④EP 静脉内注射或 IFN 脑室内注射引起发热时，脑脊液中 PGE 明显增高。⑤阻断 PGE 合成的药物，如水杨酸钠、吲哚美辛、布洛芬对 IL-1、IFN 或 TNF 性发热都有解热作用。

（2）Na^+/Ca^{2+} 比值：实验显示，给多种动物脑室内灌注 Na^+ 使体温很快升高，灌注 Ca^{2+} 则使体温很快下降；降钙剂（EGTA）脑室内灌注也引起体温升高。这些研究资料表明：Na^+/Ca^{2+} 比值改变在发热机制中可能担负着重要中介作用，EP 可能先引起体温中枢内 Na^+/Ca^{2+} 比值的升高。有研究表明，Na^+/Ca^{2+} 比值改变不直接引起调定点上移，而是通过 cAMP 起作用："EP → 下丘脑 Na^+/Ca^{2+} ↑ → cAMP ↑ → 调定点上移" 可能是多种致热原引起发热的重要途径。

（3）环磷酸腺苷（cAMP）：目前已有越来越多的事实支持 cAMP 作为重要的发热介质：①将外源性 cAMP 注入猫、兔、鼠等动物脑室内迅速引起发热，潜伏期明显短于 EP 性发热。②在 ET、葡萄球菌、病毒、EP 以及 PGE 诱导的发热期间，动物 CSF 中 cAMP 均明显增高，且与发热效应呈明显正相关。但高温引起的过热期间（无调定点的改变），CSF 中 cAMP 不发生明显的改变。

鉴于上述研究，许多学者认为 cAMP 可能更接近终末环节的发热介质。

（4）一氧化氮（nitric oxide，NO）：NO 与发热有关，其机制可能是：①通过作用于 POAH、OVLT 等部位，介导发热时的体温上升；②通过刺激棕色脂肪组织的代谢活动导致产热增加；③抑制发热时负调节介质的合成与释放。

（5）另外，促肾上腺皮质激素释放激素（corticotrophin releasing hormone，CRH）也是一种发热体温中枢正调节介质。

2．负调节介质　临床和实验研究均表明，各种感染性疾病引起的发热极少超过 41℃，即使大大增加致热原的剂量也难越此热限，这就意味着体内必然存在自我限制发热的因素。发热时体温上升的幅度被限制在特定范围内的现象称为热限（febrile ceiling）。实验证实下列物质可对抗体温升高。

（1）精氨酸加压素（arginine vasopressin，AVP）：AVP 是由下丘脑神经元合成的神经垂体肽类激素，即抗利尿激素（antidiuretic hormone，ADH），也是一种与多种中枢神经系统功能（如心血管中枢和学习记忆功能）有关的神经递质。对其解热作用主要有以下几方面的研究：①在实验动物脑内微量注射 AVP 或经其他途径注射具有解热作用；②在不同的环境温度中，AVP 的解热作用对体温调节的效应器产生不同的影响：在 25℃ 中，AVP 的解热效应主要表现在加强散热，而在 4℃ 中则主要表现在减少产热。这说明 AVP 是通过中枢机制来影响体温的；③AVP 拮抗剂或受体阻断药能阻断 AVP 的解热作用或加强致热原的发热效应。

（2）黑素细胞刺激素（α-melanocyte-stimulating hormone，α-MSH）：α-MSH 是由腺垂体分泌的多肽激素，研究资料证明其有解热或降温作用：①在 EP 诱导发热期间，脑室中隔区 α-MSH 含量升高，而且将 α-MSH 注射于此可使发热减弱，说明作用位点可能在此。②使用 α-MSH 解热时，家兔耳皮肤温度升高，说明散热增强（家兔主要依靠调节耳壳皮肤血流量来控制体温）；③内源性 α-MSH 能限制发热的高度和持续时间：将 α-MSH 抗血清预先给家兔注射（以阻断内源性 α-MSH 的作用），再给予 IL-1 致热，其发热高度增加和持续时间延长。

（3）脂皮质蛋白质-1（lipocortin-1）：是一种钙依赖性磷脂结合蛋白。在体内主要分布于脑、肺等器官之中。目前的研究发现糖皮质激素发挥解热作用依赖于脑内脂皮质蛋白-1 的释放。研究中观察到，向大鼠中枢内注射重组的脂皮质蛋白-1，可明显抑制 IL-1β、IL-6、IL-8、CRH 诱导的发热反应。这些资料表明，脂皮质蛋白-1 有可能是一种发热体温调节中枢的负调节介质。

（四）体温调节的方式及发热时相

调定点的正常设定值在 37℃左右。发热时，来自体内外的发热激活物作用于产 EP 细胞，引起 EP 的产生和释放，EP 再经血液循环到达颅内，在 POAH 或 OVLT 附近，引起中枢发热介质的产生和释放，后者相继作用于相应的神经元，使调定点上移。由于调定点高于中心温度，体温调节中枢对产热和散热进行调整，从而把体温升高到与调定点相适应的水平。在体温上升的同时，负调节中枢也被激活，产生负调节介质，进而限制调定点的上移和体温的上升。正负调节相互作用的结果决定体温上升的水平（图 9-2）。也正因为如此，发热时体温很少超过 41℃，从而避免了高热引起脑细胞损伤。这是机体的自我保护功能和自稳调节机制的必然，具有极其重要的生物学意义。发热持续一定时间后，随着激活物被控制或消失，EP 及增多的介质被清除或降解，调定点迅速或逐渐恢复到正常水平，体温也相应被调控下降至正常。这个过程大致分为三个时相。

1. 体温上升期　发热的第一时相是中心体温开始迅速或逐渐上升，快者几小时或一昼夜就达高峰，有的需几天才达高峰，称为体温上升期。主要的临床表现是畏寒、皮肤苍白，严重者出现寒战和鸡皮疙瘩。由于皮肤血管收缩、血流减少，表现为皮色苍白。因皮肤血流减少，皮温下降刺激冷感受器，信息传入中枢使得患者有畏寒感觉。此期因体温调定点上移，中心温度低于调定点水平，因此，热代谢特点是产热增多，散热减少，体温上升。

2. 高温持续期　当体温调节到与新的调定点水平相适应的高度，就波动于较高的水平上，称为高温持续期。此期患者自觉酷热，皮肤发红、干燥。患者的中心体温已达到或略高于体温调定点新水平，故下丘脑不再发出引起"冷反应"的冲动。皮肤血管由收缩转为舒张，浅层血管舒张使皮肤血流增多，因而，皮肤发红，散热增加。由于温度较高的血液灌注使皮温增高，热感受器将信息传入中枢而使患者有酷热感产生。高热时水分经皮肤蒸发较多，因而皮肤和口唇干燥。不同的发热性疾病，高峰期持续时间长短不一。本期热代谢特点是中心体温与上升的调定点水平相适应，产热与散热在较高水平上保持相对平衡。

3. 体温下降期　因发热激活物、EP 及发热介质被清除，上升的体温调定点回降到正常水平。由于调定点水平低于中心体温，故从下丘脑发出降温指令，不仅引起皮肤血管舒张，还可引起大量出汗。出汗是一种速效的散热反应，但大量出汗可造成脱水，甚至循环衰竭，尤其对心肌劳损患者更应密切注意。本期的热代谢特点是散热多于产热，故体温下降，直至与回降的调定点相适应。

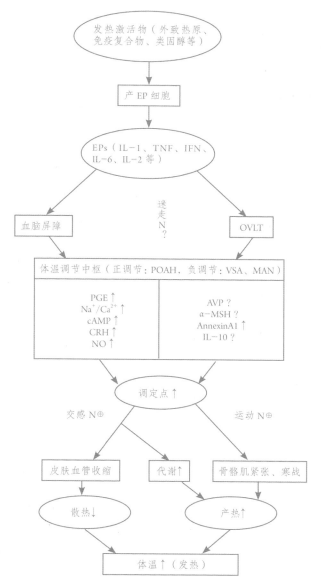

图 9-2　发热发病学示意图

第三节　发热机体的功能与代谢改变

一、生理功能改变

1. 心血管系统功能改变　体温每升高 1℃，心率增加约 18 次 / 分。这是血温增高刺激窦房结以及交感肾上腺髓质系统的结果。心率加快可以增加心输出量，从而成为增加组织血液供应的代偿性反应。但对心肌劳损或有潜在性病灶的患者，则会因加重心肌负荷而诱发心力衰竭。在体温上升期，动脉血压可轻度上升。这是由于外周血管收缩、阻力增加、心率加快等的结果。在高峰期由于外周血管舒张，动脉血压会轻度下降。但体温骤降时可因大汗而丢失体液，严重者可导致休克。

2. 呼吸系统功能改变 发热时，由于血温增高和酸性代谢产物的刺激作用，呼吸中枢兴奋使呼吸加深加快。深而快的呼吸在增加散热的同时，也可引起呼吸性碱中毒。另外，持续的体温升高可因大脑皮层和呼吸中枢的抑制，使呼吸变浅慢或不规则。

3. 消化系统功能改变 发热时交感神经系统兴奋性增高，消化液分泌减少，胃肠蠕动减慢，使食物的消化、吸收与排泄功能异常。患者可表现为食欲低下，恶心、呕吐等。由于胰液和胆汁等分泌不足，可发生蛋白质、脂肪消化不良，加之胃肠蠕动减弱，使食物在肠道发酵和腐败，产气增多，临床表现为便秘和腹胀。

4. 中枢神经系统功能改变 发热患者可表现为不同程度的中枢神经系统功能障碍，突出的症状是头痛，机制未明。部分患者有谵语和幻觉。注射 EP 能诱导睡眠，可能是患者嗜睡的原因。小儿在高热时易出现全身或局部肌肉抽搐，称为热性惊厥（febrile seizure），发病年龄为 3 个月～5 岁，可能与小儿中枢神经系统尚未发育成熟有关。

二、物质代谢改变

发热时机体的代谢变化可由两方面因素引起。在致热原作用后，体温调节中枢对产热进行调节，提高骨骼肌的物质代谢，使调节性产热增多。另外是体温升高本身的作用。一般认为，体温升高 1℃，基础代谢率提高 13%。高热稽留期的伤寒患者，其基础代谢率可增加 30%～50%。持续的发热可使物质消耗明显增加，如果营养物质补充不足，就会消耗自身物质，并易出现维生素 C 和 B 的缺乏。

1. 蛋白质代谢 高热患者蛋白质分解加强，尿素氮明显增高，此时如果未能及时补充足够的蛋白质，可出现负氮平衡。这除与体温升高有关外，还与 EP 的作用有关。实验证明，EP 可通过 PGE 合成增多使骨骼肌蛋白大量分解。

2. 糖与脂肪代谢 发热时肝糖原和肌糖原分解增加，使得血糖增高，糖原储备减少。因此葡萄糖的无氧酵解也增强，组织内乳酸增加。严重者可发生代谢性酸中毒。发热时脂肪分解也显著增加，这与糖原储备不足、摄入相对减少有关。

3. 电解质代谢 在体温上升期和高热持续期，患者排尿减少，可致 Na^+、Cl^- 潴留。由于组织分解增强，细胞内钾释放入血，血钾和尿钾均可增高。在高热后期和体温下降期，由于通过皮肤和呼吸道大量蒸发水分，出汗增多，可引起高渗性脱水。因此，在护理过程中，应对高热患者在退热期及时补充水分和适量的电解质。

三、防御功能改变

发热对机体防御功能的影响，既有有利的一面也有不利的一面。

1. 抗感染能力的改变 研究表明，有些致病微生物对热比较敏感，一定高温可将其灭活。如淋球菌和梅毒螺旋体，就可被人工发热所杀灭。一定高温也可抑制肺炎球菌。许多微生物生长繁殖需要铁，EP 可使循环内铁的水平降低，因而使微生物的生长繁殖受到抑制。实验证明，EP 能降低大鼠血清铁并增加其抗感染能力。感染性发热时蜥蜴血清铁也明显降低，如果给它补充外源性铁以后，其死亡率明显提高。有些研究者还证明，将天然病原感染的蜥蜴分别放置于不同的环境温度（35～42℃）中，结果在 40℃或 42℃环境中的动物都存活，而在较低的温度中的动物大部分都死亡。说明发热能提高动物的抗感染能力。

发热时，某些免疫细胞功能加强。人淋巴细胞孵育在39℃比在37℃中有更强的代谢能力，能摄取更多的胸腺核苷。人和豚鼠的白细胞最大吞噬活性分别在38～40℃和39～41℃。发热还可促进白细胞向感染局部游走和包裹病灶。也有报道提示，中性粒细胞功能在40℃时加强；巨噬细胞的氧化代谢在40℃时明显增加。

然而，也有资料表明，发热可降低免疫细胞功能，如抑制自然杀伤细胞（NK细胞）的活性；降低机体抗感染能力，如人工发热可降低感染了沙门菌的大鼠的生存率，提高内毒素中毒动物的死亡率等。

2．对肿瘤细胞的影响　发热时产EP细胞所产生的大量EP（IL-1、TNF、IFN等）大多具有一定程度的抑制或杀灭肿瘤细胞的作用。另外，肿瘤细胞长期处于相对缺氧状态，对热比正常细胞敏感，当体温升高到41℃左右时，正常细胞尚可耐受，肿瘤细胞则难以耐受，其生长受到抑制并可被部分灭活。

3．急性期反应　是机体在细菌感染和组织损伤时所出现的一系列急性时相的反应。已经认定，EP在诱导发热的同时，也引起急性期反应。主要包括急性期蛋白的合成增多、血浆微量元素浓度的改变及白细胞计数的改变，是机体产生的一系列防御反应中的一种（详见应激）。

第四节　发热防治和护理的病理生理学基础

一、治疗原发病

二、一般性发热的处理

对于不过高的发热（体温<40℃）且不伴有其他严重疾病者，可不急于退热；原因不明的发热患者，若体温不太高，不应随便退热，以免延误原发病的诊断与治疗。因此对于一般性发热的病例，主要针对物质代谢的加强和脱水等情况，予以补充足够的营养物质、维生素和水。

三、必须及时解热的病例

1．高热（>40℃）患者，特别是小儿体温超过41℃时，脑细胞就可能受损，容易出现惊厥，并逐步丧失调节体温的能力。

2．恶性肿瘤患者持续发热加重机体消耗。

3．心脏病患者如心肌劳损或心脏有潜在病灶，发热增加心脏负荷，易诱发心力衰竭。

4．妊娠期妇女发热应及时解热，高热有致胎儿畸形的危险，也可诱发心力衰竭。

四、解热措施

1．药物解热

（1）化学药物：水杨酸盐类。其解热机制可能是：作用于POAH附近使中枢神经元的功能复原；阻断PGE_2合成；可能还以其他方式发挥作用。

（2）类固醇解热药：以糖皮质激素为代表，主要原理可能是：①抑制EP的合成和释放；②抑制免疫反应和炎症反应；③中枢效应。

（3）清热解毒中草药也有一定解热作用，可适当选用。

2．物理降温　在高热或病情危急时，可采用物理方法降温。如用冰帽或冰袋冷敷头部、四肢大血管处，用酒精擦浴以促进散热等。也可将患者置较低的温度环境中，加强空气流通，以增加对流散热。

五、发热的一般护理

1．在与发热相关的流行病暴发时，发热且疑为传染病者，应先行隔离，以防交叉感染。

2．休息　高热时，新陈代谢率增快，消耗多，进食少，此时应减少活动。

3．饮食护理　选择清淡易消化的流食或半流食，保证足够的水分供给；对不能进食者可按医嘱静脉补液，纠正水电解质紊乱；昏迷患者给予鼻饲流质饮食。

4．病情观察　每4小时测量体温、脉搏和呼吸一次，用退热药后如果出现大汗淋漓、面色苍白、软弱无力等虚脱现象，应及时喂糖水，并与医师联系。待体温恢复正常3日后可改为每日测量两次。

5．降温　体温达39℃，选用局部冷疗，可采取冷毛巾、冰袋等冷敷，通过传导方式散热；体温达39.5℃以上，选用全身冷疗，可采取温水或酒精擦浴，通过蒸发方式散热。

6．体温骤退者，注意保暖，防止出汗过多而导致虚脱。

7．口腔护理　高热时，唾液分泌减少，使得食物残渣滞留于口腔，利于细菌繁殖而引起口腔炎、齿龈炎等口腔疾病。故对不能进食或昏迷患者行口腔护理每日3次。

8．皮肤护理　对出汗较多的患者应勤换内衣裤，加强皮肤护理，预防压疮发生。

9．安全护理　高热出现谵妄，应及时用床栏防坠床，出现昏迷时，按昏迷患者护理常规护理。

◆　　　　　吸收热

由于组织细胞坏死、组织蛋白分解及组织坏死产物的吸收所致的无菌性炎症，常可引起发热，称为吸收热。吸收热属于非感染性发热，临床常见于：①机械性、物理性或化学性损害，如大手术后组织损伤，内出血，大面积烧伤；②因血管栓塞或血栓形成而引起的心肌，肺，脾等脏器的梗死或肢体坏死等；③组织细胞坏死或细胞破坏，如肿瘤坏死，白血病，淋巴瘤，溶血反应等。

吸收热在外科护理中尤为常见，一般表现为在术后三天内无感染条件下傍晚体温升高，一般低于38.5℃。多见于手术时间长（>2小时）、广泛组织损伤、术中输血、药物过敏、麻醉剂（氟烷或安氟醚）引起的肝中毒等。待受损组织吸收完毕后，症状即会消失。对于吸收热，临床多采取对症处理：如体温不超过 38℃，可不予处理。高于 38.5℃，病人感到不适时，可予以物理降温，严密观察等。

（徐月清 编写　王小川 审校）

◇ 案例思考题　...

1. 患者李某，女，33 岁，妊娠晚期因大叶性肺炎入院，曾有心肌炎病史。发热 39℃ 2 小时，心率 120 次 / 分。

（1）该患者发热的原因和机制是什么？

（2）该患者是否需要采取解热措施，需要可采取哪些方法？其病理生理学基础是什么？

2. 患儿，女，2 岁。因发热、咽痛 3 天，惊厥半小时入院。3 天前上午，患儿畏寒，诉"冷"，出现"鸡皮疙瘩"和寒战，皮肤苍白。当晚发热，烦躁，不能入睡，哭诉头痛、喉痛。次日，患儿嗜睡，偶有恶心、呕吐。入院前半小时突发惊厥而急送入院。尿少、色深。体格检查：T 41℃，P 116 次 / 分，R 24 次 / 分。疲乏、嗜睡、重病容、面红、口唇干燥，咽部明显充血，双侧扁桃体肿大（++）。颈软。心率 116 次 / 分，律齐。双肺呼吸音粗糙。实验室检查：WBC 17.4×10^9/L（正常 $4 \sim 10 \times 10^9$/L），N89%。入院后立即物理降温、输液、应用抗生素等治疗。1 小时后大量出汗，体温降至 38.4℃。住院 4 天痊愈出院。

（1）试分析上述患儿发热激活物的种类和体温升高的机制。

（2）该患儿的体温变化表现出哪几个期？各期有何临床症状？

（3）假若患儿不进行治疗，体温是否继续升高？为什么？

（4）患儿的治疗措施是否正确？假如你作为当班护士，该采取何护理措施？

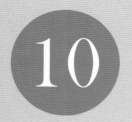

第十章
缺　氧

学习目标		
	掌握	缺氧的概念；各类型缺氧的原因、发生机制和血氧变化特点。
	熟悉	缺氧时机体功能和代谢的变化；缺氧防治与护理的病理生理学基础。
	了解	影响机体对缺氧耐受性的因素。

氧是维持生命活动所必需的物质，大气氧到达组织为细胞所利用，需要经过外呼吸、气体在血液中的携带和运输、内呼吸等三个环节并受许多因素的影响。主要影响因素包括：①空气中氧分压的高低（海拔高度或特殊环境）；②外呼吸功能状态（通气、换气）；③血液对氧的运输能力（血液携带氧的能力、血液循环状态）；④内呼吸功能（线粒体及氧化磷酸化相关酶活性）。任何原因使氧的供应不能满足机体的需要，或组织细胞利用氧发生障碍，致使机体的功能、代谢甚至形态结构发生异常变化的病理过程称为缺氧（hypoxia）。缺氧是临床上多种疾病共有的病理过程，成年人静息状况下需氧量约为250ml/min，剧烈活动后增加8～9倍，而体内储存的氧量仅1500ml。因此，一旦呼吸、心跳停止，数分钟内就可能死于缺氧。缺氧是慢性肺部疾病、急性呼吸窘迫综合征、严重急性呼吸综合征（SARS）、心肌梗死、缺血性脑卒中、失血性休克、氰化物中毒、CO中毒等多种疾病共有的病理过程，也是高原、高空、坑道等特殊环境中存在的，是许多疾病引起死亡的重要原因。

第一节　常用的血氧指标及其意义

临床上常依据血氧指标的变化来判断缺氧类型。常用的血氧指标有血氧分压、血氧容量、血氧含量、动－静脉血氧含量差以及血氧饱和度。

一、血氧分压

血氧分压（partial pressure of oxygen，PO_2）是指物理溶解在血液中的氧所产生的张力。正常人动脉血氧分压（PaO_2）约为100mmHg，主要取决于吸入气体的氧分压和外呼吸功能；静脉血氧分压（PvO_2）40mmHg，主要取决于组织摄氧和利用氧的能力。

二、血氧容量

血氧容量（oxygen binding capacity，CO_2max）是指PO_2为150mmHg，PCO_2为40mmHg，温度为38℃时，每100ml血液中的血红蛋白（Hb）被氧充分饱和时的最大携氧量。血氧容量反映血液携氧的能力，取决于Hb的质（与氧结合的能力）和量。在氧充分饱和时，1g血红蛋白可携带氧1.34ml。如按血红蛋白正常值为15g/dl计算，血氧容量的正常值约为20ml/dl。

三、血氧含量

血氧含量（oxygen content，CO_2）是指100ml血液的实际带氧量，主要是Hb实际结合的氧量和极小量溶解于血浆中的氧（仅0.3ml/dl）。血氧含量取决于血氧分压和血氧容量。动脉血氧含量（CaO_2）通常为19ml/dl，静脉血氧含量（CvO_2）约为14ml/dl。两者的差值为动－静脉氧含量差，可反映组织的摄氧能力，正常时约为5ml/dl。

四、血氧饱和度

血氧饱和度（oxygen saturation，SO_2）是指 Hb 与氧结合的百分数。计算公式为：

$$SO_2 = （血氧含量 - 溶解氧量）/ 血氧容量 \times 100\%$$

正常动脉血 SaO_2 为 95% ~ 97%，静脉血 SvO_2 为 75%。血氧饱和度主要取决于血氧分压，两者的关系可用氧合 Hb 解离曲线（或称氧离曲线）表示，见图 10-1。

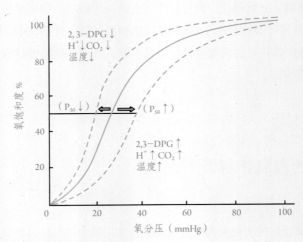

图 10-1　氧合血红蛋白解离曲线及其影响因素

图中可以看出，当 PaO_2 为 60mmHg 时，SO_2 可达 90%，只有当 PaO_2 下降到 60mmHg 以下时，才会使 SO_2 明显降低。细胞内 2,3- 二磷酸甘油酸（2,3-diphosphoglyceric acid，2,3-DPG）增多、酸中毒、二氧化碳增多及血温增高均可使 Hb 与氧的亲和力降低，氧离曲线右移，反之则左移。

第二节　缺氧的原因、发生机制及血氧变化特点

根据缺氧的原因和血氧变化特点，可将缺氧分为 4 种类型（图 10-2）

一、乏氧性缺氧

乏氧性缺氧（hypoxic hypoxia）是指各种原因使 PaO_2 降低，CaO_2 减少，组织供氧不足所致的缺氧，又称为低张性缺氧（hypotonic hypoxia）。其主要特点是 PaO_2 降低，CaO_2 减少。

（一）原因与机制

1. 吸入气体中氧分压过低　多发生于海拔 3000m 以上的高原、高空或通风不好的矿井、坑道。在高原随着海拔升高，大气压下降，吸入气体氧分压也下降，致使肺泡气氧分压下降，弥散进入血液的氧减少，动脉血氧饱和度降低。

2. 外呼吸功能障碍　肺通气功能障碍时可引起肺泡气氧分压下降；换气功能障碍时经肺泡

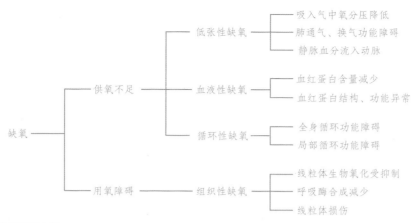

图 10-2 缺氧的病因分类

弥散到血液的氧减少，使 PaO_2 降低，CaO_2 减少。如慢性阻塞性肺疾病、各种原因引起的肺水肿和肺纤维化、呼吸中枢抑制及呼吸肌麻痹等。

3. 静脉血分流入动脉　见于某些先天性心脏病，如法洛四联症、室间隔缺损伴有肺动脉狭窄或肺动脉高压时，由于右心的压力高于左心，出现右向左分流，静脉血掺入到动脉血中，导致 PaO_2 降低。

（二）血氧变化特点

1. PaO_2、CaO_2 和 SaO_2 均降低　根据氧离曲线的特点，氧分压在 60mmHg 以上时，氧合血红蛋白解离曲线近似水平线，在 60mmHg 以下时，曲线斜率较大。所以只有在 PaO_2 降至 60mmHg 以下才会使 SaO_2 及 CaO_2 显著减少。

2. 动－静脉氧含量差减少　通常 100ml 血液流经组织时约有 5ml 氧被利用，即动－静脉血氧含量差约为 5ml/dl。乏氧性缺氧时，由同量血液弥散给组织利用的氧量减少，故动－静脉血氧含量差一般是减少的；如果慢性缺氧使组织利用氧的能力代偿性增强，则动－静脉血氧含量差也可变化不显著。

3. 血氧容量正常　Hb 与氧结合能力不变，血氧容量可正常。由于毛细血管中氧合 Hb 减少，脱氧 Hb 浓度增加，若毛细血管中脱氧 Hb 平均浓度增加至 5g/dl（正常值约为 2.6g/dl）以上时，暗红色的脱氧 Hb 可使皮肤、黏膜呈青紫色，称为发绀（cyanosis）。但重度贫血患者，当脱氧 Hb 降至 5g/dl 以下时，出现严重缺氧，但不出现发绀；红细胞增多症者，脱氧 Hb 超过 5g/dl，出现发绀，但可无缺氧。

二、血液性缺氧

由于 Hb 量减少或 Hb 性质发生改变，使血液携带的氧减少，血氧含量降低，所导致的供氧不足，称为血液性缺氧（hemic hypoxia）。此类缺氧时由于物理溶解在血液中的氧量不变，PaO_2 正常，又称为等张性缺氧（isotonic hypoxia）。

（一）原因与机制

1. 血红蛋白含量减少　见于各种原因引起的严重贫血。

2. 一氧化碳中毒　一氧化碳（CO）可与 Hb 结合形成碳氧血红蛋白（HbCO），从而使 Hb 失去携带氧的能力。CO 与 Hb 的亲和力比 O_2 与 Hb 的亲和力大 210 倍，当吸入气中有 0.1% 的 CO 时，血液中的 Hb 可能有 50% 成为 HbCO；当吸入含 0.5% 的 CO 时，血中 HbCO 仅在 20～30 分钟内就可高达 70%；另一方面，CO 还能抑制红细胞内糖酵解，使其 2，3-DPG 生成减少，氧离曲线左移，HbO_2 中的氧不易释出，从而加重组织缺氧。

（1）轻度中毒：HbCO 占 10% ~ 20%。患者可出现头痛、眩晕、心悸、恶心、呕吐、四肢无力、昏厥等症状，吸入新鲜空气后症状可迅速消失。

（2）中度中毒：HbCO 占 30% ~ 40%。患者多发生昏迷。吸入新鲜空气或氧气后能较快清醒，不留后遗症。

（3）重度中毒：HbCO 达 50% 以上。患者出现持续昏迷，甚至死亡。存活者也可因中枢神经系统的永久损伤而出现严重后遗症。

3. 高铁血红蛋白血症　Hb 中的二价铁在氧化剂的作用下，可氧化成三价铁，形成高铁 Hb（methemoglobin，$HbFe^{3+}OH$），也称变性 Hb 或羟化 Hb。高铁 Hb 中的三价铁因与羟基牢固结合而丧失携带氧的能力，Hb 的四个二价铁中如果有一部分氧化为三价铁后还能使剩余的 Fe^{2+} 与氧的亲和力增高，使氧离曲线左移，加重组织的缺氧。导致高铁 Hb 血症的原因有：

（1）亚硝酸盐中毒：见于误食亚硝酸盐，以及大量食用含硝酸盐的腌菜或变质的残剩菜者，因菜中的硝酸盐在肠道细菌作用下被还原为亚硝酸盐，从而形成大量高铁 Hb。

（2）苯胺和硝基苯中毒：此两种物质广泛用于染料、制药、橡胶、塑料等化学工业中，职业接触者或造成环境污染时可出现苯胺和硝基苯中毒。

当血中的高铁 Hb 含量增加超过 Hb 总量的 10% ~ 20% 时就可有缺氧表现；达到 30% ~ 50%，则发生严重缺氧，表现为全身青紫、精神恍惚、意识模糊甚至昏迷；达到 60% ~ 70% 时可导致死亡。

（二）血氧变化特点

1. PaO_2 正常，CO_2max 和 CaO_2 减少　由于外呼吸功能正常，在大气供氧正常的情况下 PaO_2 正常；但因 Hb 数量减少或性质改变，结合的氧量减少，从而使 CO_2max 和 CaO_2 减少。

2. SaO_2 正常或降低　贫血所致的缺氧患者只有 Hb 量的减少，Hb 与 O_2 的结合力正常，故 SaO_2 正常；CO 中毒和高铁血红蛋白形成时，变性的 Hb 不能与 O_2 结合，故 SaO_2 降低。

3. 动 - 静脉氧含量差减少　血液性缺氧的患者由于 CaO_2 减小，加之氧不易向组织释放，故动 - 静脉氧含量差小于正常。

一氧化碳中毒者血液中 HbCO 增多，故皮肤、黏膜呈樱桃红色；高铁血红蛋白呈咖啡色或青石板色，故使患者皮肤和黏膜呈咖啡色或类似于发绀的颜色。

三、循环性缺氧

由于血液循环发生障碍，组织血流量减少，使组织供氧量不足所引起的缺氧称为循环性缺氧（circulatory hypoxia）。可分为缺血性缺氧和淤血性缺氧。由于动脉压降低或动脉阻塞造成的组织灌注量不足称为缺血性缺氧，由于静脉压升高使血液回流受阻，血流缓慢，导致毛细血管床淤血所致的缺氧称为淤血性缺氧。

（一）原因与机制

1. 全身性循环障碍　见于休克和心力衰竭。充血性心力衰竭时心排血量减少，既可因组织血液灌流不足发生缺血性缺氧，又可因静脉血回流不畅发生淤血性缺氧。休克患者由于血压降低，血液重新分配，组织血液灌流不足，静脉回心血量减少等机制而导致缺氧。

2. 局部性循环障碍　见于各种栓塞、血管病变如动脉粥样硬化或脉管炎与血栓形成，静脉血栓形成或静脉炎等，引起局部组织缺血性或淤血性缺氧。局部血液循环障碍的后果主要取决于发生部位，心肌梗死和脑血管意外是常见的致死原因。

（二）血氧变化特点

1. PaO_2、CO_2max、CaO_2 和 SaO_2 均正常　单纯性循环性缺氧时，PaO_2、CO_2max、CaO_2 和 SaO_2 均可正常。当左心衰竭或肺动脉栓塞引起广泛的肺淤血或缺血时，患者 PaO_2、CaO_2 和 SaO_2 可降低。

2. 动-静脉氧含量差增大　由于血流缓慢，血液流经毛细血管的时间延长，组织从单位容积的血液中摄取的氧较多，故静脉血氧含量明显降低，动-静脉血氧含量差增大。

在缺血性缺氧的患者，因供应组织的血量不足，皮肤可苍白。淤血性缺氧的患者，血液淤滞在毛细血管床形成了更多的脱氧血红蛋白，因而可出现发绀。

四、组织性缺氧

因组织细胞的生物氧化过程发生障碍，不能有效利用氧而导致的组织细胞缺氧称为组织性缺氧（histogenous hypoxia）。

（一）原因与机制

1. 组织中毒　能够引起组织中毒的毒物有：

（1）氰化物：各种氰化物（如 HCN、KCN、NaCN 等）可由呼吸道、消化道或皮肤进入体内，氰离子（CN^-）能迅速与氧化型细胞色素氧化酶的 Fe^{3+} 结合为氰化高铁细胞色素氧化酶，使之不能还原成还原型细胞色素氧化酶而失去传递电子的能力，使呼吸链中断。

（2）甲醇：甲醇在体内的氧化产物甲醛能和细胞色素氧化酶的 Fe^{3+} 结合，使呼吸链中断。

（3）砷化物、锑化物和汞化物：这几种物质均能与蛋白质的巯基结合而使含巯基的酶如细胞色素氧化酶、丙酮酸氧化酶、葡萄糖-6-磷酸脱氢酶、乳酸脱氢酶等活性降低或丧失，氧化磷酸化受阻。

（4）药物：巴比妥类、鱼藤酮、抗菌霉素 A、氯霉素等均可通过干扰细胞生物氧化过程而导致组织中毒性缺氧。

2. 维生素缺乏　核黄素、泛酸、尼克酰胺均为呼吸链中脱氢酶的辅酶组成成分，与生物氧化有密切关系。如果体内缺乏这些维生素，呼吸酶合成减少，生物氧化将发生障碍。

3. 线粒体损伤　呼吸链存在于线粒体中，许多因素如：放射线、热射病、氧中毒、重症感染、尿毒症等均可损伤线粒体，导致生物氧化障碍。

（二）血氧变化特点

组织性缺氧时 CO_2max 一般正常，PaO_2、CaO_2、SaO_2 均正常。由于组织不能充分利用氧，故 PvO_2、CvO_2 和 SvO_2 均高于正常，动静脉血氧含量差显著缩小。由于毛细血管中氧合 Hb 含量高于正常，故皮肤、黏膜可呈玫瑰红色。

各型缺氧的特点如表 10-1。

表 10-1　各型缺氧的血氧变化特点

缺氧类型	动脉血氧分压	动脉血氧含量	动脉血氧容量	动脉血氧饱和度	动-静脉血氧含量差
乏氧性缺氧	↓	↓	N 或 ↑	↓	N 或 ↓
血液性缺氧	N	↓	↓ 或 N	N	↓
循环性缺氧	N	N	N	N	↑
组织性缺氧	N	N	N	N	↓

第三节　缺氧时机体的功能和代谢变化

缺氧时机体的功能和代谢变化因缺氧的原因、速度和患者的反应性而不同。主要包括两个方面，即轻度缺氧以激发机体的代偿反应为主，而重度缺氧则可造成细胞的功能和代谢障碍，甚至结构破坏。机体在急性缺氧与慢性缺氧时的反应也有区别，急性缺氧时机体往往来不及充分发挥代偿作用，容易出现损伤性变化。如快速进入海拔 3000m 以上的高原，容易发生急性高原病（acute mountain sickness），而缓慢阶梯式进入同等海拔高原者，急性高原病的发生率显著降低。

◆　　　　　急性高原反应

海拔 3000m 以上的地区称为高原。高原环境气候特点（如低氧分压、缺氧、高辐射及高寒等）与平原明显不同。随着海拔升高，大气压降低，吸入气氧分压明显下降，氧供发生严重障碍。由平原移居到高原或短期在高原逗留的人，机体必须进行一系列的调节才能适应。急性高原反应（acute high-altitude reaction）是机体对高原环境的一种应激性反应。表现为未适应者进入高原地区后 6～24 小时，出现双额部疼痛、心悸、胸闷、气短、厌食、恶心和呕吐等症状。中枢神经系统症状与饮酒过量时表现相似。有些病例出现口唇和甲床发绀。通常在高原停留 24～48 小时后症状缓解，数天后症状消失，少数可发展成高原肺水肿和（或）高原脑水肿。随着高原旅游业发展，急性高原病发病率与日俱增。

出现急性高原反应时需要休息和吸氧并对症治疗，未改善前，应终止攀登。如果出现高原肺水肿和高原脑水肿需要及时救治。

预防措施：进入高原前应学习有关防治知识；攀登高原前应进行适应性锻炼；进入高原过程中，坚持阶梯升高原则；进入高原后，注意保存体力，注意防冻保暖，避免烟酒等。

各种类型的缺氧所引起的变化既相似也不相同。下面以乏氧性缺氧为例，介绍缺氧时机体功能代谢变化。

一、呼吸系统的变化

（一）肺通气量增大

乏氧性缺氧患者，当 $PaO_2 < 60mmHg$ 时，可刺激颈动脉体和主动脉体化学感受器，反射性地引起呼吸中枢兴奋，使呼吸加深加快，肺泡通气量增加。而血液性缺氧和组织性缺氧因 PaO_2 正常，故静息时呼吸一般不增强。通气量增加有以下代偿意义：

1. 可使肺泡气氧分压和 PaO_2 有所升高。

2. 呼吸运动的增强使胸内负压增大，从而促进静脉回流，增加心排血量和肺血流量，有利于肺泡毛细血管血液摄取氧，这些均可增加动脉血氧含量，使组织的氧供应得到改善。

但过度通气可引起呼吸性碱中毒，能降低 CO_2 对延髓呼吸中枢的正常刺激，因而限制了肺通气的增加。久居高原者，在相同的缺氧条件下肺通气量较久居平原者低。

（二）高原性肺水肿

高原性肺水肿（high altitude pulmonary edema）是指从平原快速进入海拔3000m以上的高原时，因低压低氧而导致的一种高原特发性疾病。表现为呼吸困难、严重紫绀、咳粉红色泡沫样痰或白色泡沫样痰，肺部有湿啰音等。发病高峰在进入高原48～72h，多于夜间发作，起病急，进展快，如不及时救治可危及生命。其发病机制尚不清楚，可能与以下因素有关：①缺氧导致肺内各部位小动脉不均匀收缩，血液转移至收缩弱的部位，使毛细血管内压升高；②缺氧导致肺毛细血管壁通透性增高；③缺氧导致交感－肾上腺髓质系统兴奋，外周血管收缩，大量血液从体循环转移至肺循环。

高原性肺水肿有明显个体易感性，寒冷、剧烈运动、上呼吸道感染可诱发高原性肺水肿。一旦发生，将明显加重机体缺氧。

（三）中枢性呼吸衰竭

当 PaO_2 <30mmHg 时，可严重影响中枢神经系统的能量代谢，直接抑制呼吸中枢，使呼吸运动减弱，肺泡通气量减少。中枢性呼吸衰竭表现为呼吸抑制，呼吸节律和频率不规则，出现周期性呼吸甚至呼吸停止。

◆　　　　　　潮式呼吸

潮式呼吸又称陈－施呼吸（Cheyne-Stokes respiration），是一种周期性呼吸，指呼吸由浅慢逐渐加快加深，达高潮后，又逐渐变浅变慢，暂停数秒之后，又出现上述状态的呼吸，如此周而复始，呼吸呈潮水涨落样。潮式呼吸周期可长达30秒～2分钟，暂停期可持续5～30秒，需要较长时间才可观察到这种周期性呼吸。

当前认为陈－施呼吸产生的基本机制是因为某种原因呼吸受到刺激，肺通气量增加，呼出过多的 CO_2，肺泡气 PCO_2 下降，肺部血液 PCO_2 也下降，这种低 PCO_2 血液到达脑部，呼吸因缺少 CO_2 的刺激而开始受到抑制，变慢变浅甚至停止。呼吸的抑制又使肺部血液 PCO_2 升高，PCO_2 升高了的血液随后到达脑，又开始刺激呼吸，呼吸又复变快变深，再次使 PCO_2 下降，呼吸再受抑制。上述过程周而复始，周期性进行，产生陈－施呼吸。陈－施呼吸主要出现于两种情况下：①肺－脑循环时延长（如心力衰竭），此时脑 PCO_2 将升高，增强了对呼吸的刺激；②呼吸中枢反馈增益增加。反馈增益是指一定程度的 PCO_2 或 pH 变化所引起的通气变化，通气变化大，则增益大。低 O_2 或脑干损伤可出现增益增大。

二、循环系统的变化

代偿性反应主要表现为心排血量增加，血流分布改变，肺血管收缩与毛细血管增生；功能障碍主要表现为各种原因引起的心功能障碍甚至心力衰竭。

（一）心功能变化

1. **心率**　急性轻度或中度缺氧时，缺氧刺激颈动脉体和主动脉体化学感受器，反射性引起心率加快；也可以通过呼吸运动增强，刺激肺牵张感受器，反射性兴奋心交感神经，引起心率增快。心率增快有利于增加机体血液循环对氧的运输，是机体对缺氧的代偿适应性反应。严重缺氧时可直接抑制心血管运动中枢，使心率减慢。

2．心肌收缩力　缺氧初期，交感神经兴奋，作用于β受体，使心肌收缩性增强。之后，由于心肌缺氧，可降低心肌的舒缩功能，使收缩力减弱。极严重缺氧可直接抑制心血管运动中枢，使心肌能量代谢障碍和心肌舒缩蛋白破坏，使心肌收缩力减弱。

3．心输出量　急性轻中度缺氧时，可使心输出量增加，其机制主要是交感神经兴奋使心率加快、心缩力加强，以及呼吸运动增强使胸腔负压增大，静脉回心血量增加。心输出量增加有利于增加器官组织的血液供应，是急性缺氧时的重要代偿机制。严重的缺氧可因心率减慢、心肌收缩力减弱，使心输出量降低。

4．心律　严重缺氧可引起窦性心动过缓、期前收缩甚至心室颤动。PaO_2 过低可经颈动脉体反射性的兴奋迷走神经，引起窦性心动过缓。缺氧时由于心肌细胞膜上 Na^+-K^+ 泵运转失常，心肌细胞内 Na^+ 增多，K^+ 减少，心肌细胞静息膜电位降低，可导致心律失常。

5．心脏结构改变　久居高原或慢性阻塞性肺疾病患者，由于持久的肺动脉高压和血液黏稠度增加，使右心室负荷加重，右心室肥大，严重时发生右心衰竭。

（二）血流重新分布

急性缺氧时，由于交感神经兴奋，皮肤、腹腔内脏器官血管收缩，心、脑血管扩张，血流增加，具有代偿意义。严重缺氧时，由于乳酸、腺苷等代谢产物在体内蓄积，则可使周围血管广泛扩张，血压下降，甚至发生循环衰竭。

（三）肺血管变化

急性缺氧引起肺血管收缩，慢性缺氧在引起肺血管收缩的同时还引起以管壁增厚、管腔狭窄为特征的肺血管结构改变，导致持续性肺动脉高压。

1．缺氧性肺血管收缩　肺循环的特点是流量大、压力低、阻力小、容量大，有利于使流经肺的血液充分氧合。肺泡气 PO_2 降低可引起该部位肺小动脉收缩，从而使缺氧肺泡血流量减少，这有利于维持肺泡通气与血流的适当比例。缺氧引起肺血管收缩的机制可能是多因素综合作用的结果。①神经因素：缺氧引起交感神经兴奋，作用于肺血管 α 受体而引起血管收缩。②体液因素：缺氧可使肺泡巨噬细胞、血管内皮细胞等释放收缩肺血管的物质增多，如白三烯（LTs）、血栓素 A_2（TXA_2）、内皮素（ET）等，因而肺血管收缩。③缺氧对血管平滑肌的直接作用：缺氧使肺血管平滑肌细胞膜对 Na^+、Ca^{2+} 的通透性增高，Na^+、Ca^{2+} 内流增加，导致肌细胞兴奋性与收缩性增高。

2．缺氧性肺动脉高压　慢性缺氧不仅使肺小动脉长期处于收缩状态，还引起血管平滑肌细胞和成纤维细胞的肥大和增生，导致肺血管重塑。主要表现为无肌性微动脉血管肌化，小动脉中层平滑肌增厚，管腔狭窄，同时肺动脉血管壁中血管胶原和弹性纤维沉积，血管壁增厚变硬，顺应性降低。久之造成肺源性心脏病。

（四）毛细血管增生

长期缺氧时，细胞生成缺氧诱导因子 −1 增多，诱导血管内皮生长因子（vascular endothelium growth factor，VEGF）等基因高表达，促使缺氧组织内毛细血管增生，特别是心、脑和骨骼肌的毛细血管增生更显著。毛细血管密度增加使氧自毛细血管弥散至细胞的距离缩短，从而增加了对组织的供氧量。

三、中枢神经系统的变化

脑重仅为体重的 2% 左右，而脑血流量约占心输出量的 15%。脑所需能量主要是来自葡萄糖氧化，脑耗氧量约为总耗氧量的 23%，而脑内葡萄糖和氧的贮备很少，所以脑对缺氧十分敏感。一般情况下，脑组织完全缺氧 15s，即可引起昏迷，完全缺氧 8~10min，可致脑组织发生不可逆性损伤。

急性缺氧可出现头痛、情绪激动、思维力、记忆力、判断力降低或丧失以及运动不协调，严重者可出现惊厥、昏迷甚至死亡；慢性缺氧时精神神经症状较轻，表现为注意力不集中、易疲劳、嗜睡及抑郁等症状。缺氧引起脑组织形态学变化主要是脑细胞肿胀、变形、坏死及脑间质水肿。

缺氧所致中枢神经系统功能障碍机制复杂。缺氧时神经细胞膜电位降低，神经介质合成减少、ATP 生成不足、酸中毒、细胞内游离 Ca^{2+} 增多、溶酶体酶的释放以及细胞水肿等均可引起神经系统功能紊乱，甚至神经细胞结构破坏。

极少数人进入 3000 米以上高原后，可发生脑水肿，表现为剧烈头痛，共济失调和昏迷，救治不及时易死亡，称为高原脑水肿。其发生机制为：①脑血管扩张。缺氧直接扩张脑血管，增加脑血流量和脑毛细血管内压，组织液生成增多；②血管内皮损伤，脑微血管通透性增加。缺氧及其所致的代谢性酸中毒、产生的细胞因子和炎症介质等均可损伤内皮细胞，使毛细血管壁通透性增加，造成血管源性脑水肿；③细胞膜 Na^+-K^+ 泵功能障碍。缺氧导致 ATP 生成减少，细胞膜 Na^+-K^+ 泵功能障碍，细胞外 Na^+ 和水进入细胞内，引起脑细胞内水肿。

四、血液系统的变化

（一）代偿性反应

1. 红细胞增多　急性缺氧时，由于缺氧刺激外周化学感受器，反射性引起交感神经兴奋，使脾脏、肝脏等储血器官收缩，将储存的血液释放至体循环中，使血液中红细胞数迅速增多，以增加携氧能力；慢性缺氧能刺激肾皮质肾小管周围的间质细胞生成并释放促红细胞生成素，后者促使干细胞分化为原红细胞，并促进其分化、增殖和成熟，加速 Hb 合成，促使骨髓内网织红细胞和红细胞释放入血液。红细胞增多可增加血液的血氧容量和血氧含量，从而增加组织的供氧量。红细胞过度增多，可使血液黏滞度增高和血流阻力增加，以致血流减慢，并加重心脏负担。

2. 氧离曲线右移　缺氧时红细胞内 2,3-DPG 增多可致氧离曲线右移，Hb 与氧的亲和力降低，利于释出氧供组织利用。但氧离曲线过度右移将使血液通过肺泡时结合的氧量减少，导致动脉血氧饱和度降低而失去代偿意义。

五、组织细胞的变化

（一）代偿性反应

1. 细胞利用氧的能力增强　慢性缺氧时，细胞内线粒体的数目和膜的表面积均增加，呼吸链中的酶含量增多，酶活性增高，使细胞利用氧的能力增强。如胎儿在母体内处于相对缺氧的环境，其细胞线粒体的呼吸功能为成年者的 3 倍，出生 10~14 天后，线粒体呼吸功能降至成年人水平。

2. 糖酵解增强　磷酸果糖激酶是糖酵解的限速酶。缺氧时，ATP 生成减少，ATP/ADP 比值降低，可激活磷酸果糖激酶，使糖酵解增强，在一定程度上补偿能量的不足。

3．肌红蛋白增加　久居高原者（慢性缺氧）骨骼肌内肌红蛋白含量增多。肌红蛋白与氧的亲和力明显高于血红蛋白与氧的亲和力。当 PaO_2 为 10mmHg 时，血红蛋白的氧饱和度约为 10%，而肌红蛋白的氧饱和度可达 70%。因此，肌红蛋白可从血液中摄取更多的氧，增加氧在体内的贮存。在 PaO_2 进一步降低时，肌红蛋白可释放出一定量的氧供细胞利用。

4．低代谢状态　缺氧可使细胞的耗能过程减弱，如糖原、蛋白质合成减少，离子泵功能抑制等，使细胞处于低代谢状态，减少能量的消耗，有利于机体在缺氧时的生存。

（二）损伤性变化

严重缺氧超过细胞代偿和适应的能力，将造成细胞的损伤。不同组织对缺氧的敏感性不同，最敏感的是神经细胞，其次是心肌细胞，随后为肝细胞、肾实质细胞。

1．细胞膜损伤　是缺氧时细胞最早发生损伤的部位。严重缺氧时，ATP 生成减少，使细胞膜离子泵功能障碍，造成细胞水肿；细胞内酸中毒使细胞膜通透性升高，细胞外 Ca^{2+} 顺浓度差进入细胞内，发生钙超载，激活磷脂酶，破坏细胞膜。

2．线粒体损伤　轻度缺氧或缺氧早期线粒体呼吸功能增强。严重缺氧则影响线粒体对氧的利用，使 ATP 生成减少。还可出现结构损伤，表现为线粒体肿胀、嵴断裂崩解、钙盐沉积、外膜破裂和基质外逸等病理改变。

3．溶酶体损伤　缺氧时因糖酵解增强和脂肪氧化不全使乳酸、酮体等酸性物质增多，导致酸中毒。pH 降低和胞质游离 Ca^{2+} 增加可引起磷脂酶活性增高，使溶酶体膜磷脂被分解，膜通透性增高，结果使溶酶体肿胀、破裂。溶酶体内蛋白水解酶逸出引起细胞自溶。

第四节　缺氧防治与护理的病理生理学基础

去除缺氧的原因，同时进行合理的氧疗并处理缺氧的并发症。降温、镇静、安眠等可降低机体的耗氧量，提高机体对缺氧的耐受力，有利于延缓或减轻缺氧损伤的发生。

一、去除引起机体缺氧的原因

处理缺氧，首先应正确判断缺氧的原因和类型，并去除造成机体缺氧的原因。例如：对高原性缺氧者，需将患者转移至海拔低的地区；对呼吸性缺氧患者首先控制呼吸道疾病及症状，改善肺通气和换气功能；对于循环性缺氧患者应首先改善血液循环；对于高铁血红蛋白血症患者应用还原剂（维生素 C 和亚甲蓝）促使高铁血红蛋白还原；对于组织中毒性缺氧的患者及时解毒等。

二、氧　疗

吸入氧分压较高的空气或纯氧治疗各种缺氧性疾病的方法为氧疗（oxygen therapy）。氧疗对各种类型的缺氧均有一定疗效。但氧疗的效果也因缺氧的类型不同而有较大的差异。

（一）氧疗的适应证

1．乏氧性缺氧　氧疗效果最好，当 $PaO_2 < 60mmHg$ 时应当给氧。吸氧可提高肺泡气氧分压，

使 PaO_2 及 SaO_2 增高，血氧含量增多，因而对组织的供氧增加。高原性肺水肿患者吸入纯氧具有特殊的疗效，吸氧后数小时至数日，肺水肿症状可显著缓解，肺部体征随之消失。但应注意，肺通气功能障碍所致的缺氧常伴有二氧化碳的潴留，吸氧宜采用低氧浓度（30%）和低流量（1～2L/min）的原则，使 PaO_2 上升至 60mmHg 即可，以保持轻度缺氧通过刺激外周化学感受器反射性兴奋呼吸中枢的作用。

2. 一氧化碳中毒 CO 中毒时可吸入纯氧，在有条件的医院可用高压氧治疗。吸入 2～3 个大气压的纯氧可使血液内溶解的氧明显增加，从而改善对组织的供氧。另一方面，高压氧有利于 O_2 取代 HbCO 中的 CO，加速 HbCO 的解离，恢复 Hb 运输氧的生理功能，故效果显著。

对于贫血、静脉血分流入动脉、血液循环障碍等原因引起的缺氧，氧疗效果较差，主要针对原发病进行治疗，氧疗可作为辅助治疗；组织中毒性缺氧的主要问题是细胞利用氧障碍，解决呼吸链酶的抑制是治疗的关键，辅以氧疗可提高血液和组织之间氧分压梯度，增加氧向组织弥散，有一定的治疗作用。

（二）氧疗注意事项

1. 注意监测氧疗效果 如患者吸氧后由烦躁变为安静，血压上升且能维持平稳，呼吸转为平稳，心率变慢，发绀消失，表明疗效良好；反之，则表明病情恶化，氧疗未起到效果。评价氧疗效果最客观的方法是动脉血气分析。

2. 保持呼吸道通畅 解除呼吸道痉挛，并注意吸入气的湿化，防止干燥气体直接进入呼吸道，造成分泌物黏稠、干结及呼吸道纤毛受损。可采用加温湿化法；也可采用超声雾化吸入，以促进痰液排出，保持呼吸道通畅。

3. 防止并发症 呼吸道不全阻塞患者呼吸空气时，肺泡内氧被吸收后，留下的氮气可维持肺泡不致塌陷。吸入高浓度氧气时，肺泡内大部分氮气为氧气所取代，当吸收氧的速度超过吸入氧进入肺泡的速度时，该部分肺泡就可能萎陷而发生肺不张。因此应鼓励患者多翻身、咳嗽、深呼吸，给予拍背促进排痰，以减少肺不张的发生。

4. 掌握氧疗时间及浓度，防止发生氧中毒。

三、氧中毒

当吸入气体氧分压过高（0.5 个大气压以上）或给氧时间过长，可引起细胞损害和器官功能障碍，称为氧中毒（oxygen intoxication）。

吸入纯氧和高压氧能提高动脉血氧分压，促进氧弥散，对改善组织氧的供应有较好的作用。但吸入高压氧有可能引起氧中毒，在常压下吸氧浓度超过 60%，时间超过 24 小时亦可出现氧中毒。吸入气体中氧分压越高，吸入时间越长，氧中毒发病就越早，病变越严重。氧中毒时细胞受损的机制一般认为与活性氧的毒性作用有关。正常情况下，进入组织细胞的氧有少部分在代谢过程中产生活性氧（包括超氧阴离子自由基、过氧化氢、羟自由基和单线态氧），并不断被清除。当供氧过多时，活性氧的产生增多，超过机体的清除能力，则引起组织细胞损伤。根据氧中毒时所致病变的部位可分为肺型氧中毒、脑型氧中毒和眼型氧中毒。

（一）肺型氧中毒

吸入一个大气压左右的氧 8 小时以后，可发生肺型氧中毒（pulmonary oxygen intoxication）。表现为胸骨后疼痛、咳嗽、呼吸困难、肺活量减少、PaO_2 下降。肺部呈炎性病变，有炎性细胞浸润、充血、水肿、出血、肺不张和透明膜形成等。

（二）脑型氧中毒

吸入 2～3 个大气压以上的氧，可在短时内引起（吸入 6 个大气压的氧数分钟；吸入 4 个大气压的氧数十分钟），患者主要出现视觉和听觉障碍、恶心、抽搐、晕厥等神经症状，严重者可昏迷、死亡。

（三）眼型氧中毒

眼型氧中毒（ocular oxygen intoxication）主要发生于早产、低体重、有吸氧史的新生儿，表现为眼晶状体后纤维组织增生等改变。眼型氧中毒是新生儿氧疗不当引起的并发症，早产儿胎龄越短，出生时体重越低，发生率就越高。有研究证明，吸入高浓度氧或用氧时间过长均可导致视力障碍，严重者可导致失明。随着我国新生儿抢救技术的发展及早产儿成活率的增高，眼型氧中毒的发生率也相应增加。因此，对新生儿尤其是早产儿应严格控制吸氧，需要吸氧者应在出生后 12 小时内给予维生素 E，维持吸氧浓度在 40% 以下，PaO_2 在 100～120mmHg，可避免眼型氧中毒的发生。

氧疗患者如发生氧中毒，吸氧反而使 PaO_2 下降，加重缺氧，造成难以调和的治疗矛盾。氧中毒所造成的器官和组织损伤也不易治愈。因此应以预防为主，避免氧中毒的发生。

（徐月清 编写　王小川 审校）

✧ 病例思考题

1. 患者，男性，76 岁。咳嗽、咳痰、喘憋加重伴发热 3 天入院。患者 20 年前开始反复发作咳嗽、咳痰并有时伴喘憋，冬季加重。体检：口唇发绀，体温 38.8℃，脉搏 120 次／分，呼吸 28 次／分，胸廓略成桶装，肋间隙稍增宽，双肺呼吸音粗并可闻及痰鸣音。血气分析：pH7.25，PaO_2 43mmHg，$PaCO_2$ 80mmHg。X 线检查：肺纹理增粗，右下肺见絮状阴影。

（1）该患者可能存在何种类型缺氧？为什么？

（2）如需氧疗，应该怎样给氧？为什么？

2. 患者，女性，45 岁，菜农。因于当日清晨 4 时在蔬菜温室为火炉添煤时，昏倒在温室里。2 小时后被其丈夫发现，急诊入院。患者以往身体健康。体检：体温 37.5℃，呼吸 20 次／分，脉搏 110 次／分，血压 100/70mmHg，神志不清，口唇呈樱红色。其他无异常发现。实验室检查：PaO_2 95mmHg、血氧容量 10.8ml/dl、动脉血氧饱和度 95%、HbCO 30%。入院后立即吸 O_2，不久渐醒。给予纠正酸中毒、补液等处理后，病情迅速好转。

（1）致患者神志不清的原因是什么？简述发生机制。

（2）缺氧类型是什么？有哪些血氧指标符合？

（3）如该患者需要高压氧治疗，应注意什么？

第十一章
休　克

11章

休克（shock）一词源于希腊文 choc，意为震荡或打击。1731 年法国医师 Henri Francois Le Dran 首次用休克描述枪弹伤后的全身变化，开启了人们对休克的认识和研究。对休克的认知经历了 4 个主要发展阶段：

1. 症状描述阶段　Warren 和 Crile 对休克的临床表现进行了经典描述：面色苍白或发绀、四肢湿冷、脉搏细速、脉压变小、尿量减少、神态淡漠和血压降低，这些描述至今对休克的诊断仍有重要的临床意义。

2. 急性微循环衰竭认识阶段　在第一次和第二次世界大战期间，大量伤病员死于休克，促使人们对休克的机制进行了较系统的研究。当时学者认为休克的本质是急性外周循环衰竭，其关键是血管运动中枢麻痹和动脉扩张引起低血压（收缩压 <80mmHg），主张用肾上腺素类药物抢救。但临床实践表明，采用肾上腺素治疗后，虽然部分患者获救，但有患者病情反而恶化。

3. 微循环学说创立阶段　20 世纪 60 年代，Lillehei 等在反复测定休克时器官血流量和血流动力学的基础上，提出了休克的微循环学说。该学说认为，各种不同原因引起的休克都有一个共同的发病环节，即交感 - 肾上腺髓质系统强烈兴奋所导致的微循环血液灌流障碍。休克的关键在于血流而不是血压，其机制是交感兴奋而不是交感衰竭或麻痹。根据这一学说，临床上对休克的治疗措施发生了根本性改变，改变了过去常规大量使用肾上腺素等升压药的治疗方案，把补充血容量提到了首位，并结合应用血管活性药，血管扩张药改善微循环，极大地提高了休克救治的成功率。

4. 细胞分子水平研究阶段　20 世纪 80 年代以来，研究热点从低血容量性休克转向脓毒性休克，人们从细胞、亚细胞和分子水平对休克发病机制进行了研究，认为休克的发生发展除了与微循环障碍有关外，还与大量体液因子和细胞因子的释放引起全身性炎症反应有关，对休克的认识深入到了分子水平。

人类对休克的认识经历了一个由现象到本质的认识过程。目前认为微循环障碍是多数休克发展过程中的共同通路。由于微循环障碍导致组织血液灌流不足，从而引起组织细胞的缺血缺氧，导致机体一系列的代谢和功能紊乱，进而出现重要生命器官的功能障碍。休克是临床各科常见危重病症的主要死亡原因。

◆　　　　　　　　扁鹊的"重生术"

　　　　　　　　《史记》中记载了春秋战国时期扁鹊救活"死人"医术。有一次扁鹊路过虢国，遇到国人正在为太子置办后事。扁鹊详细询问了太子身边侍从，根据发病经过和"尸体"症状判断出太子并没有真死。面对巫医的讥讽，扁鹊说"子以吾言为不诚，试入诊太子，当闻其耳鸣而鼻张，循其两股以至於阴，当尚温也。"（你如果认为我在胡说，你试着进去看看太子，听听他的耳部有没有鸣响、鼻翼有没有轻微的扇翕动动，阴部是不是还温热。）这里所说的太子不是真的死了，而是我们今天所说的休克。扁鹊对休克的判断方法在近现代医学中仍在应用。

第一节　休克的概念、病因与分类

一、休克的概念

休克是机体在各种有害因子侵袭时发生的以全身有效循环血量下降，组织血液灌流量减少为特征，伴发细胞代谢和功能紊乱及器官功能障碍的病理过程。

休克的发生是多病因，多发病环节，并有多种体液因子参与的全身调节紊乱的病理过程，以机体循环系统功能紊乱，尤其是微循环功能障碍为主要发病机制。

二、休克的病因

许多强烈的致病因素作用于机体可引起休克，常见的有：

（一）失血和失液

1. 失血　常见于创伤失血、胃溃疡出血、食管静脉出血、宫外孕、产后大出血和弥散性血管内凝血（DIC）等。这种因大量失血而引起的休克，称为失血性休克。

2. 失液　常见于剧烈呕吐或腹泻、肠梗阻、大汗等导致的体液丢失。大量失液可致有效循环血量锐减而引起休克，也称为失液性休克。

（二）烧伤

严重的大面积烧伤患者因为有血浆的大量丢失，可造成循环血量减少，进而使组织有效灌流量不足引起烧伤性休克（burn shock）。

（三）创伤

严重的创伤可因剧烈疼痛、大量失血和失液、组织坏死而引起休克，称为创伤性休克（traumatic shock）。

（四）感染

细菌、病毒、真菌、立克次体等病原微生物的严重感染可引起休克，称为感染性休克（infectious shock）。如果病原及其内毒素进入血液循环，则形成脓毒症（sepsis），若此时伴明显的低血压，则成为脓毒性休克（septic shock）。革兰氏阴性细菌及其内毒素引起的休克称为内毒素性休克。

（五）过敏

某些过敏体质的人可因注射某些药物（如青霉素）、血清制剂或疫苗后，发生Ⅰ型超敏反应而引起休克，称为过敏性休克（anaphylactic shock）。

（六）心脏功能障碍

大面积急性心肌梗死、急性心肌炎、心脏压塞及严重的心律失常（房颤、室颤）和心脏破裂等急性心力衰竭及慢性心力衰竭失代偿期，均可引起休克，称为心源性休克（cardiogenic shock）。

（七）强烈的神经刺激

剧烈疼痛、高位脊髓损伤或麻醉可抑制交感缩血管功能，使血管扩张，有效循环血量相对不足，可致神经源性休克（neurogenic shock）。这种休克微循环灌流正常并且预后较好，常不需治疗而自愈。

三、休克的分类

休克可由不同病因引起。按病因分类，有利于及时认识并清除病因，是目前临床上常用的分类方法。尽管引起休克的病因各异，但有效循环血量减少是多数休克共同的发病基础。正常机体有效循环血量的维持，是由三个因素决定的：① 充足的循环血量；② 正常的血管容量；③ 良好的心泵功能。各种病因可通过这三个环节中的一个或几个，导致各重要器官微循环灌流急剧减少，最终导致休克的发生。因此，我们把血容量减少、血管床容量增加、心泵功能障碍这三个环节称为休克的始动环节（图11-1）。根据各种病因引起休克发生的始动环节不同，一般可将休克分为三类：

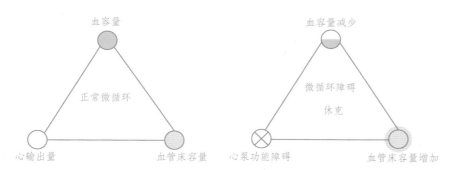

图 11-1　休克发生的始动环节

（一）低血容量性休克

低血容量性休克（hypovolemic shock）指各种病因引起的机体血容量减少所致的休克。常见于失血、失液、烧伤、创伤及感染等情况。

大量体液丢失或血管通透性增加，可导致血容量急剧减少，静脉回流不足，心排血量减少和血压下降。低血容量性休克主要包括失血失液性休克、烧伤性休克和创伤性休克。临床上常表现为三低一高：即中心静脉压（central venous pressure，CVP）、心排血量（cardiac output，CO）及动脉血压降低，而外周阻力（peripheral resistance，PR）增高。

（二）血管源性休克

血管源性休克（vasogenic shock）指由于外周血管扩张，血管床容量增加，大量血液淤滞在扩张的小血管内，使有效循环血量减少而引起的休克，又称分布性休克（distributive shock）或低阻力性休克（low-resistance shock）。机体的血管床总量很大，血管全部舒张开放时的容量，远远大于血液量。如肝毛细血管全部开放时，就能容纳全身血量。正常时毛细血管是交替开放的，仅有 20%开放，80% 呈闭合状态，并不会因血管床容量远远大于血液量而出现有效循环血量不足的现象。某些感染性休克或过敏性休克时，内源性或外源性血管活性物质使小血管特别是腹腔内脏的小血管扩张，血管床容量明显增加，大量血液淤滞在扩张的小血管内，使有效循环血量减少而导致微循环障碍。神经源性休克时，严重脑部、脊髓损伤或麻醉，以及创伤患者的剧痛等，可抑制交感缩血管功能，使动静脉血管张力难以维持，引起一过性血管扩张，使静脉血管容量明显增加，有效循环血量明显减少，血压下降。

（三）心源性休克

心源性休克（cardiogenic shock）指由于心泵功能障碍，心排血量急剧减少，有效循环血量和微循环灌流量显著下降所引起的休克。其病因可分为心肌源性和非心肌源性两类。心肌源性病因常见于大面积心肌梗死、心肌病、严重的心律失常、瓣膜性心脏病及其他严重心脏病的晚期。非心肌源性病因包括压力性或阻塞性的病因，如急性心脏压塞、心脏肿瘤和张力性气胸，或心脏射血受阻如肺血管栓塞、肺动脉高压等。这些原因最终导致血流受阻，心脏舒张期充盈减少，心排血量下降，致使正常的组织血液灌注不能维持。故这种由非心肌源性原因引起的心源性休克又被称之为阻塞性休克（obstructive shock）。

此外，还可按血流动力学特点进行分类，分为：①低动力型休克，即低排高阻型休克，其血流动力学变化特点为心排血量降低、外周小血管收缩，总外周阻力增高。此型休克患者因皮肤血管收缩而使皮肤温度降低，又称冷休克。②高动力型休克，即高排低阻型休克，其血流动力学变化特点为外周小血管扩张，外周阻力降低，使回心血量增加，心排血量增加，但微循环有效灌流量仍减少。此型休克患者因皮肤血管扩张，血流量增多而使皮肤温度增高，又称暖休克。

第二节　休克的发展过程与发病机制

虽然休克的病因和始动环节不同，但微循环障碍是大多数休克发生的共同基础。

微循环（microcirculation）是指微动脉和微静脉之间的微血管内的血液循环，是血液和组织进行物质代谢交换的基本结构和功能单位。这些微血管包括：微动脉、后微动脉、毛细血管、真毛细血管、直捷通路、动静脉短路和微静脉（图 11-2A）。微动脉和毛细血管前括约肌又称前阻力血管，参与调整全身血压和血液分配，决定微循环的灌入血量。真毛细血管又称交换血管，在该部位进行血管内外物质的交换。经直捷通路的血液可迅速回到静脉，较少进行物质交换。微静脉又称容量血管和后阻力血管，决定微循环的流出血量，参与调整回心血量。

微血管主要受神经体液的调节。一般说来，全身性体液因子如儿茶酚胺、血管紧张素 II、血管加压素和 TXA$_2$ 等可使微血管收缩，而局部血管活性物质如组胺、激肽及某些代谢产物如乳酸和腺苷化合物可降低微血管平滑肌细胞对缩血管物质的反应性，从而使血管扩张。近年来研究证明，微血管内皮细胞合成和释放的扩血管物质如一氧化氮、前列环素等及缩血管物质如内皮素等在调节微循环中也起到重要作用。

尽管引起休克的病因不同，但在多数休克过程中，微循环呈规律性变化。20 世纪 60 年代，Lillehei 等以失血性休克研究为基础，根据休克时微循环改变特点，一般将休克病程分为 3 期。

一、微循环缺血性缺氧期

（一）微循环变化特点

微循环缺血性缺氧期（ischemic anoxia phase）为休克早期，又称休克代偿期（compensatory stage）。此期微循环血液灌流减少，组织缺血缺氧。这是因为全身小血管，包括小动脉、微动脉、后微动脉、毛细血管前括约肌和微静脉、小静脉都持续收缩痉挛，口径明显变小，尤其是毛细血管前阻力血管（微动脉、后微动脉和毛细血管前括约肌）收缩更明显，前阻力增加，微血管自律运动增强，而大量真毛细血管网关闭，此时微循环内血液流速减慢，血流主要通过直捷通路或动

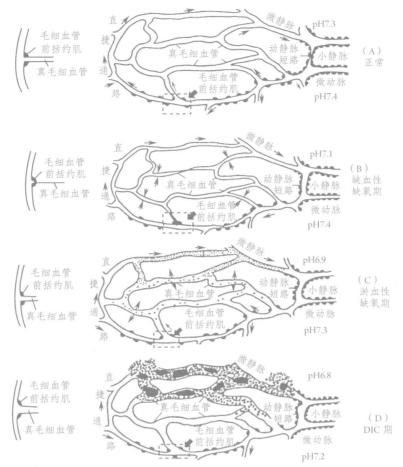

图 11-2　休克各期微循环变化示意图

左侧小图为右图中方框部分的放大

静脉短路回流，组织灌流明显减少。此期微循环灌流特点是：少灌少流、灌少于流，组织呈缺血缺氧状态（见图 11-2B）。

（二）临床表现

本期患者表现为脸色苍白，四肢湿冷，出冷汗，脉搏加快，脉压减小，尿量减少，烦躁不安。由于血液的重新分配，心、脑灌流此时仍可以正常，因此患者在休克代偿期神志一般清楚（图 11-3）。该期患者血压变化不明显，可骤降（如大失血），也可略降，甚至正常或轻度升高（代偿），但是脉压明显缩小，所以不能以血压下降与否，作为判断早期休克的指标。

（三）代偿机制及意义

血容量急剧减少、疼痛、内毒素等各种致休克病因通过不同的途径引起交感－肾上腺髓质系统强烈兴奋，儿茶酚胺大量释放入血，短期之内含量比正常高几十倍，甚至几百倍。

儿茶酚胺与血管壁 α 受体结合，引起皮肤、腹腔脏器和肾脏的小血管收缩，外周阻力升高，有关组织器官血液灌流不足，微循环缺血缺氧（图 11-4），但对心脑血管影响不大。儿茶酚胺与 β 受体结合，使微循环动静脉短路开放，血液绕过真毛细血管网直接进入微静脉，使组织灌流量减少，组织缺血缺氧；肺微循环的动静脉短路大量开放，则可影响静脉血的动脉化，使 PaO_2 降低，加重组织缺氧。

除了儿茶酚胺，还有一些体液因素也参与了休克早期机体代偿反应。交感－肾上腺髓质系统

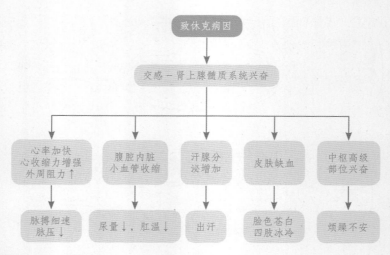

图 11-3　休克缺血缺氧期的主要临床表现

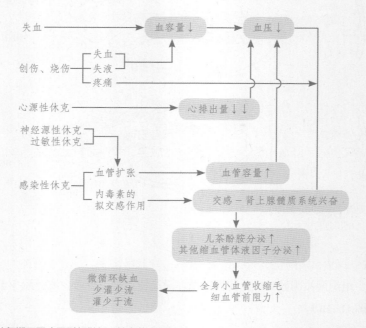

图 11-4　休克缺血缺氧期不同病因引起微循环缺血的主要机制

兴奋和血容量减少，可激活肾素－血管紧张素－醛固酮系统，血液中血管紧张素Ⅱ含量增加，引起血管强烈收缩，其缩血管作用比去甲肾上腺素约强 10 倍。在血容量减少及疼痛刺激时，可引起血管加压素（vasopressin，VP）分泌增加，对内脏小血管有收缩作用。儿茶酚胺还能够刺激血小板产生具有强烈缩血管作用的血栓素。此外，不同休克动因产生的内皮素（endothelin，ET）、白三烯类（LTs）等也有收缩腹腔内脏小血管的作用。

休克早期交感神经强烈兴奋及缩血管物质的大量释放具有十分重要的代偿意义。

1. 有助于动脉血压的维持　本期休克患者的血压可轻度下降或不下降，有时甚至因代偿作用反而比正常略为升高。动脉血压的维持主要通过以下三方面机制来实现的：

（1）回心血量增加：静脉血管属容量血管，可容纳总血量的 60% ~ 70%，儿茶酚胺等缩血管分子大量释放引起的缩血管反应，形成了休克时增加回心血量的两道防线：①肌性微静脉和小静脉，肝脾等储血器官的收缩，迅速而短暂地增加回心血量，减少血管床容量，以利于动脉血压的维持，这种代偿起到"自身输血"的作用，是休克时增加回心血量和循环血量的"第一道防线"；②由于毛细血管前阻力血管比微静脉收缩强度要大，前阻力大于后阻力，致使毛细血管中流体静压下降，组织液进入血管，起到"自身输液"的作用，是休克时增加回心血量的"第二道防线"。有学者测定发现，中度失血的患者，毛细血管再充盈量每小时达 50～120ml，成人 24 小时最多可有 1500ml 的组织液进入血液。代偿后可导致血液稀释，血细胞比容下降。

（2）心排血量增加：休克早期，心脏尚有足够的血液供应，在回心血量增加的基础上，交感神经兴奋和儿茶酚胺的增多可使心率加快，心收缩力加强，心输出量增加，有助于血压的维持。

（3）外周阻力增高：在回心血量和心输出量增加的基础上，全身小动脉痉挛收缩，可使外周阻力增高，血压回升。

2．血液重新分布有助于心脑血液供应　不同器官血管对交感神经兴奋和儿茶酚胺增多的反应性不一致。皮肤、骨骼肌以及内脏血管的 α 受体分布密度高，对儿茶酚胺的敏感性较高，收缩明显。而冠状动脉则以 β 受体为主，激活时引起冠状动脉舒张；脑动脉则主要受局部扩血管物质影响，只要血压不低于 60mmHg，脑血管可通过自身调节维持脑血流量的相对正常。因此，在微循环缺血性缺氧期，心、脑微血管灌流量能稳定在一定水平，其血流量能维持正常或增高。这种不同器官微循环反应的差异性，导致了血液的重新分布（或重分配），保证了心、脑重要生命器官的血液供应。但应注意，血液重新分布促进了心、脑血流量的维持，是以牺牲皮肤、腹腔内脏等器官的血液供应为代价，建立在非重要生命器官微循环缺血缺氧的基础上。

微循环缺血性缺氧期是机体对休克的代偿，是可逆的，应尽早去除休克病因，及时补充血容量，恢复有效循环血量，降低皮肤、腹腔内脏及肾脏等许多器官缺血缺氧状态，防止休克向失代偿的微循环淤血性缺氧期发展。

二、微循环淤血性缺氧期

如果休克的原始病因不能及时消除，组织缺血缺氧持续存在，休克将继续发展进入微循环淤血性缺氧期而失代偿。

（一）微循环变化特点

微循环淤血性缺氧期（stagnant anoxia phase），又称休克期、微循环淤滞期。此期微循环血液流变性发生了明显改变：血液流速显著减慢，红细胞和血小板聚集，白细胞滚动、贴壁、嵌塞、血黏度增高，血液"泥化"（sludge）淤滞，微循环淤血，组织灌流量进一步减少，缺氧更为严重。这是因为进入本期后，内脏微循环中的血管自律运动消失，微动脉、后微动脉和毛细血管前括约肌收缩性减弱甚至扩张，大量血液涌入真毛细血管网。微静脉虽也表现为扩张，但因血流缓慢，细胞嵌塞，使微循环流出道阻力增加，毛细血管后阻力大于前阻力。所以，此期微循环灌流特点是：灌而少流，灌大于流，组织呈淤血性缺氧状态（见图 11-2C）。

（二）临床表现

此期患者的临床表现与其微循环变化特点密切相关，其主要表现为：①血压和脉压进行性下降，血压常明显下降 20%～40%，脉搏细速，静脉萎陷。②大脑血液灌流减少导致中枢神经系统功能障碍，患者表情淡漠，甚至昏迷。③肾血流量严重不足，出现少尿甚至无尿。④微循环淤血，使脱氧血红蛋白增多，皮肤黏膜发绀或出现花斑（图 11-5）。

（三）失代偿机制及后果

参与调节此期微循环改变的主要机制有：

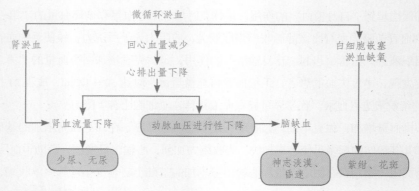

图 11-5　休克淤血性缺氧期的主要临床表现

1. **酸中毒**　缺血缺氧引起组织氧分压下降，二氧化碳和乳酸堆积，血液中 $[H^+]$ 增高，导致酸中毒，使血管平滑肌对儿茶酚胺的反应性降低。尽管此期间交感持续兴奋，血浆儿茶酚胺浓度进一步增高，但微血管却因酸性产物的大量堆积由收缩转向扩张。

2. **局部扩血管代谢产物增多**　长期缺血缺氧、酸中毒可刺激肥大细胞释放组胺增多；ATP 分解增强，其代谢产物腺苷在局部堆积；细胞分解破坏、大量释出 K^+，使细胞外液渗透压增高；激肽系统激活，缓激肽生成增多等，这些局部扩血管物质都可引起血管扩张。

3. **内毒素的作用**　革兰氏阴性菌感染或其他休克时出现的肠源性内毒素及细菌转位入血，均可引起内毒素血症。内毒素可以通过激活巨噬细胞，产生大量细胞因子（如 TNF、NO）而导致血管扩张和持续性低血压。

4. **血液流变学改变**　血液流变学的改变对本期微循环淤血的发生发展具有非常重要的作用。白细胞滚动、黏附于内皮细胞，是由细胞黏附分子（cell adhesion molecules，CAMs）介导的。在体液因子作用下，白细胞黏附于微静脉，增加了微循环流出通路的血流阻力，导致毛细血管中血流淤滞。同时，黏附且激活的白细胞可释放氧自由基和溶酶体酶，导致内皮细胞和其他组织细胞的损伤。

5. **其他体液因子的作用**　组胺、激肽、降钙素基因相关肽等物质生成增多，可导致毛细血管通透性增高，血浆外渗，血液浓缩，血细胞比容增高，红细胞、血小板聚集，血液黏度增加。这些因素可进一步减慢微循环血流速度，加重血液泥化淤滞。

本期因血液大量淤滞在微循环内，导致整个心血管系统功能恶化，机体由代偿走向失代偿，主要表现为：

1. **回心血量急剧减少**　小动脉、微动脉扩张，外周阻力下降，真毛细血管网大量开放、血液被分隔并淤滞在内脏器官内以及细胞嵌塞，静脉回流受阻等均可使回心血量急剧减少，有效循环血量进一步下降。

2. **自身输液停止**　本期由于毛细血管后阻力大于前阻力，血管内流体静压升高，可使自身输液停止，血浆渗出到组织间隙。血浆外渗导致血液浓缩，血液黏度增加，红细胞聚集，微循环淤滞加重，使有效循环血量进一步减少，形成恶性循环。

3. **心脑血液灌流量减少**　由于回心血量及有效循环血量进一步减少，动脉血压进行性下降。当平均动脉血压小于 50mmHg 时，心、脑血管对血流量的自身调节作用丧失，导致冠状动脉和脑血管血液灌流量严重减少。

当微循环由缺血期转变为淤血期后，休克即由代偿期进入失代偿期。但此时如果治疗正确得当，休克仍是可逆的。

三、微循环衰竭期

微循环淤血性缺氧期持续一段时间后，则可能使休克进入不可逆期（irreversible stage），即微循环衰竭期（microcirculatory failure stage），又称难治期（refractory stage）或 DIC 期。此时微循环淤滞更加严重，采取输血补液及多种抗休克措施，仍难以纠正休克状态。

（一）微循环变化特点

此期微血管发生麻痹性扩张，毛细血管大量开放，微循环中可有微血栓形成，血流停止，出现不灌不流状态，组织几乎完全不能进行物质交换，得不到氧气和营养物质供应，甚至可出现毛细血管无复流现象（no-reflow phenomenon），即指在输血补液治疗后，虽血压可一度回升，但微循环灌流量无明显改善，毛细血管中淤滞停止的血流仍不能恢复流动的现象（见图 11-2D）。

（二）临床表现

本期患者病情危重，表现为淤血期症状进一步加重。浅表静脉严重萎陷，心音低弱，脉细如丝而频速，甚至摸不到，中心静脉压下降；血压显著下降，给予升压药也难以恢复；呼吸困难，表浅或不规则；少尿或者无尿；若并发 DIC，则出现贫血，皮下瘀斑，点状出血；因脑严重缺血、缺氧，皮层发生重度抑制，患者常表现为感觉迟钝、反应性降低、嗜睡、意识模糊甚至昏迷。

（三）不可逆的机制

此期微循环的淤滞更加严重，血液更加浓缩，可形成微血栓并堵塞微循环，严重时可有微循环出血。休克晚期的这种难治或"不可逆性"与血管反应性进行性下降，DIC 形成以及重要器官功能衰竭有关。

1. 血管反应性进行性下降　此期缺氧和酸中毒的进一步加重，使血管对儿茶酚胺的反应性显著下降，血压进行性下降。此期血管反应性进行性下降既与酸中毒有关，也可能与炎症介质刺激一氧化氮（nitric oxide，NO）和氧自由基生成增多有关。

2. DIC 的形成　微循环衰竭期易发生 DIC，其机制包括以下 3 个方面：①血液流变学的改变：血液浓缩、血细胞聚集、血黏度增高，使血液处于高凝状态，易产生 DIC。②凝血系统激活：严重缺氧、酸中毒或 LPS 等损伤血管内皮细胞，促进组织因子大量释放；内皮细胞损伤还可暴露胶原纤维，激活凝血因子 XII，使外、内凝血系统启动。此外，严重创伤、烧伤等引起的休克，可因组织大量破坏，以及白细胞与内皮细胞的黏附等促进组织因子的大量表达释放。各种休克时红细胞破坏释放的 ADP 等可启动血小板的释放反应，促进凝血过程。③TXA_2-PGI_2 平衡失调：休克时内皮细胞的损伤，一方面使 PGI_2 生成释放减少，另一方面由于胶原纤维暴露，可使血小板激活、黏附、聚集，生成和释放 TXA_2 增多。PGI_2 有抑制血小板聚集和扩张小血管的作用，而 TXA_2 则有促进血小板聚集和收缩小血管的作用。因此 TXA_2-PGI_2 的平衡失调，可促进 DIC 的发生。

以上主要从微循环改变的角度，对休克的发展过程和发病机制进行了介绍，现总结如下（表 11-1）。

由于引起休克的病因和始动环节不同，休克各期的出现也并不完全遵循循序渐进的发展规律。大量失血、失液引起的休克，常从缺血性缺氧期开始，历经三期逐步发展。而其他休克则不一定遵循以上典型的三期变化，如严重过敏性休克的微循环障碍可能从淤血性缺氧期开始；严重感染或烧伤引起的休克，可能直接进入微循环衰竭期，很快发生 DIC 或多器官功能障碍。

表 11-1 休克发展过程及其发病机制

	休克早期	休克期	休克晚期
微循环特点	微血管痉挛收缩； 前阻力 > 后阻力； 缺血 少灌少流。	微血管收缩反应下降，扩张 前阻力 < 后阻力 淤血 灌大于流	微血管麻痹性扩张 微血栓形成 不灌不流
发生机制	交感—肾上腺髓质系统兴奋； 缩血管体液因子释放	局部代谢产物增加导致平滑肌对 儿茶酚胺反应性下降； 扩张血管体液因子释放； WBC 嵌塞，血小板、RBC 聚集	血管反应性丧失； 血液浓缩； 内皮受损； 组织因子入血； 内毒素作用； 血液流变性质恶化
对机体影响	代偿：自体输血 　　　自体输液 　　　血液重新分布 　　　组织缺血缺氧	失代偿：回心血量减少 　　　　血压进行性下降 　　　　血液浓缩 　　　　组织淤血缺氧	休克期的影响更严重 器官功能衰竭 休克转入不可逆

　　微循环学说的创立对于阐明休克的发病机制，改善休克的防治发挥了重要作用。但近年来研究发现，微循环学说并不能解释所有的问题。如：① 休克时细胞膜电位变化发生在血压降低和微循环紊乱之前；② 器官微循环灌流恢复后，器官功能却未能恢复；③ 细胞功能恢复促进了微循环的改善；④ 促进细胞功能恢复的药物，具有明显的抗休克疗效。上述研究表明，休克时的细胞和器官功能障碍，既可继发于微循环紊乱之后，也可由休克的原始病因直接引起或通过释放多种有害因子引起，因此有必要进一步深入研究休克的发病机制，提高临床治疗效果。

◆　　　　　　休克科隆宣言

　　　　国际休克学会联盟（IFSS）2008 年 6 月底在德国科隆市召开了第 6 届国际休克大会，来自 31 个国家的 700 多位学者参加大会。会上由 IFSS 及各成员国的休克学会共同发表了一份"休克科隆宣言"。宣言希望各国政府、卫生组织及公众认识到休克是全世界引起器官衰竭和死亡的主要原因之一，带来生命损失、长期致残、家庭的精神和经济负担、社会生产力下降等一系列严重后果。宣言中各成员国组织承诺共同开展加强休克研究和制定休克抢救指南等 5 项行动，力争 5 年内使休克的病死率下降 25%。中国学者代表中国休克分会签署了上述宣言，并介绍了中国休克发病的情况，提到中国的休克以创伤性、烧伤性、感染性居多，其中创伤性休克以地震伤和交通伤为主。

第三节　休克时机体代谢与功能变化

　　休克时，由于微循环灌流障碍，营养物质不足，能量生成减少，神经内分泌功能紊乱和炎症介质的释放，机体代谢与功能可发生多方面的紊乱。

一、物质代谢紊乱

休克时物质代谢变化表现为氧耗减少，糖酵解加强，糖原、脂肪和蛋白分解代谢增强，合成代谢减弱。休克早期由于休克病因的应激作用，可出现一过性高血糖和糖尿。这与血浆中胰高血糖素、皮质醇及儿茶酚胺浓度升高有关。上述激素亦促进脂肪分解及蛋白质分解，导致血中游离脂肪酸、甘油三酯、极低密度脂蛋白和酮体增多，血中氨基酸特别是丙氨酸水平升高，尿氮排出增多，出现负氮平衡。特别在脓毒性休克、烧伤性休克时，骨骼肌蛋白分解增强，氨基酸从骨骼肌中逸出向肝脏转移，促进急性期蛋白合成。

二、水、电解质与酸碱平衡紊乱

（一）代谢性酸中毒

休克时的微循环障碍及组织缺氧，使线粒体氧化磷酸化受抑制，葡萄糖无氧酵解增强及乳酸生成增多。同时，由于肝功能受损不能将乳酸转化为葡萄糖，肾功能受损不能将乳酸排出，结果导致高乳酸血症及代谢性酸中毒的产生。增高的 H^+ 与 Ca^{2+} 具竞争作用，使心肌收缩力下降和血管平滑肌对儿茶酚胺反应性降低，心输出量和血压不易回升；酸中毒可损伤血管内皮，诱发 DIC，激活溶酶体酶，损伤细胞，进一步加重微循环紊乱和器官功能障碍。

（二）呼吸性碱中毒

在休克早期，创伤、出血、感染等刺激，可引起呼吸加深加快，通气量增加，$PaCO_2$ 下降，导致呼吸性碱中毒。呼吸性碱中毒一般发生在血压下降之前和血乳酸增高之前。因此，呼吸性碱中毒可作为早期休克的诊断指标之一。但应注意，休克后期由于休克肺的发生，又可出现呼吸性酸中毒，使机体处于混合性酸碱失衡状态。

（三）高钾血症

休克时的缺血缺氧使 ATP 生成明显减少，进而使细胞膜上的钠泵（Na^+-K^+-ATP 酶）运转失灵，细胞内 Na^+ 泵出减少，继而导致细胞内钠水潴留，细胞外 K^+ 增多，引起高钾血症。酸中毒还可经细胞内外 H^+-K^+ 离子交换代偿而加重高钾血症。

三、细胞损伤

由于微循环障碍和神经体液因子的作用，细胞在休克时可以因缺血、缺氧和酸中毒而受到损伤，包括细胞膜、线粒体、溶酶体等细胞器结构和功能的改变。

细胞膜是休克时细胞最早发生损伤的部位。缺血缺氧以及休克发展过程中出现的酸中毒、高血钾、溶酶体酶、氧自由基以及其他炎症介质等损伤细胞膜，可引起膜离子转运、膜受体等的功能障碍，细胞水肿和膜受体浓度及亲和力发生变化，不但影响细胞的兴奋性和传导性，而且组织细胞肿胀可压迫微血管，内皮细胞肿胀可使微血管管腔狭窄，加重微循环障碍。

休克时溶酶体酶的大量释放加重了休克时微循环障碍，在休克发生发展和病情恶化中起着重要作用。在缺血缺氧和酸中毒等损伤因素的作用下，溶酶体膜稳定性降低，通透性增高，严重时溶酶体肿胀破裂，释放溶酶体酶，造成细胞自溶。溶酶体酶进入血液循环可破坏血管平滑肌，消化基底膜，增加血管通透性；可激活激肽系统、纤溶系统，并促进组胺等炎症介质的释放。胰腺细胞溶酶体中的组织蛋白酶释放，可分解胰腺的蛋白质生成心肌抑制因子（myocardial depressant factor，MDF）。MDF可抑制心肌收缩力、抑制单核巨噬细胞系统功能和引起腹腔小血管收缩。

休克时的细胞损伤的最终结果是细胞死亡，包括坏死和凋亡两种死亡形式，是重要器官功能衰竭的基础。

四、器官功能障碍

休克过程中常受损的器官是肺、肾、肝、胃肠、心、脑。休克晚期患者常因多个系统器官功能严重障碍而导致死亡。在严重创伤、烧伤、感染和其他原因引起的休克过程中或在休克复苏后，短时间内同时或相继出现两个或两个以上原无病理关联的器官功能损害，称为多器官功能障碍综合征（multiple organ dysfunction syndrome，MODS）。MODS包括器官损害从轻到重的过程，达到器官和系统功能衰竭的程度时称多系统器官衰竭（multiple system organ failure，MSOF），MSOF又称为多器官衰竭（multiple organ failure，MOF）。MSOF是目前休克患者死亡的最主要原因。其发病特点是受损或衰竭的器官无需直接受到损伤，从原始病因作用到远隔器官发生损伤和衰竭，可历时数天甚至更长。死亡率随着衰竭器官的数量而增加，平均约70%。由于MOF患者发病前器官功能良好，若抢救成功，患者各器官功能是可以完全恢复的。

（一）多器官功能障碍综合征的分型

根据发病经过，MODS可分为两型：①单相速发型：多器官功能障碍发生在休克复苏以后12～36小时内，多器官衰竭只有一个高峰。由于病变进程只有一个时相，故又称原发型或一次打击型。②双相迟发型：多器官衰竭第一个高峰经处理后在1～2天内缓解，但3～5天后又可能因为全身感染，病情急剧恶化，出现第二个多器官衰竭高峰。由于病程中有两个器官衰竭高峰，故又称继发型或二次打击型。

（二）多器官功能障碍综合征的发生机制

在研究初期认为严重的和难以控制的感染，是发生MODS的原因。后来发现临床上大约只有一半的MODS患者，可以找到感染灶，说明存在非感染因素的作用。当前的研究主要集中在患者对创伤、休克和脓毒症的反应方面，认为MODS的本质是一种全身炎症反应综合征进行性发展的严重结局，可能与下列因素有关：

1. 促炎介质 / 抗炎介质平衡失调　在休克的原始病因和继发性损伤的作用下，机体可出现全身的炎症反应和抗炎反应，两者保持平衡则能维持内环境稳定。失控的全身炎症反应包括：①全身炎症反应综合征（systemic inflammatory response syndrome，SIRS）：轻度的全身炎症可动员体内的防御力量克服对机体的损伤，但在中度、重度的全身反应时，因为全身高代谢状态和多种炎症介质的失控性释放而造成SIRS。这些内源性的促炎介质主要有肿瘤坏死因子（tumor necrosis factor，TNF）、白介素－1（interleukin，IL-1）、血小板活化因子（platelet-activating factor，PAF）和黏附分子等，是形成双相迟发型MODS第二次打击的主要因子。②代偿性抗炎反应综合征（compensatory anti-inflammatory response syndrome，CARS）：休克时机体可释放抗炎介质，产生抗炎反应。适量的抗炎介质有助于控制炎症，但休克过程中机体也可出现内源性抗炎介质的失控性释放。抗炎反应过强则可引起机体免疫功能降低和对感染易感性增强。有关的介质包括IL-4、IL-10、克隆刺激因子（colony-stimulating factor）和IL-1受体拮抗剂等。③混合性拮抗反应综合征（mixed antagonists response syndrome，MARS）：MARS是指同时存在SIRS和CARS时，彼此相互作用加强，出现了更强的免疫失衡，加重了对机体的损伤作用而出现的综合征。SIRS、CARS 与 MARS 都是引起 MODS 的发病学基础。

2．缺血-再灌注损伤 在创伤、失血和失液性休克，各重要生命器官发生缺血，复苏则经历了再灌注，有可能出现损伤加重的情况，说明发生了缺血-再灌注损伤，其发生机制包括氧自由基损伤和细胞内钙超载等。

3．肠道细菌移位引起肠源性感染 休克时存在的多种损伤因素削弱了肠黏膜的屏障功能；应用大量抗生素可引起肠道正常菌群失调，使革兰氏阴性杆菌过度生长；机体免疫防御功能特别是肝解毒和屏障功能受损，使肠道的细菌和毒素通过肠黏膜进入血液循环，可引起全身感染和毒血症，从而导致 MODS 甚至 MSOF。

◆　　　　　　　　　　　多器官功能障碍综合征（MODS）动物模型的研究

　　　　　　　动物模型是研究 MODS 发病机制和临床防治的基础。符合临床实际的理想的 MODS 实验模型应具备的标准是：① 致伤因素与临床 MODS 常见诱因基本一致；② 发病在致伤 24 小时以后；③ 有 SIRS 的表现；④ 有 2 个以上器官或系统的功能障碍；⑤ 有足够的发病率和死亡率。目前常用的 MODS 动物模型包括：① 一次打击模型：目前较为成熟的模型有创伤复合低血容量性休克模型、脓毒症模型、过度炎症模型和肠缺血模型。② 两次打击模型：该模型是引入器官支持因素，建立动物的 ICU，复制成功一个符合 MODS 发病因素、病理过程和临床特征的标准化的双相迟发大动物模型。动物模型制作分为首次打击（手术创伤＋低血容量性休克＋复苏再灌注）、二次打击（门静脉内毒素血症）和器官支持 3 个阶段，动物的发病过程及检测指标呈双相变化。MODS 动物模型的成功建立为研究 MODS 的发病机制、早期诊断及临床防治提供了有力的工具。

（三）常见的器官功能障碍

1．肺功能障碍 肺是 MODS 中最常累及的器官，其发生率可高达 83%～100%。在休克早期，创伤、出血和感染等刺激呼吸中枢，使呼吸加快，通气过度，可表现为呼吸性碱中毒。在休克的晚期，或有时在脉搏、血压和尿量都趋于平稳之后，可出现以动脉氧分压进行性下降为特征的急性呼吸衰竭。尸检时可发现肺重量增加，呈褐红色，镜下可见严重的间质性肺水肿、肺泡水肿、充血、出血、局部性肺不张、微血栓形成和肺泡透明膜形成，是休克肺（shock lung）的典型病理表现。休克肺的发生主要是休克的始动原因通过补体-白细胞-氧自由基，损伤了毛细血管和肺泡上皮。急性呼吸窘迫综合征（acute respiratory distress syndrome，ARDS）即常见的休克肺。

2．肾功能障碍 肾脏是休克时易受损害的重要器官。各类休克常可以伴发急性肾功能不全，严重时会发生肾功能衰竭，称为休克肾（shock kidney）。临床表现为少尿或无尿、氮质血症、高钾血症和代谢性酸中毒。

在休克早期，肾小管上皮细胞没有缺血性坏死，表现为急性功能性肾衰竭。发生机制是：① 休克早期有效循环血量减少，为保证心脑血液供应，肾脏供血减少；② 有效循环血量减少引起交感神经兴奋，儿茶酚胺增多，使肾小动脉收缩，加重肾缺血；③ 肾缺血激活肾素-血管紧张素系统，血管紧张素 II 使肾小动脉收缩，肾血流量更加减少，导致尿量减少；④ 休克早期肾小管上皮细胞一般无器质性病变，血管紧张素Ⅱ增多可使醛固酮分泌增多，进而使抗利尿激素分泌增多。因此，肾小管对钠水的重吸收增多，使尿量进一步减少。如果能够及时恢复肾血液灌流量，就可能使肾功能恢复，尿量增加。如果休克时间延长，肾小管将会发生缺血性坏死，而引起器质性肾功能衰竭，即使肾血液供给再恢复，肾功能在短时间内也难以恢复正常。

3. 肝功能障碍　休克时肝脏淤血可致肝功能障碍，内毒素入血会加重肝功能障碍。肝脏解毒功能障碍，反过来又会加重内毒素血症或出现肠源性内毒素血症。肝功能障碍还使乳酸代谢受阻，加重休克微循环障碍引起的酸中毒，使休克恶化。

4. 消化道功能障碍　休克时常因缺血、淤血、酸中毒和DIC引起肠壁水肿、消化液分泌减少、胃肠运动减弱、黏膜糜烂甚至形成溃疡。此时，一方面肠道细菌大量繁殖，一方面肠道屏障功能削弱，导致大量内毒素甚至细菌入血而加重休克。

5. 心功能障碍　在心源性休克，心功能障碍是原发性改变。在其他类型休克早期，由于机体的代偿，能够维持冠状动脉血流量，心泵功能一般不受明显影响。但如果心肌长时间的缺血缺氧，会发生心泵功能障碍，心排血量降低，甚至出现急性心力衰竭。休克时心功能障碍的发生机制：①休克时心率加快使心室舒张期缩短，减少了冠状动脉灌流时间；休克晚期血压下降，特别是舒张压下降，会进一步减少冠状动脉的灌流量；休克时交感神经兴奋，心肌收缩力增强，又会使心肌耗氧量增加，加重心肌缺氧，最终导致心肌收缩力下降。②休克时常出现代谢性酸中毒和高钾血症，增多的H^+通过影响心肌兴奋-收缩耦联而使心肌收缩力减弱；高钾血症时易出现严重的心律失常，使心排血量下降。③心肌抑制因子可以抑制心肌收缩力，使心排血量减少。④休克并发DIC时，心肌微循环中有微血栓形成，可能出现局灶性坏死和出血，加重心功能障碍。⑤在革兰氏阴性细菌感染或出现肠源性内毒素血症时，内毒素也可通过其内源性介质，损伤心肌细胞，抑制心功能。

6. 脑功能障碍　在休克早期，由于体内血液的重新分配和脑循环的自身调节，可以保证脑的血液供给，除了应激引起的烦躁不安之外，没有明显的脑功能障碍。随着休克的发展，当平均动脉压低于50mmHg或脑循环出现DIC时，脑组织会因缺血、缺氧、能量供应不足和酸性代谢产物的积聚而严重受损，使脑细胞水肿引起颅内压升高，严重者形成脑疝。患者可出现神志淡漠，甚至昏迷。脑疝压迫延髓生命中枢可导致患者死亡。

第四节　休克防治与护理的病理生理学基础

休克发病急，进展快，医护人员务必争分抢秒，尽早救治。休克的防治，应针对病因和发病学环节，以恢复生命器官的微循环灌流和防治细胞损害为目的，采取综合措施进行防治。休克的患者应安置在ICU室，安排专人护理。

一、休克防治的病理生理学基础

（一）病因学防治
消除引起休克的原始病因，积极治疗造成休克的原发疾病，如止血、止痛、治疗呕吐和腹泻、补液和输血、控制感染等。

（二）发病学治疗

有效循环血量相对或绝对减少、微血管的收缩或扩张以及酸中毒，是休克发病过程中最主要的问题；改善微循环，提高组织灌流量是发病学治疗的中心环节。因此，发病学治疗应注意：

1. 扩充血容量　微循环有效灌流量减少是各种休克发病的共同基础。所以，除心源性休克之外，补充血容量是提高心排血量、增加有效循环血量和微循环灌流量的根本措施。在缺血性缺氧期要强调尽早和尽快补液，以降低交感－肾上腺髓质系统兴奋性，减少儿茶酚胺释放量，缓解微循环前阻力血管收缩程度，提高微循环灌流量，防止休克程度加重。在淤血性缺氧期输液的原则是"需多少，补多少"。这是因为微循环淤血，血浆外渗，补液量应该大于引起休克发生的失液量。在感染性休克和过敏性休克由于血管床容量增加，虽然无明显的失液，但有效循环血量仍明显减少，也应根据实际需要来补充血容量。补充血容量应适度，超量输液会导致肺水肿。因此，正确估计需要补液的总量至关重要，必须动态观察静脉充盈程度、尿量、血压和脉搏等指标，作为监护输液量是否足够的参考依据。有条件时应动态监测中心静脉压（central venous pressure，CVP）和肺动脉楔压（pulmonary artery wedge pressure，PAWP）。CVP 反映进入右心的血量和功能，而 PAWP 则反映进入左心的血量和左心功能。CVP 和 PAWP 超过正常（CVP>12cmH$_2$O，PAWP>18mmHg），说明补液过多；反之，说明血容量不足，可以继续补液。PAWP 的测定比较难，要用心导管（Swan-Ganz Catheter）经腔静脉插入，随血流楔入肺动脉处方可测定。此外，在补充血容量时，还应考虑到纠正血液流变学的障碍，根据血细胞比容决定输血和输液的比例，正确选择全血、胶体或晶体溶液，使血细胞比容控制在 35%～40% 的范围内。

◆　　　　　　　限制性液体复苏

　　　　　　失血性休克是创伤患者常见的危急表现，可导致各种严重并发症，使患者的死亡率增加。基于失血性休克的基本病理过程，长期以来急救的原则是快速、早期、足量的液体输入，尽早恢复有效循环血量，阻断恶性循环，使患者脱离由休克带来的危重状态。但是近年来持续增多的临床研究和动物实验结果表明，创伤性休克早期出血未完全得到控制的情况下，大量快速输液可稀释血液，加重凝血功能障碍，使血液不易凝聚且可造成凝血块脱落，加速失血；扩张血管，影响血管的收缩反应，不利于止血；降低组织灌注和氧供，使代谢功能紊乱和酸中毒加重；组织间隙内进入大量液体导致或加重器官水肿，不利于氧弥散和内环境稳定；容易发生医源性低体温。因此"限制性液体复苏"的概念被提出并在临床上得以运用。通过控制液体输注速度使血压维持在较低水平，以达到既可以适当恢复组织和器官的血流灌注，又不过多的扰乱机体内环境和自我调节功能的目的。

2. 纠正酸中毒　除休克早期因过度通气而发生呼吸性碱中毒外，休克时常因缺血缺氧引起乳酸堆积及肾功能衰竭而发生代谢性酸中毒。酸中毒是加重微循环障碍、抑制心肌收缩、降低血管反应性、促进 DIC 形成的重要原因。如酸中毒不纠正，将会影响血管活性药物的治疗效果。因此，必须根据酸中毒的具体情况，及时补碱以纠正酸中毒。

3. 合理使用血管活性药物　使用缩血管和扩血管药物的目的是必须提高微循环有效灌流量。

对低排高阻型休克患者，应在充分扩容的基础上，使用血管扩张药物（如阿托品、山莨菪碱和酚妥拉明等）以提高组织的有效灌流量。对过敏性休克、神经源性休克、高排低阻型休克和血压过低的患者，应使用缩血管药物（如间羟胺、去甲肾上腺素和去氧肾上腺素等）以升高血压，保证心脑重要器官的血液灌流。

4. 改善心功能　加强心脏收缩功能有助于改善微循环和增加灌流量。在用增强心肌收缩性药物的同时，还要考虑不宜过分增加心肌耗氧量。降低外周阻力可减轻心脏后负荷，要适当控制输液速度以避免过分增加前负荷。这样，就可通过降低心脏负荷来加强心功能。

5. 防治细胞损伤　要针对可能存在的原发性细胞损伤和（或）由于微循环障碍造成的继发性细胞损伤，采取措施补充能量，稳定溶酶体膜，清除自由基和抑制蛋白酶的活性。

6. 拮抗体液因子的作用　涉及休克的体液因子有多种，可以通过抑制某些体液因子的合成，拮抗其受体和对抗其作用等方式来减弱某种或几种体液因子对机体的有害影响。如用 TNF-α 单克隆抗体拮抗 TNF-α 的作用；用苯海拉明拮抗组胺；用抑肽酶减少激肽的生成；用黄嘌呤氧化酶的抑制剂别嘌醇可减少氧自由基的生成；动物实验证明，采用糖皮质激素既可抑制磷脂酶 A_2 以减少前列腺素和白三烯的生成，也可抑制 NF-κB 跨核膜运转，以减少 TNF-α、IL-1 等细胞因子和趋化因子、黏附分子的转录。鉴于其对机体免疫功能的抑制作用，近年来有学者采用小剂量糖皮质激素治疗脓毒性休克收到较好效果。在革兰氏阴性菌脓毒性休克的防治中，有学者采用中和 LPS 的疗法，取得一定效果。能中和 LPS 的蛋白质有多黏菌素 B 和杀菌性/通透性增强蛋白（bactericide/permeability-increasing protein，BPI）。BPI 是从多形核粒细胞嗜天青颗粒中分离出来的一种阳离子蛋白质，与 LPS 的脂质 A 具有高度亲和性，可减弱机体对 LPS 的应答反应。

7. 防治 DIC 和多器官功能衰竭　休克晚期，常有可能伴发 DIC 或多器官功能衰竭。应及时应用肝素抗凝防止微血栓形成，应用抑制血小板黏附和聚集功能的药物（如潘生丁、阿司匹林等）以及酌情使用溶栓剂（如腹蛇抗栓酶、尿激酶）、补充凝血因子和血小板等，以维持凝血与抗凝血（含纤维蛋白溶解系统）间的动态平衡。如出现器官功能障碍或衰竭，除采取一般治疗措施外，还应针对不同器官衰竭，采取不同的治疗手段。如发生休克肾时，应尽早利尿和透析；如出现休克肺时，则应正压给氧，改善呼吸。

二、休克护理的病理生理学基础

抢救休克患者时，应密切观察其生命体征，心、肺情况以及组织灌流表现，每 15～30 分钟测体温、脉搏、血压和呼吸一次，并设护理记录，详细记录病情变化和液体出入量，特别是尿量，及时采取有效防护措施。

（一）观察重点

1. 脉搏和血压　脉搏的速率、强度和规律性反映了心脏功能的变化，例如脉搏细弱反映心肌收缩无力；脉率由快渐变正常，且跳动有力，表明血容量已足，心排血量增加，休克好转。在休克早期血压并不下降，如脉压减小，说明血管痉挛；脉压增大（脉压 >30mmHg）表明血管痉挛缓解，微循环灌流量可能增加。血压进行性下降，说明患者进入休克失代偿期。

2. 神志状态　神志的变化反映了脑供血的水平，休克早期的患者烦躁不安，说明在此阶段因体内血液重新分布，脑组织供血基本正常，需要做好心理护理。患者表情淡漠进而神志不清，说明患者脑供血不足，病情恶化。

3. 皮肤温度和色泽　体温是机体代谢活动的标志。一般休克患者体温偏低；在感染性休克患者可有发热。患者脸色苍白、四肢冰凉，提示交感－肾上腺髓质系统强烈兴奋，尽管患者的血压可能并不下降，亦提示休克的存在。皮肤苍白转为发绀提示休克有所发展，进入了淤血性缺氧期；出现皮下淤血提示患者可能出现了 DIC。皮肤由发绀转为红润，说明微循环供血改善。

（二）主要护理措施

1．止血和保证呼吸道通畅 对严重损伤患者，应尽快控制活动性出血，保持呼吸道通畅，必要时作气管插管或气管切开。

2．保持正确体位 可采取平卧位或仰卧中凹位（下肢与躯干各抬高 20°～30°），以利于呼吸和下肢静脉回流，保证脑部血液供应；保持患者安静，减少搬动。

3．维持正常体温 寒冷可加重休克，注意保暖但不要在患者体表加温，以免引起皮肤血管扩张，破坏人体的调节作用，对纠正休克不利。感染性休克患者如持续高热，须采取降温措施。

4．记录尿量 尿量可反映患者血容量和肾脏的血液灌流情况。休克时应放置导尿管，每小时测量一次。尿量每小时少于 25ml，比重增高，表明肾脏血管收缩或血容量不足；尿量每小时大于 40ml，提示休克好转。

5．及时调整输液量和输液速度 休克时应尽快建立两条输液通路，一条选择较深的大静脉，供快速输液或中心静脉插管用；一条选择较表浅的静脉供给药用。快速输液时要注意呼吸，警惕肺水肿和心力衰竭的出现。此外，尿量是决定输液量大小的重要依据，应准确记录液体的出入量，维持液体的平衡。

6．其他护理 休克患者常处于恐惧、焦虑、紧张和不安等心理状态之中，护理早期休克患者应十分耐心，态度要镇静、温和，充分理解患者。患者神志淡漠，但意识存在，应绝对避免当着患者谈论其病情。此外，还应注意预防压疮，昏迷者应及时摘除义齿，防止误吸等。

（王玉芳 编写　徐　海 审校）

◇ **病例思考题** ··

1. 患者，男性，因车祸头部及肢体多处创伤 2 小时就诊。车祸发生时有大量出血（估计 800ml），入院时神志恍惚，X 线片显示骨盆骨折，腹腔内有积血，血压 60/40mmHg，心率 140 次/分。经清创手术及输血（500ml）、输液（生理盐水 1000ml）处理后血压一直不能恢复，处于半昏迷状态，采用人工呼吸、心电监护，同时用 2mg 去甲肾上腺素静脉缓慢滴注，最高浓度达 8mg。最终因抢救无效而死亡。

试问：

（1）该患者应属何种休克？

（2）该患者发生休克的基本机制是什么？

（3）你认为该患者处理措施是否合理？为什么？

2. 患儿，男性，4 岁，玩耍时不慎跌入沸水致全身烫伤，2h 后急诊入院。查体：患者神志清楚，烦躁不安，体温 37℃，脉搏 100 次/分，呼吸 26 次/分，血压 100/60mmHg，检查发现烫伤面积达 70%，其中Ⅲ度 41%，深Ⅱ度 24%，浅Ⅱ度 5%，WBC $32×10^9$/L，RBC $6.98×10^{12}$/L，患者持续少尿甚至无尿，血尿素氮从 7.0mmol/L 上升至

23.0mmol/L。立即给予输液吸氧、抗休克、抗感染、持续心电监护及血液透析等综合治疗后，血尿素氮降至 3.5～7.0mmol/L，病情开始好转。试问：

（1）患者可能发生的病理过程是什么？

（2）发生的原因可能是什么？

（3）患者处于该病理过程的哪一个时期？为什么？

3. 患者，女性，3 岁，接种疫苗 2 小时后，患儿胸背部、腹部及四肢出现红色皮疹，伴皮肤潮红、发痒、心悸、皮疹、呼吸困难、面色苍白、四肢冰冷、脉搏细弱、有抽搐、呈现昏迷状。查体：呼吸 35次 / 分，脉搏 150 次 / 分、血压 50/25mmHg、体温 36.2℃。立即给予吸氧、肾上腺素 0.25ml 皮下注射，用 10% 葡萄糖水 50ml 加地塞米松 5mg 静脉滴注，患儿烦躁不安，抽搐时给异丙嗪 25mg 肌内注射，给药 30min 后患儿脉搏 106 次 / 分，血压 82/68mmHg，面色泛红，四肢转温，经过 12h 留院观察后，患儿完全恢复正常出院。

试问：

（1）患者发生哪种类型的休克？为什么？

（2）该休克发生的始动环节？

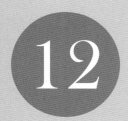

第十二章
弥散性血管内凝血

第一节　概　述

　　凝血与抗凝血之间的动态平衡，是机体维持体内血液流动状态及防止血液丢失的基础。在机体维持血液正常循环或生理性止血过程中，凝血系统、抗凝与纤维蛋白溶解系统、血管以及血细胞（尤其是血小板）构成了凝血与抗凝血平衡的四个基本环节。而在致病因素作用下，当这些环节发生障碍时，即可导致各种凝血与抗凝血平衡紊乱的发生，可出现血栓形成倾向和出血倾向。临床上，弥散性血管内凝血（disseminated intravascular coagulation，DIC）是凝血与抗凝血平衡紊乱表现形式中一种较为常见的病理过程。

　　DIC 是基于某些致病因子的作用下，以广泛微血栓形成并继而出现凝血功能障碍为病理特征的临床综合征。DIC 的始动环节是大量促凝物质入血所引起的凝血系统激活，由于广泛微血栓的形成消耗了大量凝血因子和血小板，继发性纤维蛋白溶解功能增强，导致患者出现明显的出血、休克、器官功能障碍和溶血性贫血等临床表现。在临床上 DIC 是一种危重的综合征。

　　DIC 病例尸解时血管内可见微血栓形成或纤维蛋白沉着，以肺、肾、胃肠道、肾上腺等多见，其中，肺栓塞的发生率约为 55%，肾脏 36%，胃肠道 35%。微血栓有时仅可在某些局部器官中见到，而在循环血液中则不被发现。同时，有部分 DIC 病例尸检中无血栓发现，可能与死亡后纤维蛋白溶解活性显著增强有关。

第二节　DIC 的病因和发病机制

一、病　因

　　临床上许多疾病可以引起 DIC 发生，最常见的是感染性疾病，约占 31% ~ 43%，其中包括细菌、病毒等感染和败血症等。其次为恶性肿瘤，约占 24% ~ 34%。产科意外也较常见，约占 4% ~ 12%。大手术和创伤约占 1% ~ 5%。此外，还有很多其他疾病也可引起 DIC（表 12-1）。当患者存在易发 DIC 的基础性疾病，并出现无法以现有临床证据解释的出血症状时，应考虑其发生 DIC 的可能。

　　以上疾病或病理过程由于存在能够触发凝血系统激活的因素，如组织损伤引起的组织因子释放入血、血管内皮细胞损伤、细菌内毒素、抗原 - 抗体复合物、蛋白水解酶、颗粒或胶体物质、病毒或其他病原微生物等，可促发 DIC。

二、发病机制

　　DIC 发生、发展的过程可因基础疾病不同而异，其机制也十分复杂。除基础疾病的影响，DIC 本身也存在两个主要的病理变化：①凝血系统活化和血小板激活，导致广泛微血栓形成；②凝血物质的大量消耗和继发性纤溶功能亢进，导致机体止血、凝血功能严重障碍和出血倾向。这两个病理变化存在因果关系，它们先后或同时发生，推动 DIC 的发病进程。

表 12-1　DIC 常见病因

分类	主要疾病或病理过程
感染性疾病	败血症、内毒素血症、严重病毒感染
广泛组织损伤	大手术、严重创伤或大面积烧伤
产科并发症	羊水栓塞、胎盘早剥、宫内死胎
急性白血病	急性早幼粒细胞白血病
恶性实体瘤	呼吸、消化和泌尿系统癌肿，尤其在转移性癌肿多见
肝、肾疾病	急性肝炎、肝硬化、肾小球肾炎
休克	大出血、过敏性休克或感染性休克
结缔组织病	类风湿关节炎、系统性红斑狼疮、硬皮病、新生儿硬肿症
代谢性疾病	糖尿病、高脂血症
心血管疾病	急性心肌梗死、巨大海绵状血管瘤、心室或大动脉瘤
血管内溶血	异型输血

（一）凝血系统异常激活

1. 组织损伤致 TF 大量释放入血　临床上严重创伤、烧伤、外科手术、产科意外、病变器官组织的大量坏死、癌细胞血行转移等，都可促使组织因子（tissue factor，TF）大量释放入血，激活外源性凝血系统，启动凝血过程，促进 DIC 的发生。TF 是带负电荷跨膜糖蛋白，能与 Ca^{2+} 结合。因子Ⅶ通过 Ca^{2+} 与 TF 结合形成复合物而活化为Ⅶa。Ⅶa-TF 可通过激活因子Ⅹ或因子Ⅸ启动凝血反应。其中凝血酶又可以正反馈加速因子 FⅤ、因子 FⅧ、因子 FⅨ 激活，从而加速凝血反应及血小板活化、聚集过程，导致大量血栓在微血管内形成聚集，引发 DIC。

◆　　　　　　　组织因子的表达

　　　　　　　　目前认为，在血管外层的平滑肌细胞、成纤维细胞及周围的周细胞、星形细胞、足状突细胞可恒定地表达 TF，而与血液接触的内皮细胞、单核细胞、中性粒细胞（PMN）及巨噬细胞，正常时不表达 TF，但在各种感染或炎症介质（如内毒素、IL-1、TNF 等）刺激下，这些细胞可在短时间内诱导出 TF，引起凝血反应。

2. 血管内皮细胞损伤　细菌、病毒、内毒素、抗原－抗体复合物、持续性缺氧、酸中毒颗粒或胶体物质进入体内时，都可以损伤血管内皮细胞（vascular endothelial cell，VEC），进而激活凝血系统，其机制主要表现为：①受损 VEC 表达并释放大量 TF；②VEC 损伤暴露基底膜胶原，引起血小板黏附、聚集和释放，加剧凝血反应及血栓形成；③受损 VEC 趋化并激活单核巨噬细胞、PMN 和 T 淋巴细胞，这些细胞与 VEC 相互作用，释放 TNF、IL-1、干扰素（interferon，IFN）、PAF 和超氧阴离子等，加剧 VEC 损伤与 TF 释放；④VEC 产生的组织型纤溶酶原激活物减少，PAI-1 增多，使纤溶活性降低；⑤胶原暴露后，可激活因子 FⅫ，启动内源性凝血系统，并可激活激肽和补体系统。上述途径导致凝血系统异常激活，促进 DIC 的发生。

3. 血细胞大量破坏，血小板被激活

（1）红细胞大量破坏：异型输血、疟疾、阵发性睡眠性血红蛋白尿等，特别是伴有较强免疫反应的急性溶血时，可引起红细胞大量破坏。一方面，破坏的红细胞释放大量 ADP 等促凝物质，促进血小板黏附、聚集，导致凝血；另一方面，红细胞膜磷脂可浓缩并局限因子 FⅦ、因子 FⅨ、因子 FX 及凝血酶原等，生成大量凝血酶，促进 DIC 的发生。

（2）白细胞的破坏或激活：急性早幼粒细胞白血病患者放、化疗导致白细胞大量破坏时，释放组织因子样物质，激活外源性凝血系统，启动凝血，促进 DIC 的发生。内毒素、白细胞介素 -1、肿瘤坏死因子 α 等可诱导血液中的单核细胞和中性粒细胞表达组织因子，启动凝血。

（3）血小板的激活：除血管内皮损伤可以造成血小板黏附、活化以外，某些微生物及其代谢产物如病毒、内毒素等，也可引起血小板活化。此外，外源性的或 DIC 早期形成的凝血酶，也具有极强的血小板活化作用。血小板活化加速并加重 DIC 进程的机制为：①血小板聚集直接形成血小板血栓；②血小板活化启动花生四烯酸代谢，产生 TXA₂ 等，导致血管收缩及血小板聚集反应加强；③活化血小板释放 PF₃，加速凝血反应；④血小板释放反应中产生的 ADP 和 5- 羟色胺（5-HT）等，具有引起血小板聚集和收缩血管的作用；⑤在一定条件下，活化血小板还能直接激活因子Ⅻ和因子Ⅺ。

4. 促凝物质进入血液 急性出血性胰腺炎时，胰蛋白酶大量入血，由于其具有直接激活凝血酶原的作用，因此能够导致大量微血栓形成。羊水栓塞时，羊水中大量 TF 样成分能够激活凝血系统。蜂毒、蛇毒等外源性促凝物质能直接激活因子 X、凝血酶原或直接使纤维蛋白原（Fbg）转变为纤维蛋白单体（FM）。

凝血系统激活以后，微血栓形成与否与体内抗凝和纤溶功能相关。在 DIC 发生过程中，体内主要抗凝系统功能（包括 ATⅢ、蛋白 C 和 TFPI）几乎均受到不同程度的抑制或损害，并且纤溶系统的功能也处于明显抑制的状态，因此有利于 Fbn 的大量生成和微血栓的广泛形成。目前认为，各种疾病通过凝血与抗凝血平衡的不同环节发挥促凝作用，其中启动凝血活化和凝血酶形成的关键是 TF/Ⅶa。在严重创伤、败血症等引起 DIC 的过程中，所导致的炎症介质和细胞因子泛滥以及由其介导的 VEC 与白细胞之间相互作用，是凝血亢进、抗凝与纤溶受损的主要原因与机制（图 12-1）。

（二）止血、凝血功能障碍

1. 凝血物质的大量消耗 由于凝血系统的活化，Fbn 大量生成并形成广泛微血栓，从而导致各种凝血因子和血小板被大量消耗，血液凝固性逐步降低。

2. 继发性纤溶功能增强 DIC 中晚期，凝血系统活化产生的各种因子（如凝血酶、因子Ⅺa、

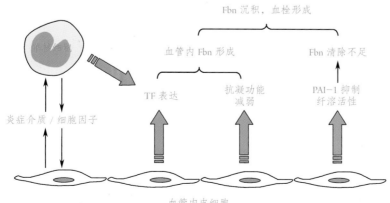

图 12-1　DIC 时微血栓形成的主要机制

因子ⅩⅡa、活化蛋白 C 等）引起大量 PLg 被激活，体内纤溶活性大大增强。此时，在促进微血栓溶解的同时，纤维蛋白降解产物（fibrin degradation product，FDP）的生成加剧了机体止血、凝血功能障碍和出血的表现。

DIC 的发生、发展是一个动态过程，微血栓形成与微血栓溶解在时相上并不截然分开，两者之间可存在不同程度的重叠。DIC 发生、发展的原因、机制以及对机体的影响归纳如图 12-2 所示。

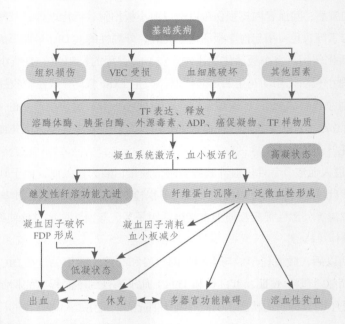

图 12-2　DIC 发生、发展的机制及其对机体的影响

第三节　影响 DIC 发生、发展的因素

在基础疾病及凝血触发因素存在的情况下，DIC 是否发生或发生的轻重缓急，与调节机体凝血和抗凝血平衡的状态有关。

一、单核巨噬细胞系统功能受损

单核巨噬细胞系统具有吞噬功能，可吞噬、清除血液中的凝血酶、纤维蛋白原及其他促凝物质；也可清除纤溶酶、FDP 及内毒素等。因此，单核巨噬细胞系统受损或功能降低导致其调节机体凝血和抗凝血平衡能力减弱，易促进 DIC 的发生与发展。当其吞噬功能严重障碍或由于吞噬了大量坏死组织、细菌等，使其功能"封闭"时，可促进 DIC 发生。如：全身性 Shwartzman 反应时，由于第一次注入小剂量内毒素，使单核巨噬细胞系统功能"封闭"，第二次注射非致死剂量内毒素时，该系统吞噬灭活的能力大大降低，因而大量内毒素激活凝血因子，促使血小板聚集并使血管收缩，故能引起 DIC 样的病理变化。

临床上长期大量应用糖皮质激素、反复感染、脾切除术后或严重肝脏疾病时，单核巨噬细胞系统功能明显减低，因此可成为某些患者发生 DIC 的诱因。

二、严重肝脏疾病

肝脏可合成绝大多数凝血因子与抗凝物质，且因子 FIXa、因子 FXa、因子 FXIa 等凝血因子也在肝脏灭活。当肝功能严重障碍时，可使凝血、抗凝、纤溶过程失调。病毒、某些药物等，既可损害肝细胞，引起肝功能障碍，也可激活凝血因子。此外，肝细胞大量坏死时可释放组织因子等，启动凝血系统，促进 DIC 的发生。

三、血液高凝状态

血液凝固性增高，易致血栓形成。原发性高凝状态见于遗传性 AT Ⅲ、PC、PS 缺乏症及凝血因子 Ⅴ 结构异常引起的 PC 抵抗症；继发性高凝状态见于各种血液和非血液疾病，如肾病综合征、恶性肿瘤、白血病、妊娠中毒等。

高龄产妇或妊娠期可有生理性高凝状态。从妊娠第三周开始，孕妇血液中血小板及凝血因子（Ⅰ、Ⅱ、Ⅴ、Ⅶ、Ⅸ、Ⅹ、Ⅻ等）逐渐增加，胎盘产生纤溶酶原激活物抑制物（PAI）也增多，而抗凝物质 AT Ⅲ、t-PA、u-PA 则减少，因此血液逐渐呈现高凝状态，至妊娠末期最明显。因此产科意外发生时，易伴发 DIC。

酸中毒可使 VEC 损伤、肝素抗凝活性减弱、凝血因子活性和血小板聚集性增强，因此是严重缺氧（如循环系统功能障碍）引起血液高凝状态的重要原因之一。

四、微循环障碍

休克等原因导致微循环障碍，使微血管内血流变慢，并出现涡流和血液淤滞。此时，血细胞发生聚集，缺氧、酸中毒损伤 VEC，白细胞活化释放炎症介质，均能促发凝血反应。并且，循环障碍使活化的凝血因子难以清除，因此容易引起 DIC 样的病理变化。

五、纤溶系统功能受抑制

吸烟、糖尿病，或者临床上不恰当使用纤溶抑制剂如 6- 氨基己酸或对羧基苄胺等，可引起机体纤溶功能的明显降低。此时，若发生感染、创伤等情况，就容易诱发 DIC。

除上述因素外，DIC 的发生发展也与促凝物质进入血液的数量、速度和途径有关。促凝物质进入血液少而慢时，如机体代偿功能健全，可不发生或仅表现为症状不明显的慢性型 DIC；促凝物质入血过多过快超过机体代偿能力时，则可引起急性 DIC。此外，促凝物质入血的途径与微血栓形成的部位有重要的关系，静脉入血，DIC 分布以肺为主，动脉入血则以肾为主。

第四节　DIC 的分期和分型

一、DIC 的分期

根据 DIC 的发病过程和临床特点，典型的 DIC 病程可分为以下 3 期。

1. 高凝期　大量促凝物质入血，凝血系统被激活，血液中凝血酶含量增加，微循环中有不同严重程度的微血栓形成。部分患者可无明显临床症状，急性 DIC 时时间极短，不易发现。实验室检查主要表现为血液的高凝状态。

2. 消耗性低凝期　广泛微血栓形成造成大量凝血因子和血小板的消耗与减少，使血液处于低凝状态，纤溶系统也可被继发激活，患者表现出严重程度不等的出血症状。实验室检查表现为凝血因子、血小板降低及血液的低凝状态。

3. 继发性纤溶亢进期　血液中凝血酶、因子 $XIIa$、t-Pa 和 u-PA 等大量增加，激活了纤溶系统，产生大量纤溶酶；纤溶系统激活导致 FDP/FgDP 的形成增多，使血液凝固性进一步降低，故此期患者出血的表现十分明显。实验室检查以继发性纤溶功能增强相关指标的异常变化为主。

二、DIC 的分型

1. 按 DIC 发生、发展的速度分型

（1）急性型：见于严重感染、创伤、羊水栓塞、异型输血、急性移植排斥反应等，DIC 可在数小时或 1～2 天内发生。临床表现以休克和出血为主，病情迅速恶化，分期不明显，实验室检查明显异常。此型占 DIC 80% 以上。

（2）亚急性型：见于恶性肿瘤转移、宫内死胎等患者。可于数天内逐渐形成 DIC，临床表现介于急性型与慢性型之间。

（3）慢性型：见于恶性肿瘤、结缔组织病、慢性溶血性贫血等。发病缓慢、病程较长，临床表现不明显，常以某器官功能不全为主要表现。有时实验室检查正常，尸检时才被证实存在慢性DIC。

2. 按 DIC 的代偿情况分型　在 DIC 发生、发展过程中，随着血浆凝血因子和血小板的不断消耗，机体也存在一定的代偿性反应，例如骨髓生成和释放血小板，肝脏产生 Fbg 和其他凝血因子等。根据机体代偿状况可将 DIC 分为以下 3 型。

（1）失代偿型：多见于急性 DIC。机体凝血因子和血小板的消耗超过其生成与释放的速度，故来不及进行代偿。实验室检查 Fbg 含量明显降低，血小板计数显著减少。

（2）代偿型：多见于慢性 DIC。凝血因子和血小板的消耗与代偿性生成之间呈平衡状态。患者临床表现不明显或只有轻度出血和血栓形成症状。实验室检查凝血因子和血小板可在正常范围，但血小板活化产物（如 PF_4、β-TG 等）、凝血因子激活标志物（如 TAT、F1+2、FPA 等）和纤溶相关产物（如 D-二聚体等）可明显增高。

（3）过度代偿型：见于慢性 DIC 后期或急性 DIC 恢复期。此时 DIC 病理过程趋缓或逐渐停止，机体代偿引起的凝血因子和血小板生成、释放可超过其消耗或降解的速度。患者临床症状与体征逐步减轻或消失。实验室检查凝血因子和血小板可高于正常，但血小板活化产物、凝血因子激活标志物和纤溶相关产物仍明显高于正常。

另外，局部 DIC 是指局限于某一脏器的多发性微血栓和微小血管出血，多见于静脉瘤、主动脉瘤、心脏室壁瘤、人造血管、体外循环、器官移植后的排斥反应等。其凝血激活主要发生在局部，但有时也存在轻微的全身性 DIC 样病理改变。

第五节　DIC 临床表现的病理生理学基础

DIC 引起的临床表现主要为出血、循环障碍（休克）、器官功能障碍和溶血性贫血，急性 DIC 以前三种表现为主。值得注意的是，由于 DIC 患者出血的症状相当突出，所以常被简单地认为是一种全身性出血综合征。而事实上，临床上真正导致 DIC 患者死亡的原因，通常是表现较为隐匿的、由大量微血管血栓或部分较大血管内血栓引起的循环缺血及相应器官的不可逆性损害。

一、出　血

1. 出血的表现　出血是 DIC 最常见也往往是最早被发现的临床表现。有 70%～80% 的 DIC 患者在发病初期存在程度不同的出血表现（表 12-2）。DIC 时的出血有以下特点：①多部位同时出现出血现象，而且无法用原发性疾病进行解释；②出血常比较突然，可同时伴有 DIC 其他临床表现；③用一般止血药治疗无效。

表 12-2　DIC 患者出血部位的分布情况

	部位百分率（%）		部位百分率（%）
皮肤紫癜或出血点	63	咯血	24
胃肠道出血	50	黏膜出血	20
伤口出血	46	阴道出血	10
血尿	32	鼻出血	9
血肿	26	眼底出血	7

2. 出血的机制

（1）凝血物质大量消耗：广泛微血栓的形成消耗了大量血小板和凝血因子，虽然肝脏和骨髓可代偿性地生成，但由于消耗过多而代偿不足，尤其是在急性 DIC 情况下，使血液中 Fbg、凝血酶原、V、Ⅷ、Ⅸ、X 等凝血因子及血小板明显减少，故 DIC 又称为消耗性凝血病（consumptive coagulopathy）。

（2）继发性纤溶功能增强：凝血活化时产生的凝血酶、因子Ⅺa、因子Ⅻa 以及激肽释放酶等都能使纤溶系统活化。一些富含纤溶酶原激活物（PA）的器官（如子宫、前列腺、肺等），由于脏器内形成大量微血栓而导致缺血、坏死性病变时，可释放大量 PA，激活纤溶系统。由于纤溶酶（PLn）不但能降解 Fbn，还能水解包括 Fbg 在内的各种凝血因子，从而使血液中凝血物质进一步减少，从而加剧凝血功能障碍的表现。

（3）纤维蛋白（原）降解产物的形成：PLn 水解 Fbg/Fbn 生成各种分子大小不等的蛋白质组分

和多肽物质，统称为纤维蛋白（原）降解产物（FDP/FgDP）。FgDP/FDP 强大的抗凝血和抗血小板聚集作用，使机体止血、凝血功能明显降低，是 DIC 患者发生出血的重要原因。

各种 FDP 片段检查在 DIC 的诊断中具有重要意义。其中主要有"3P"试验和 D-二聚体的检查。

1）"3P"试验：即血浆鱼精蛋白副凝试验（plasma protamine paracoagulation test）。其原理是：鱼精蛋白可与 FDP 结合，将其加入患者血浆后，血浆中原与 FDP 结合的纤维蛋白单体与 FDP 分离后彼此聚合，形成不溶的纤维蛋白多聚体。DIC 患者呈阳性反应。

2）D-二聚体检查：D-二聚体（D-dimer，DD）是纤溶酶分解纤维蛋白多聚体的产物。原发性纤溶亢进时，因血中没有纤维蛋白多聚体形成，故 D-二聚体并不增高。换言之，只有在继发性纤溶亢进时，血液中才会出现 D-二聚体。因此，D-二聚体是反映继发性纤溶亢进的重要指标。

二、休 克

DIC 与休克常互为因果，形成恶性循环。急性 DIC 引起休克的机制有：① 微血栓形成，使回心血量减少；② 出血引起血容量的降低；③ 凝血系统、激肽系统和补体系统激活产生大量血管活性物质如激肽、组胺等，这些物质具有增强微血管通透性和强烈的扩血管作用；④ FgDP 的小片段成分 A、B，以及各种补体成分也有扩血管或增强微血管通透性的作用；⑤ 心肌毛细血管内微血栓形成，影响了心肌收缩力，使心泵功能降低。以上因素使血容量和回心血量减少、外周阻力下降以及心泵功能降低，最终导致动脉血压明显降低和严重的微循环功能障碍。

三、器官功能障碍

临床上，DIC 患者脏器功能障碍的范围与程度是多样的，轻者仅表现出个别脏器部分功能异常，但重者常会同时或相继出现两种或两种以上脏器功能障碍，形成多器官功能障碍综合征（multiple organ dysfunction syndrome，MODS），MODS 是 DIC 引起患者死亡的重要原因。DIC 时器官功能障碍和相应症状的出现与以下因素有关。

1. 器官内广泛微血栓形成　DIC 患者器官功能障碍的主要原因是广泛微血栓形成造成微血管阻塞及相应脏器组织细胞的缺血缺氧，并导致其功能、代谢障碍或缺血坏死，严重者可发生脏器功能不全甚至衰竭。例如：① 肺内广泛微血栓形成，可引起肺泡－毛细血管膜损伤，出现呼吸困难、肺出血，导致呼吸衰竭等；② 肾内血栓可引起肾皮质坏死和急性肾功能衰竭，临床表现为少尿、血尿和蛋白尿等；③ 消化系统出现 DIC 可引起恶心、呕吐、腹泻、消化道出血；肝内微血栓形成可引起门静脉高压和肝功能障碍，出现消化道淤血、水肿、黄疸和其他相关症状；④ DIC 累及心脏可导致心肌收缩力减弱，心输出量降低；⑤ 累及肾上腺可引起皮质出血性坏死和急性肾上腺皮质功能衰竭，具有明显休克症状和皮肤大片瘀斑等体征，称为华－佛综合征（Waterhouse-Friderichsen Syndrome）。⑥ 垂体缺血坏死可引起希恩综合征（Sheehan Syndrome）；⑦ 神经系统受累则出现神志不清、嗜睡、昏迷、惊厥等神经精神症状。

2. 原发病引起的病理变化和症状　除上述由大量微血栓形成所致的脏器功能障碍以外，DIC 的原发疾病也可直接造成器官的损害，如严重肝脏病变引起的黄疸、大量溶血引起的肾小管坏死、肺部炎症引起的呼吸功能障碍等。在临床诊断 DIC 时，应注意区分由原发性疾病引起和 DIC 本身引起的病理变化和临床症状，只有后者才能作为 DIC 诊断的主要依据。

3. 器官系统间相互影响引起的病理变化　机体在神经体液调节下各器官系统的代谢和功能

间存在密切的协调关系，所以一个脏器（尤其是心、肺、肝或肾等重要脏器）的代谢和功能障碍可影响其他器官系统的功能并出现相应的临床症状，这也是 DIC 时引起多个器官功能障碍的原因之一。例如：羊水栓塞引起 DIC 时常首先累及肺，患者出现急性呼吸功能不全的表现；在疾病过程中，肺循环障碍又可累及右心引起右心衰竭；而呼吸障碍引起的缺氧和酸中毒又是引起其他重要器官损伤的重要基础。因此，DIC 引起 MODS 时，某些脏器的病理改变可能并不是由 DIC 原始病因直接作用所致，或者也并非一定是微血栓栓塞造成缺血性损伤的结果。

四、微血管病性溶血性贫血

DIC 时，纤维蛋白在微血管内形成细网状结构。当红细胞随血流通过 Fbn 细丝或 VEC 裂隙处时，不断受到冲击和挤压，造成红细胞发生机械性损伤，导致循环中出现各种形态特殊的变形红细胞或呈盔形、星形、多角形、小球形的红细胞碎片，称为裂体细胞（schistocyte）（图 12-3，图 12-4）。变形红细胞及红细胞碎片的脆性明显增高，容易破裂发生溶血。这种病理改变常发生于慢性 DIC 及部分亚急性 DIC，称为微血管病性溶血性贫血（microangiopathic hemolytic anemia）。当外周血破碎红细胞数大于 2% 时，具有辅助诊断意义。

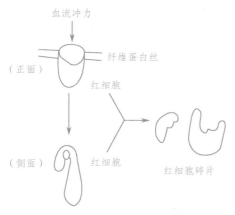

图 12-3 红细胞碎片的形成机制

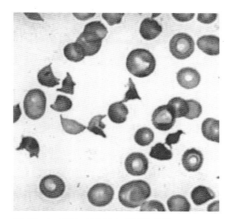

图 12-4 DIC 血涂片中的裂体细胞

DIC 早期溶血程度较轻，不易察觉。后期因红细胞大量破坏，可出现明显的溶血症状，包括寒战、高热、黄疸、血红蛋白尿等。需注意的是，微血管病性溶血性贫血并非 DIC 独有，也可在急性肾功能衰竭、血栓性血小板减少性紫癜、广泛癌转移和恶性高血压等疾病中出现。

第六节　DIC 防治和护理的病理生理学基础

一、DIC 防治的病理生理学基础

1. 防治原发病　原发性疾病的防治是提高 DIC 救治率的根本措施，例如有效控制感染、治

疗产科意外或积极开展抗休克、抗肿瘤治疗等。大部分轻型 DIC 只要及时去除病因，就不易进入 DIC 的病理状态。

2．改善微循环 DIC 时广泛微血栓的形成严重影响了组织脏器的微循环，因此疏通和改善微循环、增加其灌流量，具有重要意义。通常采取补充血容量、解除血管痉挛等措施。此外，也有人主张应用阿司匹林、双嘧达莫等来稳定血小板膜、减少 TXA_2 的生成，以对抗血小板的黏附和聚集，这对改善微循环也有一定效果。

3．抗凝和抗纤溶治疗 DIC 的基本发病机制是凝血亢进，因此应用肝素和 AT Ⅲ 阻断凝血反应的恶性循环，从根本上降低继发性纤溶的强度，成为 DIC 的主要治疗手段之一。

抗纤溶疗法一般为 DIC 的禁忌。只用于 DIC 的继发性纤溶期，并且必须在使用 AT Ⅲ 和肝素的基础上应用，否则将引起 DIC 的恶化。但在急性早幼粒白血病，其出血常与血浆 PA 水平增高引起原发性纤溶亢进有关，所以抗纤溶治疗有时可取得明显的效果。

二、DIC 的护理

1．高凝状态的护理 DIC 早期，凝血系统被激活，血液处于高凝状态，应注意静脉采血时血液是否迅速凝固，以便及时诊断和治疗。

2．微循环衰竭的护理 DIC 时由于微血栓形成和出血造成的血容量降低，患者可出现循环障碍的表现。护理时应注意观察有无微循环障碍症状，如皮肤黏膜发绀，肾栓塞引起腰痛、血尿、少尿，肺栓塞引起呼吸困难、发绀，脑栓塞引起头痛、昏迷，以及血压下降等表现。因此，应定时测量体温、脉搏、呼吸、血压，观察尿量、尿色变化。对意识障碍者要执行安全保护措施，保持呼吸道通畅，吸入氧气。建立静脉通道，按医嘱给药。做好各项基础护理，预防并发症。

3．出血的护理 DIC 的低凝期和继发性纤溶亢进期，患者可有明显的出血倾向，出血是 DIC 最重要的临床表现。轻者伤口、注射部位渗血，皮肤黏膜瘀斑；重者可有广泛自发性出血，如呕血、便血、泌尿道出血、颅内出血等。因此，在 DIC 患者的护理中要尽量减少创伤性检查和治疗；静脉注射时，止血带不宜扎得过紧，争取一针见血，操作后用干棉球压迫穿刺部位 5 分钟；保持鼻腔湿润，防止鼻出血；监测患者出血征象和神志状况，以防内脏尤其是颅内出血的发生。如患者出现头痛、恶心、呕吐及烦躁不安等颅内出血先兆症状，必须紧急处理。准备一切抢救物品，并安慰患者以减轻、消除其恐惧和紧张情绪。急性出血患者要卧床休息，补充维生素 C 含量多的水果、蔬菜等。如有消化道出血，应给予易消化的食物。

（王小川 编写 徐月清 审校）

◇ 病例思考题 ···

1. 李某某，女，29 岁，于 3 月 18 日入院待产。查生命体征正常。19 日上午 9 时因宫口开 5cm，胎先露持续 5 小时不下降，行剖宫产，娩出一女孩，重 3500g。产妇在胎儿娩出后血压下降，术中出血 350ml，经快速输血血压很快恢复正常。回病房后血压 70/40mmHg，给补充液体。次日上午 8 时患者血压仍偏低，心率 140 次／分，无尿，体温逐渐上升达 39℃，子宫收缩好，阴道无出血，急查血 HB53g/L，

WBC $5.9 \times 10^9/L$，PLT $63 \times 10^9/L$，CO_2-CP14mmol/L。给予纠正酸中毒及升血压药物治疗。10时患者出现呼吸困难，叩腹部有移动性浊音，腹穿抽出2ml暗红色不凝血。急行剖腹探查术见腹腔积血约1500ml，无凝血块。子宫切口出血，子宫下段切口向左下延长达阴道穹窿，有出血，行子宫切除。探查见小肠全部肠壁、肠系膜点状坏死斑点，探查过程中病人呼吸心跳停止。

（1）李某某死亡可能原因是什么？

（2）李某某出血的机制是什么？

2. 患者罹患肺癌，晚期。其血涂片中发现盔形、星形、多角形、小球形的红细胞碎片。问：患者血液中出现红细胞碎片的可能机制是什么？

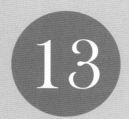

第十三章
缺血－再灌注损伤

学习目标

掌握　　缺血－再灌注损伤、钙超载、无复流现象和心肌顿抑的概念。

熟悉　　氧自由基，钙超载和白细胞介导引起缺血－再灌注损伤发生机制，心肌顿抑的发生机制。

了解　　缺血－再灌注损伤的原因及条件，再灌注时氧自由基生成增多的机制，细胞内钙超载的发生机制，缺血－再灌注损伤防治和护理的病理生理基础。

13章

任何原因引起的组织血液灌流量减少均可使细胞发生缺血性损伤，而治疗缺血性疾病的重要措施之一是及早恢复血液灌注。随着药物溶栓、经皮腔内冠脉成形术、冠状动脉搭桥术、断肢再植和器官移植等方法的应用，许多器官组织缺血后恢复血液灌注。多数情况下，缺血器官组织得到重新灌注后，损伤的结构可以修复，功能得以恢复。但是有时再灌注不但没有减轻缺血性损伤，反而加重器官组织的功能障碍和结构损伤，这种现象称为缺血－再灌注损伤（ischemia-reperfusion injury）。缺血－再灌注损伤是指组织缺血一段时间，当血流重新恢复后，细胞功能代谢障碍及结构破坏反而较缺血时加重的病理过程。

第一节　缺血－再灌注损伤的原因及条件

一、原　因

凡是在组织器官缺血基础上恢复血液供应的因素都可能成为缺血－再灌注损伤的发生原因：①全身循环障碍后恢复血液供应，如休克微血管痉挛解除后、心搏骤停后心肺复苏等；②组织器官缺血后血流恢复，如器官移植及断肢再植后；③栓塞血管再通后，如经皮腔内冠状动脉成形术后、溶栓疗法后等。

二、条　件

并非所有缺血的组织器官在恢复血流后都会发生缺血－再灌注损伤，有许多因素可影响其发生及其严重程度：

（一）缺血时间

组织缺血时间长短与再灌注损伤的发生与否有关。缺血时间过短或过长均不易发生再灌注损伤。如果缺血时间较短，恢复血液灌流后，器官功能可以恢复正常；若缺血时间过长，缺血器官则发生不可逆损伤，甚至坏死。如意外事故导致肢体出血时，需使用止血带。但由于长期使用止血带（2～3小时）可引起组织坏死，因此护理人员应注意每隔40～60分钟，放松止血带3～5分钟，以避免组织缺血坏死和再灌注损伤发生。

（二）组织器官缺血前功能状态

缺血前组织器官有丰富的侧支循环不易发生再灌注损伤；对氧需求量高的组织器官如心、脑等易发生再灌注损伤；若组织器官缺血前已有严重的疾患，如广泛性冠状动脉病变、心肌肥厚等，则易发生心肌再灌注损伤。

（三）再灌注条件

再灌注损伤的发生与发展，与氧、钙、pH和灌注液的温度、压力等因素有关。用低氧溶液灌注的组织器官或经缺氧培养的细胞在恢复正常氧供应后，组织及细胞的损伤不仅未能恢复，反而更趋严重，这种现象称为氧反常。预先用无钙溶液灌注大鼠心脏2分钟，再用含钙溶液进行灌注时，心肌细胞酶释放增加、肌纤维过度收缩及心肌电信号异常，称为钙反常。缺血可引起代谢性酸中毒，但在再灌注时迅速纠正缺血组织的酸中毒，反而会加重细胞损伤，称为pH反常。再灌注时采用低温、低压、低 pH 和低钙灌注液，能显著减轻缺血－再灌注损伤。

第二节　缺血－再灌注损伤的发生机制

一、自由基的作用

1973 年，Ahren 和 Hayland 用超氧化物歧化酶（superoxide dismutase，SOD）有效保护了小肠缺血－再灌注损伤。以后又有实验发现过氧化氢酶、别嘌醇（黄嘌呤氧化酶的抑制剂，抑制氧自由基的产生）和二甲基亚砜（羟自由基清除剂）也可以防治缺血－再灌注损伤，说明氧自由基可能是导致缺血－再灌注损伤的重要机制，清除超氧阴离子或抑制氧自由基的产生，可有效地减轻缺血－再灌注损伤。

（一）自由基的概念与种类

自由基（free radical）是指外层电子轨道含有一个或多个不配对电子的原子、原子团或分子。为表达不配对电子，常常在其分子式后方或上方加一个点（如 R·）。自由基的种类很多，包括脂性自由基、氯自由基（Cl·）和甲基自由基（CH_3·），其中由氧衍生的自由基称为氧自由基（oxygen free radical），可以分为：

1. 非脂性氧自由基　包括超氧阴离子（superoxide anion，O_2^{-}）和羟自由基（hydroxyl radical，OH·）。

2. 脂性氧自由基　氧自由基与不饱和脂肪酸作用后生成的中间代谢产物，包括烷氧自由基（LO·）、烷过氧自由基（LOO·）等。

单线态氧（$^1O_2$）和过氧化氢（H_2O_2）外层轨道无未配对电子，不属于氧自由基，但其化学性质十分活泼，与氧自由基关系密切，因此与氧自由基共同组成活性氧（reactive oxygen species，ROS）。

（二）再灌注时氧自由基生成增多的机制

缺血时组织含氧量减少，作为电子受体的氧不足，再灌注时恢复组织氧供应，同时提供了大量电子受体，使氧自由基在短时间内暴发性增多。再灌注时主要通过以下途径产生氧自由基：

1. 黄嘌呤氧化酶途径　黄嘌呤酶类主要存在于毛细血管内皮细胞内，正常情况下，黄嘌呤氧化酶（xanthine oxidase，XO）仅占 10%，其前身黄嘌呤脱氢酶（xanthine dehydrogenase，XD）占 90%。组织缺血缺氧时，ATP 相继水解为 ADP、AMP 和次黄嘌呤，次黄嘌呤自身不能代谢生成黄嘌呤，因此在缺血组织内大量积聚。ATP 缺乏使钙泵功能发生障碍，导致细胞内 Ca^{2+} 增多，激活血管内皮细胞内钙依赖性蛋白酶，将组织中黄嘌呤脱氢酶转化为黄嘌呤氧化酶。再灌注时组织重新获得氧，大量积聚的次黄嘌呤在黄嘌呤氧化酶作用下生成黄嘌呤并进而转变为尿酸，在这两步反应中均有电子转移，电子被分子氧接受生成超氧阴离子自由基（图 13-1）。

2. 中性粒细胞途径　中性粒细胞在吞噬活动增加时伴有耗氧量显著增加，这种现象称为呼吸爆发（respiratory burst）。其摄入 O_2 的 70% ~ 90% 在 NADPH 氧化酶和 NADH 氧化酶的催化下，接受电子形成氧自由基。组织缺血可激活中性粒细胞，再灌注期组织重新获得 O_2，使氧自由基大量增加。

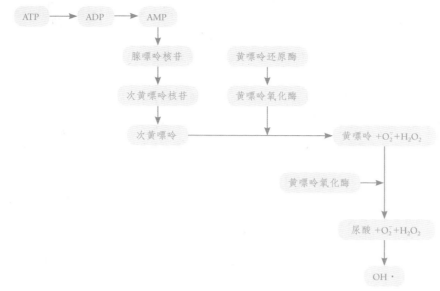

图 13-1　内皮细胞经黄嘌呤氧化酶途径生成氧自由基

3. 线粒体途径　正常情况下，线粒体内仅 1% ~ 2% 的 O_2 经单电子还原为氧自由基，而 98% 的 O_2 在细胞色素氧化酶作用下经 4 价还原生成水。缺血缺氧时，ATP 生成减少，Ca^{2+} 进入线粒体增多，导致线粒体功能受损，细胞色素氧化酶系统被抑制，以致再灌注期进入细胞内的氧经单电子还原为氧自由基增多。

4. 儿茶酚胺自身氧化途径　各种应激如缺血缺氧使交感－肾上腺髓质系统兴奋，分泌大量儿茶酚胺，后者在单胺氧化酶的作用下，通过自身氧化形成氧自由基。

（三）氧自由基引起缺血－再灌注损伤的机制

氧自由基极为活跃，可与膜磷脂、蛋白质、核酸等细胞成分发生反应，造成细胞结构损伤，引起功能和代谢障碍。

1. 膜脂质过氧化　生物膜位于相应组织结构的最外侧，且富含不饱和脂肪酸，极易受到氧自由基等损伤因子的攻击而发生损伤。氧自由基作用于细胞膜磷脂中不饱和脂肪酸，导致脂质过氧化反应，形成脂质自由基和过氧化物，引起膜流动性降低，通透性增高。线粒体膜脂质过氧化，导致线粒体氧化磷酸化功能障碍，ATP 生成减少。溶酶体膜损伤引起溶酶体酶释放，破坏细胞结构（图 13-2）。

2. 抑制蛋白质的功能　蛋白质肽链中蛋氨酸、酪氨酸、色氨酸、脯氨酸、半胱氨酸、苯丙

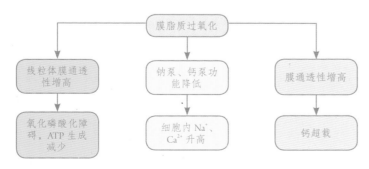

图 13-2　膜脂质过氧化的损伤作用

氨酸等残基极易受到氧自由基攻击，引起氨基酸残基的修饰、交联、肽链断裂和蛋白质变性，从而使酶、受体、膜离子通道蛋白等发生功能障碍。

3. 破坏核酸及染色体 氧自由基可使 DNA 键断裂，并与碱基发生加成反应，从而改变 DNA 的结构，引起染色体的结构和功能障碍。这种作用 80% 为 OH· 所致，它对碱基、脱氧核糖骨架都能造成损伤，根据损伤程度的不同，可引起突变、凋亡或坏死等。

4. 诱导炎性因子产生 膜脂质过氧化可激活磷脂酶，促进膜磷脂降解，通过花生四烯酸代谢反应，生成具有高度生物活性的前列腺素、血栓素、白三烯等，加重再灌注损伤。

二、钙超载

1972 年，Shen 和 Jennings 发现犬心脏冠状动脉短暂闭塞后恢复再灌注可加速细胞内 Ca^{2+} 的积聚，并首次提出钙超载的假说。各种原因引起的细胞内钙含量异常增多并导致细胞结构损伤和功能代谢障碍的现象称为钙超载（calcium overload）。

（一）细胞内钙超载的发生机制

1. Na^+/Ca^{2+} 交换异常 Na^+/Ca^{2+} 交换蛋白是一种非 ATP 依赖的双向转运蛋白，在这种交换系统中每 3 个 Na^+ 与 1 个 Ca^{2+} 交换。大量的资料显示 Na^+/Ca^{2+} 交换在再灌注期间起重要作用。心肌缺血时能量消耗引起的 Na^+-K^+-ATP 酶活性抑制可引起 Na^+ 积聚；细胞内 Na^+ 积聚的另一个途径是 Na^+ 与 H^+ 交换。缺血时无氧糖酵解导致乳酸积聚，引起细胞内酸中毒。再灌注开始后，细胞外 pH 值变为正常，引起一个跨膜 pH 梯度，因而为 Na^+ 通过 Na^+/H^+ 交换进入细胞内提供了最佳环境。当细胞内 Na^+ 增加时，可促进 Na^+/Ca^{2+} 交换，使细胞外 Ca^{2+} 大量内流，造成细胞内钙超载，这是再灌注损伤时细胞内钙超载的主要途径。

2. 生物膜损伤 生物膜（细胞膜和细胞内膜性结构）损伤使其通透性增加，细胞外 Ca^{2+} 顺浓度差进入细胞，使细胞内 Ca^{2+} 分布异常，加重了细胞功能紊乱与结构破坏。肌浆网膜损伤可导致钙泵功能抑制，使肌浆网摄取 Ca^{2+} 减少，因而胞质钙浓度升高（图 13-3）。

3. 儿茶酚胺增多 缺血 - 再灌注时内源性儿茶酚胺释放增加，通过 α 和 β 受体使钙内流增加：①通过 $α_1$ 受体激活磷脂酶 C，促进磷脂酰肌醇分解，生成三磷酸肌醇（IP_3）和甘油二酯（DG）。IP_3 导致肌浆网膜上钙通道开放，使细胞内钙库释放钙；DG 激活蛋白激酶 C（PKC）促进 Na^+/H^+ 交换，进而增加 Na^+/Ca^{2+} 交换，使胞质 Ca^{2+} 浓度升高。②通过 β 受体使腺苷酸环化酶活化，cAMP 生成增加，cAMP 激活蛋白激酶 A（PKA），PKA 使细胞膜上 L 型钙通道磷酸化而促进钙内流。

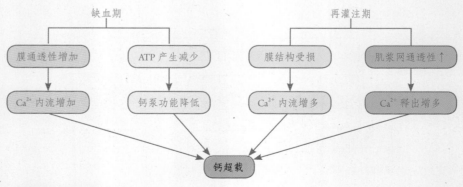

图 13-3 生物膜损伤引起钙超载的机制

（二）钙超载引起缺血－再灌注损伤的机制

1. 激活各种 Ca^{2+} 依赖性酶　细胞内 Ca^{2+} 增高可激活磷脂酶，使细胞膜和细胞器膜结构受到损伤。钙可激活蛋白酶，导致细胞膜损伤及结构蛋白的分解。

2. 线粒体功能障碍　胞质内 Ca^{2+} 增多使线粒体摄 Ca^{2+} 增加，大量 Ca^{2+} 在线粒体内以磷酸钙的形式沉积，影响氧化磷酸化过程，导致 ATP 生成减少。

3. 促进氧自由基生成　细胞内 Ca^{2+} 增加可激活 Ca^{2+} 依赖性蛋白酶，加速黄嘌呤脱氢酶转化为黄嘌呤氧化酶，因而促进氧自由基生成。

4. 破坏心肌结构　心肌细胞内钙超载引起肌原纤维过度收缩，损伤细胞骨架，导致心肌纤维断裂，心肌梗死面积扩大。

三、白细胞的作用

实验发现在缺血心肌内有白细胞聚集，数量随缺血时间延长而增加；再灌注期血管内皮细胞和白细胞激活进行性增加。动物实验显示，如将中性粒细胞去除，则缺血－再灌注时心脏、胃肠道、肝脏甚至整个机体的损伤显著减轻，表明白细胞在再灌注损伤中发挥重要的作用。

（一）缺血－再灌注时白细胞聚集的机制

再灌注损伤可使细胞膜磷脂降解，花生四烯酸代谢产物增多，其中白三烯等的趋化作用可吸引大量中性粒细胞黏附于血管内皮细胞并进入组织。白细胞本身释放具有趋化作用的炎症介质，如白三烯 B_4，吸引大量白细胞进入缺血组织。

正常情况下，血管内皮细胞与中性粒细胞相互排斥，以保证微血管的正常灌流。缺血－再灌注时血管内皮细胞释放多种细胞黏附分子（cell adhesion molecular，CAM），促进中性粒细胞黏附和聚集。应用特异性黏附分子抗体可显著减少再灌注时白细胞的黏附，并可改善缺血后再灌注时引起的组织损伤。

◆　　　　　　　细胞黏附分子与白细胞黏附

　　　　　细胞黏附分子是指介导细胞与细胞间或细胞与基质间相互接触和结合的一类分子，大都为糖蛋白，分布于细胞表面或细胞外基质处。细胞黏附分子以配体－受体相对应的形式发挥作用，导致细胞与细胞间以及细胞与基质间的黏附。黏附分子种类繁多，包括整合素家族、选择素家族、免疫球蛋白家族、钙黏附素家族等。细胞黏附分子介导白细胞黏附分为 3 个步骤：①白细胞在内皮细胞上滚动，由选择素与配体结合介导；②初始黏附完成后，选择素从细胞表面脱落，白细胞活化，其表面整合素表达上调；③内皮细胞分泌的细胞间黏附分子－1（ICAM-1）和血管细胞黏附分子－1（VCAM-1）与整合素结合使白细胞紧密地黏附在内皮细胞表面，并介导白细胞的渗出。

（二）白细胞介导缺血－再灌注损伤的机制

1. 阻塞毛细血管　中性粒细胞能特异性黏附于血管内皮，且活化后的白细胞变得黏性更高，变形能力更差，难以通过毛细血管前括约肌，造成毛细血管的机械阻塞，导致微循环障碍。另外活化的白细胞可发生聚集，呈块状阻塞较大的血管，形成无复流现象（no-reflow phenomenon），即解除缺血原因后并没有使缺血组织得到充分血液灌流的现象。白细胞与内皮细胞结合后，增加了细胞通透性，导致内皮细胞肿胀，使管腔更加狭窄。

2．产生自由基 白细胞一旦与内皮细胞结合便被激活，激活的白细胞是一个重要的自由基源，粒细胞膜上存在的还原型辅酶Ⅱ（NADPH）氧化酶系统与氧结合后产生超氧自由基和羟自由基。

3．细胞损伤 缺血－再灌注时已激活的中性粒细胞及游离 Ca^{2+} 可激活磷脂酶 A_2，分解膜磷脂产生花生四烯酸，花生四烯酸氧化生成白三烯、前列腺素及血栓素 A_2 等致炎物质，使周围组织细胞受到损伤，导致局部炎症反应。

第三节 缺血－再灌注损伤时机体的功能及代谢变化

一、心脏缺血－再灌注损伤的变化

（一）心脏功能变化

1．再灌注性心律失常 缺血心肌再灌注过程中发生的心律失常称为再灌注性心律失常，以室性心律失常最常见，包括室性期前收缩、室性快速心律失常及室性纤颤。再灌注性心律失常的发生与再灌注前心肌缺血的时间长短有关。再灌注性心律失常的发生率随缺血时间延长呈"钟形"分布，最初随缺血时间延长发生率逐渐上升，缺血持续 20～30 分钟达最高峰，随后下降，甚至完全不发生。这是因为再灌注性心律失常只出现在心肌缺血性损伤处于可逆状态，缺血时间过长，心肌丧失电活动，则不易出现心律失常。当发生心律失常时，护士应注意观察患者生命体征，嘱咐患者绝对卧床休息，同时准备好抢救药物和器材，必要时建立静脉通道便于用药。

2．心肌顿抑 在清醒犬心肌缺血－再灌注模型中，冠状动脉阻断 5 分钟，心肌缺血后功能障碍延迟 3 小时恢复；若冠状动脉血流阻断 15 分钟，心肌功能延迟恢复时间为 6 小时。1982 年 Braunwald 等明确提出了心肌顿抑（myocardial stunning）的概念。心肌顿抑是指心肌经历短暂急性缺血后血流恢复正常或接近正常，但此时仍存留有心肌收缩功能障碍的状态。在这种状态下，心肌虽不至于发生心肌坏死，但会引起心肌结构、代谢及功能的改变，即使在恢复有效的灌注后，心肌功能也需要数小时、数周，甚至数月才能恢复。心肌顿抑的发病机制：①自由基与钙超载均可损伤线粒体，干扰氧化磷酸化过程，使 ATP 生成减少，导致心肌收缩功能降低；②自由基和钙超载直接损伤收缩蛋白，使肌丝对 Ca^{2+} 敏感性降低，抑制心肌收缩功能；③自由基破坏肌浆网膜，抑制钙泵活性，引起钙超载和心肌舒缩功能障碍。心肌顿抑是一个重要的临床现象，最常见于心肌梗死溶栓后。冠心病再灌注治疗时，应严密监测患者生命体征，专人持续监测心率及血压变化。如出现血压下降、心率减慢，应及时通知医师。经过升压、提高心率等治疗无效时应考虑有心肌顿抑的可能。

（二）心肌代谢变化

缺血期心肌 ATP 等高能磷酸化合物含量降低，ADP、AMP、腺苷等降解产物含量升高。短暂缺血后再灌注，因心肌损伤较轻，随着心肌内高能磷酸化合物含量的恢复，心肌代谢障碍可迅速改善并恢复正常。若缺血时间较长，再灌注后心肌高能磷酸化合物含量不仅不回升，反而进一步降低。这是因为再灌注时自由基和钙超载等对线粒体造成损伤，使氧化磷酸化发生障碍，ATP合成减少；加之再灌注血流的冲洗，ADP、AMP等合成高能磷酸化合物的底物流失，导致再灌注后心肌代谢障碍更加严重。

二、脑缺血－再灌注损伤的变化

脑组织能量储备极少，对缺氧极为敏感。脑缺血时细胞内ATP、磷酸肌酸产生减少，细胞膜钠泵功能障碍，导致细胞内Na^+浓度升高，引起脑细胞水肿。如患者感觉头痛、头晕，同时血压升高、心率减慢、意识模糊，则提示有脑水肿发生。此时应密切观察患者意识状态和瞳孔变化，监测生命体征、血氧饱和度、血电解质、尿比重和心电图，详细记录出入量。缺血时糖酵解增强，产生大量乳酸，造成代谢性酸中毒，使溶酶体膜受损，水解酶释放出，引起细胞自溶，出现不可逆损伤。

三、其他器官缺血－再灌注损伤的变化

肺缺血－再灌注损伤可在多种临床情况下发生，包括心肺转流、肺栓塞与肺移植等，主要表现为肺水肿与急性呼吸功能衰竭。肺缺血再灌注损伤的特征性变化是肺毛细血管内皮细胞受损，表现为肺血管通透性增加、肺血管阻力增加和肺动脉高压等。

肠缺血－再灌注损伤不仅可以引起消化道局部的组织损害，而且可以导致肠内细菌和毒素移位到体循环，引起单核－巨噬细胞系统发生系列反应，进而导致大量炎症介质和细胞因子的释放，最终发生多器官功能障碍综合征（multiple organ dysfunction syndrome，MODS）。肠功能障碍可引起水、电解质吸收障碍，肠道积液、肠瘘、肠造口引起的胃液、胰液、肠液、胆汁和水分等的丢失造成水、电解质和酸碱失衡。因此，护理中需仔细记录患者每天的出入量，包括肠液的丢失量。

第四节　缺血－再灌注损伤防治和护理的病理生理学基础

一、缺血－再灌注损伤防治的病理生理学基础

（一）缩短缺血时间

再灌注损伤的严重程度与缺血时间密切相关，短时间缺血后再灌注，脏器功能可恢复正常，但超过一定时间，则可引起再灌注损伤。因此应尽可能缩短器官组织的缺血时间，尽早恢复血流。

（二）控制再灌注条件

采用低压、低流、低温、低pH、低钠和低钙液灌注可减轻再灌注损伤。低压低流灌注可避免因灌注氧和液体量骤增而引起的自由基过量生成及组织水肿；低温有助于降低组织代谢率，减少耗氧量和代谢产物聚积；低pH可减轻细胞内液碱化，抑制磷脂酶和蛋白酶对细胞的分解，减轻Na^+/H^+交换的过度激活；低钠有助于减少心肌内钠聚积，减轻细胞肿胀；低钙可减轻因钙超负荷所致的细胞损伤。

（三）清除氧自由基

过氧化氢酶和过氧化物酶可以清除 H_2O_2，以减少高毒性 OH· 的生成；维生素 E、维生素 C 和还原型谷胱甘肽能提供电子将自由基还原，使氧自由基变为不活泼分子而失去其细胞毒性作用。

（四）钙拮抗剂的使用

在缺血前或再灌注即刻应用钙拮抗剂可抑制细胞内钙超载，减轻再灌注引起的心律失常，缩小心肌梗死面积，保护心功能。

（五）中性粒细胞抑制剂的应用

采用中性粒细胞抗血清或抗中性粒细胞代谢药可明显减轻再灌注损伤。致炎因子可促进中性粒细胞在内皮细胞的黏附，应用皮质类固醇等可抑制促炎因子的产生，促进抗炎因子的合成，从而减轻组织损伤。

（六）缺血预处理

1986 年 Murry 等首次在犬缺血 – 再灌注模型发现反复短暂缺血发作可使心肌在随后持续性缺血中得到保护，从而提出了缺血预处理（ischemic preconditioning）心脏保护的概念。缺血预处理是指多次短暂缺血能显著减轻随后长时间缺血引起的再灌注损伤。缺血预处理是一种自我保护现象，应用药物诱发的急性预处理来调动机体内源性抗损伤机制以减轻细胞的缺血 – 再灌注损伤，已受到越来越广泛的关注。

◆　　　　　　　缺血后处理

　　　　　　在实际工作中常常由于不能预测缺血时间的发生而限制了缺血预处理在临床上的应用。近几年来缺血后处理（ischemic postconditioning，IPost）已成为人们关注的热点。缺血后处理是指组织器官发生缺血后，在长时间的再灌注之前进行数次反复、短暂的再灌注 / 缺血处理或于再灌注前给予药物干预，调动机体内源性的保护机制以减轻组织再灌注损伤的处理措施。预处理发生在缺血前，通过数次短暂缺血来启动组织细胞自身内源性保护机制，从而使其能够耐受随后长时间的缺血损伤；而后处理则针对的是已发生缺血组织在恢复全面血液再灌注之前实施。由于临床患者缺血难以预知，预处理又需在缺血前给予，因此，相比而言后处理在实践中更具有操作性和临床价值。

二、缺血 – 再灌注损伤的护理原则

临床上再灌注损伤常发生于心脑血管栓塞再通、经皮腔内冠状动脉成形术、心肺复苏等治疗过程中，因此，尽早发现和预防再灌注损伤是临床护理所面临的重要课题。

急性心肌梗死早期进行溶栓治疗，恢复冠状动脉的血流灌注是降低急性心肌梗死病死率、改善预后的最有效措施。急性心肌梗死溶栓治疗使闭塞的血管再通，恢复心肌灌流时常引起再灌注性心律失常，以室性心律失常多见，表现为舒张中晚期室性期前收缩、加速性室性自主心律、窦性心动过缓及各种类型的传导阻滞。为监测再灌注性心律失常是否发生，因此需要对患者进行心电监护仪连续监护，及时发现心律、心率的变化，将变化的心电图记录下来并标上时间，协助医师采取相关措施。

再灌注损伤也是脑栓塞溶栓治疗的潜在危险因素，主要是引起脑水肿，形成颅内高压危及生

命。颅内高压患者临床症状主要表现为困倦、凝视麻痹、瞳孔不对称、周期性呼吸、头痛和呕吐、眼球外展麻痹和视神经盘水肿等。当护士发现患者出现上述症状与体征时，应及时报告医师，尽早作出降压处理，有效防止脑水肿发生。

肢体动脉损伤后由于各种原因造成手术治疗延迟，使患肢缺血时间较长，一旦恢复血液供应，极易发生缺血－再灌注损伤。其发生机制多由于肌肉缺血坏死导致不同程度的横纹肌分解，氧自由基引起微血管通透性增加，造成肌肉和组织水肿，进而压迫神经和血管产生剧痛。护理时应抬高患肢，注意肢体保温，保证末梢血管扩张。

（徐 海 编写 王玉芳 审校）

✧ 病例思考题

    1. 患者，男性，71 岁。因突发胸痛 4h 入院，急查肌钙蛋白阳性，心电图示：广泛前壁导联 ST 段抬高，无病理性 Q 波，确诊为急性前壁心肌梗死。即刻给予尿激酶 150 万单位静脉溶栓治疗，1h 后患者大汗，血压 70/45mmHg，心电监护示：窦性心律，偶见室性早搏，心率 58 次 / 分，在 $V_1 \sim V_6$ 导联出现不同程度的病理性 Q 波，尤其在 V_1 导联 Q 波深度为 0.1mV，考虑为再灌注后心肌顿抑。予硝酸甘油、多巴胺等治疗，严密监测血压和心电图的变化，每 15min 记录 1 次，2h 后血压逐渐回升到 95/60 ~ 100/68mmHg，心电图示：心率逐渐增加至 80 次 / 分，病理性 Q 波逐渐变浅到消失，患者一般情况好转，2 周后出院。

    （1）患者为何发生心肌顿抑？

    （2）患者进行溶栓治疗后，心肌损伤为何反而加重？

    （3）如何预防心肌缺血－再灌注损伤？

    2. 患者，男性，13 岁。因头痛 10 天入院。查体：神志清，头围较大，双侧视神经盘苍白，双瞳等大等圆，光反应（＋），双眼活动自如，无明显面瘫，四肢肌力肌张力正常，腱反射存在。MRI 显示第四脑室囊肿。在全麻下行枕后正中入颅囊肿摘除术。术中见第四脑室内囊肿囊壁瓷白色，内含无色透明液体，囊肿无血供，与周围无粘连，完整摘除后见第四脑室空旷。手术后患者生命体征平稳安返病房。术后数小时内病情进行性加重，最终出现意识障碍，呼吸浅慢，呼吸机辅助呼吸，双瞳孔直径 1.5mm，双眼球内收，Babinski 征（＋）。及时行气管切开术，后期结合高压氧治疗，病情逐渐好转。

    （1）患者手术数小时后病情为何进行性加重？

    （2）缺血－再灌注损伤对脑功能和代谢有什么影响？

    3. 患者，男性，35 岁。原发病为慢性肾炎尿毒症，血液透析治疗 10 个月。入院后行异体肾移植术。术中肾缺血时间约 50min。恢复血流后，色泽红润，张力好，搏动有力，半分钟即有尿液排出。重建尿路，手术完毕，共排尿 400ml。术后 12 小时尿量 5340ml，24 小时后逐渐出现少尿、无尿。按急性肾功能衰竭处理，术后第 4 天辅以血液透析，隔日 1 次，每次 4 小时。术后第 12 天开始排尿 450ml，血液透析 7 次后尿量达 2500ml/24h。停止血液透析，术后 18 天肾功能恢复正常。

（1）患者术后 24 小时为何出现少尿及无尿？

（2）患者术后发生急性肾功能衰竭的原因？应如何预防？

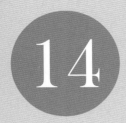

第十四章
心血管系统疾病

学习目标

掌握 动脉粥样硬化症；原发性高血压。

熟悉 风湿病；感染性心内膜炎；慢性心瓣膜病。

了解 心肌病；病毒性心肌炎；心血管系统疾病护理的病理学基础。

心血管系统疾病是一组严重威胁人类健康的常见病，具有患病率高、致残率高和死亡率高的特点，是目前国家重点防治的一组疾病。本章主要介绍常见的心血管疾病。

第一节　动脉粥样硬化

动脉粥样硬化（atherosclerosis，AS）主要累及大、中动脉，其基本病变特征是动脉内膜的脂质沉积和粥样斑块形成，致使管壁增厚变硬、管腔狭窄，并引起一系列继发性病变。本病是最常见的心血管系统疾病之一，特别是心、脑的动脉粥样硬化，严重时常危及患者生命。

一、病因及发病机制

关于 AS 的病因和发病机制目前尚不完全清楚，已知多种与其发生关系密切的因素，被视为危险因素。

（一）危险因素

1. 高脂血症　是指血浆总胆固醇和（或）甘油三酯异常升高的现象，是动脉粥样硬化的主要危险因素。血浆中的脂质是以脂蛋白的形式转运的，包括乳糜微粒（CM）、低密度脂蛋白（LDL）、极低密度脂蛋白（VLDL）和高密度脂蛋白（HDL）。其中，LDL 和 VLDL 可促进 AS 发生，尤其是 LDL 被氧化为氧化型 LDL（OX-LDL）是最重要的"致动脉粥样硬化因子"。而 HDL 可逆向转运、清除动脉壁的胆固醇，阻止 LDL 被氧化，并竞争性抑制 LDL 与内皮细胞受体结合而减少其摄取，因此 HDL 是"抗动脉粥样硬化因子"。

2. 高血压　患者与同年龄、同性别的无高血压者相比，其动脉粥样硬化发病较早，病变较重。高血压时血流对血管壁的机械性压力和冲击力增大，容易引起内皮损伤，使脂质渗入内膜，促进动脉粥样硬化的发生。

3. 吸烟　可使血一氧化碳浓度升高，从而造成血管内皮缺氧性损伤，使脂质渗入内膜；可使 LDL 被氧化为 OX-LDL，促进动脉粥样硬化的发生。

4. 继发性高脂血症　糖尿病、甲状腺功能减退症和肾病综合征等疾病，常可导致继发性高脂血症，其中糖尿病最常见。糖尿病患者的血中甘油三酯、胆固醇、LDL 明显升高，而 HDL 降低；甲状腺功能减退症和肾病综合征均可引起高胆固醇血症，使血浆中 LDL 水平明显升高。积极治疗这些疾病，有助于预防 AS 的发生。

5. 遗传　动脉粥样硬化的发生具有家族聚集倾向，提示遗传因素是本病的危险因素。基因可以对脂质的摄取和代谢产生影响，从而导致高脂血症的发生。如，患者由于细胞的 LDL 受体基因突变致功能缺陷，导致血浆 LDL 水平极度升高，动脉粥样硬化症的发病率显著增高。现已知，至少有 20 种遗传性脂蛋白疾病与动脉粥样硬化发生有关。

6. 年龄与性别　AS 的发病率随年龄的增长而增加。女性绝经期前其 HDL 水平高于男性，LDL 水平低于男性，AS 的发病率低于同龄男性，但绝经期后这种差别消失。可能是由于雌激素具有改善血管内皮的功能、降低血浆胆固醇水平的作用。

7. 其他因素　肥胖、缺乏体力活动、心理负担重和工作压力大等均与 AS 的发生有关。因此，合理饮食、坚持运动、保持适宜体重、良好心态和舒缓工作压力等可有效预防 AS 的发生。

（二）发病机制

AS 的发病机制有多种学说，损伤应答学说为众多学者所认同。现就损伤应答学说阐述如下：高血脂等各种刺激因素可致动脉内皮细胞损伤，LDL 等血脂渗入内膜；损伤的内皮细胞释放分泌单核细胞趋化蛋白 1（MCP-1），吸引血液单核细胞进入内膜，并与黏集在胶原上的血小板，共同释放 PDGF、EDGF 等生长因子，同时产生大量氧自由基，加速 OX-LDL 形成。单核巨噬细胞表面的清道夫受体结合并摄取 OX-LDL，成为巨噬细胞源性泡沫细胞，逐渐形成早期病变的脂纹。损伤的内皮细胞和巨噬细胞可释放生长因子，诱导平滑肌细胞（smooth muscle cell，SMC）增生并迁入内膜，SMC 吞噬脂质后成为平滑肌源性泡沫细胞，SMC 合成的细胞外基质逐渐形成纤维性斑块。OX-LDL 的细胞毒性作用可使两种泡沫细胞坏死崩解，并与局部脂蛋白及其分解的脂质产物（如游离胆固醇）等共同构成糜粥样坏死物，粥样斑块形成，导致管壁增厚、变硬，管腔狭窄（图 14-1）。

二、病理变化

动脉粥样硬化根据病变的发展过程可分为以下 4 期：

（一）脂纹

脂纹（fatty streak）是 AS 可见的最早病变，肉眼观，病灶呈黄色斑点状，或长短不一，宽为 1～2mm 的条纹，平坦或稍隆起于内膜（图 14-2A）。镜下，内膜下可见充满脂质的大量泡沫细胞聚集，泡沫细胞来源于巨噬细胞和平滑肌细胞。此病变可出现于儿童期，去除病因后可消退。

（二）纤维斑块

纤维斑块（fibrous plaque）由脂纹进一步发展而来。肉眼观，内膜面可见隆起的淡黄色或瓷白色不规则斑块（图 14-2B）。镜下，斑块表层为胶原纤维、SMC、弹力纤维及蛋白多糖形成的纤维帽，胶原纤维可发生玻璃样变性。纤维帽下可见数量不等的泡沫细胞、平滑肌细胞、炎症细胞及细胞外基质。

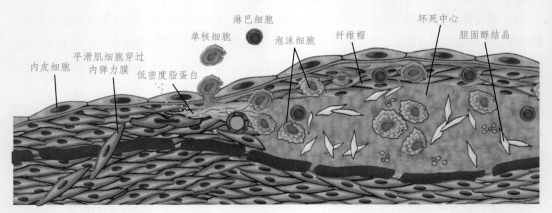

图 14-1 动脉粥样硬化发病机制示意图

LDL 渗入内膜形成 OX-LDL；血液单核细胞进入内膜为单核巨噬细胞，后者摄取 OX-LDL 成为巨噬细胞源性泡沫细胞；损伤的内皮细胞和巨噬细胞可诱导 SMC 增生并迁入内膜，SMC 吞噬脂质后成为平滑肌源性泡沫细胞；SMC 合成的细胞外基质逐渐形成纤维性斑块；OX-LDL 的细胞毒性作用可使两种泡沫细胞坏死崩解，形成糜粥样坏死物

（三）粥样斑块

粥样斑块（atheromatous plaque）是纤维斑块深层组织发生坏死发展而来，是 AS 的典型病变。肉眼观，为明显隆起于内膜表面的灰黄色斑块，并可相互融合（图 14-2 C）。切面由大量脂质和坏死崩解物质混合而成的黄色粥糜样物质（脂质池）。镜下，表层为纤维帽，深部为大量无定形坏死物质，其中含裂隙状胆固醇结晶。斑块底部和边缘可有肉芽组织增生，外周可见少量泡沫细胞和淋巴细胞。病变严重者中膜平滑肌受压萎缩，中膜变薄（图 14-3，图 14-4）。

（四）继发性病变

1. 斑块内出血　多由粥样斑块底部新生的毛细血管破裂引起，少数因纤维帽破裂引起。出血使斑块突然增大，可导致管腔狭窄、阻塞。

2. 斑块破裂　斑块表面纤维帽破裂，形成粥瘤样溃疡。内皮下胶原纤维暴露易导致血栓形成；粥样物质可入血流引起栓塞。

3. 血栓形成　常继发于粥瘤样溃疡，形成的血栓可阻塞血管腔，导致器官梗死。

4. 钙化　在粥样斑块内会出现钙盐沉积，动脉壁因而变硬、变脆。

5. 动脉瘤形成　粥样斑块增大，中膜平滑肌萎缩，弹性降低，不能承受血液压力，局限管壁向外膨出形成的瘤样肿块。动脉瘤破裂可导致大出血。

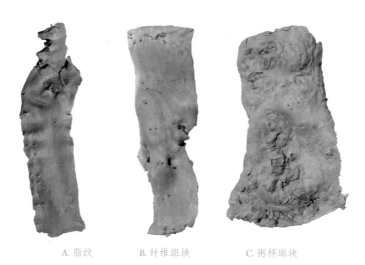

A. 脂纹　　　　B. 纤维斑块　　　　C. 粥样斑块

图 14-2　主动脉粥样硬化

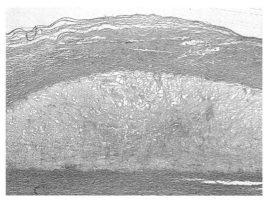

图 14-3　动脉粥样硬化
表层为纤维帽，深部为大量无定形坏死物质，其中含裂隙状胆固醇结晶

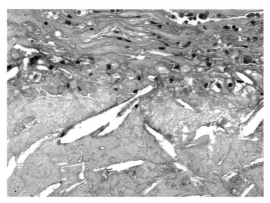

图 14-4　动脉粥样硬化
泡沫细胞，胆固醇结晶

三、重要器官的动脉粥样硬化及对机体的影响

（一）主动脉粥样硬化

好发于腹主动脉后壁及其分支开口处，其次为胸主动脉、主动脉弓和升主动脉。病变严重者可形成动脉瘤，大出血是最严重的并发症。

（二）颈动脉及脑动脉粥样硬化

颈内动脉起始部、基底动脉、Willis 环和大脑中动脉最常见（图 14-5）。粥样斑块造成血管腔狭窄，长期供血不足可致脑萎缩，智力减退，甚至痴呆；伴血栓形成而引起管腔闭塞，导致脑梗死（脑软化）；血管破裂可发生脑出血。

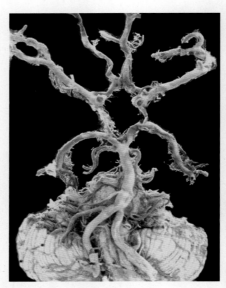

图 14-5　Willis 环和大脑中动脉粥样硬化

（三）肾动脉粥样硬化

好发于肾动脉开口处及主干近侧端，亦可累及叶间动脉和弓形动脉。肾动脉管腔狭窄，肾组织可因缺血发生萎缩，甚至梗死。梗死灶机化后形成较大块的凹陷瘢痕，多个瘢痕使肾缩小，称为动脉粥样硬化性固缩肾。

（四）四肢动脉粥样硬化

常见下肢动脉。大动脉管腔严重狭窄时，下肢供血不足引起间歇性跛行、肢体萎缩。严重时可发展为干性坏疽。

（五）冠状动脉粥样硬化及冠心病

冠状动脉粥样硬化（coronary atherosclerosis），左冠状动脉前降支最常见，其余依次为右主干、左主干或左旋支、后降支。冠状动脉粥样硬化一般较主动脉粥样硬化晚发 10 年，在 35～55 岁之间发展较快。冠状动脉粥样硬化性心脏病（coronary atherosclerotic heart disease，CAHD）指因冠状动脉粥样硬化引起管腔狭窄或闭塞，引起心肌缺血缺氧导致的心脏病，简称冠心病（coronary heart disease，CHD）。CHD 的临床表现包括心绞痛、心肌梗死、慢性缺血性心脏病和心脏性猝死。

1．心绞痛（angina pectoris，AP）　是指由于冠状动脉供血不足和（或）心肌耗氧量骤增，导

致心肌急性暂时性缺血性缺氧所引起的临床综合征。AP 典型表现为阵发性胸骨后或心前区疼痛、憋闷或压迫感，可向左肩、左臂放射，持续数分钟，休息或服用硝酸酯类药物可缓解。由于心绞痛发作可因体力活动、情绪激动、暴饮暴食等诱发。在护理时应该告诫患者：避免过度紧张、劳累、暴饮暴食，禁绝烟酒，随身携带硝酸酯制剂以备用。心绞痛的发生是在冠状动脉粥样斑块严重阻塞（阻塞管腔 >50%）的基础上，心肌缺血、缺氧造成酸性代谢产物或多肽类物质堆积，刺激心脏交感神经末梢，使信号经 1～5 胸交感神经节及相应的脊髓段传入大脑，产生痛觉。

2. 心肌梗死（myocardial infarction，MI） 是指冠状动脉供血不足引起心肌缺血性坏死。临床上有剧烈而较持久的胸骨后疼痛，用硝酸酯制剂或休息后症状不能完全缓解，可并发心律失常、休克或心力衰竭。MI 多发生于中老年人。部分病人发病前有附加诱因。

（1）类型：根据病变范围和深度可分为心内膜下心肌梗死和透壁性心肌梗死。①心内膜下 MI：主要累及心室壁内侧 1/3 的心肌，并累及肉柱和乳头肌。常为多发性、小灶性坏死。严重时坏死灶融合累及整个心内膜下心肌，称为环状梗死。②透壁性 MI：梗死累及心肌深达室壁 2/3 或全层。最常见发生于左心室，其中左冠状动脉前降支供血区，即左心室前壁、心尖部及室间隔前 2/3，约占全部心肌梗死的 50%；约 25% 的心肌梗死发生在右冠状动脉供血区的左心室后壁、室间隔后 1/3 及右心室。

（2）病理变化：MI 多属贫血性梗死，其形态学变化是一个动态演变过程。一般情况下，心肌梗死在 6 小时后梗死灶呈苍白色，8～9 小时后呈土黄色。光镜下，早期心肌纤维呈凝固性坏死，间质水肿，有中性粒细胞浸润；4 天后，梗死灶外围出现充血、出血带；7 天～2 周，边缘区开始出现肉芽组织或肉芽组织向梗死灶内长入；3 周后，肉芽组织开始机化，逐渐形成瘢痕组织。

（3）并发症：心肌梗死尤其是透壁性心肌梗死，可并发以下病变：①心力衰竭：梗死区心肌收缩力丧失，引起左、右或全心衰竭；左心室乳头肌断裂，引起急性二尖瓣关闭不全可诱发急性左心衰竭；心力衰竭是患者最常见的死亡原因。②心源性休克：心肌梗死范围达 40% 及以上时，心肌收缩力极度减弱，心输出量显著减少，可发生心源性休克而导致患者死亡。③心脏破裂：常发生在心肌梗死后 1～2 周内，破裂原因是坏死的心肌细胞被中性粒细胞和巨噬细胞释放大量水解酶而溶解，导致梗死灶失去弹性。心脏破裂后，血液流入心包，引起急性心脏压塞而猝死。④室壁瘤：多发生于左心室前壁近心尖处。梗死区心肌组织或薄层瘢痕组织受心室内压力作用，局部组织向外膨出而形成。可引起心功能不全或继发附壁血栓形成。⑤附壁血栓：多见于左心室。由于梗死区心内膜粗糙，或于室壁瘤处及心室颤动时出现涡流等原因，易发生附壁血栓。血栓可发生机化、脱落引起栓塞。⑥急性心外膜炎：梗死累及心外膜，可引起纤维素性心外膜炎，常在梗死后 2～4 天发生。⑦心律失常：是最常见的并发症。心肌梗死累及传导系统，引起传导紊乱，严重时可导致心搏骤停、猝死。

护理工作中应注意患者要绝对卧床休息，解除患者焦虑和恐惧，食流质或易消化食物，保持大便通畅，减少探视，防止不良刺激。

（六）慢性缺血性心脏病

慢性缺血性心脏病（chronic ischemic heart disease）是由于冠状动脉粥样硬化性管腔狭窄，心肌慢性缺血、缺氧，萎缩、变性、坏死，纤维组织增生，导致心肌纤维化。临床上常表现为心律失常和心力衰竭等。

（七）心脏性猝死

心脏性猝死（sudden cardiac death）通常指由于心脏原因而引起的出乎意料的突发性死亡。引起心脏性猝死的最常见原因是冠状动脉粥样硬化，并发血栓形成或斑块内出血。多见于 40～50 岁成人，猝死常发生在饮酒、劳累、吸烟及运动后，患者可立即或数小时后死亡，也可在夜间睡眠中死亡。

◆ 心脏支架和心脏搭桥

心脏支架术是在数字减影血管造影（digital subtraction angiography，DSA）技术引导下，将球囊导管通过血管送到病变的冠状动脉，扩张堵塞或狭窄的冠状动脉并置入支架，支架将血管撑开，改善心肌血供。

心脏搭桥术就是取患者自身血管，如乳内动脉、下肢大隐静脉等，将狭窄冠状动脉的远端和主动脉连接起来，使血流跨过病变的血管，使缺血的心肌重新获得血供，恢复心脏的活力，俗称"搭桥术"。

第二节　原发性高血压

高血压（hypertension）是以体循环动脉血压持续升高为主要表现的临床综合征，即成人静息状态下，收缩压 ≥ 140mmHg（18.4kPa）和（或）舒张压 ≥ 90mmHg（12.0kPa）。高血压可分为原发性和继发性两类。原发性高血压，又称高血压病，是指不明原因引起的以体循环动脉血压持续升高为主要表现的疾病，约占高血压的 95% 左右。继发性高血压（约占 5%）则指患者的血压升高是因某种疾病的临床表现之一，故又称症状性高血压。本节叙述原发性高血压。

一、病因和发病机制

原发性高血压的病因和发病机制至今尚未完全阐明，目前认为是多种因素综合作用所致。

（一）遗传因素

高血压病有明显的家族聚集性。双亲有高血压病史，其子女发病率高达 46% 左右。目前认为高血压病在多基因遗传因素影响下，后天多种因素的共同作用下使机体血压调节失衡所致。

（二）环境因素

高盐饮食、肥胖、饮酒、吸烟、长期精神紧张、失眠、焦虑、内分泌紊乱及缺乏体力活动等因素都可诱发高血压病。①摄入钠盐过多，对钠盐敏感者，通过钠水潴留的途径引起高血压。②长期精神紧张、焦虑等，可致大脑皮质功能紊乱，皮质下血管舒缩中枢产生以收缩为主的冲动，引起细小动脉收缩导致血压升高。③细、小动脉壁平滑肌增生肥大、管壁增厚、管腔缩小，引起外周血管阻力增加，血压升高。

二、类型和病理变化

原发性高血压可分为良性高血压（benign hypertension）和恶性高血压（malignant hypertension）。

（一）良性高血压

良性高血压又称缓进型高血压。约占原发性高血压的 95%，多见中老年人，起病隐匿，进展缓慢，病程长。按病变的发展可分为 3 期：

1．功能紊乱期　为高血压早期。全身细动脉、小动脉间歇性痉挛，致血压升高，但血管和内脏器官均无器质性改变。患者血压常有波动，可伴有头晕、头痛，经适当休息和治疗，血压可恢复正常。

2．动脉病变期　全身细、小动脉硬化，患者血压持续升高，常有眩晕、头疼等症状。

（1）细动脉硬化（arteriolosclerosis）：是良性高血压最主要的病变特征。表现为细动脉玻璃样变，管壁增厚、变硬、管腔狭窄甚至闭塞（图 14-6）。全身细动脉均可受累，如脾小体中央动脉、肾小球入球动脉、视网膜动脉等。

（2）小动脉硬化：主要累及脑动脉、肾弓形动脉及小叶间动脉等。主要表现为内膜及中膜胶原纤维和弹性纤维增生，中膜平滑肌细胞肥大和增生，使血管壁增厚，管腔狭窄。

（3）弹力肌型及弹力型动脉硬化：如主动脉及其分支，常并发粥样硬化。

3．内脏病变期　为高血压病晚期，随病变发展，多数内脏器官可累及，以心、脑、肾最突出。

（1）心脏：由于血压持续升高，外周阻力增大，心肌负荷加重而引起左心室代偿性肥大。肉眼可见心脏体积增大，左心室壁肥厚达 1.5～2cm，左心室乳头肌和肉柱增粗（图 14-7）。镜下可见心肌细胞肥大。早期，心腔不扩张，甚至略缩小，称为向心性肥大。后期，因左心室负荷持续增加，心肌收缩力降低，心腔扩张，称为离心性肥大。因高血压引起的心脏病变称为高血压性心脏病（hypertensive heart disease）。临床可表现有心悸，心电图显示左心室肥大和心肌劳损，严重者有心力衰竭的症状和体征。

（2）肾脏：高血压时，由于入球小动脉的玻璃样变性和肌型小动脉的硬化，导致病变区的肾小球缺血萎缩、纤维化、玻璃样变，相应的肾小管萎缩甚至消失，间质纤维组织增生和淋巴细胞浸润。病变相对较轻的肾小球代偿性肥大，相应的肾小管代偿性扩张。肉眼观，双侧肾脏对称性缩小，质地变硬，肾表面凹凸不平，呈细颗粒状，单侧肾可小于 100g（正常成人约为 150g），切面肾皮质变薄，一般在 2mm 左右（正常 3～5mm），皮髓质分界不清，称为原发性颗粒性固缩肾（图 14-8）。临床上，晚期严重患者可出现肾功能不全的表现。

（3）脑主要有三种病变：①脑水肿（encephaledema）：由于脑内细小动脉硬化及痉挛，局部缺血缺氧，毛细血管壁通透性增高，引起脑水肿和颅内高压。患者出现头痛、头晕、呕吐、视

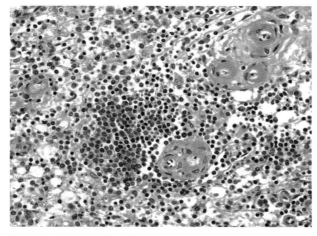

图 14-6　高血压脾脏细动脉硬化
管壁增厚玻璃样变，管腔变狭窄

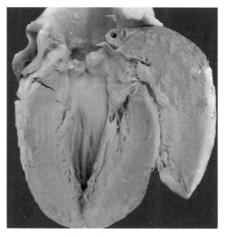

图 14-7　原发性高血压左心室向心性肥大
左心室壁显著增厚，心腔相对较小

物模糊等，称为高血压脑病。如血压急剧升高，并出现意识障碍、抽搐等，称为高血压危象（hypertensive crisis）。②脑软化（encephalomalacia）：是指因细小动脉硬化及痉挛，造成供血区域脑组织缺血性坏死，形成筛网状液化灶，多为微梗死灶，一般不引起严重后果。③脑出血（cerebral hemorrhage）：常发生于基底节、内囊，是高血压最严重的并发症（图14-9）。出血主要是细小动脉硬化，使管壁变脆及微小动脉瘤形成，血压剧烈升高致血管破裂。内囊出血可引起对侧肢体偏瘫及感觉消失，左侧脑出血常引起失语，脑桥出血可引起同侧面神经麻痹及对侧上下肢瘫痪。出血破入侧脑室时，患者可发生昏迷，常导致死亡。

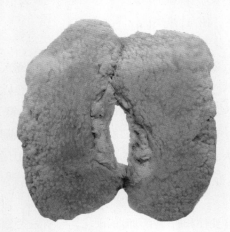

图14-8　原发性颗粒性固缩肾
肾体积变小，重量减轻，表面细颗粒状

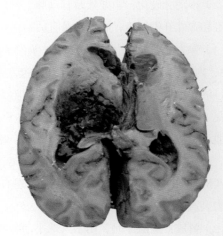

图14-9　大脑内囊出血并破入侧脑室

（4）视网膜：视网膜中央动脉常发生细动脉硬化。眼底检查可见这些血管迂曲，颜色苍白，反光增强。动、静脉交叉处静脉受压。严重者可有视网膜渗出和出血或伴有视神经盘水肿。

对高血压患者的护理应从心理上加以引导，使其避免情绪激动，保持心绪平和。平常要注意休息、戒烟酒、预防便秘（因排便时用力可使收缩压上升，甚至造成血管破裂），避免参加剧烈活动。

（二）恶性高血压

恶性高血压又称为急进性高血压（accelerated hypertension），多为原发性，少数继发于良性高血压。青壮年多见，病变进展迅速，血压常超过230/130mmHg，较早可发生高血压脑病、肾功能衰竭和心力衰竭而死亡。恶性高血压的特征性病理变化是增生性小动脉硬化和坏死性细动脉炎，主要累及肾、脑和视网膜，特点如下：①增生性小动脉硬化，表现为小动脉内膜显著增厚，伴大量平滑肌细胞增生，并呈同心圆状排列，形成颇具特征性的层状洋葱皮样病变，管腔高度狭窄。②细动脉壁纤维素样坏死，病变累及细动脉内膜和中膜，管壁发生纤维素样坏死，在坏死的血管壁周围有单核细胞及中性粒细胞浸润。

第三节　风湿病

风湿病（rheumatism）是一种与 A 组 β 溶血性链球菌感染有关的变态反应性疾病。病变主要累及全身结缔组织，常累及心脏、关节、皮肤和血管等，以心脏受累最重。急性期称风湿热（rheumatic fever），有发热、心脏和关节损害、环形红斑、皮下小结、舞蹈病等症状和体征。血液检查可见抗链球菌溶血素抗体 O 滴度升高，血沉加快，白细胞增多。风湿病好发年龄为 5～15 岁，以 6～9 岁为发病高峰，男女患病率无差别。

一、病因和发病机制

风湿病的发生与 A 组 β 溶血性链球菌感染有关，发病机制尚未完全清楚，目前多倾向于抗原抗体交叉免疫反应，即链球菌细胞壁的 C 抗原（多糖蛋白）、M 蛋白与人体结缔组织具有相同的抗原性，机体产生针对链球菌的抗体，既对抗链球菌，又作用于自身结缔组织，引起组织损伤。

二、基本病理变化

根据病变发展过程大致可分为 3 期：

1. 变质渗出期　表现为结缔组织黏液样变性和胶原纤维的纤维素样坏死。常伴有少量淋巴细胞、浆细胞、单核细胞浸润。此期持续约 1 个月。

2. 增生期（肉芽肿期）　在变质渗出期病变基础上，巨噬细胞增生、聚集，吞噬纤维素样坏死物质而转变为风湿细胞。风湿细胞体积大，呈圆形，胞质丰富，嗜碱性；核大，椭圆形，核膜清晰，染色质聚集在核的中央，核的横切面似枭眼状，纵切面呈毛虫状。纤维素样坏死、风湿细胞、淋巴细胞和浆细胞构成风湿小体，也称阿绍夫小体（Aschoff body），是风湿病的特征性病变，具有病理诊断意义（图 14-10）。此期病变可持续 2～3 个月。

3. 纤维化期（愈合期）　此期的病变特征是风湿小体逐渐纤维化，最终形成梭形小瘢痕。此期可持续 2～3 个月。

由于风湿病常反复发作，因此 3 种不同时期的病变可同时并存，最终可致组织纤维化、瘢痕形成及器官功能障碍。

三、各器官的病变及临床病理联系

1. 风湿性心脏病（rheumatic heart disease，RHD）　风湿性心脏病可以表现为风湿性心内膜炎、风湿性心肌炎和风湿性心外膜炎。若病变累及心脏全层，则称为风湿性全心炎（rheumatic pancarditis）。

（1）风湿性心内膜炎（rheumatic endocarditis）：常累及心瓣膜，二尖瓣最常见，其次是二尖瓣和主动脉瓣同时受累。受累瓣膜闭锁缘上形成单行排列、直径 1～2mm、灰白色、半透明的赘生物，不易脱落（图 14-11）。镜下见赘生物由血小板和纤维蛋白构成。若病变反复机化，可使瓣膜增厚、卷曲、粘连、腱索缩短变粗，最后导致慢性心瓣膜病。患者急性期可有发热、贫血、相对性二尖瓣关闭不全及瓣膜肿胀，在心尖区出现轻度收缩期杂音和舒张期杂音。

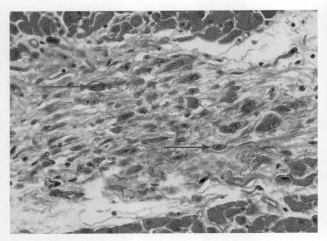

图 14-10　风湿小体
红色箭头：风湿细胞核横切面；绿色箭头：风湿细胞核纵切面

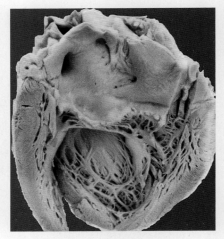

图 14-11　急性风湿性心瓣膜病
二尖瓣膜闭锁缘上形成单行排列，直径 1～2mm 的赘生物

（2）风湿性心肌炎（rheumatic myocarditis）：常与风湿性心内膜炎同时发生。镜下可见心肌变性、坏死，间质小血管旁有风湿小体形成，后期形成瘢痕。病变严重时可累及传导系统致心律失常，甚至引起心肌收缩力下降，心力衰竭。

（3）风湿性心外膜炎（rheumatic pericarditis）：病变主要累及心包脏层，呈浆液性或浆液纤维素性炎症。心包腔内有大量纤维蛋白可形成"绒毛心"。若渗出的纤维蛋白过多不能被溶解吸收，则发生机化，致使心包脏层、壁层相互粘连，形成缩窄性心包炎。

2．风湿性关节炎（rheumatic arthritis）　常累及肩、肘、腕、膝、踝等大关节，有游走性、反复性、多关节性等特点。临床表现为病变关节红、肿、热、痛和功能障碍。病变主要为浆液渗出，容易吸收，一般不留后遗症。

3．风湿性动脉炎（rheumatic arteritis）　大小动脉均可受累。早期血管壁结缔组织发生黏液样变性和纤维素样坏死。后期，血管壁纤维性增厚，使管腔狭窄甚至闭塞。

4．皮肤病变

（1）环形红斑（erythema annulare）：表现为躯干和四肢皮肤出现环形或半环形淡红色斑，红斑中央色泽正常。环形红斑是由真皮浅层血管充血、血管周围水肿及炎症细胞浸润所引起。

（2）皮下结节（subcutaneous nodules）：常见于肘、腕、膝、踝关节附近伸侧面皮下，为直径0.5～2cm、圆形或椭圆形、质硬、活动、无压痛的结节。结节中央为大片纤维素样坏死，其周围为呈栅栏状排列的 Aschoff 细胞和成纤维细胞，并伴有以淋巴细胞为主的炎性细胞浸润。此种皮下结节具有诊断意义。

5．风湿性脑病　多见于 5～12 岁儿童。主要病变为脑的风湿性动脉炎和脑炎。病变主要累及大脑皮质、基底节、丘脑及小脑皮层，发生神经细胞变性、胶质细胞增生及胶质结节形成。当锥体外系受累时，患儿出现肢体的不自主运动，称为小舞蹈症（chorea minor）。

◆　　　类风湿

1858 年英国医生加罗德（Garrod）将具有慢性破坏性、可以造成关节畸形的病称"类风湿性关节炎（rheumatoid arthritis，RA）"。RA 是一种以关节滑膜慢性炎为特征的全身性自身免疫性疾病，往往侵犯小关节（尤其是掌指关节、近端指间关节、腕关节），也会侵及其他大小关节，继而软骨破坏、关节间隙变窄，晚期因严重骨质破坏、吸收导致关节僵直、畸形、功能障碍。女性多于男性。类风湿是一种主要累及关节滑膜（以后可波及到关节软骨、骨组织、关节韧带和肌腱），其次为浆膜、心、肺及眼等结缔组织的广泛性炎症性疾病。

第四节　感染性心内膜炎

感染性心内膜炎（infective endocarditis）是指由病原微生物侵犯心内膜而引起的炎症性疾病。病原微生物包括各种细菌、病毒、真菌、立克次体等，以细菌最为多见。心瓣膜病、人工瓣膜（包括机械瓣膜和生物瓣膜）、静脉药瘾者和免疫抑制等是感染性心内膜炎的主要诱因。根据病情和病程，可分为急性和亚急性两类。

一、急性感染性心内膜炎

急性感染性心内膜炎（acute infective endocarditis，AIE）常由致病力强的化脓菌（如金黄色葡萄球菌、溶血性链球菌、肺炎球菌等）引起。通常细菌先在体内某部位感染化脓，当机体抵抗力降低时，细菌进入血液引起脓毒血症、败血症并侵犯二尖瓣和主动脉瓣。在受累的心瓣膜上形成由脓性渗出物、血栓、坏死组织和大量细菌菌落混合而形成体积较大的赘生物，易脱落。脱落的含细菌的栓子可引起心、肺、脑、肾、脾等器官梗死和多发性小脓肿。受累瓣膜可发生破裂、穿孔或腱索断裂，引起急性心瓣膜功能不全。此病起病急、病程短、病情严重，患者多在数周内死亡。由于抗生素的广泛应用，现死亡率明显下降，但赘生物机化、瘢痕形成，可导致慢性心瓣膜病。

二、亚急性感染性心内膜炎

亚急性感染性心内膜炎（subacute infective endocarditis，SIE）约75%由毒力较弱的草绿色链球菌引起，其他如肠球菌、真菌、立克次体等亦可引起。病变多是在已有病变的二尖瓣和主动脉瓣上形成息肉状，污秽灰黄，干燥而质脆易脱落的赘生物（图14-12）。镜下见赘生物由血小板、纤维素、中性粒细胞及细菌菌落组成。溃疡底部可见肉芽组织增生，淋巴细胞、单核细胞浸润。部分病例可伴发：①瓣膜变形：导致瓣膜口狭窄或关闭不全、瓣膜穿孔；②栓塞：赘生物脱落可引起脑、肾、脾等器官的栓塞甚至梗死，常为无菌性梗死；③变态反应：因微栓塞的发生引起局灶性或弥漫性肾小球肾炎，皮肤出现红色、微隆起有压痛的小结节，即Osler小结。本病临床上起病隐匿，病程较长，可迁延数月，甚至1~2年。

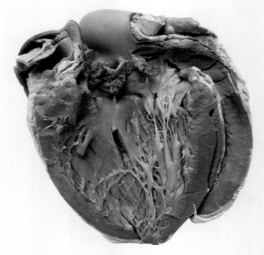

图 14-12　亚急性感染性心内膜炎

绿色箭头：主动脉瓣上见形状不规则、污秽的赘生物

第五节　慢性心瓣膜疾病

心瓣膜病（valvular vitium of the heart）是指心瓣膜因先天性发育异常或后天性疾病造成的器质性病变，表现为瓣膜口狭窄和（或）关闭不全，引起血液循环障碍。心瓣膜病多由风湿性心内膜炎引起。瓣膜口狭窄主要因瓣膜增厚、变硬、粘连所致，瓣膜开放时不能充分张开，导致血流通过障碍。瓣膜口关闭不全主要因瓣膜增厚变硬、卷曲、缩短（和）或腱索增粗、缩短，或瓣膜破裂、穿孔及钙化引起，瓣膜关闭时不能完全闭合，仍有部分血液反流。瓣膜病最常累及二尖瓣，其次为主动脉瓣。瓣膜狭窄和关闭不全可单独发生，也可以合并发生，同一个瓣膜狭窄伴有关闭不全称为瓣膜双病变，两个或两个以上瓣膜受累称为联合瓣膜病。

一、二尖瓣狭窄

二尖瓣狭窄（mitral stenosis）时瓣膜口可由正常 $5cm^2$ 缩小到 $2cm^2$ 以下，形如鱼口（图 14-13）。二尖瓣狭窄时，舒张期左心房血液流入左心室受阻，使左心房血容量增多，导致左心房代偿性扩张。后期左心房失代偿，左心房内血液淤积，肺静脉回流受阻，引起肺淤血、水肿。严重肺淤血、水肿可引起肺动脉压升高，使右心室肥大，久之致右心衰竭，体循环淤血。临床表现：听诊心尖区可闻及舒张期隆隆样杂音，患者因肺淤血出现呼吸困难、发绀、咳带血的泡沫痰。右心衰导致颈静脉怒张，肝淤血肿大，下肢水肿等，X 线显示左心房增大，呈倒置的"梨形心"。

二、二尖瓣关闭不全

二尖瓣关闭不全（mitral insufficiency）常与狭窄合并发生。心脏收缩期，部分血液通过关闭不

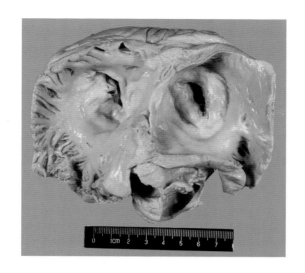

图 14-13　二尖瓣狭窄
二尖瓣呈鱼口状狭窄

全的瓣口反流到左心房，使左心房因舒张时过度充盈而代偿性肥大。心脏舒张期，大量血液涌入左心室，引起左心室代偿性肥大。早期左心房、左心室代偿性肥大，后期引起肺淤血、肺动脉高压，导致右心室和右心房代偿性肥大进而代偿失调，右心衰竭及体循环淤血。心尖区听诊可闻及收缩期吹风样杂音。X 线显示左右心房、心室均肥大、扩张，呈"球形心"。

三、主动脉瓣狭窄

主动脉瓣狭窄（aortic valve stenosis）常与二尖瓣病变合并发生。收缩期，左心室射血阻力增加而呈向心性肥大。后期左心室失代偿致左心衰竭，引起肺淤血、右心衰竭和体循环淤血。主动脉瓣区可闻及粗糙、喷射性收缩期杂音。临床上有心、脑供血不足表现，如心绞痛和晕厥。X 线呈"靴形心"。

四、主动脉瓣关闭不全

主动脉瓣关闭不全（aortic insufficiency）时，舒张期时，部分血液经关闭不全的瓣膜反流至左心室，使左心室代偿性肥大，久之发生左心衰竭，引起肺淤血、肺动脉高压，进而引起右心肥大、右心衰竭和体循环淤血。主动脉瓣区听诊可闻及舒张期吹风样杂音。由于舒张期主动脉部分血液反流至左心室，舒张压下降引起脉压增大。患者可出现水冲脉、血管枪击音及毛细血管搏动现象。因舒张压降低，冠状动脉供血不足常可引起心绞痛。

第六节　心肌疾病和心肌炎

一、心肌疾病

心肌疾病仅指原发性心肌病（primary cardiomyopathy），是指原因不明、发展缓慢、以心肌病变为原发损害的一类心脏病。一些儿童和青少年的心肌病患者有基因异常。根据病变特点，心肌病可分为扩张性心肌病、肥大性心肌病和限制性心肌病三种类型。

二、心肌炎

心肌炎（myocarditis）是指由各种原因引起的心肌局限性或弥漫性炎症。根据病因可分为病毒性心肌炎、细菌性心肌炎、孤立性心肌炎、免疫反应性心肌炎，最常见的是病毒性心肌炎。

第七节　心血管系统疾病预防和护理的病理学基础

一、动脉粥样硬化的防护原则

积极采取预防措施，如低盐低脂饮食、戒烟限酒、限制热量摄入、加强运动等。护理工作中，注意观察心绞痛患者疼痛的性质、持续时间、休息后是否缓解、血压变化、心律有无失常等。心绞痛发作时，应用急救药；对心肌梗死的病人应做好心电监护，注意抗心律失常。

二、高血压病的防护原则

低盐饮食（WHO 建议每人每日摄盐量应控制在 5g 以下），多食蔬菜，注意休息，保持心态平和、情绪稳定，减少焦虑，适当运动等。护理工作中，嘱咐患者长期坚持不间断定时、定量服药，注意用药后的血压变化及药物的副作用。密切观察住院病人血压、瞳孔、脉搏、呼吸、神志、意识、尿量等。

三、风湿病的防护原则

注意防寒保暖，适当锻炼，增强抗病能力。护理工作中，注意观察患者体温、皮肤颜色、皮下是否有结节、关节疼痛的规律、时间等。注意患者心功能的变化，如出现心衰要采取相应的护理措施。

（陈振文 编写　韩安家 审校）

1. 患者，男性，32岁，农民。15年前曾患过全身关节游走性疼痛，红肿。3年前感觉运动后有心悸、心慌、气急，10个月前加重，并有反复下肢肿胀。1天前因咳嗽、咳痰、痰中带血，伴畏寒高热就诊。查体：T 38.5℃，P 97次/分，R 35次/分，口唇及四肢发绀，颈静脉怒张，双肺湿性啰音，心界向左右扩大，心尖区有Ⅱ级收缩期杂音和舒张期杂音，肝在肋下3.5cm，肝颈静脉征（＋）。

（1）患者可能患有哪些疾病？

（2）根据所学知识解释临床症状和体征。

（3）引起该疾病常见的原因有哪些？应如何预防？

2. 患者，男性，63岁，退休工人。心前区疼痛7年，多于劳累、饭后发作，休息自然缓解，曾间断服用救心丸和降压药。加重13小时。现病史：入院前13小时，睡眠中突感剧烈心前区疼痛，向左肩、臂放射，伴大汗，以"急性心肌梗死"收入院。查体：T 36.1℃，P 130次/分，R 30次/分，BP 110/80 mmHg，慢性重病容。双肺有湿性啰音、以左肺为甚。肝脾（－），唇发绀。

（1）患者可能患有哪些疾病？其病变基础是什么？

（2）若需进一步确诊，需检测哪些生化指标？

（3）现在患者可能出现哪些并发症，应如何护理？

3. 患者，男性，65岁，干部。血压高23年，血压在200～250/100～108 mmHg之间波动。近2年劳累后出现心悸、气促，不能平卧，咳粉红色泡沫痰，夜间睡眠中常因气闷而突然惊醒。6个月前双下肢浮肿，感觉头痛、头昏、心慌伴恶心、呕吐，食欲明显下降。入院前出现视物模糊，少尿，神志恍惚，反应迟钝，四肢抽动，不能讲话，急诊入院。查体：T 37.2℃，P 72次/分，R 20次/分，BP 190/110mmHg，慢性重病容。

（1）该患者的主要疾病是什么？诊断依据有哪些？各疾病发生发展过程和相互间的关系是什么？

（2）如何解释该患者的临床症状和体征？

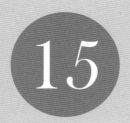

第十五章
心功能不全

15章

心脏的基本功能是心肌的收缩和舒张功能，即泵功能。心脏协调地收缩和舒张，推动血液在血管中循环流动，不断给组织提供所需要的氧气和营养物质，并及时地带走各种代谢产物，保证机体正常地进行新陈代谢活动。

心功能不全（cardiac insufficiency）是指在各种致病因素作用下，心肌舒缩功能减弱或心室充盈受限所致的心泵功能降低的病理过程。当心功能不全严重时，机体从完全代偿阶段发展至失代偿阶段。心力衰竭（heart failure）系心功能不全的失代偿阶段，是指在各种致病因素的作用下，心脏的收缩和（或）舒张功能障碍，使心输出量绝对或相对减少，不能满足机体代谢需要的病理过程或综合征。

第一节　心功能不全的病因、诱因和分类

一、心功能不全的病因

（一）原发性心肌舒缩功能障碍

1．心肌结构受损　心肌炎、心肌病、心肌缺血可直接造成心肌细胞变性、坏死和纤维化，从而导致心肌收缩和舒张功能障碍。

2．心肌代谢障碍　心肌缺血缺氧及严重的维生素 B_1 缺乏等，不仅可引起心肌能量代谢障碍，久之可导致心肌病变，使心脏泵血功能降低。

（二）心脏负荷过度

心室长期负荷过度工作，心肌发生适应性改变，以承受较高的工作负荷，维持相对正常的心输出量，但最终可导致心肌舒缩功能降低。

1．压力负荷过度　压力负荷是指心脏收缩时所承受的阻力负荷。左心室压力负荷过度主要见于高血压、主动脉狭窄、主动脉瓣狭窄等；右心室压力负荷过度主要见于肺动脉高压、肺动脉瓣狭窄等。

2．容量负荷过度　容量负荷是指心脏收缩期前即舒张期所承受的负荷，与心室舒张末期容量有关。左心室容量负荷过度主要见于二尖瓣或主动脉瓣关闭不全；右心室容量负荷过度主要见于三尖瓣或肺动脉瓣关闭不全。高动力循环状态（严重贫血、维生素 B_1 缺乏、动静脉瘘等）时左、右心室容量负荷均增加。

二、心力衰竭的诱因

某些因素作用于心功能不全患者，通过加强引起心功能不全的原因，诱发或加重心力衰竭。

（一）感染

全身感染特别是呼吸道感染是最常见的诱因，这是因为感染发热时代谢活动增强，心脏负担加重，心肌耗氧量增加，进一步加重心肌的能量代谢障碍。呼吸道感染可减少有效通气量，加重心肌缺氧，同时缺氧使肺小血管收缩，增加右心室后负荷。

（二）心律失常

心率增快可使心肌耗氧量增加，亦可使舒张期缩短，冠脉灌注减少，心肌供血减少，导致心脏泵功能下降。心率过缓（<40次/分）则直接引起心输出量减少。严重的房室传导阻滞引起房室活动协调性紊乱，可影响心脏的射血功能。

（三）妊娠和分娩

妊娠期血容量增多，使心脏负荷加重；分娩时宫缩阵痛，精神紧张，交感神经兴奋引起外周血管收缩，加之腹内压增高，可增加心脏的后负荷；交感神经兴奋还可使静脉血管收缩，增加回心血量，使心脏前负荷增加。

此外，体力活动、情绪激动、出血和贫血、输血和输液过快、酸中毒、洋地黄类药物应用过量、甲状腺功能亢进等都可作为心力衰竭的诱因。

及时发现诱因，不但可以预防和延缓心力衰竭的发生，而且也是治疗心力衰竭的重要措施。护士应将避免诱因作为心功能不全患者健康教育的重要内容。

三、心力衰竭的分类

（一）按照临床表现分类

1. 根据病情的严重程度可分为轻度心力衰竭（Ⅰ级或Ⅱ级心功能状态）、中度心力衰竭（Ⅲ级心功能状态）和重度心力衰竭（Ⅳ级心功能状态）。

◆　　　　　　　　　美国纽约心脏病协会制定的心功能分级

Ⅰ级：患者有心脏病但体力活动不受限制，平时一般活动不引起疲乏、心悸、呼吸困难、心绞痛等症状。

Ⅱ级：患者有心脏病，体力活动轻度受限，休息时无自觉症状，一般的活动可出现疲乏、心悸、呼吸困难、心绞痛，休息后很快缓解。

Ⅲ级：患者有心脏病，体力活动明显受限，休息时无症状，轻度活动可出现疲乏、心悸、呼吸困难、心绞痛，休息较长时间后方可缓解。

Ⅳ级：患者有心脏病，不能从事任何体力活动。平卧休息时也感心悸、气促等心力衰竭症状，体力活动后加重。

2. 根据病程发展速度可将心力衰竭分为急性和慢性心力衰竭。

3. 按照心力衰竭发生的部位可分为左心衰竭、右心衰竭和全心衰竭。

（二）按照心输出量分类

1. **低输出量性心力衰竭**（low output heart failure）　多数心力衰竭患者的心输出量低于正常值下限，心输出量降低的程度决定了病情的严重程度。常见于心肌缺血、心肌炎、心肌病、高血压病和心瓣膜病引起的心力衰竭。

2. **高输出量性心力衰竭**（high output heart failure）　主要见于甲状腺功能亢进、严重贫血、维生素 B_1 缺乏和动静脉瘘等。上述疾病时因血容量增加或血流速度加快，静脉回流增加，心输出量明显高于正常，处于高动力循环状态。这些患者一旦发生心力衰竭，其心输出量较心力衰竭前降低，但其绝对值仍接近或高于正常水平。

（三）按心肌收缩与舒张功能的障碍分类

1. 收缩功能不全性心力衰竭（收缩性衰竭） 因心肌收缩功能障碍而引起的心力衰竭，常见于高血压性心脏病、冠心病等，主要由心肌变性、心肌细胞死亡所致。

2. 舒张功能不全性心力衰竭（舒张性衰竭） 二尖瓣或三尖瓣狭窄、缩窄性心包炎、肥大性心肌病、心肌缺血等均可使心肌舒张功能受损。

第二节　心功能不全时的代偿反应

多种原因和诱因可导致心输出量减少，机体则通过动员心脏本身的储备功能和心脏以外的代偿活动，增加心输出量以满足机体代谢的需要。不同原因造成的心力衰竭，其代偿反应出现及持续的时间不同。在急性心肌梗死患者，机体来不及充分发挥代偿机制，患者常常很快出现心力衰竭；而在心脏瓣膜疾病和高血压患者，多在数年甚至十余年的代偿后出现心力衰竭。护士了解心功能不全时机体的各种代偿反应及其造成的有利和不利的影响是非常必要的。

一、心脏本身的代偿反应

（一）心率加快

这是一种启动快、见效迅速的代偿反应。心率增加主要是由于心输出量减少，动脉血压下降，心室舒张末期容量增加，通过刺激心血管感受器反射性引起交感神经兴奋和儿茶酚胺释放所致。心率增快在一定范围内可提高心脏每分输出量，尤其是在心收缩力减弱或急性静脉回心血量减少等难以提高心搏出量的情况下更有意义。但这种代偿也有局限性，当心率过快（成人 >180次/分）时，由于心室充盈不足、冠脉血流量减少以及心肌耗氧量增加等，不但失去代偿意义，反而会促使心力衰竭的发生。

（二）心脏紧张源性扩张

心输出量减少，舒张末期心腔容量负荷增加，在一定范围内，随着心肌纤维被拉长，心肌收缩力增加使心输出量增加，称为紧张源性扩张。其代偿机制是：根据 Frank-Starling 定律，在一定范围内，心肌收缩力与心肌纤维粗、细肌丝相互重叠的状况有关。正常肌节的长度为 1.7 ~ 2.1μm 之间，随着肌节长度增加，收缩力逐渐增加，至肌节长度达 2.2μm 时，粗、细肌丝处于最佳重叠状态，在收缩时起作用的横桥数目最多，心肌的收缩力最大。如果心室继续扩张，在肌节长度超过 2.2μm 后，收缩时起作用的横桥数目逐渐减少，心肌的收缩力将逐渐降低，而且同时由于室壁张力增加，心肌耗氧量增加，这种丧失代偿作用的心脏扩张称为肌源性扩张。

（三）心肌重塑

当心脏负荷加重时，心脏可以通过增加肌肉组织的质量来适应工作负荷的增加。心脏的结构性适应不仅有量的增加，即心肌肥大，还伴随质的变化，即细胞表型的改变。不止是心肌细胞，非心肌细胞及细胞外基质也发生明显的变化。由于心肌损伤及心脏负荷过度，心肌细胞、非心肌细胞及细胞外基质在基因表达基础上发生改变，使心脏的结构、代谢和功能经历的模式重构过程称为心肌重塑（myocardial remodeling）。

20世纪50年代至80年代，研究认为血流动力学异常是心力衰竭发生发展的基本机制，即在初始的心肌损伤及心脏负荷过度所引起的血流动力学异常促发了对循环系统的不良作用。因而应用正性肌力药物增强心肌收缩力，使用利尿药和血管扩张剂减轻心脏负荷成为经典的心力衰竭常规治疗方法，这些方法虽然短期内能改善血流动力学，减轻症状，但并不能降低心力衰竭病死率。直到90年代，逐渐明确心肌重塑引起的心肌结构和功能的改变是心力衰竭发生发展的核心机制，而神经体液－细胞因子系统的激活对心肌重塑起重要的促发作用，因此，阻断心肌重塑是心力衰竭治疗的关键。

1. **心肌肥大**（myocardial hypertrophy） 是心脏长期负荷过度时形成的一种慢性代偿方式，是指心肌细胞体积增大，即直径增宽、长度增加和肌节数量以及间质的增生。当心肌肥大到一定程度（成人心脏重量超过500g）后，心肌细胞的数目还可增多。如果心脏后负荷长期增加，心肌纤维呈并联性增生，心肌纤维变粗，心室壁增厚，心腔无明显扩大，称为向心性肥大（concentric hypertrophy）。如果前负荷长期增大，心肌纤维呈串联性增生，心肌纤维长度增加，心腔明显扩大，称为离心性肥大（eccentric hypertrophy）。

心肌肥大从两个方面发挥代偿作用：①虽然单位重量肥大的心肌舒缩性是降低的，但由于收缩物质增多，心肌总的收缩力有所增加，有助于维持心输出量；②心室壁增厚可降低室壁单位重量心肌的张力，从而减少了心肌耗氧量。但心肌肥大也存在一定的负面影响，肥大心肌可发生不同程度缺氧，能量代谢障碍及心肌收缩性减弱等。

2. **心肌细胞表型的变化** 在引起心肌肥大的机械信号和化学信号刺激下，通常在成年个体心脏处于静止状态的胎儿期基因（如心房利钠肽基因、脑利钠肽基因、β肌球蛋白重链基因等）的表达重新启动，胎儿型蛋白质合成增加，引起细胞表型改变。表型改变的心肌细胞与正常心肌细胞有差异，从而导致其代谢与功能的变化。

3. **细胞外基质的改变** 细胞外基质是存在于细胞间隙、肌束之间及血管周围的结构糖蛋白、蛋白多糖及糖胺聚糖的总称，其中最主要的是Ⅰ型和Ⅲ型胶原。循环和局部的肾素－血管紧张素系统在心肌重塑中起重要的作用。血管紧张素Ⅱ（AngⅡ）不仅可促进培养的心肌细胞和成纤维细胞RNA的转录、蛋白质及胶原的合成，而且能促进成纤维细胞的有丝分裂，分泌胶原增多，尤其Ⅰ型胶原的增生，使Ⅰ/Ⅲ型胶原比值变大，增加心脏僵硬度，顺应性变小，导致心脏舒张功能障碍。

二、心脏以外的代偿反应

（一）血容量增加

心功能不全时由于肾小球滤过率降低和肾小管重吸收钠水增多，导致血容量增加。一定范围内的血容量增加在增加心输出量和维持动脉血压方面均有积极的代偿意义，但长期过度的水钠潴留可增加心脏前负荷。

（二）循环血液重新分配

心输出量减少，交感－肾上腺髓质系统兴奋，儿茶酚胺释放增多，使具有丰富α受体的肾、皮肤、骨骼肌和腹腔脏器血管收缩，血流量减少；而冠状血管和脑血管因 α 受体分布少无明显收缩，从而保证了心脑主要生命器官的血液供给。然而这种代偿能力也是有一定限度的，外周血管长期收缩可增加心脏后负荷。

（三）红细胞增多

肾缺血可刺激肾脏生成和释放促红细胞生成素（erythropoietin）增多，使骨髓生成红细胞增多，以提高组织的供氧量。但是如果红细胞生成过多，会使血液黏滞度升高，反而增加了心脏的负荷。

（四）组织细胞摄取和利用氧的能力增强

心输出量减少使组织缺氧，可使氧离曲线右移，氧合血红蛋白释放氧增多；缺氧的组织细胞线粒体数目和膜的表面积均增多，呼吸链中的酶活性增加，同时糖无氧酵解过程加强，也在一定程度上增加能量的生成。

综上所述，心功能不全时，机体可通过心脏本身和心脏以外的多种代偿机制进行代偿（图 15-1）。如果心功能不全的病因不能及时、有效清除，上述代偿反应会长期持续下去，其有利的一面逐渐减弱，不利影响将逐渐转化为矛盾的主要方面，直至心力衰竭发生。

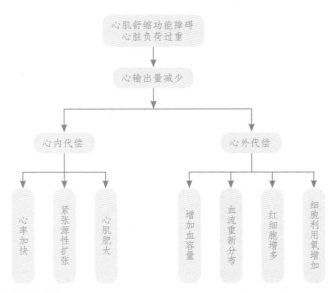

图 15-1 心功能不全时机体的代偿

第三节 心力衰竭的发生机制

如果引起心肌泵功能的损伤超过了机体的代偿能力，心输出量不能满足机体代谢需要，可发生心力衰竭。心力衰竭的发生机制比较复杂，不同原因和心力衰竭发展的不同阶段，其发生机制都有所不同。心肌的收缩性减弱和（或）舒张性异常是心力衰竭发生的基本机制。

一、心肌收缩功能障碍

（一）心肌细胞受损和死亡

心肌细胞正常的收缩性依赖于与收缩有关的蛋白质的结构和功能正常。在心肌细胞受损和死亡后，收缩蛋白和调节蛋白即被分解和破坏，整个心脏的收缩力就会下降，从而导致心输出量减少。心肌细胞的死亡包括坏死（necrosis）和凋亡（apoptosis）两种类型。

1. 心肌细胞坏死　心肌缺血、缺氧、感染和中毒等因素可导致大量心肌细胞肿胀、变性和坏死。此时心肌细胞线粒体和溶酶体肿胀、破裂，大量溶酶释放并引起细胞自溶。在心肌细胞受损和坏死的过程中，与收缩有关的蛋白质随之被破坏。在急性心肌梗死患者，如果梗死面积超过左室面积的20%时，便可发生心力衰竭。

2. 心肌细胞凋亡　凋亡是指由各种因素触发预存的死亡程序而导致的细胞死亡，是一种生理性、主动的死亡过程。凋亡细胞膜和包括溶酶体在内的细胞器膜相对完整，出现细胞皱缩和核固缩。近年来发现凋亡过度引起心肌细胞数目减少，导致室壁变薄，心室进行性扩大，在心力衰竭发生过程中起到重要作用。

（二）心肌能量代谢障碍

在心肌收缩和舒张的过程中，Ca^{2+}的转运和肌丝的滑动都需要ATP。心肌产能主要依靠有氧氧化，所以氧的需要量大。心肌能量代谢过程包括能量生成、储存和利用三个阶段，能量代谢障碍多发生在能量生成和利用两个阶段。

1. 心肌能量生成障碍　冠心病、严重贫血、休克等可引起心肌缺血和缺氧，氧化磷酸化发生障碍，导致能量生成减少，从而影响心肌的收缩性。此外，当维生素B_1缺乏时，体内焦磷酸硫胺素（丙酮酸脱羧酶的辅酶）生成不足，丙酮酸不能被氧化脱羧变为乙酰辅酶A进入三羧酸循环，也会使ATP生成不足。

2. 心肌能量利用障碍　在心肌收缩过程中，肌球蛋白横桥顶部ATP酶水解ATP，将化学能转变为机械能，供肌丝滑行用。过度肥大的心肌肌球蛋白顶端的ATP酶活性下降，对ATP的水解作用减弱，提供肌丝滑行的机械能减少，使心肌收缩性下降。

（三）心肌兴奋 – 收缩耦联障碍

当心肌细胞兴奋去极化时，细胞外的Ca^{2+}顺离子浓度差进入细胞质，同时激发肌浆网释放Ca^{2+}进入细胞质。当细胞质内Ca^{2+}浓度从10^{-7}mol/L升至10^{-5}mol/L时，Ca^{2+}与肌钙蛋白结合，进而促进肌球 – 肌动蛋白复合体形成，同时Ca^{2+}又激活肌球蛋白ATP酶释放能量，启动肌球蛋白头部定向偏转，细肌丝沿着粗肌丝向肌节中央滑行，结果肌节缩短，心肌收缩，这一过程称为兴奋 – 收缩耦联，其中的Ca^{2+}运转起到重要的耦联作用。各种原因造成的Ca^{2+}运转和分布失常则可导致兴奋 – 收缩耦联障碍。

1. 细胞外Ca^{2+}进入细胞内减少　心肌兴奋时首先引起细胞外Ca^{2+}进入细胞内，直接增加细胞内Ca^{2+}浓度，并进而诱发肌浆网释放更多的Ca^{2+}。心功能不全时，由于心肌内源性儿茶酚胺减少，加之酸中毒降低受体对儿茶酚胺的敏感性，致使Ca^{2+}进入细胞内减少和肌浆网释放Ca^{2+}障碍。胞质中Ca^{2+}因达不到心肌收缩所需要的浓度而导致收缩性减弱和搏出量降低。

2. 肌浆网摄取、储存和释放Ca^{2+}减少　当心肌收缩后复极化时，肌浆网膜上的钙泵逆浓度差将Ca^{2+}从细胞质内摄取回来，当心肌再次兴奋时向细胞质内释放Ca^{2+}，使心肌再次收缩。心功能不全时由于心肌内去甲肾上腺素减少以及心肌能量物质不足，使肌浆网钙泵的作用减弱，使肌浆网摄取Ca^{2+}能力降低，肌浆网内储存Ca^{2+}减少，故使心肌细胞再次兴奋时Ca^{2+}释放减少。酸中毒时，由于肌浆网膜生物特性改变、Ca^{2+}进入细胞内减少和肌浆网摄取Ca^{2+}障碍，都可影响肌浆网释放Ca^{2+}，从而妨碍心肌的收缩。

3. 肌钙蛋白与Ca^{2+}结合障碍　从细胞外和从肌浆网释放的Ca^{2+}的浓度必须达到10^{-5}mol/L，同时又必须与肌钙蛋白结合，才能实现心肌兴奋与收缩的耦联。各种原因引起心肌细胞酸中毒时，大量的H^+和肌钙蛋白结合，使Ca^{2+}与肌钙蛋白不能结合，阻碍了心肌兴奋–收缩耦联，使心肌收缩力下降。

二、心肌舒张功能障碍

心室肌舒张功能正常，可保证心室血液充盈，进而保证有足够的心输出量。当心肌舒张功能障碍时，心腔充盈量减少，冠状动脉灌流量不足。左心室舒张不全，可引起肺淤血、肺水肿和氧的弥散障碍，从而加重心力衰竭。

◆　　　　　　　　舒张性心力衰竭

　　　　　　　舒张性心力衰竭是由于左心室舒张期主动松弛能力受损和心肌的顺应性下降，左心室在舒张期的充盈受损而使心搏量减少，左心室舒张末期压力增高而发生的心力衰竭。在心力衰竭患者中，约30%~50%左室收缩功能正常，心力衰竭的症状是由于左室舒张功能障碍所致。许多疾病如高血压、冠心病、肥厚型心肌病、糖尿病等可通过不同机制导致舒张性心力衰竭，其中高血压是最常见的原因。导致舒张性心力衰竭的原因包括心肌本身和心肌外因素。心肌本身的因素见下文所述，而心肌外因素包括舒张早期前负荷及后负荷、心包结构改变等因素限制心脏的舒张、心室的充盈及血液的排出，导致舒张终末期左心室内压升高，引起舒张性心力衰竭。

心肌舒张功能障碍的发生机制如下：

（一）舒张期胞质内Ca^{2+}浓度下降延缓

心肌细胞舒张的先决条件是胞质内Ca^{2+}浓度迅速下降，在心肌缺血缺氧时，ATP供应不足，肌浆网和肌膜的钙泵功能降低，舒张期胞质内Ca^{2+}浓度下降延缓，从而使心肌舒张功能降低。

（二）肌球–肌动蛋白复合体解离障碍

在Ca^{2+}脱离肌钙蛋白后，肌钙蛋白恢复原有的构型，重新掩盖肌动蛋白"作用点"，进而使肌球蛋白横桥断开，细肌丝向外滑行，恢复到收缩前的位置，从而形成心肌的舒张过程。横桥的解离是一个需能的过程，任何原因造成的心肌能量供应不足，都可能造成横桥解离障碍，进而引起舒张功能障碍。

（三）心室舒张势能减少

心室肌的收缩形成了心室舒张势能，心室收缩越好，越能促进心室的舒张，舒张势能也越高。正常心室在收缩末期形成的几何构型，有利于心室更好地复位。任何造成心肌收缩性下降的原因，都能改变收缩末期心脏的构型，进而降低心室舒张势能，引起心脏舒张功能障碍。

（四）心室顺应性降低

心室顺应性（ventricular compliance）是指心室单位压力变化所引起的容积改变（dv/dp），常用舒张末期压力为纵轴，舒张末期容积为横轴的心室压力－容积（P-V）曲线表示（图 15-2）。心室顺应性降低（P-V 曲线左移）意味着心室舒张末期容量稍有增加，心室内压即明显增加，从而导致心室充盈不足，进而引起静脉系统淤血。

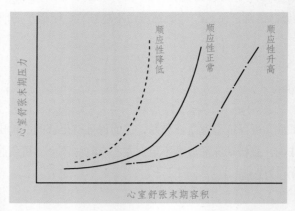

图 15-2　心室压力－容积曲线

引起心室顺应性下降的心内因素是心室壁增厚、水肿、炎性细胞浸润、间质增生和纤维化；而心外因素为心包炎、心脏压塞和胸膜腔内压增高等。

三、心脏舒缩活动不协调

心脏各部分之间，包括左右心之间、房室之间和心室壁各区域之间，在神经－体液的调节下，处于高度协调的工作状态，以保证有足够的心输出量。心脏舒缩活动不协调见于如下几种情况：①兴奋的传导障碍可引起房室活动不协调和两侧心室不同步舒缩，从而降低心输出量；②在发生心肌梗死的心室壁严重病变区、轻微病变区和非病变区，心肌的兴奋性、传导性、自律性和收缩性之间存在着巨大的差别，所以在同一个心室壁收缩力、收缩时间和舒缩之间可出现不协调，进而使心输出量降低。

心力衰竭的发生机制总结如下（图 15-3）。

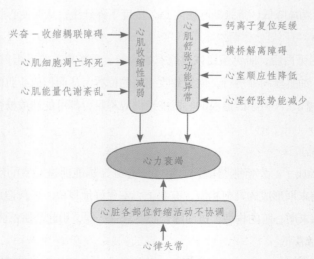

图 15-3　心力衰竭的发生机制

　病理学与病理生理学

第四节　心力衰竭临床表现的病理生理学基础

从血流动力学角度来看，心力衰竭的临床表现大致可归纳为肺循环淤血、体循环淤血和心输出量不足三大类，临床上常常是三者的不同组合。例如：左心衰竭主要为肺循环淤血，同时有不同程度的心输出量不足；急性右心衰竭主要表现为心输出量减少，慢性右心衰竭则主要表现为体循环淤血；全心衰竭时三大主征均可出现。

一、肺循环淤血

左心衰竭时，肺静脉回流受阻，肺循环毛细血管血压增高，造成肺淤血和肺水肿，此时患者的主要临床表现是呼吸困难，即患者主观上感到喘不过气，呼吸费力；表现出呼吸频率、深度与节律改变的体征，甚至辅助呼吸肌亦参与呼吸活动。左心衰竭引起的呼吸困难又称为心源性呼吸困难。

心源性呼吸困难的发生机制是：① 由于肺循环淤血和肺水肿，肺的顺应性下降，呼吸肌必须做更大的功和消耗更多的能量，才能保证正常的通气量，所以患者感到呼吸费力；② 支气管黏膜肿胀及气道内分泌物导致气道阻力增大；③ 肺间质水肿和肺毛细血管压力增高刺激肺泡毛细血管旁的 J 感受器，兴奋经迷走神经传入中枢，引起反射性呼吸加快。

按照呼吸困难的渐进性严重程度，患者可表现为：

（一）劳力性呼吸困难

轻度左心衰竭患者仅在劳动时出现呼吸困难，休息后可缓解，称为劳力性呼吸困难。其发生机制是：① 活动时机体耗氧量增加，而衰竭的心脏不能相应地增加心输出量，机体缺氧加剧，反射性地兴奋呼吸中枢，出现呼吸困难；② 活动时心率增加，舒张期缩短，左心室充盈减少，加重肺淤血和肺水肿；③ 体力活动时回心血量增加，肺淤血和肺水肿加重，患者更感呼吸困难。

（二）端坐呼吸

有明显肺循环淤血的左心衰竭患者在平卧时呼吸困难加重，常常不得不保持端坐位或者半卧位以减轻呼吸困难，称为端坐呼吸（orthopnea）。其发生机制是：① 端坐位时下肢血液回流减少，肺淤血减轻；② 端坐位时膈肌下移，胸腔容积增大，肺活量增加；③ 端坐位时可减少下肢水肿液的吸收，使血容量降低，减轻肺淤血。

（三）夜间阵发性呼吸困难

左心衰竭患者典型的临床表现是夜间阵发性呼吸困难（paroxysmal nocturnal dyspnea）。患者在夜间熟睡后因突感窒息而惊醒，被迫坐起，呼吸急促，重者可有发绀、冷汗、咯粉红色泡沫样痰，肺部可闻及湿啰音和哮鸣音，故又称心性哮喘（cardiac asthma）。其发生机制是：① 端坐呼吸的患者在熟睡时往往滑向平卧位，因而下半身回心血量增多，使左心室负荷增加，加重肺循环淤血和肺水肿；② 入睡后迷走神经兴奋性相对升高，支气管收缩，气道阻力增加。③ 熟睡后中枢神经敏感性降低，待肺淤血较严重、PaO_2 下降到一定程度时，才能刺激呼吸中枢，使患者因突感窒息而被惊醒，被迫采取坐位。

重症急性左心衰竭时，由于肺毛细血管压突然升高，肺毛细血管壁通透性增加，血浆液体成分漏出，进入肺间质和肺泡而引起急性肺水肿。此时，患者突发严重呼吸困难、端坐呼吸、咳嗽、咯粉红色（或无色）泡沫样痰和发绀，两肺可闻及湿啰音和哮鸣音。急性肺水肿是急性左心衰竭最严重的表现，护理工作中一旦发现患者发生急性肺水肿，应立即报告医师并及时采取相应的抢救措施。

二、体循环淤血

右心衰竭或全心衰竭的患者可表现为体循环静脉淤血，静脉压升高，内脏器官充血和水肿等。

（一）心源性水肿

习惯上将右心衰竭引起的全身性水肿称为心源性水肿。由于重力的关系，水肿首先出现于身体下垂部位，能走动的患者水肿先见于足和胫前部，而卧床的患者则以骶部明显，严重时可波及全身。水钠潴留和毛细血管压的升高是心源性水肿最主要的发病因素。

心源性水肿的发生机制如下图所示（图 15-4）。

（二）肝脏肿大

右心衰竭时体循环淤血，导致肝淤血和肝肿大。患者可出现肝压痛、肝颈静脉反流征阳性和肝功能减退。在慢性右心衰竭患者，因肝脏长期淤血、缺氧及纤维组织增生可致心源性肝硬化，并进而引起腹水。

（三）胃肠功能障碍

胃肠道长期淤血，可引起食欲不振、恶心、呕吐和腹胀等症状。胃肠道蛋白质消化吸收功能障碍，可促使发生心源性水肿。

三、心输出量不足

心输出量的减少，可使动脉系统充盈不足，同时又通过窦弓反射引起外周小血管收缩，故可

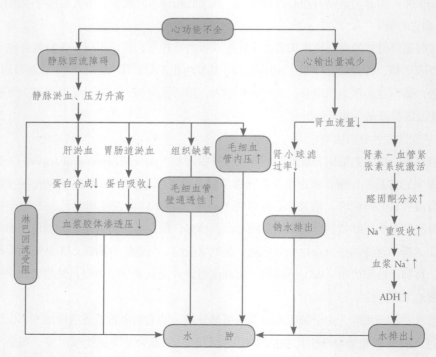

图 15-4　心源性水肿发生机制

　病理学与病理生理学

使器官组织的血液量减少，并由此引发出一系列症状和体征。由于各脏器的血管对交感神经兴奋的反应不一致，因而发生血液的重分布。心力衰竭时，肾脏的血流量减少最显著，其次是皮肤和肝脏，严重时亦有心和脑的血流量减少。

（一）动脉血压的变化

在急性严重心力衰竭（如急性心肌梗死），心输出量急剧降低，如果机体来不及代偿，动脉血压可下降，严重时甚至可发生心源性休克。但在慢性心力衰竭，机体可通过窦弓反射使外周小动脉收缩和心率加快，以及通过血量增多等代偿活动，使动脉血压维持于正常水平。

（二）肾血流量减少

由于心输出量减少引起交感神经兴奋，使肾动脉收缩，肾血流量减少，肾小球滤过率下降；又因抗利尿激素和醛固酮增多而使肾小管重吸收增加，使尿量减少。长期慢性肾血流减少可出现血中尿素、肌酐浓度升高并可有肾功能不全的相应症状。

（三）皮肤、肌肉血流量减少

心输出量减少引起交感神经兴奋，使皮肤血管收缩，皮肤的血液灌注量减少，患者出现皮肤苍白、温度降低。严重时可出现皮肤发绀，这是因为血流速度减慢，组织摄氧过多使血中还原血红蛋白浓度增高所致。心力衰竭时身体各部分肌肉的供血也减少，能量代谢水平降低，不能为肌肉的活动提供充足的能量，故出现疲乏无力的表现。

（四）脑供血减少

在轻度心力衰竭时，由于交感神经兴奋，体内血流重新分布，使脑血流仍保持在正常水平。机体的代偿失调后，脑血流量下降。脑缺血的患者容易疲劳、虚弱，可出现头痛、眩晕、失眠、烦躁不安等症状。严重的患者发生意识模糊，甚至昏迷。

心力衰竭的临床表现如下图所示（图15-5）。

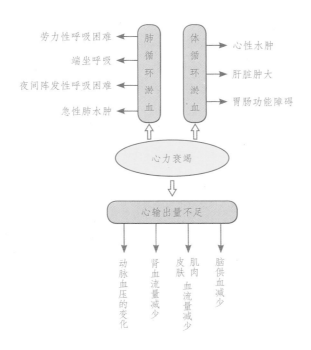

图 15-5　心力衰竭的临床表现

第五节　心力衰竭防治和护理的病理生理学基础

一、心力衰竭防治的病理生理学基础

（一）针对每位患者的不同情况，积极防治原发疾病

采取积极措施防治可能导致心力衰竭发生的原发性疾病（如冠心病、心肌炎、贫血、甲状腺功能亢进和高血压等）。

（二）消除诱因

绝大多数心力衰竭患者发病都有明确的诱因。有效地防治诱因对控制心力衰竭非常重要。如控制感染，纠正心律失常、维持水电解质和酸碱平衡等。

（三）改善心肌的舒缩功能

在因收缩性减弱而发生的心力衰竭，采用各类强心药物（例如强心苷和非苷类正性肌力作用药）提高心肌的收缩性。在因心室壁顺应性降低和舒张不全所致的心力衰竭，可用钙拮抗剂阻止 Ca^{2+} 内流，改善心肌的舒张性。

（四）减轻心脏负荷

1. 降低后负荷　应用动脉血管扩张药物可降低左室射血阻力，提高心输出量，同时可改善外周血管的灌流。由于心脏后负荷降低，室壁张力也降低，从而又可以降低心肌的耗氧量。

2. 调整前负荷　在前负荷过高的心力衰竭患者，可使用静脉扩张药物以减少回心血量。限制食盐摄入和适当应用利尿药，降低血容量，也有利于降低心脏前负荷。对于前负荷过低的患者应在中心静脉压或肺毛细血管楔压的严密监测下，适当补充血容量，以增加心输出量。

（五）调整神经 - 体液系统失衡及干预心肌重塑

心肌重塑是心力衰竭发生发展过程中重要环节，而神经 - 体液系统（如交感神经系统和肾素 - 血管紧张素 - 醛固酮系统）的功能紊乱在心肌重塑中发挥关键作用。神经内分泌细胞因子长期、慢性激活促进心室重塑，加重心肌损伤和心功能恶化，后者又激活神经内分泌因子，形成恶性循环。目前临床应用血管紧张素转化酶抑制药（angiotensin conversing enzyme inhibitor，ACEI）、血管紧张素受体阻滞药及 β 肾上腺素受体阻滞药治疗心力衰竭，已显示出良好的疗效。

二、心力衰竭护理的病理生理学基础

（一）改善患者的缺氧状态

左心衰竭患者由于肺淤血和肺水肿可使气体交换严重受损而导致缺氧。应采取的措施包括：①减轻肺淤血和肺水肿。患者取半卧位或端坐位，可减少回心血量，增加肺活量，减轻肺循环淤血和肺水肿，因而可减轻患者的呼吸困难；②减少患者耗氧量。保持环境安静、舒适，限制患者活动量；少量多餐，避免过饱；保持大便通畅，避免用力排便；③给氧。可根据患者缺氧程度调节氧流量。

（二）控制水肿

心力衰竭时的水肿由毛细血管流体静压升高、水钠潴留以及消化道淤血导致的低蛋白血症所致。控制水肿可采取以下措施：①注意观察体重变化和记录出入液体量；②限制水钠摄入。严格控制输液量和速度；每日食盐摄入量不超过 5g，避免含钠量高的食品并限制水分的摄入；③补充

营养。给予高蛋白、高维生素、易消化的清淡饮食；④使用利尿药排出多余的水、钠，降低血容量；⑤水肿严重时应加强皮肤护理以防止皮肤受损。

（三）提高活动耐力

心力衰竭时由于肺淤血、组织灌注不足以及酸中毒等均可使患者的活动受限，适当的活动能增加患者的活动耐力。因此应根据患者心功能情况，安排其生活、劳动和休息。轻度心力衰竭患者可从事较轻的体力劳动，中度和重度心力衰竭患者应严格限制体力劳动，但不宜长期卧床。可适当进行床上肢体运动然后逐步过渡到床边或下床活动。如在活动中患者发生呼吸困难、胸痛、心悸、疲劳等不适则应停止活动。

（四）注意药物的毒、副反应

治疗心力衰竭的许多药物都有较明显的毒、副作用，如洋地黄、血管紧张素转化酶抑制药、β受体阻断药和利尿药等。护士在使用过程中应注意密切观察。

（徐　海　编写　王玉芳　审校）

◇ 病例思考题 ┈┈┈┈┈┈┈┈┈┈┈┈┈┈┈┈┈┈┈┈┈┈┈┈┈┈

1. 患者，女性，72 岁。因胸闷、气短 1 个月，胸片及 CT 显示右胸包裹性积液。在全麻下行右肺纤维板剥脱术。术后当日患者出现室性早搏，应用利多卡因后转为窦性心律。术后第 3 天由于快速输入 400ml 液体（10ml/min），患者出现烦躁不安，口唇发绀，端坐呼吸，呼吸 38 次/分。咳嗽、咳泡沫样痰，心率 110～120 次/分，两肺可闻及水泡音，诊断为急性左心衰竭。立即给予氧气吸入，氧流量 6L/min，取端坐位，双腿下垂。按医嘱静脉注射呋塞米（速尿）20mg，减慢输液速度，减少输液量，毛花苷 C 0.2mg 静脉推注，5% 葡萄糖溶液 500ml，硝普钠 50mg，多巴胺 20mg，持续静脉点滴（10 滴/分），1 小时后病情好转。

（1）当发生急性心力衰竭时，机体如何进行代偿调节？

（2）患者出现端坐呼吸的发生机制是什么？

（3）该患者由于快速输液诱发心力衰竭，还有哪些原因可诱发心力衰竭？

2. 患者，男性，32 岁。无明确诱因自觉胸骨后压榨样闷痛，无放射痛，持续 2h 无缓解入院就诊。入院查体：体温 37℃，脉搏 96 次/分，呼吸 20 次/分，血压 136/96mmHg。神志清楚，双肺呼吸音粗，左肺可闻及少量湿性啰音，心界不大，各瓣膜听诊区未闻及病理性杂音。心电图：窦性心律，急性广泛前壁、侧壁心肌梗死。心肌肌酸激酶 3732U/L。入院第 2 天，患者血压下降至 80/50mmHg，出现烦躁、出汗、心率加快，咳嗽加重，咯大量粉红色泡沫样痰。

（1）心肌梗死是如何引起心力衰竭的？

（2）该患者发生了哪种类型心力衰竭？请列出判断依据？

（3）患者血压降低的原因是什么？

3. 患者，男性，54岁。咳嗽、咳痰10余年并逐年加重，近两年出现心悸、气促、下肢水肿。本次入院前因感冒而病情再次加重。入院查体：体温36℃，脉搏84次/分，呼吸30次/分，血压110/70mmHg。慢性病容，口唇轻度发绀。可见颈静脉怒张，肝颈回流征阳性。两肺散在哮鸣音，中下肺野可闻及干湿性啰音，肺动脉瓣第二音亢进。肝肋下3.5cm，腹部移动性浊音阳性。下肢轻度水肿。

（1）该患者发生了哪种类型心力衰竭？请列出判断依据？

（2）该患者为何出现颈静脉怒张、肝颈回流征阳性？

（3）简述该患者下肢水肿的发生机制。

4. 患者，女性，36岁。因发热、呼吸急促及心悸3周入院。4年前患者开始于劳动时自觉心慌气短，近半年来症状加重，同时下肢出现浮肿。1个月前，经常被迫采取端坐位并时常于晚间睡眠时惊醒，气喘不止，经急诊抢救好转。患者于儿童时期曾因患咽喉肿痛而做扁桃体摘除术，以后时有膝关节肿痛史。入院查体：体温39.6℃，脉搏161次/分，呼吸33次/分，血压110/80mmHg。重症病容，口唇发紫，半卧位，心界向两侧扩大，心尖区可闻及明显收缩期杂音，肺动脉瓣第二音亢进。两肺可闻广泛湿性啰音。肝肋下6cm，压痛，脾肋下3cm。下肢明显凹陷性水肿。

（1）该患者发生哪种类型的心力衰竭？请列出判断依据？

（2）该患者为何劳动时自觉心慌气短？

（3）该患者为何常于晚间睡眠时惊醒、气喘不止？

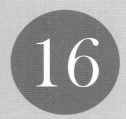

第十六章
呼吸系统疾病

学习目标

掌握 细菌性肺炎；慢性阻塞性肺疾病及慢性肺源性心脏病。

熟悉 病毒性肺炎；支原体肺炎；肺癌。

了解 肺硅沉着病；鼻咽癌；呼吸系统疾病与护理联系。

16章

第一节 肺 炎

肺炎（pneumonia）通常是指肺的急性渗出性炎症。根据病因可将肺炎分为感染性（如细菌性、病毒性、支原体性、真菌性）肺炎、理化性（如放射性、吸入性和类脂性）肺炎以及超敏反应性（如过敏性和风湿性）肺炎。根据病变累及部位及范围可将肺炎分为大叶性肺炎、小叶性肺炎、间质性肺炎。按病变性质又可分为浆液性、纤维素性、化脓性、出血性、干酪性、肉芽肿性等不同类型。临床上以细菌性肺炎多见。

一、细菌性肺炎

（一）大叶性肺炎

大叶性肺炎（lobar pneumonia）是主要由肺炎链球菌引起的以肺泡内弥漫性纤维素渗出为主的急性炎症。病变起始于肺泡，并迅速扩展至肺段或整个肺大叶。多见于青壮年。

1. 病因及发病机制 95%以上的大叶性肺炎由肺炎链球菌引起，也可由肺炎杆菌、金黄色葡萄球菌、溶血性链球菌及流感嗜血杆菌等引起。受寒、疲劳、醉酒和其他疾病均可为肺炎的诱因。当机体抵抗力降低，呼吸道防御功能削弱，寄生在鼻咽部的肺炎链球菌容易侵入肺泡，在其中繁殖，导致浆液及纤维素大量渗出，并与细菌沿肺泡间孔或呼吸性细支气管迅速向邻近肺组织蔓延，从而波及肺段和整个肺叶。

2. 病理变化 大叶性肺炎病变主要表现为肺泡内的纤维素性炎（图16-1）。病变一般发生在单侧肺，多见于左肺下叶。多数靠近肺门处开始，然后逐渐蔓延到整个大叶或大叶大部分。有时可侵犯两个或两个以上大叶。按照肺炎链球菌引起的大叶性肺炎发展过程，典型的病程可分为四期：①充血水肿期：发生于第1～2天。此期病变肺叶呈暗红色，质地变实，肿胀。镜下，肺泡壁毛细血管明显充血，肺泡腔内充满淡红色浆液，有少量中性粒细胞、红细胞、巨噬细胞及大量细菌。②红色肝样变期：第2～3天。病变肺叶质地变实似肝，颜色暗红。肺膜充血，纤维素渗出。镜下，肺泡壁毛细血管充血，病变肺泡腔内充满混有大量红细胞的纤维素性渗出物，含一定量的中性粒细胞、少量巨噬细胞和大量的肺炎链球菌。③灰色肝样变期：第4～6天。病变肺叶为灰白色，质实如肝（图16-2）。肺膜有更多的纤维素渗出被覆。镜下，肺泡腔内纤维素渗出增多，纤维素网中有大量中性粒细胞，肺泡壁毛细血管受压，充血消退。渗出物中肺炎链球菌大多被消灭。④溶解消散期：1周以后。病变肺叶呈斑驳状，松软；肺膜渗出的纤维素多已溶解吸收。肺泡腔内中性粒细胞大部分变性坏死，释放大量蛋白溶解酶，巨噬细胞明显增多，使纤维素溶解。肺泡腔内的病原菌也被吞噬、溶解。溶解物由气道咳出或经淋巴管吸收。肺炎链球菌一般不引起肺泡壁组织坏死，愈合后肺组织可完全恢复其正常结构及功能。现今，由于抗生素的广泛应用，典型的四期病变经过已较难见到，病变往往为肺段性肺炎。

3. 临床病理联系 早期因毒血症引起寒战、高热，外周血白细胞计数增高。X线胸部透视显示，病变初期片状分布稍模糊的阴影，肝样变期见大片致密阴影，此时因肺组织实变，致换气功能不足，出现发绀等缺氧症状。肺泡腔内红细胞被巨噬细胞吞噬，形成含铁血黄素使痰呈铁锈色。若病变波及胸膜可引起纤维素性胸膜炎，出现胸痛症状，听诊闻及胸膜摩擦音，并随呼吸或咳嗽而加重。溶解消散期胸透检查病变区阴影逐渐减少，临床症状开始减轻甚至消失，呼吸功能恢复正常。整个病程需2～3周。

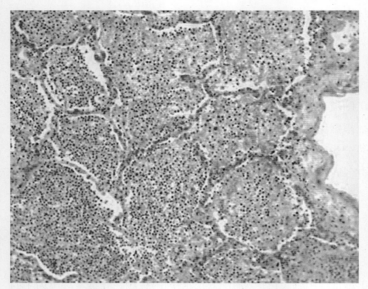

图 16-1　大叶性肺炎（镜下）
肺泡隔内毛细血管扩张充血，肺泡腔充满纤维素及大量中性粒细胞

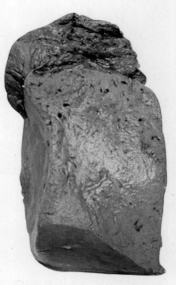

图 16-2　大叶性肺炎（灰色肝样变期）
病变肺下叶肿胀实变，色灰黄，质实如肝

4. 并发症　较少见，如治疗不及时，可出现：①肺脓肿、脓胸：很少见，病原菌多为毒力强的致病菌。部分肺脓肿是由于合并葡萄球菌和链球菌的感染所引起。②肺肉质变（pulmonary carnification）：肺泡内纤维素性渗出物不能完全溶解吸收消散而由肉芽组织予以机化，病变肺呈褐色肉样纤维组织，称肺肉质变。其原因与病变组织内中性粒细胞渗出过少，蛋白溶解酶不足有关。③败血症或脓毒血症：见于严重感染且患者抵抗力低下时，细菌侵入血液繁殖所致。④感染性休克：重症大叶性肺炎引起全身中毒症状和微循环衰竭时，可发生休克，称休克型或中毒性肺炎，是一种严重的并发症，常使患者死亡。

（二）小叶性肺炎

小叶性肺炎（lobular pneumonia）是以肺小叶为单位，呈灶状散布的急性化脓性炎症。因其病变常以细支气管为中心，故又称为支气管肺炎（bronchopneumonia）。主要发生于小儿、年老体弱者和久病卧床者。

1. 病因及发病机制　小叶性肺炎常为多种细菌混合感染所致。常见的病原菌为上呼吸道内致病力较弱的常驻菌，如肺炎链球菌、葡萄球菌、流感嗜血杆菌、肺炎克雷伯杆菌、链球菌、铜绿假单胞菌和大肠埃希菌等。在机体抵抗力下降、防御功能受损时，致病菌侵入细支气管及肺泡生长繁殖而发病。常见的诱因有传染病（麻疹、百日咳、白喉、流感等）、营养不良、受寒、麻醉、昏迷和长期卧床等。因此，小叶性肺炎通常是某些疾病的并发症，如麻疹后肺炎、手术后肺炎、吸入性肺炎和坠积性肺炎等。除细菌外，某些有害气体的吸入，如芥子气、光气引起化学性肺炎；消化道或其他异物——如羊水、脂类物质和咽喉炎症的分泌物的吸入，可发生吸入性肺炎。

2. 病理变化　以细支气管为中心的化脓性炎症是小叶性肺炎的病变特征。

病灶常散布于两肺各叶，尤以两肺下叶和背侧较多。呈灰黄色实变灶，大小多在 1cm 左右（图 16-3）。严重者，病灶互相融合形成融合性支气管肺炎（confluent bronchopneumonia）。镜下见病变细支气管管壁和其所属肺泡充血、水肿，黏膜上皮和肺泡上皮坏死脱落，管腔及肺泡腔内充满大量中性粒细胞、少量红细胞、脱落的上皮细胞及纤维素。病灶周围肺组织充血，部分肺泡过度扩张，呈代偿性肺气肿（图16-4）。

3.临床病理联系　患者较早就可出现发热、咳嗽和黏液脓痰等症状。因病灶一般较小而且散在分布，故除融合性支气管肺炎外，肺实变体征一般不明显，X线胸透检查可见不规则灶状阴影。由于病变细支气管和肺泡内含有渗出物，听诊可闻及湿啰音。

4.结局及并发症　经及时治疗，本病多可痊愈。婴幼儿、老年人和久病体衰者并发症多见，预后较差。常见并发症有心力衰竭、呼吸衰竭、脓毒血症、肺脓肿及脓胸等。

◆　　　　　　　吸入性肺炎

　　　　　　　吸入性肺炎是指意外吸入酸性物质，如动物脂肪、食物、胃内容物以及其他刺激性液体和挥发性的碳氢化合物后，引起的化学性肺炎。

　　　　　　　临床上最常见是误吸入胃内容物，由于胃酸刺激而引起的肺部感染。正常人由于喉反射和吞咽的协同作用，一般食物和异物不易进入下呼吸道，即使误吸少量液体，亦可通过咳嗽排出。在全身麻醉、脑血管意外、癫痫发作、酒精中毒、麻醉过量或服镇静剂后的患者，防御功能减弱或消失，异物易吸入气管；老年人反应性差也易发生吸入性肺炎。

　　　　　　　预防吸入性肺炎的主要措施是防止食物或胃内容物吸入，如手术麻醉前充分胃排空，对昏迷患者可采取头低及侧卧位，尽早插胃管，必要时气管插管或气管切开。加强护理更为重要。

二、病毒性肺炎

　　病毒性肺炎（viral pneumonia）多因上呼吸道病毒感染向下蔓延所致。多见于婴幼儿。由多种病毒引起。常见病毒是流感病毒，其次为腺病毒、呼吸道合胞病毒、麻疹病毒、水痘病毒和巨细胞病毒等。临床症状轻重不等，因病毒类型和患者状况而异，常表现为频繁难治的咳嗽、气促、发热等，甚至出现发绀及全身中毒症状。除流感病毒外，其余的病毒性肺炎多见于儿童。病毒性

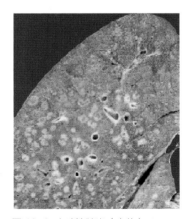

图16-3　小叶性肺炎（大体）
肺内见散在的灰黄色化脓病灶

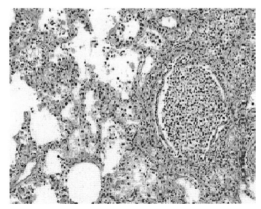

图16-4　小叶性肺炎（镜下）
细支气管管腔及其周围肺泡腔内充满以中性粒细胞为主的炎性渗出物，病变周围部分肺泡呈代偿性肺气肿

肺炎病变为间质性肺炎（interstitial pneumonia），肺体积轻度肿大，无明显实变；镜下见支气管管壁、小叶间隔及肺泡间隔充血、水肿，其内淋巴细胞和单核细胞浸润，肺泡间隔明显增宽，肺泡腔内可有少量浆液。严重者肺泡腔壁和细支气管内可有红染的透明膜形成；细支气管及肺泡上皮可发生变性、坏死、增生及肥大，甚至形成多核巨细胞。有时在增生的上皮细胞和多核巨细胞的胞核及胞质内可见病毒包涵体，病毒包涵体是组织学诊断病毒性肺炎的重要依据。

◆　　　　　　　重症急性呼吸综合征

重症急性呼吸综合征（severe acute respiratory syndrome，SARS），是以呼吸道传播为主的急性传染病，2002 年最初在我国广东出现，称为"非典型肺炎"。病原体为 SARS 冠状病毒（SARS CoV）。临床上以发热为首发症状，可伴有乏力、头痛、肌肉关节酸痛等全身症状和干咳、胸闷、呼吸困难等呼吸道症状；胸部 X 线检查可见肺部炎性浸润阴影。重症病例有明显呼吸困难，并可迅速发展为急性呼吸窘迫综合征。肺和免疫器官是 SARS 病毒入侵的主要靶器官。肺的主要病理变化为脱屑性肺炎、弥漫性肺泡损伤、肺充血水肿和出血，肺泡腔内可见广泛透明膜形成，部分肺泡上皮能见到典型病毒包涵体。

三、支原体肺炎

支原体肺炎（mycoplasmal pneumonia）是主要由肺炎支原体引起的一种间质性肺炎。支原体是介于病毒和细菌之间的微生物，主要经飞沫感染。支原体肺炎多发于青少年，发病率较高，秋冬两季较多见。

肺炎支原体感染可引起整个呼吸道的炎症。肺部病变常累及一叶肺组织，以下叶多见。病变肺呈暗红色，病灶呈节段性、局灶性分布，切开可有少量红色泡沫状液体溢出。胸膜常无累及。组织学呈间质性肺炎改变（参见病毒性肺炎）。

患者起病较急，有发热、头痛及全身不适等症状。突出表现为支气管黏膜受炎症刺激而引起的剧烈咳嗽，常为干咳。听诊可闻及干、湿啰音。胸部 X 线显示节段性及网状或斑片状阴影。痰、鼻分泌物及咽喉拭子可培养出肺炎支原体。预后良好。

第二节　慢性阻塞性肺疾病及慢性肺源性心脏病

慢性阻塞性肺疾病（chronic obstructive pulmonary disease，COPD）是一组慢性气道阻塞性疾病的统称。主要包括慢性支气管炎、肺气肿、支气管哮喘和支气管扩张症等疾病。

一、慢性支气管炎

慢性支气管炎（chronic bronchitis）是指支气管黏膜及其周围组织的慢性非特异性炎症。主要临床特征为反复发作，且症状每年持续 3 个月，连续两年以上。好发于寒冷季节。病情进展可并发肺气肿和肺源性心脏病。

（一）病因及发病机制

病因尚未完全清楚，一般认为与多种因素长期综合作用有关。

1．感染因素　病毒和细菌感染是引起本病发生发展的重要因素。病毒感染造成呼吸道黏膜上皮的损伤，使局部防御功能下降，更易于继发细菌感染。

2．理化因素　吸烟、空气污染、长期接触工业粉尘及寒冷潮湿的空气均可使病情加重。其中吸烟的作用最为显著，可损伤呼吸道黏膜的自净功能，降低肺泡巨噬细胞的吞噬细菌能力，引起黏膜腺体肥大、增生及小气道的炎症。

3．过敏因素　喘息型慢性支气管炎患者常有过敏史。

4．内在因素　机体的抵抗力、呼吸系统防御功能以及机体抗过敏状态等也与本病的发生发展密切相关。

（二）病理变化

病变常起始于较大的支气管并逐渐累及小支气管和细支气管。气道阻力增高和肺组织受损的严重程度与细支气管受累程度成正相关。主要病变有：①黏膜上皮纤毛粘连、倒伏甚至脱落，上皮细胞变性、坏死，并可发生鳞状化生和杯状细胞增生；②黏液腺体增生、肥大，部分浆液腺发生黏液化；③支气管壁充血，慢性炎细胞浸润，管壁平滑肌束断裂、萎缩，软骨变性、萎缩、钙化或骨化；④喘息型患者管壁平滑肌增生、肥大，支气管管腔变窄。慢性支气管炎反复发作，病变逐渐加重，可引起细支气管周围炎，甚至闭塞性细支气管炎，进而引起阻塞性肺气肿。

（三）临床病理联系

突出症状为咳嗽、咳白色黏液泡沫痰和气喘，原因在于支气管黏膜炎症刺激与黏液腺增生功能亢进。若痰液变为黄色脓性，提示伴有细菌感染。由于支气管痉挛引起喘息则出现哮鸣音。小、细支气管腔内及周围的炎性渗出物引起干、湿性啰音。小气道狭窄或阻塞可导致阻塞性通气障碍。

二、肺气肿

肺气肿（pulmonary emphysema）是指末梢肺组织（呼吸性细支气管、肺泡管、肺泡囊和肺泡）因弹性减弱而过度充气呈持久扩张，并伴有肺泡间隔破坏、肺泡融合，使肺容积增大的一种病理状态。

（一）病因及发病机制

肺气肿与吸烟、空气污染、小气道感染及尘肺等关系密切，慢性阻塞性支气管炎是引起肺气肿的重要原因。其发病机制与下列因素有关。

1．阻塞性通气障碍　慢性阻塞性细支气管炎时，肺泡内吸入的气体排出受阻而使肺泡长期处于扩张状态，致使弹性回缩能力降低。结果膨胀的肺泡破裂并互相融合形成气肿囊泡。吸入的空气还可经过细支气管和肺泡间孔进入闭塞远端的肺泡内，从而更增加了肺泡内的储气量。

2．α_1－抗胰蛋白酶缺乏　中性粒细胞释放的弹力蛋白酶对肺泡间隔弹力蛋白有破坏溶解作用。α_1－抗胰蛋白酶是多种蛋白水解酶的抑制物，小气道炎症时，由中性粒细胞、巨噬细胞释放的氧自由基可使 α_1－抗胰蛋白酶失活，过多降解肺组织中弹力蛋白，破坏肺泡壁，肺泡融合形成肺气肿。在 α_1－抗胰蛋白酶遗传性缺乏的家族，肺气肿发病率比一般人高 15 倍，且发病年龄较早。

（二）病理变化与类型

肺体积显著膨大，边缘钝圆，色灰白，肺组织柔软而弹性差，指压后留下压痕。切面肺组织呈蜂窝状。镜下见肺泡明显扩张，肺泡间隔变窄、断裂，相邻肺泡融合形成较大的囊腔（图16-5）。肺毛细血管床明显减少，肺小动脉内膜呈纤维性增厚。小支气管和细支气管呈慢性炎症。

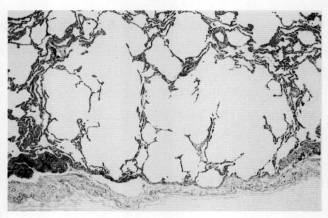

图 16-5　肺气肿
肺泡明显扩张，肺泡间隔变窄、断裂，相邻肺泡融合成较大囊腔

根据受累部位，可将肺气肿分为肺泡性肺气肿和间质性肺气肿两大类。

1. 肺泡性肺气肿　肺泡性肺气肿（alveolar emphysema）病变发生在肺腺泡内，按部位和范围不同，又可将其分为以下3类：①腺泡中央型肺气肿：肺腺泡中央的呼吸性细支气管呈囊状扩张，而肺泡管、肺泡囊变化不明显。②腺泡周围型肺气肿：肺腺泡远端的肺泡管和肺泡囊扩张，而呼吸细支气管基本正常。③全腺泡型肺气肿：整个肺腺泡均受累。重症者，气肿囊腔可融合成直径超过1cm的较大囊泡，形成囊泡性肺气肿。

2. 间质性肺气肿　间质性肺气肿（interstitial emphysema）是由于肺内压急剧增高使肺泡间隔或细支气管壁破裂导致肺泡内空气进入肺间质所致。气体在肺小叶间隔、肺膜下形成串珠状小气泡，或可沿细支气管和血管周围的组织间隙扩展至肺门、纵隔，甚至可在颈部和胸部皮下形成皮下气肿。

3. 其他类型肺气肿　①瘢痕旁肺气肿：肺瘢痕周围肺泡受到破坏，融合扩张形成局限性肺气肿；②肺大疱（bullae of lung）：气肿囊腔直径超过2cm，多为位于肺膜下的孤立性囊泡；③代偿性肺气肿：指肺萎陷及炎症实变灶周围的肺泡代偿性过度充气、膨胀并互相融合形成的病灶旁肺气肿；④老年性肺气肿：是指老年人肺组织发生退行性变，弹性回缩力减弱，致使肺残气量增多，肺容积增大。

（三）临床病理联系

慢性支气管炎的症状，随病程进展，患者出现逐渐加重的呼气性呼吸困难、胸闷、气短，严重时出现发绀等低氧症状。查体胸廓呈过度吸气状态，胸廓前后径变大，称"桶状胸"。叩诊呈过清音。肺X线检查透光度增强。肺膜下肺大疱如发生破裂可引起自发性气胸。肺泡间隔毛细血管床减少和受压，引起肺循环阻力增加，导致肺源性心脏病。

三、支气管哮喘

支气管哮喘（bronchial asthma）简称哮喘，是一种由呼吸道过敏反应引起的以支气管可逆性发作性痉挛为特征的慢性阻塞性炎性疾病。临床表现为反复发作性呼气性呼吸困难伴有广泛的哮鸣音，可有胸闷、咳嗽等症状。反复的哮喘发作可导致胸廓变形及弥漫性肺气肿，有时可发生自发性气胸。

（一）病因及发病机制

涉及遗传和环境因素。一般认为外源性哮喘的发病与Ⅰ型超敏反应有关；内源性哮喘与自主神经功能失调有关。诱发支气管哮喘的过敏原较多，如花粉、尘螨、动物皮毛、真菌、某些食品和药物等。主要经呼吸道吸入，但也可通过消化道或其他途径进入人体。一般在接触过敏原15分钟左右哮喘发作称为速发性反应，主要与T细胞和肥大细胞相关。而在接触过敏原4～24小时发病称为迟发性反应，与嗜酸性和嗜碱性粒细胞相关。

（二）病理变化

肺轻度膨胀，支气管腔内含有黏液栓。支气管黏膜水肿，黏液腺和管壁平滑肌细胞增生、肥大，嗜酸性粒细胞、淋巴细胞、浆细胞和巨噬细胞浸润。在支气管壁和管腔内的黏液栓中往往可见嗜酸性粒细胞的崩解产物。长期反复哮喘发作可致胸廓变形、肺气肿及肺心病。

四、支气管扩张症

支气管扩张症（bronchiectasis）是指肺内小支气管持久性扩张为特征的一种慢性疾病。扩张支气管因分泌物潴留常合并化脓性炎症。临床上出现咳嗽、咳大量脓痰及反复咯血等症状。

（一）病因及发病机制

发病与多种原因引起的支气管壁的炎性损伤有关。炎症使支气管壁的平滑肌、弹力纤维、软骨等支撑结构破坏，呼气时支气管难以完全回缩，同时支气管周围肺组织的慢性炎症和纤维化对管壁的牵拉和咳嗽时支气管内压增高等因素，促成支气管持久性扩张。

支气管扩张症还与先天性支气管壁发育不全有关。

（二）病理变化

病变支气管左肺多于右肺，下叶多于上叶。可局限于一侧肺叶或肺段，也可累及双肺。肺切面可见支气管呈圆柱状或囊状扩张。扩张的支气管腔内常有黏液脓样或黄绿色脓性渗出物，常因继发腐败菌感染而有恶臭，有时有血性渗出物。支气管黏膜上皮增生肥厚，常伴有鳞状化生、糜烂或小溃疡形成，其内见淋巴细胞、浆细胞和中性粒细胞浸润。支气管管壁结构包括弹力纤维、平滑肌、腺体甚至软骨均可发生变性、萎缩或破坏消失，代之以肉芽组织或纤维组织。周围肺组织常发生不同程度的肺萎陷、纤维化或肺气肿。

支气管扩张可并发肺炎、肺脓肿及肺坏疽，累及胸膜还可发生脓胸和脓气胸，甚至引起脓毒血症。若炎症破坏血管可引起咯血，严重者可引起窒息。病程久者可发生肺广泛性纤维化，致肺动脉受压，阻力增加，则可导致肺动脉高压，引起肺心病。

五、慢性肺源性心脏病

慢性肺源性心脏病（chronic cor pulmonale）指由慢性肺部疾病、肺血管及胸廓病变引起肺循环阻力增加，肺动脉高压，而导致的以右心室肥大、扩张为特征的心脏病，简称肺心病。本病在我国常见，患病率接近 0.5%。我国北方地区更为常见，患者多在寒冷季节发病，并随年龄增长患病率增高。

（一）病因及发病机制

主要病因是慢性阻塞性肺疾病（COPD），最常见的是慢性支气管炎，占 80% ~ 90%。①COPD常导致肺纤维化，毛细血管床减少，小血管纤维化、闭塞，使肺循环阻力增加；②由于 COPD 破坏肺的气血屏障结构，减少气体交换面积，使组织处于缺氧状态。缺氧可引起肺小动脉痉挛、肺小动脉中膜肥厚及细动脉肌化，从而导致肺循环阻力增加出现肺动脉高压。右心负荷逐渐增加，最后发生右心室肥大、扩张。此外，限制性肺疾病如胸廓畸形、脊柱弯曲、胸膜纤维化等，可引起限制性通气障碍，还可压迫肺部造成肺血管扭曲，导致肺循环阻力增加引起肺心病。其他少见原因为肺血管疾病，如反复的肺动脉栓塞和原发性肺血管疾病也可导致肺循环阻力增加和肺动脉高压等。

（二）病理变化

1．肺部病变 除原有的肺部慢性病变外，肺内主要病变是肺小动脉中膜肥厚、内皮细胞增生肥大、内膜下出现纵行肌束；细动脉肌化；还可发生肺小动脉炎、小动脉血栓形成和机化。此外，肺泡壁毛细血管数量显著减少。

2．心脏病变 主要表现为心脏体积增大，重量增加，右心室肥大、心室腔扩张，心尖钝圆。右心室前壁肺动脉圆锥显著膨隆，通常以肺动脉瓣下 2cm 处右心室室壁肌厚度超过 5mm（正常3 ~ 4mm）作为病理诊断肺心病的形态标准。晚期失代偿时可出现心腔扩张。

（三）临床病理联系

临床表现除原有的肺疾病的症状和体征外，逐渐出现右心衰竭的症状和体征，如全身淤血、肝肿大、腹水、下肢水肿、心悸及心率增快等。此外，肺心病时由于缺氧和呼吸性酸中毒，常并发肺性脑病。

第三节　肺硅沉着病

肺硅沉着病（silicosis），简称硅肺（曾称矽肺），是长期吸入含游离二氧化硅（SiO_2）粉尘微粒所引起的以硅结节形成和肺广泛纤维化为病理特征的一种常见职业病。游离 SiO_2 主要存在于石英中，长期从事开矿、采石及在石英粉厂、玻璃厂、耐火材料厂、陶瓷厂生产作业的工人易患本病。患者多在接触硅尘 10 ~ 15 年后发病，病程进展缓慢，即使脱离硅尘接触后，肺部病变仍继续发展。晚期重症病例呼吸功能严重受损，常并发肺心病和肺结核。

一、病因及发病机制

致病因子为游离 SiO_2，尤以直径 1 ~ 2μm 的硅尘微粒致病性最强。硅肺发病机制尚未阐明。目前主要有生物膜损伤学说、免疫学说等。

1．生物膜损伤学说 含 SiO_2 的粉尘吸入肺内后，被巨噬细胞吞噬，吞噬体与溶酶体融合形成吞噬溶酶体，溶酶体破裂，细胞自溶崩解，崩解产物及释放出的 SiO_2，一方面可刺激更多巨噬细胞增生；另一方面刺激成纤维细胞增生及产生胶原继而玻璃样变，逐渐形成硅结节。

2. 免疫学说 巨噬细胞的崩解产物中，部分具有抗原性，使机体产生抗原抗体反应，导致组织细胞损伤，纤维组织增生，引起肺组织纤维化和硅结节形成。

二、病理变化

基本病变是硅结节形成和弥漫性肺纤维化。

1. 硅结节 硅结节（silicotic nodule）是硅肺的特征性病变，结节境界清楚，直径 2～5mm，呈圆形或椭圆形，灰白色，质硬，触之有沙砾感。硅结节的形成大致分 3 阶段：①细胞性结节；②纤维性结节；③玻璃样结节。典型的硅结节是由呈同心圆状或旋涡状排列的、已发生玻璃样变的胶原纤维构成（图 16-6），中央常有内膜增厚的小血管。晚期，硅结节可融合成团块状，团块的中央由于缺血、缺氧而发生坏死、液化，形成硅肺性空洞。

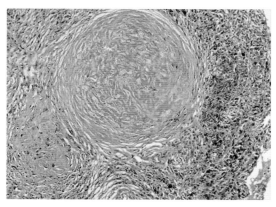

图 16-6　硅肺
硅结节由胶原纤维构成、呈同心圆状排列，玻璃样变，周围肺组织纤维组织增生，炭尘浓集

2. 弥漫性肺纤维化 病变肺组织除硅结节外，还有不同程度的弥漫性纤维化，严重者病变范围可达全肺 2/3 以上。胸膜也因纤维化而广泛增厚。肺门淋巴结内也有硅结节形成和弥漫性纤维化及钙化。

根据肺硅结节的数量、直径大小和分布范围，将硅肺分为三期。Ⅰ期硅肺：硅结节主要局限于淋巴系统，双侧肺门淋巴结肿大、变硬。Ⅱ期硅肺：硅结节数量增多，散布于全肺；体积增大，一般不超过 1cm，总的病变范围不超过全肺 1/3。Ⅲ期硅肺（重症硅肺）：硅结节密集融合成块，直径超过 2cm；病变范围超过全肺 2/3，可有硅肺空洞形成，肺组织弥漫纤维化。胸膜明显增厚。肺重量和硬度明显增加，切开有沙砾感，入水下沉。

三、并发症

1. 肺结核 硅肺患者由于局部抵抗力降低，容易并发肺结核病，硅肺合并肺结核病常为患者的死因之一。

2. **肺气肿** 硅肺时常发生不同程度的阻塞性肺气肿。胸膜下肺大疱破裂可引起自发性气胸。

3. **肺心病** 硅肺病变可引起肺通气和换气功能障碍、肺动脉高压和右心肥厚及心脏扩张而发生肺心病。严重者可因右心衰竭而死亡。

第四节 呼吸系统常见肿瘤

一、鼻咽癌

鼻咽癌（nasopharyngeal carcinoma）是鼻咽部上皮组织发生的恶性肿瘤。其病因尚未完全清楚，可能与环境、Epstein-Barr 病毒感染、遗传等方面因素有关。本病可见于世界各地，但以我国南方各省，特别是广东珠江三角洲发病率最高。男性患者多于女性，发病高峰为 40 ~ 50 岁之间。临床上，患者常有涕中带血、鼻塞、耳鸣、头痛、颈部淋巴结肿大等症状。晚期患者可出现脑神经损害及远隔器官转移。

鼻咽癌最常见于鼻咽顶部，其次为外侧壁及隐窝，发生于前壁者最少。早期常表现为局部黏膜粗糙或稍隆起，逐渐发展为结节型、菜花型、溃疡型、黏膜下型肿块。黏膜下型者，表面黏膜完好或轻度隆起，癌组织在黏膜下浸润生长，以致原发癌尚未被发现，已在颈淋巴结发生了转移。

组织学类型：包括鳞状细胞癌和腺癌等，其中鳞状细胞癌多见。

扩散途径：①直接蔓延：肿瘤向上蔓延破坏颅底骨侵犯颅内，损害第 Ⅱ ~ Ⅵ 对脑神经；向外侧壁扩展，侵犯咽鼓管进入中耳引起耳鸣等症状；向前侵入鼻腔甚至眼眶；向后侵犯颈椎以及颈段脊髓。②转移：癌细胞常在早期就可经淋巴道转移，先到咽后壁淋巴结，然后至颈深上淋巴结。一般多在颈上部胸锁乳突肌上端内侧出现互相融合形成巨大无痛性肿块。血道转移多发生在肝、肺、肾、骨等脏器。

二、肺 癌

肺癌（carcinoma of the lung）与吸烟、空气污染及职业因素（接触放射线、吸入化学致癌粉尘等）等有关。

大体类型：①中央型：最常见，发生于主支气管，位于肺门部（图 16-7）。②周围型：呈结节状或球形，邻近肺膜。③弥漫型：较少见。癌组织沿肺泡管、肺泡呈弥漫性浸润生长，或呈大小不等的多发性结节散布于肺叶内。

组织学类型：主要包括四种：鳞状细胞癌、腺癌、小细胞癌、大细胞癌。近年来，腺癌已取代鳞状细胞癌成为肺癌最常见的组织学类型。基于治疗的差异，临床上将肺癌分成小细胞肺癌和非小细胞肺癌两大类。非小细胞癌包括鳞状细胞癌、腺癌、大细胞癌。绝大多数小细胞肺癌诊断时已经转移，丧失了手术治疗的价值，化疗或联合放疗是最佳的治疗方式。而非小细胞肺癌对化疗不敏感，手术治疗是最佳方案。

扩散途径：①直接蔓延：中央型肺癌常直接侵及纵隔、心包及周围血管，或沿支气管蔓延。周围型肺癌可直接侵犯胸膜，长入胸腔而引起胸腔积液。②转移：淋巴道转移常见，首先至支气

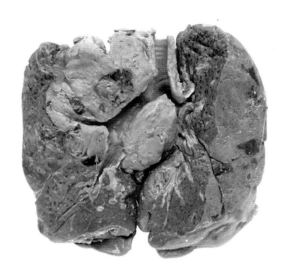

图 16-7　中央型肺癌

肿瘤（红箭头所示）浸润支气管壁及周围肺组织，与癌转移而肿大的肺门淋巴结（绿箭头所示）互相融合一起形成巨大肿块

管肺门淋巴结，再扩散至纵隔、锁骨上、腋窝、颈部淋巴结。血道转移见于脑、肾上腺、骨以及肝、肾、胰、甲状腺和皮肤等。

　　肺癌早期症状多不明显。可有咳嗽、胸痛、痰中带血等。肿瘤压迫血管可出现上腔静脉压迫综合征，肺尖部的肿瘤侵犯颈交感神经可引起 Horner 综合征。部分患者出现副肿瘤综合征、肺性骨关节病、Cushing 综合征等。

第五节　呼吸系统疾病预防和护理的病理学基础

一、肺炎的防护原则

　　1. 病情观察　观察患者的血压、脉搏、呼吸、体温、咳嗽、咳痰（颜色、性质、量等），胸痛（性质、部位、程度），呼吸困难的程度，口唇黏膜及皮肤的颜色，肺部呼吸音，肺部有无实变体征等。

　　2. 对症护理　呼吸困难明显患者给予吸氧，出现心力衰竭患者给予强心、利尿等护理。

　　3. 生活护理　室内保持空气流通，适当保暖、休息、增加营养；对重症急性呼吸综合征患者要采取严格隔离、彻底消毒等措施。

　　4. 健康教育　避免诱发因素，加强锻炼，提高机体免疫力，预防呼吸道感染。

二、慢性阻塞性肺疾病及慢性肺源性心脏病的防护原则

　　1. 病情观察　注意观察患者咳嗽、咳痰（量、颜色、有无带血、气味等），呼吸状态，胸部的形状变化，呼吸困难的程度，心率，肝、脾，全身水肿，颈静脉怒张，口唇黏膜及皮肤的颜色

等。对危重患者做好抢救准备工作并加强护理。

2．对症护理　采取抗感染护理；呼吸困难明显患者，给予吸氧、祛痰和解痉药物；咯血时给予止血药物等；如果心脏负担过重给予利尿、限盐饮食。

3．生活护理　室内保持空气流通，适当保暖、休息、增加营养。

4．健康教育　教育患者认识慢性阻塞性肺疾病及肺心病的发病原因、发病机制及危害性，减少呼吸道感染，戒烟，加强锻炼，提高机体免疫力，增强患者康复信心。

三、肺硅沉着病的防护原则

1．病情观察　注意观察患者呼吸困难的程度、咯血、水肿、体温等，定期体格检查。

2．对症护理　让患者早期离开硅尘污染的环境，给予吸氧、止血、抗感染护理。

3．健康教育　让患者认识硅尘污染空气对人体的危害，增加预防肺硅沉着病发病的基本知识及措施。

四、呼吸系统常见肿瘤的防护原则

1．病情观察　对鼻咽癌患者注意观察鼻塞、鼻涕是否带血、颌下有无包块、偏头痛、面神经麻痹等；注意观察肺癌患者咳嗽、咯血（量、时间、颜色）、呼吸、胸痛、贫血、乏力、消瘦等。

2．对症护理　除对肿瘤本身治疗外，如出血给予止血，疼痛者给予镇痛，预防感染，补充营养，提高机体的抵抗力。

3．心理护理　消除患者恐惧心理，增强患者战胜肿瘤的信心，积极配合治疗和护理。

（高　冰　编写　步　宏　审校）

◇ **病例思考题**　...

1．患者，男性，20岁，学生，周末外出爬山返回途中遭雨淋，于当晚突然起病，寒战、高热、呼吸困难、胸痛，继而咳嗽，咳铁锈色痰。检查发现，左肺下叶肺泡呼吸音消失，触诊语颤增强。血WBC $17×10^9$/L；X线检查左肺下叶有大片致密阴影。诊断为大叶性肺炎。入院经抗生素治疗，病情迅速好转，各种症状逐渐消失，10天后康复。

（1）该病的病因和诱因是什么？

（2）用学过的病理知识解释患者的临床表现。

2．患儿，男性，1岁。发热，咳嗽，咳痰10天，伴寒战2天。体格检查：T 39℃，R 35次/分，P 160次/分，BP 75/52mmHg。呼吸急促，口唇发绀，鼻翼扇动，双肺可闻及散在湿啰音。实验室检查：WBC $19×10^9$/L，N80%。X线检查双肺可见散在小灶状阴影，血液培养有细菌生长。临床诊断为小叶性肺炎。

（1）用学过的病理知识解释患者的临床表现。

（2）从病因、好发人群、病变性质、病理变化和结局等方面比较大叶性肺炎与小叶性肺炎的异同点。

3. 患者，男性，60岁。20年前出现咳嗽、咳痰伴喘息，尤以春冬季为重，诊断为慢性支气管炎，治疗效果不好，且逐渐加重。10年前出现难于缓解的呼吸困难，间断性下肢浮肿（劳累或久站时明显）。10天前感冒后出现腹胀，双下肢浮肿。检查发现，患者口唇发绀，颈静脉怒张，桶状胸。诊断为慢性支气管炎并发慢性阻塞性肺气肿、慢性肺源性心脏病。

（1）分析患者病变的发展过程。

（2）患者咳嗽、咳痰、喘息的病理学基础是什么？

（3）慢性支气管炎并发肺气肿的发病机制是什么？简述肺气肿的病理变化。

（4）哪些是慢性肺源性心脏病的临床表现？简述肺心病心脏的病理变化。

第十七章
呼吸功能不全

学习目标

掌握 呼吸功能不全、呼吸衰竭的概念；呼吸衰竭的发生机制；两类呼吸衰竭氧疗的异同点。

熟悉 急性呼吸窘迫综合征、肺性脑病的概念；呼吸衰竭的病因、分类；急性呼吸窘迫综合征的发生机制；呼吸衰竭时机体主要的代谢功能变化。

了解 呼吸衰竭防治与护理的病理生理学基础。

呼吸是指机体与外界进行气体交换的过程，即摄取氧和排出二氧化碳的过程。一个完整的呼吸过程包括外呼吸、气体在血液中的运输和内呼吸三个环节。正常生理情况下，静脉血流经肺泡毛细血管能充分动脉化，动脉血氧分压（PaO_2）可升至 80～100mmHg（10.7～13.3kPa），动脉血二氧化碳分压（$PaCO_2$）可降低到 36～44mmHg（4.8～5.9kPa）。当各种致病因素造成外呼吸功能严重障碍，以致 PaO_2 低于正常范围，伴有或不伴有 $PaCO_2$ 升高的病理过程或临床综合征称为呼吸功能不全（respiratory insufficiency）。呼吸衰竭（respiratory failure）指呼吸功能不全的严重阶段，其主要血气诊断标准是 PaO_2 低于60mmHg（8.0kPa），伴有或不伴有 $PaCO_2$ 高于50mmHg（6.7kPa）。当吸入气的氧浓度（FiO_2）不足20%时，可将呼吸衰竭指数（respiratory failure index，RFI）作为诊断呼吸衰竭的指标。$RFI=PaO_2/FiO_2$，如 $RFI \leq 300$ 可诊断为呼吸衰竭。

第一节　呼吸衰竭的分类

呼吸衰竭可按照原发病部位、血气变化特点、发病机制以及病程进行分类。

（一）按原发病部位

可分为中枢性与外周性呼吸衰竭。呼吸运动是由呼吸中枢支配外周呼吸器官完成的。中枢神经系统内产生和调节呼吸运动的神经细胞群称为呼吸中枢，分布在大脑皮层、间脑、脑桥、延髓和脊髓等各级部位，这些部位发生病变所造成的呼吸衰竭称为中枢性呼吸衰竭。支配呼吸肌的外周神经及神经－肌肉接头的损伤和外周呼吸器官（胸廓、胸膜、呼吸道、肺等）的病变所造成的呼吸衰竭称为外周性呼吸衰竭。

（二）按血气变化特点

可分为低氧血症（hypoxemia）型（Ⅰ型）和低氧血症伴高碳酸血症（hypercapnia）型（Ⅱ型）呼吸衰竭。这两种类型呼吸衰竭的发病机制、对机体的影响以及治疗原则均不完全相同，在临床上需要对Ⅰ型和Ⅱ型呼吸衰竭进行鉴别诊断。

（三）按主要发病机制

可分为通气性与换气性呼吸衰竭。外呼吸包括肺通气和肺换气两个基本过程。肺通气是肺泡气与外界气体之间的交换过程，肺换气是肺泡气与血液之间的气体交换过程。肺通气和（或）肺换气功能障碍均可导致呼吸衰竭。但很多原发疾病会对肺通气和肺换气功能同时或相继产生影响，临床上单纯的通气性或换气性呼吸衰竭并不常见。

（四）按病程不同

可分为急性与慢性呼吸衰竭。急性呼吸衰竭起病急，一般在数分钟至数小时内发生，而慢性呼吸衰竭则在数天或更长的时间内发生气体交换障碍。

第二节　原因和发病机制

一、肺通气功能障碍

正常成人在静息时有效通气量约为 4L/min。当肺通气功能障碍使肺泡通气不足时可发生呼吸衰竭。包括限制性和阻塞性通气不足。

（一）限制性通气不足

限制性通气不足（restrictive hypoventilation）指吸气时肺泡的扩张受限制所引起的通气障碍。主要原因有：

1. 呼吸肌活动障碍

（1）呼吸肌损伤：常由呼吸肌病变（如重症肌无力、呼吸肌萎缩或由低钾血症、高钾血症、缺氧、酸中毒等所致呼吸肌无力等）、外伤（如车祸伤、战伤等）或呼吸肌疲劳等引起。

（2）呼吸中枢和周围神经受损：常见于镇静药、安眠药、麻醉药过量引起的呼吸中枢抑制，或颅脑病变（如脑外伤、颅内肿瘤、脑血管意外、颅内感染等）造成的呼吸中枢损伤，使驱动呼吸肌做功的神经冲动发放障碍；也可因脊髓灰质炎、多发性脊神经炎等造成神经冲动传递障碍，导致呼吸动力减弱而引起呼吸衰竭。

2. 胸廓的顺应性降低　胸廓的顺应性和胸膜腔的完整性对维持肺的正常通气功能十分重要。严重的胸廓畸形、胸膜纤维化、多发性肋骨骨折等，可降低胸廓的顺应性，从而限制肺的扩张。

3. 肺的顺应性降低　肺是一种弹性器官，具有良好的顺应性，即可扩张性。肺的顺应性降低主要由于：

（1）肺严重纤维化：多由慢性肺部疾病，如慢性支气管炎、肺气肿等所致。

（2）肺泡表面活性物质减少：肺泡表面活性物质可降低肺泡液 - 气界面的表面张力，防止肺泡萎陷。Ⅱ型肺泡上皮细胞发育不全（新生儿呼吸窘迫综合征）或急性受损（如急性呼吸窘迫综合征），水肿液、蛋白酶等物质使其稀释或破坏，等等，均可造成肺泡表面活性物质减少，进而导致肺泡萎缩和肺不张。

（3）肺淤血、肺水肿、肺实变：见于左心衰竭或肺炎等肺部感染性疾病。

4. 胸腔积液和气胸　胸腔大量积液或张力性气胸时压迫肺，使肺扩张受限。

（二）阻塞性通气不足

阻塞性通气不足（obstructive hypoventilation）指气道狭窄或阻塞所致的通气障碍。生理情况下气道阻力 80% 以上在直径大于 2mm 的支气管与气管，直径小于 2mm 的外周小气道阻力仅占总阻力的 20% 以下。影响气道阻力的因素中最主要的是气道内径。气道阻塞可分为中央性阻塞与外周性阻塞。

1. 中央性气道阻塞　指气管分叉处以上的气道阻塞。阻塞若位于胸外（如声带麻痹、炎症、水肿等），吸气时气道内压明显低于大气压，导致气道狭窄加重；呼气时则因气道内压大于大气压而使阻塞减轻，故患者表现为吸气性呼吸困难（inspiratory dyspnea）。如阻塞位于中央气道的胸内部位，吸气时由于胸内压降低使气道内压大于胸内压，使阻塞减轻；用力呼气时由于胸内压升高而压迫气道，使气道狭窄加重，患者表现为呼气性呼吸困难（expiratory dyspnea）（图 17-1）。

2. 外周性气道阻塞　内径小于 2mm 的小支气管软骨为不规则的块状，细支气管无软骨支撑。

吸气时随着肺泡的扩张，小气道受周围弹性组织牵拉，其口径变大和管道伸长；呼气时则小气道缩短变窄。慢性阻塞性肺疾患主要侵犯小气道，不仅可使管壁增厚、痉挛和顺应性降低，而且管腔也可被分泌物堵塞，小气道阻力明显增加，患者主要表现为呼气性呼吸困难。

在护理呼吸衰竭的患者时，通过观察患者所表现的呼吸困难的特征，有利于及时有效地判断患者气道阻塞的部位。

用力呼气时胸内压和气道内压均高于大气压，在呼出气道上，压力由小气道至中央气道逐渐下降，通常将气道内压与胸内压相等的气道部位称为"等压点"。等压点下游端（通向鼻腔的一端）的气道内压低于胸内压，气道可能被压缩。正常人气道的等压点位于有软骨环支撑的大气道，即使气道外压力大于气道内压力，也不会使大气道闭合。

慢性支气管炎时小气道阻塞加重。在用力呼气时，气体通过阻塞部位形成的压差较大，使阻塞部位以后的气道压低于正常，等压点由大气道上移至无软骨支撑的小气道。用力呼气时小气道外部压力大于其内部压力，使气道阻塞加重，甚至闭合，导致严重的呼气性呼吸困难。

肺气肿时，由于肺泡弹性回缩力下降，胸内负压降低（即胸内压升高），可压迫小气道导致小气道阻塞；患者肺泡扩大而数量减少，使细支气管壁上肺泡的附着点减少，牵拉力减少，引起细支气管缩小变形，阻力增加，气道阻塞；可造成患者胸内压力（气道外压力）增高，用力呼气时等压点上移至小气道，引起小气道闭合而出现呼气性呼吸困难（图 17-2）。

（三）血气改变

总肺泡通气量不足会使肺泡气氧分压（alveolar PO_2，P_AO_2）下降和肺泡气二氧化碳分压（alveolar PCO_2，P_ACO_2）升高，因而流经肺泡毛细血管的血液不能被充分动脉化，导致 PaO_2 降低和 $PaCO_2$ 升高，最终出现 II 型呼吸衰竭。$PaCO_2$ 是反映总肺泡通气量变化的最佳指标。$PaCO_2$ 升高意味着低

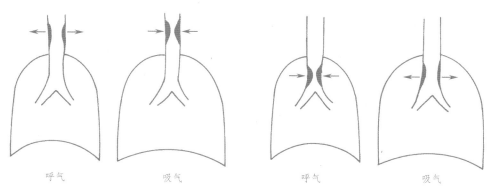

呼气　　　　吸气　　　　　　　呼气　　　　吸气

图 17-1　不同部位气道阻塞所致呼气与吸气时气道阻力的变化

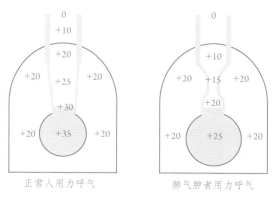

正常人用力呼气　　　　肺气肿者用力呼气

图 17-2　气道等压点上移与气道闭合（压力单位为 cmH_2O，$1cmH_2O=0.098kPa$）

通气，$PaCO_2$ 降低则意味着通气过度。在护理呼吸衰竭患者过程中可根据 $PaCO_2$ 的变化及时掌握患者的呼吸状况。

二、肺换气功能障碍

肺换气功能障碍包括弥散障碍、肺泡通气与血流比例失调以及解剖分流增加。

（一）弥散障碍

弥散障碍（diffusion impairment）指由于呼吸膜面积减少或异常增厚和弥散时间缩短所引起的气体交换障碍。肺泡气与血液之间进行的气体交换是一个物理弥散过程。气体弥散的速度取决于肺泡－毛细血管膜（简称呼吸膜）两侧的气体分压差、呼吸膜的面积与厚度及气体的弥散能力，后者与气体的分子量和溶解度有关。此外，气体弥散量还取决于血液与肺泡接触的时间。

1. 常见原因

（1）呼吸膜面积减少：肺实变、肺不张、肺叶切除等可引起呼吸膜面积减少。人类两肺共有约 3 亿肺泡，总弥散面积可达 70m² 之多。静息呼吸时参与换气的呼吸膜表面积为 35～40m²。由于储备量大，只有当呼吸膜面积减少一半以上时，才会引起换气功能障碍。

（2）呼吸膜厚度增加：呼吸膜很薄，总厚度不到 1μm，气体易于弥散通过。当肺水肿、肺泡透明膜形成、肺纤维化、肺泡毛细血管扩张或稀血症导致呼吸膜变厚时，可因弥散距离增宽而使气体弥散速度减慢。

呼吸膜病变患者在静息时一般不出现血气异常。因静息时血液流经肺泡毛细血管的时间约为 0.75 秒，而只需 0.25 秒就可完全氧合（图 17-3）。即使弥散速度减慢，但在 0.75 秒内仍可达到血气与肺泡气的平衡而不发生血气异常。在体力负荷增加等使心输出量增加和肺血流加快时，血液和肺泡接触时间过短，则可导致低氧血症。弥散障碍只引起 PaO_2 降低，不会使 $PaCO_2$ 增高。因 CO_2 在水中的溶解度比 O_2 大，弥散速度比 O_2 快，能较快地弥散入肺泡使 $PaCO_2$ 与 P_ACO_2 取得平衡。若存在代偿性通气过度，则可使 $PaCO_2$ 与 P_ACO_2 低于正常；当呼吸膜的病变非常严重时，才会出现 $PaCO_2$ 增高。

（二）肺泡通气与血流比例失调

肺泡通气与血流比例失调（ventilation-perfusion imbalance）是肺部疾患导致呼吸衰竭最常见也是最重要的机制。血液流经肺泡时能否保证得到充足的 O_2 和充分地排出 CO_2，使血液动脉化，除有

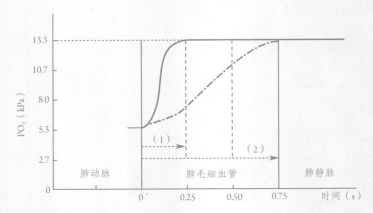

图 17-3　血液通过肺泡毛细血管时的血气变化
（1）代表正常人；（2）代表呼吸膜面积减少或厚度增加患者

正常的肺通气和弥散功能外，还取决于肺泡通气量与血流量的正常比例。若肺的总通气量正常，但肺通气或（和）血流的改变不平行，使部分肺泡通气与血流比例严重失调，就会造成肺内气体交换障碍，甚至导致呼吸衰竭。

正常成人在静息状态下，肺泡每分通气量（V_A）约为4L，每分钟肺血流量（Q）约为5L，二者的比率（V_A/Q）约为0.8。直立位时，由于重力的作用，胸腔内负压上部比下部大，肺尖部肺部扩张程度较大，因而吸气时流入上肺肺泡的气量较少，使肺泡通气量自上而下递增。重力对血流的影响更大，上肺与下肺的血流量差别更大，故使肺部的 V_A/Q 自上而下递减。正常青年人肺尖部 V_A/Q 可高达3.0，而肺底部仅有0.6，且随着年龄增大，这种差别更大（图17-4）。肺疾患时，由于肺病变轻重程度与分布的不均匀，可能造成严重的肺泡通气与血流比例失调，导致换气功能障碍。

1. 部分肺泡通气不足 支气管哮喘、慢性支气管炎、阻塞性肺气肿等引起的气道阻塞，以及肺纤维化、肺水肿等引起的限制性通气障碍的分布往往是不均匀的。病变重的部分肺泡通气明显减少，而血流未相应减少，甚至还可因炎性充血使血流增多（如大叶性肺炎早期），使 V_A/Q 显著降低，以致流经这部分肺泡的静脉血未经充分氧合便掺入动脉血内。这种情况类似动静脉短路，故称功能性分流（functional shunt），又称静脉血掺杂（venous admixture）（图17-5）。

2. 部分肺泡血流不足 肺动脉栓塞、弥散性血管内凝血、肺动脉炎、肺血管收缩等，都可使部分肺泡血流减少，V_A/Q 可显著大于正常，患部肺泡血流少而通气多，肺泡通气不能充分被利用，称为死腔样通气（dead space like ventilation）。正常人的生理死腔（dead space，V_D）约占潮气量（tidal volume，V_T）的30%，疾病时功能性死腔（functional dead space，V_{Df}）可显著增多，使 V_D/V_T 高达 $60\% \sim 70\%$，从而导致呼吸衰竭（图17-5）。

部分肺泡通气不足或部分肺泡血流不足均可导致 PaO_2 降低，而 $PaCO_2$ 可以正常或代偿性降低，极严重时也可升高。这是由氧离曲线和二氧化碳解离曲线的不同特点决定的（图17-6）。部分肺泡通气不足时，流经病变肺区的静脉血不能充分氧合，其 PaO_2 与氧含量降低而 CO_2 分压和含量增高，引起代偿性呼吸运动增强，使无通气障碍或通气障碍较轻部位的肺泡通气量增加，以致流经该部分肺泡的血液中 PaO_2 增高和 $PaCO_2$ 异常降低。由于氧离曲线具有饱和点，氧含量不能随 PaO_2 的增高相应增加。但 $PaCO_2$ 和 CO_2 含量之间接近线性关系，CO_2 含量可以随 $PaCO_2$ 降低相应出现降低。病肺和健肺的混合血液中 PaO_2 与氧含量均降低，而 CO_2 分压和含量则可正常。若肺通气障碍范围较大，使总肺泡通气量降低，则 $PaCO_2$ 可以升高。

部分肺泡血流不足时，流经病肺的血液中 PaO_2 异常增高，但氧含量不能相应增加或增加很少；健肺却因代偿性血流增加，使流经的血液不能充分氧合，造成 PaO_2 与氧含量显著降低，CO_2

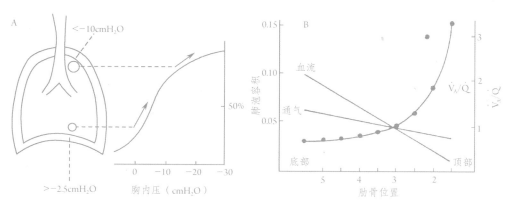

图 17-4　直立体位时肺泡通气分布的特点（A）及生理性通气血流比例改变（B）

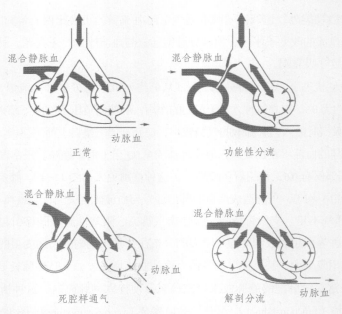

图 17-5 肺泡通气与血流关系模式图

分压和含量却明显增高，最终混合而成的血液中 PaO_2 降低，而 CO_2 分压和含量的变化取决于代偿性呼吸增强的程度，可以降低、正常或升高。

（三）解剖分流增加

肺内自右向左分流又称为解剖分流（anatomic shunt）。生理情况下，肺内也存在解剖分流，即一部分静脉血经支气管静脉和极少的肺内动静脉交通支直接流入肺静脉。这些解剖分流的血流量通常占心输出量的 2% ~ 3%。解剖分流的血液完全未经气体交换，故称为真性分流（true shunt）。支气管扩张症可伴有支气管血管扩张和肺内动静脉短路开放，使解剖分流量增加，静脉血掺杂异常增多，而导致呼吸衰竭。肺的严重病变，如肺实变和肺不张等，使该部分肺泡完全失去通气功能，但仍有血流，流经的血液完全未进行气体交换而掺入动脉血，类似解剖分流。吸入纯氧可有效地提高功能性分流的 PaO_2，而对解剖分流（真性分流）的 PaO_2 则无明显作用；在临床治疗和护理上，用这种方法可鉴别功能性分流与真性分流。

在临床实践中单纯的通气障碍、弥散障碍或通气与血流比例失调都是很少见的，往往是多种因素同时存在或相继发生作用。因此 PaO_2 和 $PaCO_2$ 的改变并非一成不变，有些疾病初期会出现 I

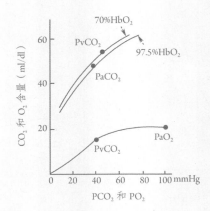

图 17-6 血液氧和二氧化碳解离曲线

型呼吸衰竭，但随着病情加重和多种并发症的发生最终可发展为Ⅱ型呼吸衰竭。

◆　　　　　　　　　PM2.5 对呼吸系统健康的影响

大量的流行病学研究发现，暴露于高浓度颗粒物环境中可提高人群中呼吸系统疾病的发病率和死亡率。颗粒物的直径越小，进入人体呼吸道部位就越深，对人体的危害就越大。粒径在 3.5μm 以下的颗粒物，能被吸入人的支气管和肺泡中并沉积下来。而其中 PM2.5（可入肺颗粒物）由于粒径过小，不易被阻挡，会直接进入支气管。PM2.5对局部肺组织有堵塞作用，可使局部支气管的通气功能下降，细支气管和肺泡的换气功能丧失。吸附着有害物质的 PM2.5 可以刺激或腐蚀肺泡壁，长期作用可使呼吸道防御功能受到损害，诱发支气管炎、肺气肿和支气管哮喘等。PM2.5 还可激活肺巨噬细胞和上皮细胞内的氧化反应，刺激炎性因子分泌及炎性细胞浸润，引起肺组织发生脂质过氧化等，严重危害呼吸系统健康。

急性呼吸窘迫综合征（acute respiratory distress syndrome，ARDS）是由急性肺损伤（肺泡－毛细血管膜损伤）引起的呼吸衰竭。急性肺损伤的原因很多，可以是化学性因素，如吸入毒气、烟雾、胃内容物；生物性因素，如肺部感染；也可由全身性病理过程引起，如休克、大面积烧伤、败血症等；或由某些治疗措施，如做体外循环和血液透析等所致。

急性肺损伤的发生机制很复杂，尚未完全阐明。有些致病因子可直接作用于呼吸膜引起肺损伤；有的则主要通过激活白细胞、巨噬细胞和血小板间接地引起肺损伤。急性肺泡－毛细血管膜损伤及炎性介质的作用使肺泡上皮和毛细血管内皮通透性增高，肺泡Ⅱ型上皮细胞损伤使表面活性物质的生成减少，加上水肿液的稀释和肺泡过度通气消耗表面活性物质，使肺泡表面张力增高，肺的顺应性降低，形成肺不张。肺不张、肺水肿液引起的气道阻塞，以及炎性介质引起的支气管痉挛可导致肺内分流；血小板激活及促凝物质释放造成肺内 DIC，加之炎性介质引起的肺血管收缩，可导致死腔样通气。肺弥散功能障碍、肺内分流和死腔样通气均使 PaO_2 降低，导致低氧血症。其中以肺泡通气与血流比例失调为 ARDS 患者呼吸衰竭的主要发病机制。患者由于 PaO_2 降低（低于 60mmHg）对外周化学感受器的刺激，反射性使呼吸运动加深加快，同时肺充血、水肿对肺泡毛细血管旁 J 感受器的刺激，使呼吸运动变浅变快，导致呼吸窘迫和总通气量增加，可致 $PaCO_2$ 降低。故 ARDS 患者通常发生Ⅰ型呼吸衰竭；极度严重者，由于肺部病变广泛肺总通气量减少，可发生Ⅱ型呼吸衰竭（图 17-7）。

◆　　　　　　　　　新生儿呼吸窘迫综合征

又称新生儿肺透明膜病。指新生儿出生后不久即出现进行性呼吸困难和呼吸衰竭等症状，主要是由于缺乏肺泡表面活性物质所引起，导致肺泡进行性萎陷。患婴多为早产儿，于生后 6～12 小时内出现呼吸困难，逐渐加重，伴呻吟。呼吸不规则，间有呼吸暂停。面色因缺氧变得灰白或青灰，发生右向左分流后发绀明显。严重者发生呼吸衰竭。血液生化检查，PaO_2 降低，$PaCO_2$ 升高，pH 降低。X 线表现，早期两侧肺野透亮度减低，有均匀分布的细小颗粒和网状阴影。如肺不

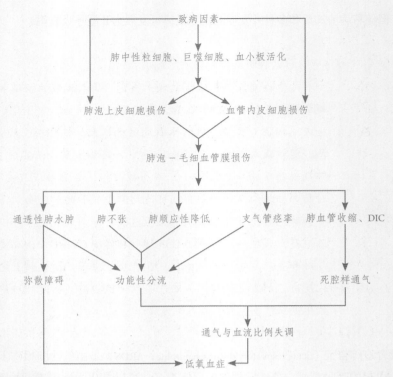

图 17-7　急性呼吸窘迫综合征的发病机制

张扩大至整个肺，则肺野呈毛玻璃样。该病发病率与胎龄有关，胎龄越小，发病率越高，体重越轻，病死率越高。病情严重的婴儿死亡时间大多在 3 天以内，出生后第 2 天病死率最高。

第三节　主要代谢功能变化

呼吸衰竭时发生的低氧血症和高碳酸血症可影响全身各系统的代谢和功能，通常先引起一系列代偿适应性反应，以改善组织的供氧，调节酸碱平衡和适应改变了的内环境。呼吸衰竭严重时，如机体代偿不全，则表现为各系统器官严重的功能和代谢紊乱直至衰竭。

一、酸碱平衡及电解质紊乱

（一）呼吸性酸中毒

见于 II 型呼吸衰竭。由于通气障碍，使 CO_2 排出减少，CO_2 潴留，导致血浆碳酸浓度原发性升高，形成呼吸性酸中毒。此时血钾浓度可增高，而血氯浓度则可降低。

（二）代谢性酸中毒

由严重的低氧血症所致。严重缺氧时使无氧酵解加强，乳酸等酸性代谢产物增多；若同时出现功能性肾功能不全，肾小管的排酸保碱能力降低；另外一些引起呼吸衰竭的原发病或病理过程，如严重感染、休克等也可导致代谢性酸中毒。此时血清钾浓度增高；因 HCO_3^- 降低可使肾排 Cl^- 减少，故当呼吸性酸中毒合并代谢性酸中毒时血中 Cl^- 可正常。

（三）呼吸性碱中毒

Ⅰ型呼吸衰竭患者，如果因缺氧引起肺过度通气，CO_2 排出过多会引起呼吸性碱中毒。此时血钾浓度可降低，而血氯浓度则可增高。

（四）代谢性碱中毒

多为医源性。Ⅱ型呼吸衰竭患者如果使用呼吸机通气过度，使 CO_2 排出过多，而体内原来代偿增加的 HCO_3^- 不能及时排出，可能使血液 HCO_3^- 增高，导致代谢性碱中毒；或纠正酸中毒时，使用 $NaHCO_3$ 过量也可导致代谢性碱中毒。

（五）混合型酸碱平衡紊乱

呼吸衰竭患者通常存在混合型酸碱平衡紊乱。例如，Ⅱ型呼吸衰竭患者，由于既有缺氧又有 CO_2 潴留，故可发生代谢性酸中毒合并呼吸性酸中毒；Ⅰ型呼吸衰竭患者，如果通气过度，则可发生代谢性酸中毒合并呼吸性碱中毒等。

二、呼吸系统变化

呼吸衰竭患者呼吸运动的变化既受到 PaO_2 降低和 $PaCO_2$ 升高引起的反射活动的影响，还受到原发疾病的影响，因此实际的呼吸活动需要视诸多因素综合作用而定。

（一）低氧血症和高碳酸血症的影响

PaO_2 在 8kPa（60mmHg）至 4kPa（30mmHg）区间，低氧血症可反射性增强呼吸运动。但当 PaO_2 <4kPa 时，可使呼吸抑制，甚至出现呼吸中枢功能障碍、衰竭，呼吸浅而慢，可出现呼吸节律紊乱，使呼吸衰竭更加严重。

CO_2 是调节呼吸的最重要的生理性化学因子。$PaCO_2$ 升高主要作用于中枢化学感受器，兴奋呼吸中枢，引起呼吸加深加快。但当 $PaCO_2$ >10.7 kPa（80mmHg）时，会对呼吸中枢产生抑制和麻醉效应。此时呼吸运动的代偿性增强主要依靠动脉低氧血症对外周化学感受器的刺激得以维持，若给此类患者吸入高浓度氧，迅速改善其动脉低氧血症，则低氧对化学感受器的刺激减弱甚至消失，通气强度将减小，CO_2 潴留将会更加严重，甚至引起呼吸暂停。因此，临床护理时需注意：对慢性Ⅱ型呼吸衰竭患者的吸氧浓度通常不宜超过 30%。

（二）原发病的影响

引起呼吸衰竭的原发病本身可以导致呼吸运动的改变。如中枢性呼吸功能不全时呼吸浅而慢，并随着呼吸中枢的功能状态和受损的水平出现潮式呼吸、间歇呼吸、抽泣样呼吸、叹气样呼吸等形式的呼吸节律紊乱。在阻塞性通气障碍时，由于气流受阻，呼吸可以减慢加深，并由于阻塞部位的不同，表现为吸气性呼吸困难或呼气性呼吸困难（见本章第二节）。肺顺应性降低引起的限制性通气障碍性疾病中，因牵张感受器或肺毛细血管旁感受器（juxtapulmonary-capillary receptor，J 感受器）受刺激而反射性引起呼吸运动变浅变快。

呼吸衰竭对呼吸系统自身的另一个影响表现为呼吸肌疲劳。呼吸运动长时间增强，可使呼吸肌耗氧增加；加上血氧供应不足，可导致呼吸肌收缩力减弱，呼吸变浅而快，肺泡通气量减少，可加重呼吸衰竭。

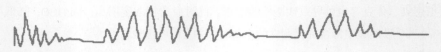

图 17-8　呼吸节律紊乱——潮式呼吸

三、循环系统变化

低氧血症和高碳酸血症对心血管的作用相似，且两者具有协同作用。

一定程度的 PaO_2 降低和 $PaCO_2$ 升高可以刺激化学感受器，反射性兴奋心血管运动中枢，引起心率加快、心肌收缩力增强、外周血管收缩，加上呼吸运动增强使静脉回流增加，可使心输出量增加。但缺氧和二氧化碳潴留对心血管的直接效应是抑制心脏活动和使血管扩张（肺血管除外），使心率减慢，心输出量减少，并出现血流的重新分布，即交感神经兴奋引起皮肤和腹腔器官的血管收缩，而脑血管与冠状血管由于主要受局部代谢产物如腺苷等的扩血管作用影响，出现扩张，这种血流的重新分布有利于保证心、脑的血液供应。严重的缺氧和二氧化碳潴留可直接抑制心血管中枢，扩张血管，导致血压下降、心收缩力下降、心律失常等严重后果。

呼吸衰竭可累及心脏，主要引起右心肥大与衰竭，即肺源性心脏病（pulmonary heart disease，cor pulmonale）。

四、中枢神经系统变化

呼吸衰竭时的中枢神经系统变化主要来自缺氧和高碳酸血症对脑功能的影响。中枢神经系统对缺氧最敏感，当 PaO_2 降至 8kPa（60mmHg）时，可出现智力和视力轻度减退。如 PaO_2 迅速降至 5.3～6.7kPa（40～50mmHg）以下，就会引起一系列神经精神症状，如头痛、不安、定向与记忆障碍、精神错乱、嗜睡，以致惊厥和昏迷。急性呼吸衰竭患者 PaO_2 达 3.5kPa（27mmHg）即可发生昏迷。

二氧化碳潴留使 $PaCO_2$ 超过 10.7kPa（80mmHg）时，可引起烦躁不安、精神错乱、言语不清、嗜睡、昏迷、扑翼样震颤、抽搐及呼吸抑制等表现，临床上称为二氧化碳麻醉（carbon dioxide narcosis）。

由呼吸衰竭引起的脑功能障碍称为肺性脑病（pulmonary encephalopathy），一般见于 Ⅱ 型呼吸衰竭。

五、肾功能变化

呼吸衰竭的患者常常合并肾功能不全。首先出现功能性肾功能不全，轻者尿中出现蛋白、红细胞、白细胞及管型等，严重时患者表现为少尿、氮质血症及代谢性酸中毒等。此时若及时治疗，外呼吸功能好转，肾功能可以恢复。若病情发展，严重的缺氧和 CO_2 潴留反射性通过交感神经引起肾血管收缩，肾血流灌注量减少；若发生心力衰竭可加重肾脏淤血，甚至发生 DIC；以及水、电解质紊乱等都是引起肾功能不全甚至衰竭的机制。合并肾功能不全时，由于肾脏对酸碱平衡的调节能力下降会加重酸碱失衡和电解质紊乱，加重肺水肿。

六、消化系统变化

呼吸衰竭的患者常合并消化道功能障碍，表现为消化不良、食欲不振，严重时甚至出现胃肠黏膜糜烂、坏死、溃疡形成和消化道出血。主要机制是缺氧使胃壁血管收缩，降低胃黏膜的屏障作用；CO_2 潴留可增加胃壁细胞内碳酸酐酶的活性，使胃酸分泌增多。肠道屏障功能下降，导致肠源性菌群移位（bacterial transduction），进入血流，甚至发生败血症或内毒素血症、休克等，这是呼吸衰竭患者病情加重，发展为多器官功能障碍的重要机制，应当引起高度重视。

第四节　防治与护理的病理生理学基础

一、呼吸衰竭的防治原则

在保持呼吸道通畅的条件下，纠正缺氧、CO_2 潴留和酸碱失衡所致的代谢功能紊乱，为基础疾病和诱发因素的治疗争取时间和创造条件。具体措施应结合患者的实际情况而定。

（一）防止与去除呼吸衰竭的原因和诱因

既往有慢性阻塞性肺疾患的患者，若发生感冒与急性支气管炎，可诱发呼吸衰竭和右心衰竭，故应注意预防和及时治疗呼吸道感染。

（二）改善肺通气功能

为保持呼吸道通畅，改善肺通气功能，在呼吸衰竭的治疗过程中，应积极排痰、解痉平喘、刺激咳嗽、辅助引流，必要时采用气管插管或气管切开及机械通气等措施。也常采用呼吸中枢兴奋剂。

（三）氧疗

氧疗是提高呼吸衰竭患者 PaO_2 的重要措施，应尽快将 PaO_2 提高到 6.7kPa（50mmHg）以上。Ⅰ型和Ⅱ型呼吸衰竭的治疗原则不尽相同。Ⅰ型呼吸衰竭患者可吸入较高浓度的氧（一般不超过50%）。对于Ⅱ型呼吸衰竭患者，吸氧浓度不宜超过 30%，并应控制流速（如由鼻管给氧，流速为 1~2 L/min），使 PaO_2 上升到 6.7~8kPa（50~60 mmHg）即可，以防呼吸骤停的发生。

（四）改善内环境及保护重要器官的功能

纠正酸碱失衡及电解质紊乱；合理限制进水量以减轻肺水肿的发生；预防和治疗肺动脉高压、肺源性心脏病、肺性脑病、肾功能不全和消化道功能障碍等。

二、呼吸衰竭的护理原则

1. 病情观察　密切观察患者动脉血气分析和各项化验指数变化，观察患者一般状况，注意各类药物的副作用（尤其呼吸兴奋剂）。

2. 保持呼吸道通畅　鼓励患者咳嗽、咳痰；危重患者及时翻身、排痰；如建立人工气道（气管插管或气管切开）患者，应加强湿化吸痰等。

3. 根据血气分析和临床情况合理给氧。

4. 危重患者按照人工气道及机械通气的要求进行护理，做好特护记录单。

5. 一般护理　鼓励患者多进食高蛋白、高维生素食物（安置胃管患者应按胃管护理要求）；保持病室整洁、通风；正确留取各项标本；严格控制陪客和家属探望等。

（王　雯编写　石　磊审校）

✧ 病例思考题　··

1. 患者，男性，75 岁。50 年前起反复咳嗽，咳白色泡沫痰，以冬春季节明显。30 年前起有喘息，呼吸困难。3 天前受凉后再发咳嗽，咳黄脓痰，喘息。体检：体温 37.8℃，呼吸 30 次 / 分，脉搏 88 次 / 分，血压 110/60mmHg。嗜睡，精神差，口唇紫绀，眼睑浮肿。桶状胸，双肺呼吸音粗，双肺中下部布满中等湿啰音，双肺闻及散在哮鸣音。心率 88 次 / 分，未闻及杂音，杵状指。化验检查：血常规 RBC 3.38×10^{12}/L，Hb 93g/L，WBC 10×10^9/L，N 65.1%；血气分析：pH 7.247，$PaCO_2$ 85.4mmHg，PaO_2 25.3mmHg，BE 6.9mmol/L，BEecf 9.4mmol/L，BB 54.9mmol/L，HCO_3^- 36.1mmol/L，HCO_3^- st 28.1mmol/L，TCO_2 38.7mmol/L，SaO_2（氧饱和度）36.2%；电解质：Na^+ 147.2mmol/L，K^+ 4.19mmol/L，Cl^- 96.4mmol/L。胸片示：慢性支气管炎并双下肺感染。

（1）该患者属于哪型呼吸衰竭？其发生呼吸衰竭的基本机制是什么？

（2）该患者出现了哪些酸碱平衡紊乱？

（3）对该患者应采取何种处理措施？如果给该患者吸氧，应注意什么？

2. 患者，女性，45 岁。1 个月前因上腹不适，胃镜活检示"胃癌"，于介入科行介入治疗。1 周前起咳嗽，呼吸困难，呈进行性发展。胸片及肺 CT 提示"双肺弥漫性转移灶"，转呼吸内科治疗。体检：体温 36.8℃，呼吸 30 次 / 分，脉搏 120 次 / 分，血压 120/75mmHg，贫血貌，端坐呼吸。双肺呼吸音粗，未闻及干湿啰音。心率 120 次 / 分，律齐，未闻及杂音。化验检查：血常规 WBC 6.2×10^9/L，N 84.3%，Hb 49g/L；血气分析：pH 7.380，$PaCO_2$ 23.7mmHg，PaO_2 51.8mmHg，BE −8.5mmol/L，BEecf −10.2mmol/L，BB 39.4mmol/L，HCO_3^- 13.6mmol/L，TCO_2 14.3mmol/L，HCO_3^- st 16.8 mmol/L，SaO_2（氧饱和度）80.1%；电解质：Na^+ 144mmol/L，K^+ 3.5mmol/L，Cl^- 109mmol/L。因患者一般情况极差，化疗等治疗不能进行，以呼吸机治疗为主，用头孢三代药防治感染及支持治疗。入院后，患者病情进一步加重，48 小时后死亡。

（1）该患者属于哪型呼吸衰竭？其发生呼吸衰竭的基本机制是什么？

（2）该患者出现了哪些酸碱平衡紊乱？

第十八章
消化系统疾病

消化系统由消化管和消化腺组成，具有消化、吸收、排泄、解毒和内分泌等多种功能。消化系统常见疾病有炎症性、肿瘤性和其他代谢性疾病等。本章主要阐述一些常见性疾病。

第一节　胃　炎

胃炎（gastritis）是胃黏膜的炎症性病变，是临床常见的消化系统疾病。根据胃黏膜炎症病变的病程和特点，胃炎可分为急性胃炎和慢性胃炎两类。

一、急性胃炎

1. 病因及发病机制　引起急性胃炎常见的原因有暴饮暴食、过度饮酒、药物刺激（如服用非甾体类消炎药、抗癌药物等）、强酸强碱损害、应激性反应（创伤、外科手术等）和感染等。

2. 病理变化　不同病因引起的急性胃炎胃黏膜病变表现不同，表现为胃黏膜充血、出血、水肿，胃黏膜表面上皮坏死脱落，导致黏膜表面缺损形成糜烂甚至穿孔。

临床主要表现为不同程度的上腹部疼痛、恶心、呕吐，出血严重者可有呕血或黑便。

二、慢性胃炎

1. 病因及发病机制　引起慢性胃炎的因素很多，常见病因有：①幽门螺旋杆菌（Helicobacter pylori，Hp）慢性感染。研究表明，我国农村地区人群 Hp 感染率达到 60% 以上，是导致慢性胃炎最常见的原因。②长期慢性刺激，如长期过度饮酒或吸烟、喜食刺激性食物、药物刺激等。③自身免疫性损伤。④十二指肠液反流对胃黏膜的损伤等。

2. 分型及病理变化　根据病变特点可分为浅表性、萎缩性、肥厚性和疣状 4 型，下面主要介绍慢性浅表性胃炎和慢性萎缩性胃炎。

（1）**慢性浅表性胃炎**（chronic superficial gastritis）是最常见的慢性胃炎，病变多发生于胃窦部。胃镜检查：胃黏膜充血、水肿，表面有灰白色或灰黄色分泌物，有时可见散在糜烂和出血。镜下可见黏膜浅层淋巴细胞和浆细胞浸润，黏膜内小血管充血、扩张，固有腺体无萎缩改变（图 18-1），活动期可见中性粒细胞浸润。

（2）**慢性萎缩性胃炎**（chronic atrophic gastritis）以胃黏膜固有腺体萎缩伴肠上皮化生为特点。根据发病原因分为 A、B 两型（表 18-1），我国以 B 型为主。

A 型和 B 型病变基本一致。胃镜检查：黏膜明显变薄，黏膜皱襞变平甚至消失；黏膜颜色变浅，呈灰白或灰黄色；黏膜下血管分支清晰可见，有时可见出血和糜烂。镜下可见：①胃黏膜全层不同程度的淋巴细胞、浆细胞浸润，并常有淋巴滤泡形成；②胃黏膜固有腺体萎缩，腺体变小，数量减少；③胃黏膜上皮出现肠上皮化生和假幽门腺化生，前者指病变区胃黏膜上皮被肠型腺上皮所代替（图 18-2）；后者见于胃体部或胃底部的腺体壁细胞和主细胞消失，为类似幽门腺的黏液分泌细胞所取代。

	A 型	B 型
病变部位	胃底、胃体部	胃窦部
病因	与自身免疫有关	多由浅表性有胃炎发展而来
癌变	无关	密切
抗内因子抗体	+	−
恶性贫血	有	无
VitB$_{12}$ 吸收障碍	有障碍	无障碍
血清抗壁细胞抗体	+	−
血清促胃液素水平	升高	正常

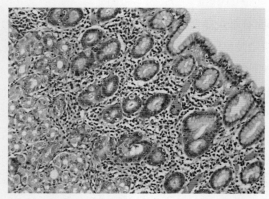

图 18-1　慢性浅表性胃炎
胃黏膜浅层淋巴细胞和浆细胞浸润，黏膜内小血管充血、扩张，固有腺体无萎缩改变

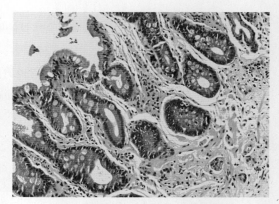

图 18-2　慢性萎缩性胃炎
胃黏膜上皮固有层腺体萎缩，肠上皮化生

　　慢性萎缩性胃炎因胃腺体萎缩，壁细胞和主细胞减少或消失，导致胃酸和胃蛋白酶分泌减少，患者可出现食欲减退、上腹部不适、腹胀和疼痛等症状。

◆　　　　　幽门螺旋杆菌的发现

　　　　　　1979 年，澳大利亚病理学家瓦伦（Warren）发现患慢性胃炎患者的胃窦黏膜存在一种螺旋形细菌，现称幽门螺旋杆菌（Helicobacter pylori, Hp）。1981 年，消化科临床医生马歇尔（Marshall）与瓦伦合作研究，认为此细菌与胃炎和消化道溃疡病的发生有关，但他们的论文被《英国医学杂志》拒收，因为大多数学者不相信他们的发现。马歇尔并没有放弃，他把幽门螺旋杆菌混在肉汤中喝下，72 小时后，他出现腹痛、呕吐，10 天后经胃窦组织活检，被确定为胃炎。1984 年，他们的论文发表在《柳叶刀》杂志。1994 年，美国国立卫生研究院（NIH）提出常见的胃炎与幽门螺旋杆菌有关，治疗中需加入抗生素。马歇尔与瓦伦因此获 2005 年度诺贝尔生理学或医学奖。

第二节　消化性溃疡病

消化性溃疡病（peptic ulcer disease）是以胃或十二指肠黏膜形成慢性溃疡为特征的一种常见病，本病的发生与消化液的自我消化有关。多见于青壮年。十二指肠溃疡发生率多于胃溃疡，胃与十二指肠同时发生的消化性溃疡称为复合性溃疡，约占 5%。

一、病因和发病机制

目前认为胃黏膜屏障的破坏是黏膜组织被胃酸和胃蛋白酶消化而形成溃疡的主要原因。Hp 感染、胃液的消化作用和神经内分泌的失调均可造成胃黏膜防御屏障的破坏，导致溃疡病的发生。Hp 感染在消化性溃疡的发生中发挥重要的作用，其主要机制有：① 分泌水解酶，分解细胞的糖蛋白、脂质膜等，破坏上皮细胞使胃酸进入黏膜内；② 产生多种趋化因子，吸引中性粒细胞，破坏胃黏膜上皮细胞；③ 促进胃黏膜 G 细胞增生和促胃液素分泌，致胃酸分泌增多。需要指出的是，不是所有感染 Hp 的个体均会发生消化性溃疡，感染人群中只有 10%～20% 个体发生消化性溃疡病，其机制尚待进一步探讨。除 Hp 感染外，长期服用非甾体类抗炎药、吸烟和导致胃酸分泌增加的因素（长期精神紧张、高钙血症、胃泌素瘤）也可破坏胃黏膜屏障引起消化性溃疡。另外，O 型血的人溃疡病发病率是其他血型的 1.5～2 倍，说明溃疡病的发生可能与血型有关。

二、病理变化

肉眼观察可见，胃溃疡多位于胃小弯近幽门部，圆形或椭圆形，直径多小于 2cm。溃疡边缘较整齐，底部较平坦干净，可深达肌层甚至浆膜层，周围黏膜可有轻度水肿，黏膜皱襞呈放射状向溃疡处集中（图 18-3）。溃疡数目多为单个，偶见 2 个以上者。

胃溃疡边缘整齐，周围黏膜水肿，黏膜皱襞放射状向溃疡处集中，十二指肠溃疡常见于十二指肠球部的前壁或后壁，溃疡的形态特点与胃溃疡相似，但直径较小，一般在 1cm 以内。

镜下观察溃疡底部从表层到深层可分为 4 层（图 18-4）：① 渗出层：由少量炎症渗出物（炎细胞和纤维素等组成）覆盖；② 坏死层：主要由坏死的细胞碎片组成；③ 肉芽组织层；④ 瘢痕

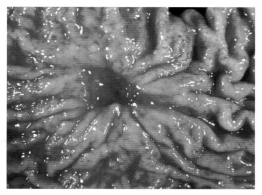

图 18-3　胃消化性溃疡
溃疡边缘较整齐，周围黏膜皱襞呈放射状向溃疡处集中

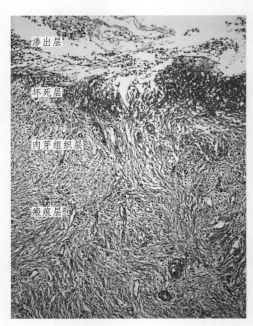

图 18-4　胃消化性溃疡（镜下）
可见渗出层、坏死层、肉芽组织层、瘢痕层

层：瘢痕层中的小动脉常发生增殖性动脉内膜炎改变，管壁增厚，管腔狭窄，常伴有血栓形成。此外，溃疡底部可见神经细胞和神经纤维变性、断裂，断端神经纤维呈小球状增生，后者与溃疡病疼痛有关。

三、临床病理联系

1. 节律性上腹部疼痛　是溃疡病患者的主要临床表现。胃溃疡患者的疼痛多出现在餐后半小时至一小时内。可能是进食后胃酸分泌增多引起疼痛。十二指肠溃疡的疼痛常发生在空腹或夜间，可能是夜间或饥饿时，迷走神经兴奋性增高，胃酸分泌增多引起疼痛。进食后将胃酸中和，疼痛即缓解。

2. 反酸、呕吐、嗳气　由于胃幽门括约肌痉挛及胃逆蠕动，使酸性胃内容物向上反流引起反酸、呕吐。胃内容物排空受阻，滞留在胃内的食物发酵产气，则出现嗳气和上腹部饱胀感。

3. X线检查　溃疡处可见钡剂龛影。

四、结局和并发症

1. 愈合　渗出物和坏死物溶解吸收或排出，肉芽组织增生填补溃疡缺损，周围黏膜上皮再生覆盖创面而愈合。

2. 出血　是最常见的并发症。溃疡底部毛细血管破裂出血，患者粪检隐血阳性；大血管被侵蚀破裂出血，可出现呕血、黑便。

3. 穿孔　约见于 5% 的患者。多见于十二指肠溃疡，穿孔后胃肠内容物流入腹腔引起急性弥漫性腹膜炎。位于后壁的溃疡，穿孔前常已与邻近器官如肝、胰等粘连，称为穿透性溃疡，引起局限性腹膜炎。

　　4．幽门狭窄　约见于 3% 的患者，主要由于瘢痕收缩、溃疡充血、水肿或炎症刺激等引起幽门狭窄，致胃内容物潴留。患者有反复呕吐、水电解质失衡等表现。

　　5．恶变　约 1% 胃溃疡发生恶变，十二指肠溃疡几乎不发生恶变。

　　若有并发症发生则可能出现相应的临床表现，护理此类患者时应注意观察并发症的发生。

第三节　阑尾炎

　　阑尾炎（appendicitis）是一种常见病，根据病程可分为急性阑尾炎和慢性阑尾炎。

一、病因及发病机制

　　阑尾腔阻塞和细菌感染是阑尾炎发病的两个关键因素。阑尾腔可因粪石、寄生虫等造成机械性阻塞；另外各种刺激引起痉挛，导致阑尾壁血液循环障碍造成黏膜损伤，引起细菌感染，常以大肠杆菌为主。

二、病理变化

　　1．急性阑尾炎　可分为 3 种：①急性单纯性阑尾炎：阑尾肿胀、浆膜面充血、水肿。镜下，黏膜和黏膜下层充血水肿，黏膜上皮变性、坏死脱落，中性粒细胞浸润和纤维素渗出。②急性化脓性阑尾炎：即蜂窝织炎性阑尾炎，阑尾肿胀，浆膜面可见脓性纤维素性渗出物。镜下，阑尾壁各层均有大量中性粒细胞浸润。③急性坏疽性阑尾炎：以阑尾坏死为特征，常常穿孔，导致弥漫性腹膜炎或阑尾周围脓肿。急性化脓性阑尾炎患者的护理应仔细观察临床表现的变化，注意有无穿孔等并发症的发生。

　　临床表现为患者有右下腹转移性疼痛、呕吐、体温升高及中性粒细胞增多等。

　　2．慢性阑尾炎　慢性阑尾炎可由急性阑尾炎转变而来，也可开始即为慢性。阑尾病变缺乏特异性，主要为阑尾壁有不同程度的纤维化和慢性炎细胞浸润，常伴有粪石。主要表现为时有右下腹疼痛，也可急性发作。

第四节　炎性肠病

　　炎性肠病（inflammatory bowel disease，IBD）包括克罗恩病和溃疡性结肠炎，病因尚不清楚，又称特发性肠病（idiopathic inflammatory bowel disease）。疾病呈慢性经过、反复发作，其发生可能与遗传、感染、免疫反应异常等因素有关。

一、克罗恩病

克罗恩病（Crohn 病），又称作局限性肠炎或节段性肠炎，病因不明。病变主要累及回肠末段，其次为结肠、近段回肠及空肠等处，以 20 ~ 30 岁多见。病变常呈节段性、跳跃式分布，病变处肠壁增厚、变硬、肠腔狭窄、黏膜面有裂隙状溃疡。溃疡间肠黏膜高度水肿，块状增厚呈铺路石样。镜下，肠壁各层均可见大量淋巴细胞、单核细胞及浆细胞浸润；多数病例肠壁内有非干酪样坏死性肉芽肿。

临床主要表现为腹痛、腹泻、腹部肿块、肠穿孔、肠瘘及肠梗阻等症状。常有发热和营养障碍等肠外症状。

二、慢性溃疡性结肠炎

慢性溃疡性结肠炎（chronic ulcerative colitis）是发生在结肠的可能与遗传和自身免疫有关的慢性炎症性疾病。发病年龄以 30 岁以上多见。病变主要累及大肠，直肠最为多见，偶见于回肠。病变主要累及黏膜层，早期肠黏膜充血，黏膜上皮坏死脱落形成表浅小溃疡。病变发展，黏膜大片坏死形成大溃疡。残存的肠黏膜充血水肿和增生形成假息肉。晚期整个受累肠管纤维化、缩窄变短。

镜下观察早期隐窝上皮变性、坏死，中性粒细胞进入腺腔内形成隐窝脓肿（crypt abscess）。固有层内大量中性粒细胞、淋巴细胞、浆细胞、嗜酸性粒细胞浸润。随病变进展，黏膜出现广泛的糜烂和片状溃疡。病程较长者溃疡底部肉芽组织增生、纤维化、瘢痕形成，溃疡边缘黏膜腺体增生和炎症病变形成假息肉，腺上皮可出现非典型性增生甚至癌变。晚期病变区肠壁有大量纤维组织增生。

临床表现为腹痛、腹泻、黏液血便等症状，病情发作和缓解交替出现，可发生结肠周围脓肿、腹膜炎、中毒性巨结肠及癌变等并发症。发病早、病程长者癌变率高。

第五节　病毒性肝炎

病毒性肝炎（viral hepatitis）是由一组肝炎病毒引起，以肝细胞变性、坏死为主要病变的传染病。

一、病因和发病机制

肝炎病毒有 6 种类型，各型病毒的特点及发病机制并不完全相同（表 18-2）。

二、基本病理变化

各种肝炎病理变化基本相似，均以肝细胞变性坏死为主，伴有不同程度的炎细胞浸润、肝细胞再生和纤维组织增生。

表 18-2　各型肝炎病毒特点

类型	性质	潜伏期（天）	发病机制	传播途径	转为慢性
甲型（HAV）	RNA	15～50	直接损伤	消化道传染	无
乙型（HBV）	DNA	30～160	免疫损伤	血液、母婴	少数
丙型（HCV）	RNA	15～160	免疫损伤	血液、母婴	70% 以上
丁型（HDV）	RNA	30～50	免疫损伤	血液、母婴	少数
戊型（HEV）	RNA	10～60	直接和免疫损伤	消化道传染	无
庚型（HGV）	RNA	不详	不详	血液	无

1．肝细胞变性

（1）肝细胞水肿：肝细胞体积增大，胞质疏松化；病变进一步发展，肝细胞肿大呈球形，胞质透明，称为气球样变（ballooning change）（图 18-5）。严重时发生溶解坏死。

（2）嗜酸性变性：单个或数个肝细胞质丢失水分，浓缩，呈嗜酸性。

另外，丙型肝炎时肝细胞脂肪变性比较明显。

2．肝细胞坏死

（1）溶解性坏死可将坏死分为 4 种类型：①点状坏死（spotty necrosis）：为单个至数个肝细胞坏死，常见于急性（普通型）肝炎。②碎片状坏死（piecemeal necrosis）：为肝小叶周边界板肝细胞灶状坏死，常见于慢性肝炎活动期。③桥接坏死（bridging necrosis）：指连接两个汇管区、两个中央静脉或一个中央静脉和一个汇管区的带状融合性坏死灶，见于中度和重度慢性肝炎。④大片坏死（massive necrosis）：累及肝小叶的大部或全部坏死。

（2）嗜酸性坏死：嗜酸性变进一步发展，胞质进一步浓缩，核固缩或消失，最后形成深红色球形小体，称为嗜酸小体。

3．炎细胞渗出　主要为淋巴细胞和单核细胞浸润，有时可见浆细胞及中性粒细胞。

4．肝细胞再生和纤维组织增生

（1）肝细胞再生：再生肝细胞体积较大，核大或双核，胞质略呈嗜碱性。

（2）纤维组织增生：Kupffer 细胞和贮脂细胞（肝星状细胞）增生，肝星状细胞可转化为成肌纤维细胞样细胞，合成胶原纤维，在肝纤维化和肝硬化的发生中发挥重要作用。

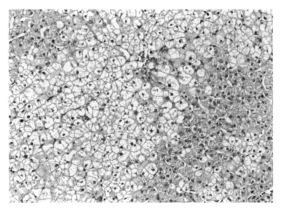

图 18-5　肝细胞气球样变
肝细胞肿大呈球形，胞质透明，呈气球样变

三、临床病理类型

根据肝炎的临床病理特点，将病毒性肝炎分为普通型及重型两大类，两大类中再分不同亚型。

1. 急性（普通型）肝炎（acute hepatitis） 临床最常见，根据患者是否出现黄疸，分为黄疸型和无黄疸型两种。我国以无黄疸型肝炎多见，且主要为乙型肝炎，部分为丙型肝炎。黄疸型肝炎病变略重，多见于甲型、丁型和戊型肝炎。

（1）病变特点：此型肝炎的病变特点是广泛的肝细胞胞质疏松化和气球样变，肝小叶内有散在点状坏死及凋亡，汇管区及肝小叶内有少量的炎细胞浸润。黄疸型者坏死灶较多、较重，毛细胆管腔内有胆栓形成（图18-6）。肉眼观察此型肝炎的主要病变是肝体积增大，被膜紧张。

（2）临床表现：由于肝细胞广泛变性肿胀，肝脏体积增大，被膜紧张，临床表现患者肝大，肝区疼痛和压痛。由于肝细胞坏死，细胞内的酶类释放入血，引起血清谷丙转氨酶（SGPT）等升高及其他肝功能异常。肝细胞坏死较多时可引起胆红素的代谢障碍而致黄疸。

（3）结局：急性肝炎大多在半年内恢复，少数（主要是乙型、丙型和丁型肝炎）转为慢性，极少数可恶化为重型肝炎。

2. 慢性（普通型）肝炎（chronic hepatitis） 慢性肝炎是指病毒性肝炎病程持续6个月以上，根据炎症活动度、肝细胞坏死和纤维化程度，将慢性肝炎分为轻、中、重度三型：

（1）轻度慢性肝炎：主要特点为点状，偶见轻度碎片状坏死，汇管区慢性炎细胞浸润，可见少量纤维组织增生，肝小叶界板无破坏，肝小叶结构完整。临床症状较轻，大多数可恢复。

（2）中度慢性肝炎：肝细胞坏死明显，有中度的碎片状坏死和特征性的桥接坏死出现。肝小叶内有纤维间隔形成，但小叶结构大部分保存。

（3）重度慢性肝炎：肝细胞重度碎片状坏死和大范围的桥接坏死。坏死区可出现肝细胞不规则再生，增生的纤维组织分割并包绕肝小叶。

此型肝炎临床上可表现不同程度的食欲减退、乏力、腹胀、肝区疼痛等，肝功能异常，严重者可发展为肝硬化。

3. 重型肝炎（severe hepatitis） 较少见，病情严重，由于肝细胞的大量坏死，导致肝衰竭。根据发病情况及病变程度，分为急性重型和亚急性重型肝炎。

（1）急性重型肝炎：少见，多见于青壮年，起病急，病情非常严重，病死率非常高。故临床上又有暴发型、电击型肝炎之称。患者以急性黄疸型肝炎起病，在14天内出现重型肝炎的表现。

1）病变特点：镜下可见肝细胞弥漫而广泛的大片坏死（图18-7），肝小叶内和汇管区有大量淋巴细胞和巨噬细胞浸润，无明显肝细胞再生现象。肉眼可见肝脏显著缩小，被膜皱缩，质软如泥，呈黄色或红褐色，故又称急性黄色肝萎缩或急性红色肝萎缩。

2）临床病理联系：由于大量肝细胞坏死溶解，胆红素大量入血引起黄疸；凝血因子合成减少引起出血倾向；肝功能衰竭，解毒功能障碍引起肝性脑病。此外，由于胆红素代谢障碍及血液循环障碍等因素，尚可诱发肾功能衰竭，称为肝肾综合征（hepatorenal syndrome）。

3）结局：预后极差，大多数患者于10天内死亡，主要死于肝功能衰竭（肝昏迷）、消化道大出血、肾功能衰竭以及DIC等，少数病例可转为亚急性重型肝炎。

（2）亚急性重型肝炎：起病较急性重型肝炎稍慢，病程较长，可达数周至数月。患者以急性黄疸型肝炎起病，在15天～24周内出现重型肝炎的表现。

1）病变特点：镜下可见肝细胞的大片坏死和肝细胞结节状再生并存。小叶内外有明显的炎

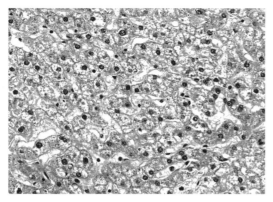

图 18-6 急性普通型肝炎
肝细胞胞质疏松化和气球样变，毛细胆管腔内有胆栓形成

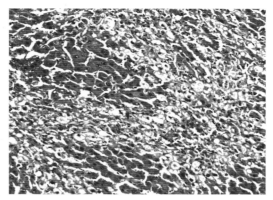

图 18-7 急性重型肝炎
肝细胞弥漫而广泛的大片坏死，肝细胞再生现象不明显

细胞浸润。小胆管增生，可有胆汁淤积形成胆栓。肉眼可见肝脏体积缩小，被膜皱缩，因胆汁淤积可呈黄绿色，切面可见小岛屿状再生结节。

2）结局：此型肝炎如果治疗及时恰当有停止发展和治愈的可能，病程迁延形成坏死后性肝硬化，病程进展可发生肝功能衰竭而死亡。

◆ 　酒精性肝病的危害

　　酒精性肝病（alcoholic liver disease）是因酒精及其毒性代谢产物所引起的肝脏疾病。近年来，在我国其发病率呈明显上升趋势。酒精损伤肝脏机制有：①酒精在肝脏中先转变为乙醛，乙醛再转变为乙酸，后一反应消耗辅酶Ⅰ（NAD），从而抑制肝细胞线粒体中的生物氧化过程，使肝细胞对脂肪酸的氧化能力降低，导致脂肪在肝细胞内堆积而发生脂肪肝；②生物氧化障碍使乳酸增多；③酒精在代谢过程中产生的自由基具有损伤作用；④酒精中间代谢产物乙醛具有强烈的脂质过氧化反应和毒性作用，可破坏肝细胞结构，并诱导自身免疫。酒精性肝病有脂肪肝、酒精性肝炎和酒精性肝硬化三种病变。三者可以单独出现，也可先后或同时存在。

第六节　肝硬化

　　肝硬化（liver cirrhosis）是由各种原因引起的肝细胞弥漫性变性坏死、纤维组织增生和肝细胞结节状再生，三种病变反复交替进行，造成肝小叶正常结构被分割破坏而形成假小叶，肝内血液循环被改建，导致肝脏变形、变硬而形成肝硬化。

　　肝硬化早期可无明显症状，后期出现不同程度的门静脉高压和肝功能不全。

一、分 类

　　肝硬化按病因可分为病毒性、酒精性、胆汁性、淤血性及寄生虫性肝硬化等类型。按肝细胞再生结节直径是否大于 3mm 可将肝硬化分为小结节型（结节直径 ≤ 3mm）、大结节型（结节直径 >3mm）、大小结节混合型和不全分隔型。

　　我国常用的是结合病因和病变的综合分类，将肝硬化分为：门脉性、坏死后性、胆汁性、淤血性、寄生虫性和色素性肝硬化等。其中坏死后性肝硬化为大结节型和大小结节混合型肝硬化，其余均为小结节型。门脉性肝硬化在我国最为常见。

二、病因和发病机制

　　引起肝硬化的原因很多，有病毒性肝炎、慢性酒精中毒、血吸虫病、肝内外胆汁淤滞、药物和毒物中毒及代谢性疾病等。西方国家以慢性酒精中毒为主要原因。我国最常见的原因是乙型和丙型肝炎。

　　肝硬化发生的始动因素是肝细胞的变性、坏死，而关键环节在于肝的进行性纤维化。各种原因引起肝细胞变性、坏死，引起炎症反应，慢性炎症细胞浸润、刺激肝星状细胞转化为成肌纤维细胞样细胞，在多种细胞因子（TNF-2、IL-1、IL-6、TGF-β 及其他因子）作用下引起胶原合成与沉积。在肝硬化初期纤维组织增生形成条索，未互相连接引起肝小叶结构改建，称为肝纤维化。如果病变继续发展，肝内所形成的纤维组织相互连接，分隔肝小叶，同时残留肝细胞结节状再生，最终形成假小叶，使肝小叶结构和血液循环被改建而形成肝硬化。

三、病理变化

　　肉眼可见，早、中期肝体积正常或略增大，质地稍硬。后期肝体积缩小，重量减轻，质地硬。肝表面和切面均可见弥漫性分布的结节（图 18-8）。结节大小、分布和形态根据病因不同而有明显差异。

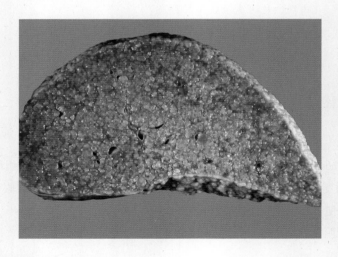

图 18-8　门脉性肝硬化（大体）
肝切面可见弥漫性分布的结节

乙型或丙型慢性病毒性肝炎、酒精性肝病导致的门脉性肝硬化结节最大直径不超过 1cm。结节呈黄色（脂肪变）或黄绿色（淤胆），周围有纤细的纤维间隔包绕。镜下观察可见正常肝小叶由广泛增生的纤维组织分割包绕成大小不等、圆形或类圆形的假小叶（pseudolobule）（图 18-9）。假小叶内肝索排列紊乱，中央静脉缺如、偏位或有两个以上，有时可见汇管区。假小叶周围增生的纤维组织中有多少不等的淋巴细胞浸润和新生的小胆管。

亚急性重型肝炎或中毒可引起坏死后性肝硬化，表面有较大且大小不等的结节，结节最大直径可达 6cm。切面见结节由较宽大的纤维条索包绕。镜下观察假小叶大小不一，假小叶内肝细胞常有不同程度的变性、坏死和胆色素沉着。假小叶间的纤维间隔较宽且不均匀，其中有较明显的炎细胞浸润，小胆管增生较显著（图 18-10）。

四、临床病理联系

肝硬化早期，由于肝脏有较强的代偿功能，患者常无明显表现。晚期出现门脉高压症和慢性肝功能障碍两大类症状。

1. 门脉高压症（portal hypertension） 由于肝脏正常结构的破坏，纤维组织增生导致肝内血液循环障碍。表现为增生的纤维组织和假小叶对小叶下静脉、中央静脉和肝窦的压迫，以及肝动脉和门静脉间形成异常吻合支，使压力高的肝动脉血液流入门静脉，引起门静脉压力增高，门脉系统静脉血回流受阻，而产生 4 种主要的临床表现：

（1）脾肿大：由于门静脉压力增高，脾静脉血液回流受阻，致脾淤血、肿大，常伴有脾功能亢进的表现。临床可出现贫血和出血倾向。

（2）胃肠淤血、水肿：患者有食欲减退、消化不良的表现。

（3）腹水：即腹腔内有大量的漏出液积聚，一般 500ml 以上临床才可以检测到腹水的存在。腹水形成的原因有：①门静脉系统的毛细血管流体静压升高和管壁通透性增高；②肝功能降低，肝细胞合成的白蛋白减少，致血浆胶体渗透压降低；③肝灭活作用降低，血液中醛固酮、抗利尿激素增多致水、钠潴留。

（4）侧支循环形成：肝硬化时，门静脉压力升高，血液回流受阻，部分门静脉血液经过侧支循环回流到体静脉。侧支循环的形成可引起：①食管下段静脉丛曲张，系门静脉血液经胃冠状静

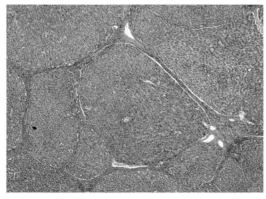

图 18-9　门脉性肝硬化（镜下）
肝小叶结构破坏，纤维组织分割包绕残存或再生的肝细胞，形成假小叶

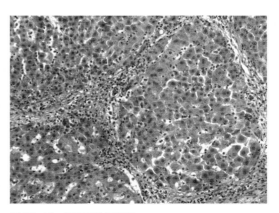

图 18-10　坏死后性肝硬化
假小叶间的纤维间隔较宽且不均匀，假小叶内肝细胞有胆色素沉着

脉，流入食管下段静脉丛所致。②直肠静脉丛曲张，系门静脉血液经肠系膜下静脉流入直肠静脉丛所引起（痔静脉丛）。曲张静脉破裂可引起便血，长期便血可引起贫血。③脐周及腹壁静脉曲张，门静脉血液经脐旁静脉流入脐周静脉网和腹壁静脉，形成"海蛇头"现象，对门脉高压有诊断意义。

2. 肝功能不全 由于肝细胞反复变性坏死，正常肝细胞数目减少，加之纤维化和肝内血循环障碍等影响，可引起肝脏功能不全。主要表现有：①白蛋白合成减少，导致低蛋白血症、水肿和腹水；②凝血酶原和Ⅶ、Ⅸ和Ⅹ合成障碍导致出血倾向；③肝细胞受损和毛细胆管淤胆导致黄疸；④雌激素灭活障碍而导致肝掌、蜘蛛痣、睾丸萎缩、男性乳腺发育；⑤肝功能极度衰竭引起肝性脑病（肝昏迷）。

肝硬化导致的严重门脉高压症在临床护理中常可见一些突发危重病情，应当给予重视。护理工作中应注意食管下段静脉曲张后，受坚硬粗糙食物的机械性损伤或当腹腔内压突然升高时（如患者剧烈咳嗽、用力排便、呕吐、负重等），可诱发曲张静脉破裂，导致致命性大出血，是肝硬化患者常见的死亡原因之一。

第七节　消化系统常见恶性肿瘤

一、食管癌

食管癌（esophageal carcinoma）是由食管黏膜上皮或腺上皮发生的恶性肿瘤。食管癌是我国常见恶性肿瘤之一，以华北、西南、华南等为高发区。患者男多于女，以 40 岁以上多见。

（一）病因及发病机制

1. 饮食习惯 一般认为长期饮酒、吸烟、营养失衡、过热或粗糙饮食和亚硝酸盐等与食管癌发生有关。

2. 慢性炎症 各种长期不愈的食管炎可能是食管癌的癌前病变。

3. 遗传因素 食管癌有呈家族聚集现象，其发病可能与遗传易感性有一定关系。

（二）类型及病理变化

食管癌好发部位依次为食管中段（约占 50%）、下段（约占 30%）、上段。根据病变发展可分为早期和进展期。

1. 早期食管癌 癌组织局限于黏膜或黏膜下层，无肌层浸润，无淋巴结转移，包括黏膜内癌和黏膜下癌。早期食管癌的大体表现可呈糜烂型、斑块型、乳头/息肉样型和隐伏型。

2. 进展期食管癌 进展期食管癌患者最常见的症状为吞咽困难、体重减轻、胸骨后疼痛及肿瘤所致食管狭窄导致的反胃。食管中、下 1/3 是常见的发生部位。

（1）大体分型：根据肉眼形态分为髓质型、蕈伞型、溃疡型和缩窄型（图 18-11）。①髓质型：此型最多见，肿瘤在食管壁内浸润增生，管壁增厚，管腔狭窄，切面灰白，质地软，似脑髓。②蕈伞型：肿瘤形成卵圆形肿块，呈蘑菇状突入食管腔。③溃疡型：肿瘤表面溃疡较深，可深达肌层，溃疡底部凹凸不平。④缩窄型：病变处食管明显管状狭窄，黏膜呈放射状皱缩。

（2）组织学类型：我国食管癌最常见的是鳞状细胞癌（图 18-12），腺癌次之。

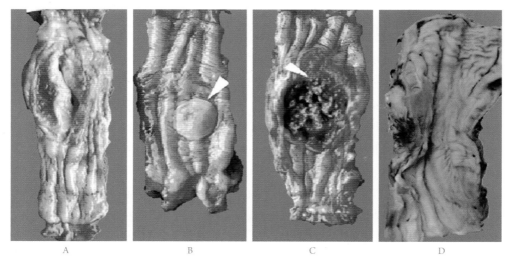

图 18-11　食管癌大体分型
A. 髓质型；B. 蕈伞型；C. 溃疡型；D. 缩窄型

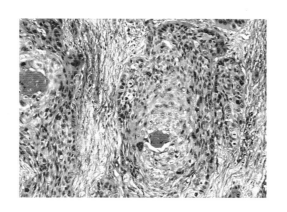

图 18-12　食管鳞状细胞癌

（3）扩散：①直接浸润：癌组织连续穿透食管壁周围组织及器官，如中段食管癌侵犯支气管和肺，下段食管癌侵犯贲门、膈肌、心包等。②淋巴道转移：癌细胞沿食管淋巴引流方向转移。上段癌转移至食管旁、颈部及上纵隔淋巴结；中段癌转移至食管旁和肺门淋巴结；下段癌转移至食管旁、贲门和腹腔淋巴结等。③血道转移：晚期常转移至肝和肺。

（4）临床病理联系：早期食管癌症状常不明显。中晚期典型的症状为进行性咽下困难，甚至不能进食，出现恶病质使全身衰竭而死亡。

二、胃　癌

胃癌（gastric carcinoma）是由胃黏膜上皮发生的恶性肿瘤。是消化道最常见的恶性肿瘤之一，我国某些地区，特别是农村，其发病率和死亡率可居首位。好发年龄为 40 ~ 60 岁，男多于女。

（一）病因及发病机制

胃癌的病因尚不十分清楚，一般认为与环境因素、饮食习惯、（饮食过热、熏制食品、真菌毒素污染食物等）、Hp 感染、遗传因素和胃癌前病变（肠上皮化生、胃溃疡、胃息肉等）等有关，但具体机制尚待进一步明确。

（二）类型和病理变化

胃癌主要发生自胃腺颈部和胃小凹底部的干细胞。胃窦小弯侧多见，其次为贲门部、胃底部。

1. 早期胃癌　是指病变局限于胃黏膜层和（或）黏膜下层，不论肿瘤面积大小、是否有淋巴结转移均称为早期胃癌。大体类型可分为隆起型、表浅型和凹陷型。早期胃癌预后好，术后 5 年生存率 >90%。

2. 进展期胃癌　即中晚期胃癌，癌组织浸润超过黏膜下层，到达肌层甚至浸润胃壁全层，累及周围软组织。大体类型一般分为 3 型（图 18-13）：①息肉型或蕈伞型：肿瘤向黏膜表面生长，呈息肉状或蕈状，突入胃腔（图 18-13A）；②溃疡型：癌组织坏死脱落形成边缘不整的溃疡，溃疡型胃癌需与消化性胃溃疡鉴别（表 18-3B）；③浸润型：癌组织在胃壁内呈局限性或弥漫性浸润，致胃壁增厚变硬，胃腔缩小，黏膜皱襞大部分消失。典型的弥漫浸润型胃癌其胃的形状似皮革制成的囊袋，称为革囊胃（图 18-13C）。进展期胃癌常见的组织学类型为腺癌，乳头状腺癌、管状腺癌、黏液腺癌、印戒细胞癌和未分化癌等。

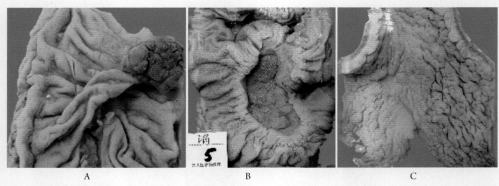

图 18-13　进展期胃癌大体分型
A. 息肉型；B. 溃疡型；C. 浸润型（革囊胃）

表 18-3　胃溃疡与溃疡型胃癌的大体形态鉴别

	胃溃疡	溃疡型胃癌
外形	圆形或卵圆形	不整形，皿状或火山口状
大小	直径一般 <2cm	直径一般 >2cm
深度	较深	较浅
边缘	整齐，不隆起	不整齐，隆起
底部	较平坦	凹凸不平，有坏死，出血明显
周围黏膜	黏膜皱襞呈放射状向溃疡集中	黏膜皱襞中断，呈结节状肥厚

（三）扩散

1. 直接浸润　癌组织浸润到浆膜可直接扩散到邻近器官。

2. 淋巴转移　为其主要转移方式。一般先转移至胃小弯和幽门下淋巴结，而后可转移至腹主动脉旁淋巴结、肝门淋巴结、大网膜淋巴结乃至左锁骨上淋巴结。

3. 血道转移　晚期癌细胞多经血道转移至肝，也可转移的肺、骨和脑等。

4. 种植转移　胃癌细胞侵破胃壁浆膜，脱落种植到腹壁及盆腔器官表面，形成转移瘤。胃黏液癌种植转移至卵巢，称为 Krukenberg 瘤。

（四）临床病理联系

早期胃癌患者症状不明显。随病变进展及继发肿瘤出血、坏死，可出现上腹部不适、疼痛、食欲减退、消化不良、便隐血、消瘦等一系列临床表现。位于贲门及幽门部肿块可引起梗阻，出现吞咽困难或呕吐。癌组织侵蚀胃壁大血管可引起上消化道大出血，出现黑便及呕血。癌细胞种植于腹壁时可出现血性腹水。晚期可发生恶病质。

三、大肠癌

大肠癌（carcinoma of large intestine）是大肠黏膜上皮发生的恶性肿瘤，在消化道恶性肿瘤中发病率仅次于胃癌和食管癌。近年来，我国大肠癌的发病率有上升趋势，好发年龄为 40~60 岁，男多于女。

（一）病因及发病机制

从病因学的角度，一般认为大肠癌的发生是环境因素和遗传因素共同作用的结果。饮食结构变化，食用高营养、高脂、低纤维而少消化残渣食物，排泄时间延长，增加了肠黏膜与致癌物接触时间，改变肠道菌群，产生致癌物等是重要的环境因素。家族性腺瘤性息肉病中抑癌基因 *APC* 的缺失或突变、遗传性非息肉病性大肠癌中错配修复基因（*hMSH2*，*hMLH1*）的突变则是重要的遗传因素。腺瘤癌变是大肠癌最重要的发生途径。

临床表现主要有大便次数增多、黏液血便、贫血、腹部肿块及肠梗阻等症状。

（二）类型及病理变化

大肠癌最常发生的部位是直肠，其次为乙状结肠、盲肠和升结肠、横结肠和降结肠。大肠癌也可分为早期和进展期两类。

1. 早期大肠癌 癌组织局限于黏膜下层，无淋巴结转移。

2. 进展期大肠癌 肉眼观察进展期大肠癌分为隆起型、溃疡型、浸润型和胶样型四种类型。前三者形态与胃癌相似，胶样癌呈半透明胶冻状。

大肠癌组织学类型主要是腺癌（图 18-14），有乳头状腺癌、管状腺癌、黏液腺癌、印戒细胞癌、神经内分泌癌等。

（三）扩散

大肠癌细胞可通过直接浸润侵及邻近器官；大肠癌常见的转移途径是经淋巴道转移到肠系膜

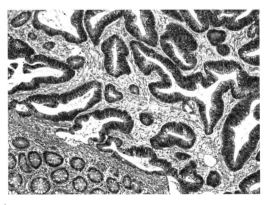

图 18-14 管状腺癌（高分化）

淋巴结、系膜根部淋巴结，晚期可以转移至腹股沟、直肠前凹及锁骨上淋巴结；晚期可血道转移至肝、肺、骨等处；另外，大肠癌也可种植转移到腹腔和盆腔器官。

（四）临床病理联系

大肠癌的临床表现因发生部位和累及范围不同而异。右侧大肠癌因肠管较宽，不易引起肠梗阻，但肿瘤多为隆起型，可在右下腹触及包块；癌组织易破溃、出血或继发感染，患者常有贫血及发热等全身症状。左侧大肠癌肠腔较小且肿瘤多呈环形生长，可导致肠腔狭窄，易引起不全肠梗阻，出现腹痛、腹胀、便秘等表现，如肿瘤破溃出血时，大便可带鲜血。

四、原发性肝癌

原发性肝癌（primary carcinoma of the liver）是由肝细胞或肝内胆管上皮细胞发生的恶性肿瘤，简称肝癌。肝癌是我国常见的恶性肿瘤之一。发病患者多为青壮年，男性多于女性。

（一）病因及发病机制

原发性肝癌病因尚不十分清楚，一般认为与下列因素有关：

1. **肝炎病毒感染**　HBV 和 HCV 感染与原发性肝癌发生密切相关。在我国 60%～90% 患者有 HBV 感染背景，而日本等国家主要是 HCV 感染。

2. **肝硬化**　研究发现 80% 肝癌患者肝脏有肝硬化改变，肝癌在肝硬化的基础上发生。

3. **饮食**　黄曲霉毒素污染，特别是黄曲霉毒素 B_1 污染。在非洲和我国的肝癌高发区食物中黄曲霉毒素污染非常常见。

4. **遗传因素**　原发性肝癌有家族聚集现象，其发病可能与遗传易感性有关。

（二）病理变化

根据病变可分为早期肝癌和中晚期肝癌。

1. **早期肝癌**　又称小肝癌，指单个癌结节直径在 3cm 以下，或 2 个癌结节直径之和在 3cm 以下的原发性肝癌。癌结节呈球形或分叶状，灰白色，质较软，切面无出血坏死，与周围组织分界清楚。

2. **中晚期肝癌**　肝脏体积增大，癌组织可局限于肝脏一叶，也可弥漫分布于整个肝脏。大体上分为 3 型（图 18-15）。①巨块型：多位于肝右叶，常为单发，圆形，直径大于 10cm，质较软，切面灰白或黄褐色，中心部常有出血坏死（图 18-15A）。肿瘤周围常有散在的卫星状癌结节。②多结节型：最多见，常伴发于肝硬化。瘤结节多个，大小不等，圆形或椭圆形，可互相融合形成大结节（图 18-15B）。③弥漫型：较少见，癌结节小，在肝内弥漫分布，常发生在肝硬化基础上，形态上不易与肝硬化区分（图 18-15C）。

3. **组织学类型**　组织学上可将肝癌分为 3 型：

（1）肝细胞癌（hepatocellular carcinoma，HCC）：最多见，来源于肝细胞。分化好者癌细胞形态与肝细胞相似，胞质丰富，可见胆汁分泌，癌细胞常排列成巢状和梁状，血管丰富似血窦，间质少（图 18-16A）。分化差者癌细胞异型性明显，常有巨核或多核瘤细胞（图 18-16B）。

（2）胆管细胞癌（cholangiocarcinoma）：较少见，来源于肝内胆管上皮。组织学类型多为腺癌，间质可见较多的纤维结缔组织，较少合并肝硬化。

（3）混合性肝癌：具有肝细胞癌和胆管细胞癌两种成分，最少见。

（三）扩散

1. **肝内蔓延和转移癌**　细胞常沿门静脉播散，在肝内形成转移癌结节，亦可逆行到肝外门

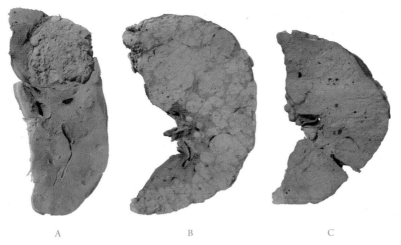

图 18-15 肝癌大体分型
A. 巨块型；B. 多结节型；C. 弥漫型

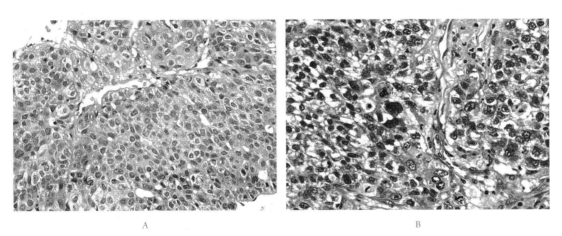

图 18-16 肝细胞癌
A. 图示高分化肝细胞癌，癌细胞呈腺泡状排列，异型性不大；B. 图示低分化肝细胞癌，癌细胞呈实性巢状排列，异型性明显，可见瘤巨细胞

静脉主干形成癌栓，引起门脉高压。

2. 肝外转移　主要通过淋巴道转移到肝门淋巴结、上腹部淋巴结和腹膜后淋巴结；晚期通过血道经肝静脉转移到肺、肾上腺、脑及骨等处；癌细胞侵袭突破肝被膜后，可直接种植在腹腔脏器或腹膜上。

（四）临床病理联系

肝癌早期常无明显症状，或有肝硬化表现，但多数患者有 AFP 增高。晚期患者出现肝区疼痛、肝大、黄疸、腹水、进行性消瘦等表现。原发性肝癌常在确诊后半年内死亡。死亡原因包括肝昏迷、上消化道出血、癌结节破裂引起的腹腔内大出血、肺或脑转移及合并感染。

第八节　消化系统疾病预防和护理的病理学基础

一、胃炎的防护原则

指导患者避免诱发因素，养成良好的生活习惯，饮食定时、定量，戒烟、限酒，避免或禁用对胃有刺激的食物或药物。护理工作中，注意观察患者腹痛、腹胀、嗳气等症状；根据病情给予适当的解痉、改善胃肠功能和清除幽门螺旋杆菌的药物，避免或禁用对胃有刺激的药物；对病人进行生活指导，养成规律的饮食习惯，合理营养搭配。

二、消化性溃疡病的防护原则

指导患者了解引起和加重消化性溃疡病的相关因素，加强锻炼，养成良好的生活习惯和饮食结构，保持乐观情绪，避免过度紧张与劳累，戒烟限酒，避免进食刺激性食物。注意观察腹痛的部位、性质、发生和持续的时间，呕吐物的颜色、量、气味，大便的颜色，必要时监测血压等。胃酸过多者给予碱性药物，疼痛剧烈给予解痉止痛药物，呕吐严重时补充液体，纠正水电解质紊乱。

三、病毒性肝炎的防护原则

指导患者及家属了解病毒性肝炎的传染源、传播途径和易感人群。积极采取控制传染源、切断传播途径和保护好易感人群等措施，做好防护工作。护理工作中，注意观察患者的神志、出血、黄疸、尿及大便颜色等；让患者卧床休息，合理饮食，如低盐、低脂、多吃水果、蔬菜等含维生素多的食物，禁饮酒；鼓励患者树立信心，保持稳定、乐观的情绪和良好的心态。

四、肝硬化的防护原则

指导患者及家属了解引起肝硬化的病因、慢性过程、常见并发症的预防等知识，注意休息，养成良好的生活习惯，避免使用对肝有损伤的药物，禁酒。护理工作中，①注意观察患者的神志、有无出血及出血的量，大便的颜色，有无腹胀，腹痛，血性腹水等；②患者要卧床休息，限制钠摄入量，减轻水钠潴留，增加水钠排出，患者一旦出现黑便与呕血，要正确估计出血量，及时止血和输血；③鼓励患者树立信心，保持稳定、乐观的情绪，养成良好的生活习惯，应当减少活动、避免劳累，睡眠充足，生活有规律，给予高热量、高蛋白质、高维生素、适量脂肪饮食。

（陈振文　编写　李连宏　审校）

◇ 病例思考题　···

1. 患者，男性，38岁，医生。15年前开始出现上腹部疼痛，以饥饿和夜间明显，伴反酸、嗳气，有时大便隐血（＋）。每年发作数次，在冬春夏之交或饮食不规律时易发作，服碱性药物病情缓解。入院前3小时上腹痛突然加剧，并放射到右肩部，呼吸时疼痛加重，面色苍白，大汗淋漓。查体：脉率105次／分，血压100/64mmHg。神清，呼吸浅快，心肺（－）。腹壁紧张，硬如板状，全腹压痛反跳痛（＋）。腹部透视：双膈下积气。

（1）该患者应诊断为什么病？为什么？

（2）病变处取材活检，镜下可见哪些病理变化？

（3）运用所学病理知识解释此病发展过程中所出现的症状和体征。

2. 患者，男性，55岁，农民。10年前因厌油、纳差、乏力及肝功异常曾住院治疗，发现有乙肝病史，肝功恢复正常而出院。入院前3周上述症状再次加重。查体：体温37℃，脉率85次／分，呼吸23次／分，血压110/70mmHg，慢性病容，面部与胸部可见数个蜘蛛痣，巩膜黄染，有肝掌、肝肋下未及，脾肋下3cm，腹部膨隆，腹壁静脉可见，腹部移动性浊音阳性。心肺（－）。肝功：总胆红素25μmol/L（正常1.6～17μmol/L），白蛋白28.0g/L，球蛋白20.6g/L，谷丙转氨酶130U/L，尿素氮8.6mmol/L，肌酐130μmol/L，葡萄糖7.60mmol/L。乙肝标志物：HBsAg（＋）、HBcAg（＋）、抗HBc（＋）。入院后经治疗病情未见好转，7天前昏迷，2天前呕吐咖啡色液体，抢救无效死亡。

（1）患者可能患有哪些疾病，为什么？

（2）简述该疾病发生发展的过程。

（3）患者死亡的主要原因是什么？

3. 患者，男性，61岁，农民。3个月前开始出现上腹部隐痛不适，进食后明显，伴饱胀感，食欲逐渐下降，无明显恶心、呕吐及呕血，当地医院按"慢性胃炎"进行治疗，稍好转。入院前1个月自觉乏力、明显消瘦、大便色黑。查体：一般状况尚可，浅表淋巴结（－），心肺（－），腹平坦，肝脾未及，剑突下区域深压痛，无肌紧张，移动性浊音（－）。其兄死于"消化道肿瘤"。2次大便隐血（＋），血Hb 96g/L。上消化道造影示：胃窦小弯侧见约2.5cm大小龛影，位于胃轮廓内，周围黏膜僵硬粗糙。腹部B超检查未见肝异常。

（1）根据所学知识，请解释患者所出现的临床症状和体征。

（2）作出患者所患疾病的诊断，并简述诊断依据。

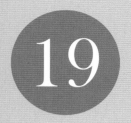

第十九章
肝功能不全

19章

肝脏是人体最大的腺体，参与体内的消化、代谢、排泄、解毒以及免疫等多种功能。同时，肝脏也是最大的代谢器官，来自胃肠吸收的物质，几乎全部进入肝脏，在肝内进行合成、分解、转化、贮存。

第一节　肝功能不全的概念、病因和分类

当各种体内外致病因素严重损害肝脏细胞（包括肝实质细胞和非实质细胞），使其合成、代谢、分泌、解毒及免疫等功能发生程度不等的障碍，称为肝功能不全。急性大量的肝细胞坏死或慢性肝疾病终末期几乎不可避免的导致肝性脑病或肾功能衰竭，称为肝衰竭。

2006 年中华医学会传染病学分会和中华医学会肝病分会将肝衰竭定义为："多种因素引起的严重肝损害，导致其合成、解毒、排泄和生物转化等功能发生严重障碍或失代偿，出现以凝血机制障碍和黄疸、肝性脑病、腹水等为主要表现的一组临床症候群"。

一、病　因

多种内外因素均可导致肝脏疾病的发生，最终引起肝功能不全，乃至肝功能衰竭。约 85% 的肝脏疾病为环境因素所致，其中以肝炎病毒、酒精、化学物质三大因素最常见；15% 以下的肝脏疾病属先天遗传性肝病。此外，还有免疫性因素和营养性因素。全身其他器官功能衰竭或疾病导致肝脏缺血和肝脏创伤也可引起肝功能衰竭，详见表 19-1。

表 19-1　肝功能不全常见病因

致病因素	病因及疾病
生物性因素	肝炎病毒系列、细菌、阿米巴、肝吸虫，血吸虫等寄生虫
化学性因素	四氯化碳、氯仿、酒精、杀虫剂、磷、硝基苯、抗生素、中枢神经类药、麻醉剂
遗传性因素	肝豆状核变性、半乳糖血症、原发性血色病、酪氨酸血症
免疫性因素	原发性胆汁性肝硬化、慢性活动性肝炎
营养性因素	长期饥饿等

◆　　　　酒精性肝损害

是西欧和北美各国肝硬化的重要病因。在意大利、瑞典、法国等，酒精性肝硬化要占各种肝硬化病因的 54%～84%。在这些国家中，平均每年每人消耗的酒精量越多，酒精性肝病的发病率就越高。在亚洲各国，虽然肝炎病毒所导致的肝病仍占主要地位，但随着酒精消耗量的增多，酒精性肝病的发病率也在增加。

酒精可直接或通过其代谢产物乙醛引起严重的代谢障碍、肝脏的结构改建，表现为三羧酸循环障碍、蛋白质合成分泌障碍等；此外，

酗酒所导致的营养缺乏也起一定作用，酒精慢性中毒可引起脂肪肝、酒精性肝炎、肝硬化等。

二、分 类

中华医学会制订的我国第一部《肝衰竭诊疗指南》将肝衰竭细分为急性肝衰竭（ALF）、亚急性肝衰竭（sALF）、慢加急性肝衰竭（ACLF）和慢性肝衰竭（CLF）四类。

（一）ALF

急性起病，2周内出现Ⅱ度及以上肝性脑病（按Ⅳ度分类法划分）并有以下表现：极度乏力，并有明显厌食、腹胀、恶心、呕吐等严重消化道症状；短期内黄疸进行性加深；出血倾向明显，且排除其他原因；肝脏进行性缩小。

（二）sALF

起病较急，15天～26周出现以下表现：极度乏力，有明显的消化道症状；黄疸迅速加深，血清总胆红素（TBil）大于正常值上限10倍或每日上升≥17.1μmol/L；凝血酶原时间（PT）明显延长。

（三）ACLF

在慢性肝病基础上，短期内发生急性肝功能失代偿的临床表现。

（四）CLF

在肝硬化基础上，肝功能进行性减退和失代偿。

第二节 肝功能不全的表现及机制

一、肝细胞损害与肝功能障碍

肝脏是物质代谢的重要器官。肝细胞是完成肝脏功能的主要细胞。肝细胞可合成多种蛋白质、胆汁及胆红素。参与脂类与激素的代谢和生物转化等。肝细胞还参与某些药物的代谢。机体代谢过程中产生的某些有毒产物或从肠道吸收的有害物质也经肝细胞解毒。肝细胞的损伤可导致肝脏功能障碍，主要表现在：

（一）糖代谢障碍

肝功能障碍导致调节血糖平衡的缓冲能力下降，易出现低血糖或高血糖，其中，以低血糖多见。

低血糖的发生机制可能是：①肝细胞大量死亡使肝糖原储备锐减；②受损肝细胞内质网上葡萄糖-6-磷酸酶活性降低，肝糖原分解为葡萄糖的过程障碍；③肝对胰岛素灭活减少，引起高胰岛素血症。个别肝功能障碍患者也可出现糖耐量降低。

（二）蛋白质代谢障碍

有31种血浆蛋白是在肝细胞合成，特别是白蛋白，约占肝合成蛋白的25%。由于肝细胞的功能障碍或大量死亡，白蛋白合成减少，致低白蛋白血症，促进肝性腹水的形成。

（三）脂肪代谢障碍

肝功能障碍，导致脂蛋白合成和运输障碍。因此，过多的脂肪酸大量聚集于肝脏并转化为三酰甘油，而导致脂肪肝的形成。

（四）电解质代谢紊乱

1．低钾血症　对醛固酮灭活减少；有效循环血容量减少，刺激醛固酮分泌增加。两者导致血浆醛固酮升高，使肾排钾增多，引起低钾血症。

2．低钠血症　肝病时有效循环血量减少，引起抗利尿激素分泌增多，同时肝对抗利尿激素灭活障碍，导致水潴留，后者是形成低钠血症的重要原因。

3．腹水及水肿　①胶体渗透压明显下降；②水钠潴留；③门静脉高压导致肠壁水肿等（详见水电紊乱章节）。

（五）胆汁分泌和排泄障碍

胆红素的结合、转运、排泄发生障碍，导致高胆红素血症（详见黄疸）。

（六）凝血功能障碍

大部分凝血因子都由肝细胞合成；重要的抗凝物质如蛋白 C、抗凝血酶－Ⅲ等也由肝细胞合成。肝功能受损，凝血与抗凝血平衡失调，易产生出血倾向。其凝血障碍的主要机制为：①凝血因子合成减少；②VitK 在肝脏贮存减少；③肝清除纤溶酶原激活物障碍和合成抗纤溶酶减少，导致纤维蛋白溶解酶活性增强；④循环中抗凝血物质[纤维蛋白降解产物（FDP）、抗凝血酶Ⅲ（ATⅢ）]增多；⑤急性肝功能衰竭或少数失代偿期肝硬化常并发 DIC，引起凝血因子消耗增多；⑥约 50% 急性肝功能衰竭和肝硬化患者血小板数目减少、功能障碍，如聚集性缺陷和收缩不良等。

二、生物转化功能障碍

（一）药物代谢及解毒功能障碍

肝脏是人体重要的解毒器官。药物或肠源性毒物（如氨、胺类、硫醇、γ－氨基丁酸等）在肝脏内经生物转化（氧化、还原、水解、结合等反应）成为无毒的水溶性物质，由肾或胆道排出体外。其功能障碍的机制包括：①细胞中细胞色素 P450 含量及活性明显降低；②肝硬化时，因门体侧支循环使药物、毒物未经肝生物转化而直接进入体循环；③肝功能不全可引起血浆白蛋白减少，游离性药物或毒物浓度增高，易于被组织摄取利用，增加了药物或毒物的毒性作用。

（二）激素灭活功能障碍

肝功能损害时，除对胰岛素、胰高血糖素、抗利尿激素、醛固酮灭活功能减弱外，雌激素、皮质激素灭活亦减少，可分别引起肝性脑病、水肿、肝掌、蜘蛛痣、女性月经失调和男性乳房发育；易感染及色素沉着。

三、免疫功能障碍

（一）细菌性感染与菌血症

严重肝病时，因并发感染所致的病死率达 20% ~ 30%。常导致自发性细菌性腹膜炎、细菌性心内膜炎、尿道感染、菌血症等。这是由于：①严重肝病导致补体合成严重不足，对细菌调理作用缺陷；②肝功能障碍，血浆纤维连接蛋白严重减少，肝库普弗细胞功能严重受损，因此，并发感染的机会增高；③肝功能不全时，糖皮质激素灭活减少，调节机体免疫和炎症反应能力降低，易诱发感染。

（二）肠源性内毒素血症

严重肝病时，往往出现肠源性内毒素血症。可能的机制是：①肝库普弗细胞功能受到抑制，其吞噬清除内毒素的能力下降；②门体侧支循环的建立，使内毒素绕过肝脏，直接进入血循环；③严重肝病可引起肠黏膜屏障受损，再加上胆汁排泄障碍，胆盐抑制肠腔内毒素吸收作用减弱，共同导致内毒素吸收增强。

第三节　黄　疸

血清胆红素（bilirubin）浓度异常增高导致皮肤、黏膜黄染和部分组织器官代谢及功能障碍的病理过程称为黄疸（jaundice，icterus）。黄疸是临床上比较常见的体征。胆红素是体内铁卟啉化合物的主要代谢产物，呈橙黄色，与弹性蛋白有较强的亲和力，故富含弹性蛋白的巩膜和皮肤更易被黄染。成人血清总胆红素浓度的正常范围为 3.4 ~ 17.1μmol/L，超过 34.4μmol/L 时，才能使巩膜、皮肤等出现肉眼可见的黄染，因此将总胆红素低于该值的黄疸称为隐性黄疸。黄疸一般是胆红素代谢障碍的临床表现，具有病理意义；但有些新生儿在出生后数日（一般 2 ~ 5 日）内也可见黄疸，因为可自然消退且不会造成病理损伤，特称之为新生儿生理性黄疸。

正常时胆红素的生成、运输及肝脏对胆红素的摄取、运载、转化、排泄之间保持着动态平衡，如果其中一个或数个环节发生障碍，就可能出现黄疸。

一、正常胆红素的代谢

血清胆红素主要来源于血红素（衰老红细胞及骨髓中无效造血的血红蛋白），由此形成的胆红素称为非酯化胆红素或间接胆红素，有毒；由于其不溶于水，所以必须与白蛋白结合通过血液运输至肝脏，肝细胞内 Y 载体蛋白具有特异的摄取、募集间接胆红素的功能，在肝细胞滑面内质网中加上葡萄糖醛酸基团形成直接胆红素，又称为酯化胆红素，溶于水且无毒，直接胆红素进一步分泌到毛细胆管随胆汁入肠，肠道细菌将其转变为胆素原，大部分随粪便排出体外，少量再吸收入肝（肠肝循环）或入血经肾排出。

二、黄疸的分类

黄疸分类方法很多，如按血清中胆红素增多的种类分为以酯型胆红素增多为主的黄疸和以非酯型胆红素增多为主的黄疸；按病变发生部位分为肝前性、肝性、肝后性黄疸；按发病学原因分为溶血性、肝细胞性、梗阻性黄疸。其中后一种分类方法有助于比较全面地从胆红素代谢障碍的各个环节去理解各种黄疸的病因及发病机制。

三、黄疸的发病机制

溶血性黄疸主要发病环节是合成胆红素的原料增加，由此导致下游大多数指标升高。梗阻性黄疸主要是经肝脏代谢后的酯型胆红素排泄障碍，所以其特点是酯型胆红素升高、与肠代谢有关的指标降低甚至消失。由于肝细胞对胆红素代谢环节较多，所以不同原因导致的肝细胞性黄疸表现复杂。常见肝细胞性黄疸表现为两种胆红素均升高；当肝脏对胆红素的摄取、运载、酯化功能障碍时主要表现为间接胆红素升高；肝脏对胆红素排泄障碍所引起的黄疸则表现为直接胆红素升高（表19-2）。

表 19-2　溶血性、肝细胞性及梗阻性黄疸胆色素代谢特点的比较

类型	血液		尿液			粪便	
	非酯型胆红素	酯型胆红素	胆红素	胆素原	颜色	胆素原	颜色
正常	有	无或极微	无	正常	淡黄	正常	黄色
溶血性黄疸	↑	不变或轻度↑	无	↑	加深	↑	加深
肝细胞性黄疸	↑	↑	有	↑	加深	↓	变浅
梗阻性黄疸	不变或轻度↑	↑	有	↓或消失	加深	↓或消失	变浅或白陶土色

四、黄疸对机体的影响

非酯型胆红素为脂溶性，可选择性进入细胞，干扰细胞正常代谢，有比较严重的毒性作用；酯型胆红素对机体危害相对较小。另外，某些伴随高胆红素血症的其他异常改变也可对机体的功能代谢产生一定影响，并很难与胆红素本身所产生的影响明显区分开。

（一）对神经系统的影响

新生儿特别是早产儿，当血清中非酯型胆红素浓度过高（一般高于 344μmol/L）时，可通过血-脑屏障进入脑内，并主要沉积于基底神经核的细胞内，引起大脑基底神经核细胞的黄染、变性和坏死等变化，引起相应临床表现的综合征称为核黄疸（nuclear jaundice 或 kernicterus）。进入脑内的非酯型胆红素还不同程度地损害脑的其他部分，故又称胆红素脑病（bilirubin encephalopathy）。患儿的临床表现主要是肌肉抽搐、全身痉挛和锥体外系异常所引起的神经肌肉异常，患儿往往因此死亡或留有紧张性肢体瘫痪、智力减退等严重后遗症。

核黄疸的发生机制至今尚未完全阐明，可能与下列因素有关：

1. 新生儿血-脑屏障发育不成熟、通透性较高，因而血清中的游离非酯型胆红素可穿过血-脑屏障进入脑组织。

2. 新生儿在分娩时发生窒息、缺氧、酸中毒和创伤等因素可使血-脑屏障的通透性增高。

3. 血浆白蛋白浓度降低，使非酯型胆红素与白蛋白结合减少，致使血中游离的非酯型胆红素增多。

4. 脑组织缺乏 Y 蛋白，实验证明，Y 蛋白具有防止非酯型胆红素的毒性作用。脑细胞缺乏 Y 蛋白，这可能是非酯型胆红素选择性作用于脑组织的原因之一。

5. 非酯型胆红素对许多 NAD^+ 依赖性脱氢酶有抑制作用，脑组织中 NAD^+ 异柠檬酸脱氢酶含量较高，因而易受非酯型胆红素的选择性抑制。

非酯型胆红素的毒性作用机制还不清楚，可能是：①干扰脑细胞的能量代谢：研究表明线粒体是胆红素毒性的最初作用部位，非酯型胆红素能抑制脑细胞的内呼吸，使氧化磷酸化解偶联；②改变脑细胞质膜的成分和功能：脂溶性的非酯型胆红素可与脑细胞膜上的磷脂结合形成复合

体，并影响线粒体的 ATP 生成和细胞的正常功能。

梗阻性黄疸时还可见外周神经损伤，表现为髓鞘损伤、轴突水肿、施万细胞变性等，具体机制还有待阐明，可能与下列因素有关：①胆红素及胆汁酸的直接毒性作用；②肠黏膜屏障受损，肠道细菌及内毒素移位激发全身炎症反应综合征，TNF 等炎症因子可进一步损伤神经细胞。

（二）对肾脏功能的影响

胆红素肝外排泄障碍时或手术后易发生肾功能衰竭，可能与下列因素有关：①胆道梗阻时，胆汁不能正常进入肠道，胆酸盐对肠道细菌的抑制作用减弱，肠道细菌则可过度生长繁殖并产生大量的内毒素透过屏障受损的肠黏膜入血，使肾血管阻力增加、肾血流量减少，还可以引起肾交感神经兴奋性增加，激活肾素 - 血管紧张素系统，引起血管收缩，肾脏缺血缺氧；②胆红素肝外排泄障碍时可有低血压或手术后休克的倾向，从而引起肾血流量的不足；③酯型胆红素可使肾小管上皮细胞对缺血损害敏感，从而发生变性坏死；④胆汁酸盐和胆红素的作用：尽管肾脏是胆汁排出的代偿性途径，但当大量胆红素和胆汁酸等经肾脏排出体外时，可损害肾脏。

（三）对心血管系统的影响

梗阻性黄疸及肝细胞性黄疸患者临床上均可见心脏功能及心肌结构受损，表现为各种心律失常、心肌酶谱改变等，但其发生机制尚不清楚。动物实验发现，梗阻性黄疸大鼠有心肌细胞浊肿、白细胞浸润；线粒体肿胀、嵴模糊、数量减少及变形；心肌肌丝结构紊乱，甚至心内膜下心肌发生出血、坏死等。

（四）对肺功能的影响

体外实验证实，非酯型胆红素能增加肺泡膜的表面张力，肺泡不易扩张而发生限制性通气不足。

（五）对消化系统的影响

高胆红素血症时，消化系统的结构和功能均可受到影响。例如，非酯型胆红素进入小肠黏膜的量增多，可引起肠黏膜糜烂，使其分泌和吸收功能发生障碍；高胆红素血症时，胆红素在血液和组织中积聚，可引起肠壁紧张度降低和蠕动减弱，并可引起胰腺炎和胰液分泌减少，从而影响消化和吸收功能。由于胆道梗阻，胆汁不能进入肠道，脂肪的消化、吸收都可发生障碍，因而可发生脂肪痢；肠道胆汁减少可造成脂溶性维生素的吸收障碍。非酯型胆红素对胃的排空也有抑制作用，患者易发生腹胀和消化不良等。此外，胆红素代谢紊乱与胆结石的形成存在关联。

（六）凝血障碍

凝血因子 II、VII、IX、X 是在肝脏合成的，均需维生素 K 参与。由于维生素 K 是脂溶性的，高胆红素血症时，排入肠道的胆汁量减少或不排，使维生素 K 不能正常吸收，导致上述凝血因子合成不足；加之肝脏疾患时，血中抗凝物质增多，如类肝素物质、FDP 产生增多等，故患者易出现出血倾向或 DIC。

（七）胆汁成分入血的影响

患者可有皮肤瘙痒，其与黄疸几乎同时出现。皮肤瘙痒可能与胆汁酸盐作用于皮肤感觉神经纤维有关。

（八）其他

皮肤、黏膜、巩膜黄染，伤口愈合缓慢，切口裂开等。

第四节 肝性脑病

肝性脑病（hepatic encephalopathy，HE）是由急、慢性肝功能衰竭或各种门－体分流引起的以代谢紊乱为基础并排除了其他已知脑病的中枢神经系统功能失调综合征。

肝性脑病的临床表现为从轻微的精神异常到昏迷等一系列神经精神症状，可人为地将其分为四期：一期（前驱期）：轻微的性格改变和行为异常。可表现为欣快、反应迟钝、易激惹、健忘、注意力不集中、可有轻度的扑翼样震颤。二期（昏迷前期）：嗜睡、行为异常、言语不清、书写及定向障碍，可出现肌张力增高、腱反射亢进、扑翼样震颤。三期（昏睡期）：昏睡，但可唤醒。四期（昏迷期）：昏迷状态，不能唤醒。

世界胃肠病学组织于 2002 年将肝性脑病分为三型：A 型为急性和超急性肝衰竭相关脑病；B 型为门体旁路相关不伴有固有肝细胞疾病的脑病；C 型是指存在肝硬化和门体静脉分流的门静脉高压相关脑病。另外，肝性脑病的临床表现被分为 4 个亚型，分别为急性型、发作型、持久型和轻微型。

一、肝性脑病的发病机制

HE 是在多种因素的影响下发生的，其机制较复杂，目前多认为是毒物积聚和机体代谢严重紊乱协同作用所致。其病理生理基础一般认为是肝细胞功能衰竭，与门腔静脉之间由于代偿形成或手术造成的侧支分流，来自肠道的许多可影响神经活性的毒性产物，未被肝脏解毒和清除，经侧支进入体循环，透过通透性增强了的血－脑屏障而至脑部，引起大脑功能紊乱。

HE 时体内代谢紊乱是多方面的，其发生可能是多种因素作用的结果，但含氮物质的代谢障碍和抑制性神经递质的积累可能起主要作用。糖、水、电解质代谢紊乱以及缺氧可干扰大脑的能量代谢而加重脑病。脂肪代谢异常，特别是短链脂肪酸的增多也起一定作用。

此外，慢性肝病患者大脑对有害物质的耐受性降低也是重要因素。目前，主要学说有：氨中毒学说、假性神经递质学说、血浆氨基酸失衡学说、$\gamma-$氨基丁酸（GABA）学说等。

（一）氨中毒学说

氨中毒学说是最早提出也是最重要的学说之一。临床研究发现，约 80% 肝性脑病患者血液及脑脊液中氨浓度高出正常人的 2～3 倍，肝硬化患者如进食大量高蛋白饮食或摄入含氮物质，易诱发肝性脑病，若采取降血氨及限制蛋白质饮食措施可使病情好转。动物实验亦表明氨能引起异常的神经毒性症状。这些均提示肝性脑病的发生与氨代谢障碍有密切关系，是氨中毒学说的依据。正常人体主要从肠道产氨，通过门静脉进入肝脏合成尿素，最终从尿液排出体外（图 19-1）。

1. 血氨升高的机制 氨清除不足或（和）产氨增加，均可导致血氨升高，其中以前者占主导地位。

（1）氨清除不足：通常肠道吸收的氨经门静脉进入肝脏，在肝内经鸟氨酸循环合成尿素，然后经肾脏排出体外。肝功能严重障碍时，由于代谢障碍，所需的 ATP 供给不足，加之鸟氨酸循环的酶系统严重受损，导致由氨合成尿素减少而使血氨升高。此外，因门脉高压形成侧支循环或门体静脉吻合术后，使肠道吸收的氨绕过肝脏，直接进入体循环而使血氨升高。

（2）产氨增加：血氨主要来源于肠道所产生的氨。正常时，每天肠道产氨约 4 克，经门静脉入肝，转变为尿素而被解毒。产氨增多的机制可能有：①肝脏功能严重障碍时，由于门脉高

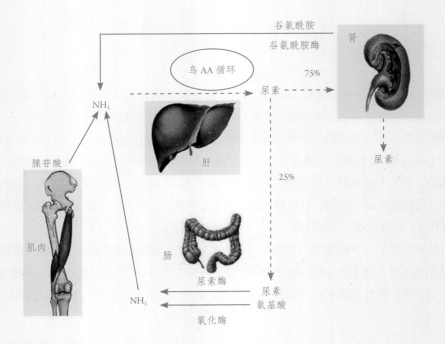

图 19-1　氨的生成与清除

压，门静脉回流受阻，使胃肠道淤血、水肿、肠蠕动减弱及胆汁分泌减少，致使食物的消化、吸收及排空都发生障碍，导致肠道细菌活跃，食物中残留的氨基酸可被细菌分解，使产氨增加；②当门脉高压侧支循环形成时，易发生上消化道出血，肠道内滞留的血液蛋白质在肠道细菌的作用下，生成较多的氨；③严重肝功能障碍常合并肝肾综合征，使弥散至肠道的尿素增多，产氨增多。

此外，肝性脑病患者因神经精神症状而致肌肉收缩运动增多，使腺苷酸分解增加，而患者此时以蛋白质分解代谢为主，皆导致内源性产氨增加。

2. 氨对脑的毒性作用　由于血液偏酸，正常血氨 99% 是以离子铵（NH_4^+）形式存在，不易透过血脑屏障。碱中毒时，血液中气体氨（NH_3）增多，更易进入脑内引起功能障碍。此外，肝衰竭导致的内稳态紊乱可增加血脑屏障的通透性，进入脑内的 NH_3 也可增多。NH_3 对脑组织的毒性作用表现为：

（1）干扰脑细胞的能量代谢：脑细胞消耗所需能量主要依赖于血液葡萄糖有氧氧化。NH_3 主要是通过影响葡萄糖生物氧化过程中的多个环节，来干扰脑的能量代谢。其机制包括：①NH_3 能抑制丙酮酸脱氢酶的活性，阻碍丙酮酸的氧化脱羧过程，使乙酰辅酶 A 生成减少，影响三羧酸循环的正常进行，以致 ATP 生成不足；②进入脑内的氨与 α- 酮戊二酸结合，生成谷氨酸，一方面消耗了大量的还原型辅酶 I（NADH），妨碍了呼吸链中的递氢过程，另一方面又消耗了脑内三羧酸循环的重要中间产物 α- 酮戊二酸，使脑细胞内的三羧酸循环不能正常进行；③NH_3 进一步与谷氨酸结合形成谷氨酰胺，这一过程需消耗大量 ATP。

进入脑内的 NH_3 使 ATP 消耗增多而产生减少，干扰了脑细胞的能量代谢，导致脑细胞完成各种功能所需的能量严重不足，不能维持中枢神经系统的兴奋活动而昏迷。

（2）干扰神经递质间的平衡：正常时，脑内兴奋性神经递质与抑制性神经递质保持平衡。肝性脑病的早期，主要是正常神经递质的减少起关键作用，到了后期，脑能量代谢的减低才发挥其作用。进入脑内的 NH_3 增多导致：①NH_3 与谷氨酸结合生成谷氨酰胺增多，谷氨酸被消耗，使中枢兴奋性递质——谷氨酸减少，而中枢抑制性递质——谷氨酰胺增多；②NH_3抑制了乙酰辅酶 A 的生成，使乙酰辅酶 A 与胆碱结合生成的兴奋性神经递质乙酰胆碱的合成减少；③中枢抑制性递质 γ- 氨基丁酸（GABA）增多（见后述）。因此，氨的增多使脑内的神经递质平衡失调，兴奋性递质减少，而抑制性递质增多，导致中枢神经系统功能紊乱。

（3）干扰神经细胞膜的离子转运：氨还可干扰神经细胞膜上的 Na^+-K^+-ATP 酶的活性，影响复极后膜的离子转运，静息膜电位降低，从而抑制神经元细胞膜的兴奋性。铵离子可与 K^+ 竞争通过细胞膜上的钠泵进入细胞内，造成细胞内缺钾，以致影响 Na^+、K^+ 在神经细胞膜内外的正常分布，干扰神经传导活动。

（4）增加超氧化物：氨可引起超氧化物增加，并使抗氧化酶减少，促发氧化应激与硝化应激并进一步导致线粒体通透性改变。

（5）诱发星形胶质细胞水肿：脑中清除氨主要依靠谷氨酰胺合成途径。谷氨酰胺合成酶主要存在于星形胶质细胞，因此，星形胶质细胞是脑中完成血氨代谢的主要细胞。谷氨酰胺堆积，星形胶质细胞内渗透压增加，引起星形胶质细胞水肿。

虽然大量临床和实验证据支持氨中毒学说，但仍存在氨中毒学说难以解释的事实：①临床上约 20% 的肝性脑病患者血氨正常，而有的血氨明显增高的肝硬化患者，并不发生肝性脑病；②有些肝性脑病患者昏迷程度与血氨水平无平行关系；③有些肝性脑病患者早期血氨升高，经降血氨治疗后，昏迷程度及脑电图波形却无相应改变。由此可见，氨中毒学说并不能圆满解释肝性脑病的发病机制。

（二）假性神经递质学说

假性神经递质（false neurotransmitter）是指化学结构上与正常神经递质十分相似，但其生物学效能仅为正常神经递质的 $1/100 \sim 1/10$ 的物质，如羟苯乙醇胺、苯乙醇胺等（图 19-2）。

1．假性神经递质的形成　食物中蛋白质在肠内分解成氨基酸，其中芳香族氨基酸如苯丙氨酸、酪氨酸在未被小肠吸收前，可先经肠道细菌的脱羧酶作用生成苯乙胺和酪胺，再吸收进入门脉系统。肝功能正常时，这些胺类在肝内单胺氧化酶作用下被氧化分解而清除；当肝功能严重障碍或门 - 体侧支循环建立后，它们未被分解或经侧支循环绕过肝，经体循环进入脑组织。苯乙胺和酪胺再在脑干网状结构的神经细胞内 β- 羟化酶的作用下，生成苯乙醇胺和羟苯乙醇胺（图 19-3）。

2．假性神经递质的作用机制　正常生理情况下，脑干网状上行激动系统是维持大脑皮质兴奋，使机体处于觉醒状态的重要中枢神经结构。当假性神经递质——苯乙醇胺和羟苯乙醇胺在脑内增多时，其可取代正常神经递质去甲肾上腺素和多巴胺，被肾上腺素能神经元所摄取，并贮存在突触小体的囊泡中。但其被释放后的生理效应则远较去甲肾上腺素和多巴胺弱。因而脑干网状结构上行激动系统的唤醒功能不能维持，从而发生意识障碍乃至昏迷。

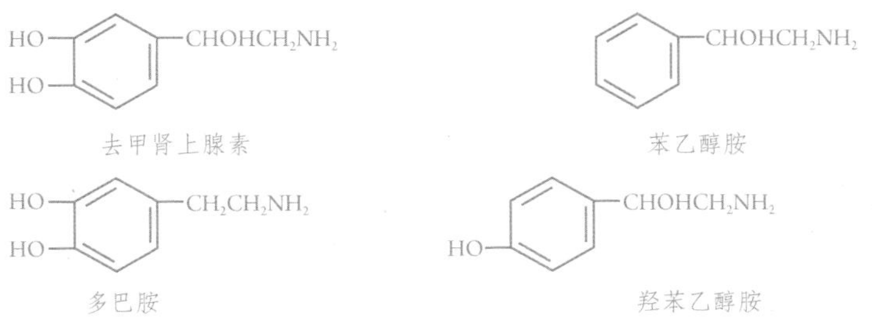

图 19-2　正常神经递质与假性神经递质结构

假性神经递质学说也有一定的片面性，还不能圆满解释肝性脑病的发病机制，尚在不断补充和发展中。

（三）血浆氨基酸失衡学说

正常人血浆中，支链氨基酸（BCAA）包括亮氨酸、异亮氨酸等；芳香族氨基酸（AAA）主要为苯丙氨酸、酪氨酸、色氨酸等。血浆 BCAA 与 AAA 的比值接近 3～3.5，肝性脑病发生前后，该比值常下降至 0.6～1.2。

1. 血浆氨基酸比例失衡的机制　肝细胞功能严重障碍时对胰岛素和胰高血糖素灭活减少，使胰岛素和胰高血糖素两者血中含量均增高，但以胰高血糖素的增多更显著，引起血中胰岛素／胰高血糖素比值下降，体内分解代谢大于合成代谢，大量氨基酸从机体组织蛋白中分解释放入血。支链氨基酸主要在骨骼肌被分解代谢，而芳香族氨基酸主要是通过肝脏分解代谢，因此，肝脏代谢功能障碍导致芳香族氨基酸分解代谢不足，造成血浆芳香族氨基酸浓度急剧升高。机体分解代谢增强，可促进肌肉组织对支链氨基酸的摄取利用，使血浆支链氨基酸含量降低或变化不明显，故而导致 BCAA/AAA 比值降低。

2. 血浆氨基酸比例失衡的后果　在正常生理性 pH 值范围内，芳香族氨基酸与支链氨基酸同属电中性氨基酸，它们在通过血脑屏障时竞争同一载体转运。当 BCAA/AAA 比值明显下降，芳香族氨基酸不受支链氨基酸的竞争性抑制，可大量进入脑内，其中主要是苯丙氨酸、酪氨酸和色氨酸。

正常神经递质的生成过程为：脑神经细胞内的苯丙氨酸在苯丙氨酸羟化酶作用下，生成酪氨酸；酪氨酸在酪氨酸羟化酶作用下，生成多巴；多巴在多巴脱羧酶作用下，生成多巴胺；多巴胺在多巴胺 β- 羟化酶作用下，生成去甲肾上腺素。

当进入脑内的苯丙氨酸和酪氨酸增多时，可正反馈促进脑内芳香族氨基酸脱羧酶的活性，直接在脑内形成假性神经递质（苯乙醇胺、羟苯乙醇胺）；同时又可通过抑制酪氨酸羟化酶和多巴胺脱羧酶，抑制正常神经递质（多巴胺、去甲肾上腺素）的合成；由于肝功能受损，血浆白蛋白减少，血中色氨酸含量大为增加，未与白蛋白结合的游离型色氨酸易大量进入脑内，色氨酸在脑内经色氨酸羟化酶作用，生成抑制性神经递质 5- 羟色胺（5-HT），干扰脑的正常神经生理活动。5-HT 还可作为一种假性神经递质而被肾上腺素能神经元摄取、贮存和释放，另外，5-HT 也可抑制酪氨酸转变为多巴胺。

由此可见，血浆氨基酸失衡学说补充和发展了假性神经递质学说。

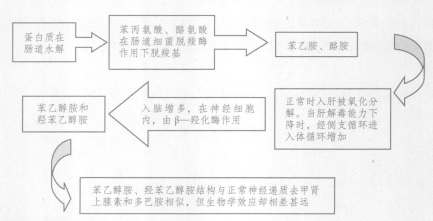

图 19-3　假性神经递质形成过程

（四）γ-氨基丁酸学说

γ-氨基丁酸（γ-aminobutyric acid，GABA）是体内最主要的抑制性神经递质。目前认为其与肝性脑病的发生关系密切。研究证明，急性肝功能衰竭患者血清 GABA 水平比正常人高 10 倍；在家兔肝性脑病模型中观察到，外周血清 GABA 浓度是正常家兔的 12 倍，并且发现实验动物脑神经元突触后膜上的 GABA 受体密度也增加。这些研究表明 GABA 及其受体改变在肝性脑病的发生上有其独特意义。

当肝脏功能严重障碍时，由于对肠道吸收的 GABA 分解减少或通过侧支循环绕过肝脏，使其在血液中含量增多；又由于此时血脑屏障通透性增高，所以 GABA 大量进入脑内，增强其抑制性活动。

近年大量研究证据表明，相当多的 HE 患者脑内 GABA 浓度并未见增加，但由于合并的氨中毒造成：①受体与 GABA 结合能力增强；②星型胶质细胞对 GABA 摄取减少、释放增加，突触间隙 GABA 浓度增加；③内源性 GABA-A 受体激动药浓度增加，由此增强了 GABA 能神经元的抑制性活动。

（五）其他毒物在肝性脑病发病中的作用

多种蛋白质、脂肪的代谢产物如硫醇、脂肪酸、酚等在肝性脑病发病中可能也起一定作用。

硫醇是蛋氨酸和其他含硫氨基酸经肠道细菌代谢而产生的一类有毒含硫化合物，其在正常情况下可经肝氧化分解而解毒。肝功能障碍时，血中硫醇含量升高，可抑制尿素合成而干扰氨的解毒、抑制线粒体的呼吸过程、抑制脑内 Na^+-K^+-ATP 酶活性等，且可从呼吸道呼出，气味难闻，称为肝臭。

肝脏功能严重障碍时，由于对食物中吸收的脂肪酸分解代谢下降，或因门-体血液分流，或因血浆白蛋白降低而减少了对短链脂肪酸的结合，使血中短链脂肪酸增多。短链脂肪酸可抑制脑神经细胞 Na^+-K^+-ATP 酶活性，干扰膜离子转运，影响神经冲动的传导。

酚、吲哚和甲基吲哚分别是酪氨酸、色氨酸经肠道细菌作用后的代谢产物，正常时经肝解毒。肝脏功能严重障碍时，由于肝脏解毒功能降低，则血液中酚、吲哚等含量增多而产生毒性作用，此与肝性脑病的发生也可能有一定关系。

目前提出的系列肝性脑病发病机制的学说，还不能确切解释其发病机制，需进一步深入研究不断加以完善。

二、肝性脑病的诱因

肝性脑病的发生常存在某些诱因的作用。这些诱因加重了脑性毒素的潴留与蓄积，促进了神经毒物间的相互协同作用，使血-脑屏障的通透性增高，脑的敏感性增强。常见诱因如下：

（一）消化道出血

是最常见的诱因。肝硬化患者常伴有食管下段静脉曲张，当食入粗糙食物或腹压升高时，曲张的静脉易破裂，大量血液进入消化道，血液中的蛋白质在肠道细菌作用下，生成大量氨、硫醇等毒物。此外，出血还可造成循环血量减少和血压下降，使肝、脑、肾等重要器官灌流不足，导致缺血、缺氧，从而促进脑病的发生。

（二）感染

严重感染可使全身各组织分解代谢增强，体内产氨增多，血浆氨基酸失衡。此外，细菌、毒素可直接损害肝脏功能，使氨合成尿素减少；还可使血-脑屏障通透性增高和脑对氨等毒性物质的敏感性增高而诱发肝性脑病。

（三）电解质和酸碱平衡紊乱

不恰当使用排钾利尿药、进食减少、呕吐等因素均可引起低钾性碱中毒；血氨含量增多、感染发热可引起呼吸加深加快，导致呼吸性碱中毒。碱中毒有利于 NH_4^+ 转化为 NH_3，且使肾小管上皮细胞产生的氨以铵盐形式排出减少。

（四）氮质血症

肝性脑病患者常伴有肾功能衰竭，因此，其体内蓄积的大量有毒代谢产物不能经肾脏排出，可加重肝性脑病的病情。

（五）其他

止痛、镇静、麻醉剂使用不当，放腹水过多、过快，便秘、呕吐、腹泻、过度利尿，低血糖、摄入过量蛋白质或铵盐饮食，酒精中毒等均可诱发肝性脑病。

第五节　肝肾综合征

一、概　述

肝肾综合征（hepatorenal syndrome，HRS）是肝脏疾病患者在无肾脏原发病变的情况下发生的一种进行性功能性肾衰竭，主要见于有显著血液循环功能障碍的肝硬化腹水患者，也见于急性肝衰竭患者。分为两型：Ⅰ型 HRS 的特征是快速进展的肾功能减退（血肌酐至少 2 周内升高超过原水平的 2 倍或大于 $226\mu mol/L$），常与细菌感染或胃肠道出血有关，且经常发生多器官衰竭，表现为心力衰竭、脑病和肝功能进一步损伤，即所谓的"慢性肝衰竭急性发作"。Ⅱ型 HRS 常继发于肝硬化腹水患者，表现为与肝硬化有关的实质性肾衰竭。当Ⅱ型 HRS 患者存在感染或其他因素时，极易发展为Ⅰ型 HRS。

HRS 多由消化道出血、大量放腹水、过度利尿、自发性腹膜炎等诱发，病死率极高。其特征为：①肾血管显著收缩，使肾血流量和肾小球滤过率（GFR）降低；②肾脏无器质性病变，肾小管功能完好；③大多数肝移植成功的患者肾功能不全可逆转，而将肾移植于终末期肾脏疾病患者，肾功能可恢复。

二、发病机制

HRS 的发病机制至今仍未完全阐明，肾血管收缩的可能机制是：

1. 通过压力感受器和容量感受器激活肾素 – 血管紧张素 – 醛固酮系统（RAAS）、交感神经（SNS）和抗利尿激素（ADH），引起肾血管收缩。

2. 多种血管扩张物质（如前列腺素、一氧化氮、胰高血糖素、心房利钠肽、内毒素和降钙素基因相关肽等）不能被肝脏灭活，引起肾外全身动脉（尤其是内脏动脉）扩张，导致有效循环血量不足、外周动脉压下降。

3. 肾脏局部扩血管物质如前列腺素（PG）合成和释放不足。

第六节　防治和护理的病理生理学基础

一、肝性脑病的防治及护理原则

（一）防治原则

1. 预防诱因　①减少氮负荷；②预防上消化道出血；③慎用止痛、镇静、麻醉等药物；④防治便秘；⑤慎重利尿、放腹水，注意水、电解质和酸碱平衡。

2. 降低血氨。

3. 恢复神经传导功能：应用左旋多巴，补充正常神经递质。

4. 恢复血浆氨基酸的平衡。

5. 改善肝细胞功能。

◆　　　　　人工肝脏

　　　　近年来，肝脏替代治疗的发展较快。其中物理型人工肝与肾衰竭时使用的血液透析的效果类似；此外，还有生物型人工肝。这些治疗对急性肝衰竭或者肝硬化均有一定的效果。

　　　　分子吸附再循环系统是一种新的人工肝支持系统，其可以清除血浆白蛋白结合毒素。不同情况下的肝性脑病患者都可以使用。对于急性肝衰竭患者，能减轻脑水肿，改善精神状态。对于肝硬化合并肝性脑病患者，可以减轻肝性脑病的程度。因此，分子吸附再循环系统是一种有效的肝性脑病治疗措施，尤其是对于那些经传统治疗效果不佳的患者。

　　　　生物型人工肝是含有猪肝细胞、人肝细胞等的人工肝，已经运用于肝性脑病的治疗，尤其是急性肝衰竭。生物型人工肝可有效降低颅内压，减轻脑水肿，并可作为肝移植的过渡疗法。但根据 2004 年 Meta 分析的结果，治疗肝衰竭患者，人工肝支持系统仅限于慢性基础急性发作的情况下才有效。对于急性肝衰竭的患者，其治疗效果仍然值得怀疑。

（二）护理原则

几乎所有的 HE 患者发病前均有比较明显的先兆症状，把护理工作做在症状出现之前，增加预见性，能有效地减少或避免发生并发症，从而使病情得到控制。

1. 及时准确的发现先兆症状，仔细观察患者精神状况的变化及临床症状、体征和实验室检查的变化，包括患者的反应性和回答问题的能力、记忆力、计算力等，以及血压、脉搏、消化道症状、出血倾向、尿量、大便性状等，尤其密切注意观察患者呼吸的频率及呼气的气味；及时发现 HE 的诱发因素和潜在的危险。

2. 加强饮食管理，调节蛋白饮食结构，严格控制蛋白质饮食，以碳水化合物、高维生素饮食为主，保持每天能量代谢的平衡。

3. 强化消化道护理，保持大便通畅，每天大便保持在 2～3 次，如大便次数减少，则应在消化道出血停止后给予灌肠和导泻，以清除肠内积血及其他含氮物，禁用肥皂水灌肠，而用稀醋酸液保留灌肠。

4. 保持水、电解质及酸碱平衡。肝性脑病患者在失代偿期，由于利尿药的使用和放腹水等措施，常出现水、电解质紊乱和低钾、低氯性碱中毒。应定期检测电解质，血气分析等，及时发现和纠正异常紊乱。

5. 给予心理护理，进行健康教育。肝硬化患者因病程长，易反复、预后差，患者易产生害怕、焦虑、抑郁、绝望等不良心理。在患者清醒时，耐心地讲解本病的医学知识，消除其消极不良心理，用积极地暗示，激发其生存欲望，使之树立战胜疾病的信心。

◆　　　　　　　防治感染的必要性

感染是肝性脑病患者的常见并发症。严重肝脏疾病导致网状内皮系统功能受损，肝内淤滞的胆汁酸、胆红素等均可抑制库普弗细胞吞噬能力，从而不能充分清除门脉血液内的细菌，部分血液由于侧支循环直接进入体循环，常可继发败血症、原发性腹膜炎等使病情恶化。

应保持病房清洁、干燥，穿隔离衣、戴口罩，严格执行各种无菌操作，特别注意饮食卫生，比如要注意鼻饲管卫生，减少不必要的探视；对于明确感染的细菌，应选用针对性的抗生素治疗，如不明确菌种，一般以常见的革兰氏阴性杆菌较多见，可选用氨苄青霉素及口服新霉素治疗，既可以控制感染，又可减少血氨来源。

二、肝肾综合征的防治及护理原则

（一）防治原则

1. 去除病因及消除诱因：防治感染、停用肾毒性药物等。

2. 扩张肾脏血管：多巴胺。

3. 收缩外周血管：联合使用血管收缩剂及白蛋白。

4. 血液净化治疗：纠正内环境紊乱、清除代谢产物及炎症因子。

5. 经颈静脉肝内门腔静脉分流术：适用于对血管收缩剂反应不良患者，也可改善 II 型 HRS 难治性腹水。

6. 肝移植依然是目前唯一能使患者长期存活的手段。

（二）护理原则

1. 卧床休息，取高枕半卧位或侧卧位，避免平卧位，以免腹水压迫肾脏。

2. 补充优质蛋白质饮食，蛋白质的供给量应以患者能够耐受足以维持氮平衡并能促进肝细胞再生而不致诱发肝性脑病为度，同时限制钠的摄入。

3. 保持每天排便 2～3 次，并注意颜色变化，以防血氨积聚。如果大便呈鲜红或黑色说明有出血现象应报告医生予以止血处理。

4. 教会患者及家属正确测试脉搏和血压，便于出院后继续监测生命体征的变化。

5. 观察神志、性格、情绪和行为有无改变，按需测定血生化，注意水电解质平衡。

6. 指导患者准确记录出入水量，特别应注意观察尿液的总量、颜色、比重，给患者提供标有刻度的量杯。定时测量体重，如果体重一周内增加 3kg 以上应立即与医生联系，应用利尿药。

7. 观察生命体征的变化，及时采取治疗措施。

8. 保持患者乐观情绪，避免不良刺激，防止病情反复甚至恶化。

（古宏标 编写 吴 宵 审校）

◇ 病例思考题 ···

1. 患者，男性，52 岁。3 天前进食牛肉 0.25kg 后，出现恶心、呕吐、神志恍惚、烦躁而急诊入院。患者患慢性肝炎十余年，4 年前症状加重，4 个月来，进行性消瘦，无力，憔悴，黄疸，鼻和齿龈易出血。

体检：神志恍惚，步履失衡，烦躁不安，皮肤、巩膜深度黄染，肝肋下可触及、质硬、边钝，脾左肋下 3 横指，质硬，有腹水征。吞钡 X 线提示食管下静脉曲张。实验室检查：胆红素 34.2mol/L（正常 1.7～17µmol/L），SGPT 120u（正常值 3～50µ/L），血氨 88mol/L（正常 <59µmol/L）。入院后经静脉输注葡萄糖、谷氨酸钠、酸性溶液灌肠等，病情好转。第 5 天大便时患者突觉头晕、虚汗、心跳乏力，昏厥于厕所内。体检：脸色苍白、脉细速，四肢湿冷，血压 65/40mmHg，第 6 天再度神志恍惚，烦躁尖叫，扑翼样震颤，解柏油样大便，继而昏迷。经降氨后症状无改善，静脉滴注 L- 多巴 1 周，神志转清醒，住院 47 天，症状基本消失出院。

（1）简述患者出现黄疸、鼻和齿龈易出血的机制。

（2）患者为什么出现腹水及食管下静脉曲张？

（3）简述血氨升高的机制，对患者有什么影响？

（4）患者第 5 天病情为什么突然恶化？

（5）试述该患者护理诊断、护理措施及其病理生理学基础？

2. 患者，女性，54 岁，20 年前因黄疸伴肝区疼痛住院，确诊为乙型肝炎，因经费短缺，住院两周后自行离院，当时黄疸已经消退，但是患者仍然觉得乏力、腹胀及食欲不振，自行购买一些保肝中成药断断续续的服用，一直不能从事重体力劳动，5 年前开始患者不时出现性格改变、胡言乱语及睡眠倒错，家人反映严重时就像"疯子"一样，往往在过节时大鱼大肉及饮酒后发作，能自行缓解。一天前因不慎吞下小块鱼骨引发上消化道大出血，急诊入院。入院检查：患者昏迷（不能唤醒）、肌张力增加、脾肿大、蛙状腹（提示有大量腹水）、脐周围静脉曲张形似"海蛇头"。诊断为肝硬化伴肝性脑病。经过系列治疗后，患者逐渐清醒，向实习医生反应腹胀难忍，于是该实习生为其一次性放腹水约 2.5L，患者两小时后再度陷入昏迷，并于次日凌晨死亡。

（1）为什么肝功能不全时会出现神经精神症状？

（2）患者为什么会出现肾功能不全？

（3）患者近 5 年为什么会时常有"精神病"样发作？

（4）消化道大出血真的只是小块鱼骨导致的？

（5）实习医生不应该为其放腹水吗？

（6）试述该患者护理诊断、护理措施及其病理生理学基础？

3. 患者，男性，50岁，因间歇发作性腹痛，黄疸，发热3个月入院。患者3个月前无明显诱因，餐后突然上腹痛，向后背、双肩部放射，较剧烈，伴发热38℃左右，次日发现巩膜、皮肤黄染，于当地医院应用抗生素及利胆药物后，症状缓解。随后2个月又有类似发作2次，仍行消炎、利胆、保肝治疗，症状减轻。为求进一步明确诊断和治疗来我院。半年前因"慢性胆囊炎、胆囊结石"行胆囊切除术。无烟酒嗜好，无肝炎、结核病史。体格检查：一般情况好，发育营养中等，神清，合作。巩膜、皮肤黄染，浅表淋巴结无肿大，头颈心肺无异常。腹平软，肝脾未触及，无压痛或反跳痛 Murphy 征（－），肝区无叩痛，移动性浊音（－），肠鸣音正常。实验室检查：WBC 5.0×10⁹/L，Hb 161g/L，尿胆红素（－），TBIL（总胆红素）29.8μmol/L，（正常值1.7～20.0），DBIL（直接胆红素）7.3μmol/L（正常值<6.00）；B超：肝脏大小形态正常，实质回声欠均匀，为脂肪肝之表现，胆总管内径约1.2cm，可疑扩大，未见结石影，但未探及十二指肠后段及末端胆总管。

（1）简述患者出现黄疸的原因及机制及判断的依据。

（2）试述该患者护理诊断、护理措施及其病理生理学基础。

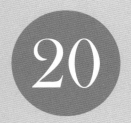

第二十章
泌尿系统疾病

学习目标

掌握　常见肾小球肾炎的基本病理变化和病理类型；肾盂肾炎的病理变化。

熟悉　肾小球肾炎和肾盂肾炎的病因和发病机制。

了解　肾脏常见肿瘤及膀胱癌的病理特点；肾小球肾炎和肾盂肾炎防治和护理的病理学基础。

20章

第一节　肾小球疾病

肾小球疾病（glomerular diseases）是我国引起慢性肾功能衰竭的主要原因。根据病因可分为原发性、继发性和遗传性三大类。原发性肾小球疾病主要是原发于肾脏的独立性疾病，是一类以肾小球损害为主的变态反应性疾病，即肾小球肾炎，大多病因不明。继发性肾小球疾病系在全身性疾病过程中出现的肾小球病变，如狼疮性肾炎、糖尿病肾病等。遗传性肾小球疾病主要为由遗传基因突变所引起的遗传性家族性肾小球肾炎，如儿童的 Alport 综合征等。本章节主要讨论原发性肾小球肾炎。

一、病因和发病机制

（一）病因

肾炎的病因多数不明。然而近几十年来，通过动物实验性肾炎模型的复制和人体肾穿刺活检组织免疫学检查和电镜观察，证明肾小球肾炎多数是由体内抗原抗体复合物沉积于肾小球而致病。此外，近年来发现细胞介导的免疫机制在某些肾小球疾病中也起着一定的作用。

（二）发病机制

根据肾炎的免疫发病机制，主要分为下列 2 种方式。

1. 循环免疫复合物沉积（circulating immune complex deposition）　免疫复合物性肾炎是肾炎中最常见的类型。其抗原多为可溶性抗原，抗原抗体复合物可在患者血清中找到。复合物经血循环通过肾小球滤过膜时沉积下来，与补体结合，引起肾小球损伤。应用电子显微镜可见肾小球内有电子致密物质沉积。用免疫荧光法检查可见免疫复合物在肾小球内呈颗粒状荧光（图 20-1）。

可引起肾炎的抗原根据来源大致可分为内源性和外源性两大类：①外源性抗原，包括细菌如A 族乙型溶血性链球菌、葡萄球菌、病毒和寄生虫等，其他还有药物、毒素和动物血清等。②内源性抗原，主要包括一些非肾小球抗原，如核抗原、DNA、免疫球蛋白、肿瘤抗原、甲状腺球蛋白抗原等。

免疫复合物沉积的部位以及引起肾小球病变的类型受到多种因素的影响。如与免疫复合物的大小、抗原、抗体和免疫复合物的电荷等有关。含大量阳离子的抗原容易通过肾小球毛细血管基底膜（简称基膜），在基膜外侧上皮细胞下形成免疫复合物。含大量阴离子的大分子物质不易通过基膜，往往在内皮细胞下沉积，或被吞噬清除，不引起肾炎。接近中性的分子形成的免疫复合物往往容易沉积于系膜内，引起系膜病变。

当免疫复合物沉积于肾小球内，可以激活补体，产生趋化因子，吸引中性粒细胞等炎症细胞浸润，并释放多种蛋白酶、氧自由基和炎性介质，引起肾小球损伤及炎症反应。或通过激活的补体成分 C5b-C9（膜攻击复合物）的直接作用，刺激肾小球系膜细胞和上皮细胞分泌损伤性化学物质，产生肾小球炎症病变。

2. 原位免疫复合物沉积（immune complex deposition in situ）　指抗体与肾小球基膜内固有的抗原或经血液循环植入的外来抗原在肾小球基膜原位直接形成抗原抗体复合物。而患者血清中常无免疫复合物被发现。原位免疫复合物性肾炎的表现有 3 种情况。

（1）抗肾小球基膜型肾炎：抗肾小球基膜型肾炎远较免疫复合型肾炎少见，仅占 1%。肾小球基膜抗原的性质可能是基膜内Ⅳ型胶原羧基端非胶原区的一种多肽。但其产生的机制还不清楚。

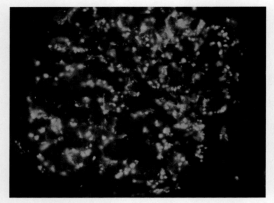
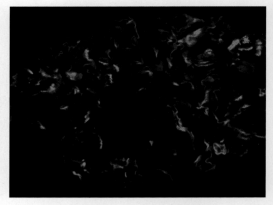

图 20-1　免疫荧光示颗粒状荧光分布　　　　　　　　图 20-2　免疫荧光染色示肾小球内线性荧光

可能在感染或某些因素的作用下，基膜的结构发生改变而具有抗原性，可刺激机体产生自身抗体。自身抗体直接与肾小球基膜结合形成免疫复合物。免疫荧光显示连续的线形荧光（图 20-2）。电镜下一般不发现电子致密物沉积。该抗体除可作用于肾小球基膜本身而形成原位免疫复合物外，还可与肺泡壁毛细血管基膜中相似成分相结合，引起肺部毛细血管的免疫性损伤而发生肺出血，故称肺出血 - 肾炎综合征（Goodpasture syndrome）。

（2）特发性膜性肾病：近年来研究证明引起人类特发性膜性肾病（idiopathic membranous nephropathy，IMN）的主要抗原是人肾小球足细胞膜上表达的 M 型磷脂酶 2 受体（phospholipase A2 receptor，PLA2R）。其可刺激机体产生相应的抗 PLA2R 抗体。抗原抗体复合物结合沉积在足细胞的足突与基膜之间，诱发炎症反应和基膜增厚，产生蛋白尿。免疫荧光显示沿肾小球毛细血管基膜有颗粒状 IgG 和补体连续排列沉积，电镜下也在肾小球毛细血管基膜的上皮下区见到颗粒状致密物沉积。

（3）植入抗原引起肾炎：某些非肾小球抗原可与肾小球内的成分结合，形成植入性抗原而引起原位免疫复合物形成，例如某些免疫球蛋白、细菌产物或药物都可能与肾小球内的成分结合形成植入抗原，引起肾炎。

此外，也有少数类型的肾小球肾炎中无免疫复合物的沉积，或表现为沉积物与肾小球损伤程度不一致，提示尚有其他的肾炎发病机制。在这些肾炎组织中常有巨噬细胞或淋巴细胞反应，故认为这些肾炎的发生可能与 T 细胞介导的细胞免疫有关，或抗肾小球细胞抗体直接引起细胞毒性反应，或补体替代途径的激活等机制。总之，免疫损伤的各个途径并不是互相排斥的。不同的损伤机制可能共同作用，引起肾小球病变。目前有关肾小球肾炎的发病机制仍有待进一步深入的研究。

二、基本病理变化

肾小球肾炎因其致肾炎抗原和机体反应性的不同，其病理表现复杂多样。病变可呈急性或慢性；急性者仅为几天或几周，慢性者可长达数十年。病变程度有轻有重；轻者在光镜下病变轻微，重者可发生肾小球内血管袢纤维素样坏死，肾小球完全硬化。病变范围也有很大的变化：可弥漫性（diffuse），累及两肾几乎所有肾小球；或呈局灶性（focal），即仅有部分肾小球受累；以单个肾小球而言，病变累及整个肾小球者，称为球性；仅一个或二个小球内血管袢小叶受累者，称为节段性（segmental）病变（图 20-3）。肾小球肾炎主要是以肾小球病变为主，但肾小球病变最终常累及肾小管和间质。其基本病变为：

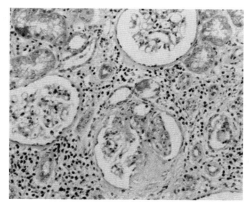

图 20-3 肾小球局灶节段性硬化
镜下见三个小球，只有一个肾小球毛细血管袢一个小节段形成节段性硬化灶，与球囊壁黏连。

（一）肾小球的基本病变

1. 肾小球细胞增多　急性肾炎中常见肾小球系膜细胞和内皮细胞增生，并有中性粒细胞、单核细胞及淋巴细胞浸润，使肾小球细胞数量增多，体积增大。肾炎中肾小球壁层上皮细胞的增生，可形成新月体，引起滤过下降、少尿。

2. 基膜增厚　许多肾炎中由于免疫复合物沉积在肾小球毛细血管基膜，可引起基膜基质增生、增厚。也可在系膜区细胞和基质大量增多情况下，系膜基质向血管内皮下和基膜之间插入，引起基膜不规则增厚，呈"双轨"状。基膜增厚均导致基膜通透性增加，是蛋白尿的重要原因。

3. 炎性渗出和坏死　急性炎症时可出现中性粒细胞等炎细胞和纤维素渗出，血管壁可发生纤维素样坏死，可伴血栓形成。

4. 玻璃样变和硬化　光镜下肾小球内出现大量均质的淡伊红基质沉积，细胞减少，称玻璃样变。严重时可导致毛细血管袢塌陷，管腔闭塞，如仅发生在肾小球部分毛细血管袢小叶称为节段性硬化，如已累及全肾小球硬化，使整个小球成为玻璃样变小体，称球性硬化。

（二）肾小管和肾间质的病变

1. 肾小管　肾小管常因炎症出现上皮变性或坏死萎缩，近端小管上皮易发生颗粒变性。肾小管管腔内可见蛋白管型、细胞管型或颗粒管型，后者是由蛋白、脱落坏死的上皮细胞或红细胞在肾小管内淤积浓缩形成的异物性圆柱体。各种管型可随尿液排出，称管型尿。

2. 间质　炎症时，间质可出现充血、水肿、多少不等的炎症细胞浸润，以及有纤维组织增生。

三、原发性肾小球肾炎的分类

肾小球疾病根据其基本病理改变特点分为多种类型，不同肾炎病理类型又与临床表现有密切的联系，但不完全对应。临床上肾小球肾炎常表现为具有结构和功能联系的综合征群。

（一）临床表现

根据患者的临床表现，可分为以下几种类型：

1. 肾炎综合征（nephritic syndrome）　起病急，肉眼血尿、轻到中度蛋白尿和管型尿，并出现水肿、高血压及氮质血症，常见于急性弥漫性增生性肾炎。

2. 急进性肾炎综合征（rapidly progressive nephritic syndrome）　起病急，肾功能损害进展快速。表现为血尿、蛋白尿，迅速出现少尿或无尿，伴氮质血症，引起急性肾衰竭。主要见于快速进行性肾小球肾炎。

3. 肾病综合征（nephrotic syndrome） 临床表现以大量蛋白尿（≥ 3.5g/d）、低蛋白血症，以及全身性水肿和高脂血症为特征。

4. 无症状性血尿或蛋白尿（asymptomatic hematuria or proteinuria） 主要表现为持续或反复发作的肉眼或镜下血尿，可伴有轻度蛋白尿，其余症状较轻。

5. 慢性肾功能不全 为各型肾炎终末期阶段的表现。出现多尿、夜尿、低比重尿、高血压和氮质血症，逐渐发展为肾功能衰竭。

对于肾小球肾炎患者的护理要注意观察尿量的改变（少尿、无尿、多尿和夜尿）、尿液形状的改变（血尿、蛋白尿和管型尿），注意有无眼睑浮肿或全身水肿，以及血压的变化。一旦患者血压下降，伴尿量减少或无尿，应警惕急性肾功能不全的发生。

（二）病理类型

目前肾炎的分类多采用 WHO 的组织病理学分类，与临床分类的侧重点有所不同。表 20-1 为原发性肾小球肾炎的病理分型与主要临床表现。

表 20-1 肾小球肾炎分类与临床表现

病理分类	主要临床表现
急性弥漫性增生性肾小球肾炎	肾炎综合征
新月体性肾小球肾炎	急进性肾炎综合征
微小病变性肾小球病	肾病综合征
局灶节段性肾小球硬化	肾病综合征、明显蛋白尿
膜性肾小球肾炎	肾病综合征
膜性增生性肾小球肾炎	肾病综合征、慢性肾功能不全
系膜增生性肾小球肾炎	蛋白尿和血尿、肾病综合征
IgA 肾病	反复发作的无症状性血尿或蛋白尿
慢性硬化性肾小球肾炎	慢性肾功能不全

◆ 遗传性肾脏疾病

遗传性肾炎是一种先天性基因改变而发生的肾炎，又称 Alport 综合征，致病基因在 X 染色体上，遗传与性别有关，主要是编码肾小球基底膜的胶原成分Ⅳ型胶原基因突变而产生的疾病。因此肾小球毛细血管基底膜出现不规则增厚、分层或变薄、断裂等病变。患者临床表现有三个主要特征，表现为血尿、肾功能进行性减退、神经性耳聋和眼部的异常。诊断主要依靠肾组织活检、电镜检查以及基因分析。因此，对于儿童出现血尿及视力或听力异常的现象，要及早就医检查，及时治疗。

（三）常见肾炎类型的病理与临床

1. 急性弥漫性增生性肾小球肾炎（acute diffuse proliferative glomerulonephritis） 简称急性肾炎，多见于儿童与青年，临床上主要表现为急性肾炎综合征。病理主要为肾小球内毛细血管袢的系膜细胞和内皮细胞增生为主，所以又称为毛细血管内增生性肾小球肾炎。大多数病例与感染有关，尤其易继发于 A 族乙型溶血链球菌感染，故又有链球菌感染后肾小球肾炎之称。发病机制为循环免疫复合物沉积介导的肾炎。

病理变化：肾脏体积增大，包膜紧张，表面充血，称为大红肾。如果肾小球毛细血管破裂出血，肾表面及切面有散在的出血点，则称为蚤咬肾。显微镜观察：双侧肾小球广泛受累，肾小球体积增大，细胞数量增多，主要为内皮细胞和系膜细胞的增生，伴有中性粒细胞、单核细胞浸润（图 20-4）。肾小球毛细血管管腔狭小或阻塞。病变严重时有血管襻节段性纤维素样坏死，并破裂出血。红细胞进入肾球囊及肾小管腔内，可以引起明显的血尿。肾小管上皮细胞常有浊肿，并可出现红细胞管型和蛋白管型。免疫荧光检查见肾小球基膜有 IgG 和 C_3 成颗粒状荧光分布（图 20-4）。电镜下典型表现为在毛细血管的基膜外侧及脏层上皮细胞之间有颗粒状电子致密物沉积，其形状如"驼峰"（hump）或小丘状（图 20-5）。

临床上表现为肾炎综合征。由于肾小球急性炎症，血管通透性增加及结构破坏，尿中出现血尿和蛋白尿，肾小球细胞增生严重者使血管管腔狭小或阻塞，导致肾小球滤过率下降，可出现少尿，严重者可出现氮质血症。患者常出现水肿和高血压，水肿是肾小球滤过率下降引起水钠潴留或毛细血管壁通透性增高所致，水钠潴留可使血容量增加，引起高血压。

预后与年龄有关，儿童患者大都能恢复。少数患者可转为隐匿性肾炎或新月体性肾炎。成人预后差，约 15%～50% 的病例经数年变为慢性肾炎。

对于儿童急性肾炎患者的护理要仔细观察尿量的改变，严格控制补液量和补液速度。此外，还应做好皮肤、口腔、会阴部护理，保持病室清洁，预防肺部、尿路等部位的感染。

2. 新月体性肾小球肾炎（crescentic glomerulonephritis） 病理学特征为多数肾小球球囊壁层上皮细胞增生形成新月体（crescent）。病情急速发展，临床由蛋白尿、血尿等改变迅速发展为严重少尿、无尿、高血压和氮质血症。肾功能发生进行性障碍，如不及时治疗，常在数周至数月内因肾衰竭而死亡。所以又称为快速进行性肾小球肾炎。

新月体性肾小球肾炎可由不同原因引起，根据免疫学和病理学检查可分为三个亚型：① I 型为抗基膜型肾炎，部分患者表现为肺出血－肾炎综合征（Goodpasture syndrome），即患者抗肾小球基膜抗体与肺泡壁基膜发生交叉反应，从而产生肺出血伴肾衰竭的一组临床症状；② II 型为免疫复合物性肾炎，可由不同原因的免疫复合物肾炎发展而来，如链球菌感染后肾小球肾炎、狼疮性

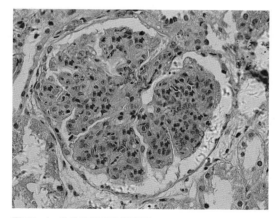

图 20-4 急性弥漫增生型肾炎
光镜下肾小球内大量系膜细胞和内皮细胞增生，及中性粒细胞浸润，细胞数量增多。

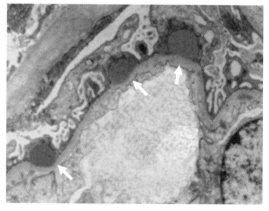

图 20-5 急性弥漫增生型肾炎
电镜下见毛细血管基膜外侧有多个驼峰样电子致密物沉积（箭头）

肾炎或 IgA 肾病等；③ Ⅲ 型为少免疫型肾炎，免疫荧光和电镜未发现抗基膜抗体或免疫复合物。部分发现可能与血管炎肾病有关。

病理改变：双侧肾脏肿大，色苍白。显微镜下见多数肾小球内大量新月体的形成，新月体主要由增生的壁层上皮细胞和渗出的巨噬细胞构成，在球囊壁层和毛细血管球外侧呈新月状或环状分布。早期新月体，以细胞成分为主，为细胞性新月体（图 20-6）。以后纤维成分逐渐增多，形成纤维-细胞性新月体，最终新月体完全纤维化，成为纤维性新月体。新月体形成使肾小球囊腔变窄，并压迫毛细血管袢，使肾小球功能丧失。免疫荧光：部分病例可出现线性荧光或不连续的颗粒状荧光。电镜下检查部分病例显示电子致密物沉积，肾小球基膜出现缺损和断裂。

新月体性肾小球肾炎病情发展迅速，主要是进行性少尿、无尿及氮质血症，很快出现肾功能下降。预后与病变广泛程度和新月体形成的数量和比例有关，数量越多，预后越差。肺出血-肾炎综合征患者可有反复发作的咯血，严重者可导致死亡，因此在护理工作中对于该类患者应特别注意肺部病变的表现。

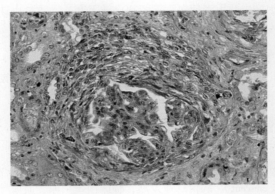

图 20-6　新月体肾炎
肾小球壁层上皮细胞增生，形成细胞性新月体

3. 膜性肾小球肾炎（membranous glomerulonephritis）　多见于青年和中年人，是成人肾病综合征的主要原因，病理改变以肾小球毛细血管基膜外侧上皮下大量免疫复合物沉积致基膜弥漫性增厚为主要特征，肾小球常无明显炎症病变，故又称膜性肾病（membranous nephropathy）。本型肾炎是一种慢性免疫复合物性肾炎。其病因有 2 种：一类为继发性膜性肾炎，由外源性抗原引起，如乙型肝炎病毒、血吸虫、梅毒螺旋体、青霉胺等，或内源性抗原如甲状腺球蛋白、DNA、肿瘤抗原等。另一类为原发性膜性肾炎（即特发性膜性肾病），约占 85%，属于原位免疫复合物型肾炎。目前研究已证明，其抗原主要是肾小球足细胞表达的磷脂酶 2 受体 PLA2R，刺激机体产生抗PLA2R 抗体。临床近 70% ~ 80% 的原发性膜性肾炎患者血清中可检测到抗 PLA2R 抗体。抗原抗体复合物沉积于肾小球血管基膜上皮下区，并激活补体，引发炎症，使基膜增厚、足细胞损伤，产生蛋白尿和肾病综合征。

病理改变见双肾肿大，色苍白，故称"大白肾"。显微镜观察见所有肾小球毛细血管壁均匀一致增厚，细胞增生不明显（图 20-7），经银染色（PASM）显示增厚的基膜呈黑色。外侧有针状突起与基膜垂直相连，形如梳齿。免疫荧光显示肾小球 IgG 和 C_3 颗粒状荧光，沿血管袢排列。电镜下见上皮细胞下基膜外侧有大量细小的小颗粒状电子致密物沉积，基膜增厚，上皮细胞肿胀，足突消失（图 20-8）。

临床表现为肾病综合征，主要由于基膜严重受损，通透性显著升高，引起大量蛋白尿。膜性肾小球肾炎起病隐匿，起病缓慢，病程长，一般预后不好，对肾上腺皮质激素效果不显著。晚期

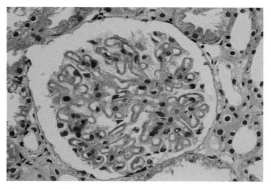

图 20-7　膜性肾炎
光镜下见肾小球毛细血管袢管壁均匀一致增厚

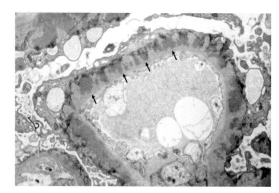

图 20-8　膜性肾炎
电镜下见毛细血管基膜外侧上皮下有颗粒状致密物沉积
（箭头），上皮足突广泛融合

发展为肾小球硬化，可引起肾功能衰竭。

4. 微小病变性肾小球病（minimal change glomerulopathy） 多见于儿童，是小儿肾病综合征最常见的原因。其病理改变以电镜下见弥漫性肾小球上皮细胞足突融合或消失为特点，也称足突病（foot process disease）。光镜下肾小球基本正常，但肾小管上皮细胞内有大量脂质沉积，所以又有脂性肾病之称。目前研究显示微小病变性肾小球病的发生可能与肾小球上皮细胞内基因异常改变有关，如 NPHS 基因突变。部分与 T 细胞免疫功能异常有关。

病理变化见肾脏肿胀，色苍白，切面肾皮质因肾小管上皮细胞内脂质沉着而出现黄白色条纹。显微镜下肾小球无明显变化，近曲小管上皮细胞内出现大量脂质空泡，免疫荧光为阴性。电镜下见肾小球脏层上皮细胞足突弥漫性融合，部分足突消失，细胞胞体扁平，可见空泡和微绒毛（图 20-9）。

临床主要表现为肾病综合征，水肿为最早出现的症状。但小儿蛋白尿为选择性，蛋白成分主要为小分子的白蛋白。本病对皮质激素敏感，治疗效果好，90% 以上病例可完全恢复，成人预后稍差。

5. 膜性增生性肾小球肾炎（membranoproliferative glomerulonephritis） 可发生于青年和成人，是一种病变较为严重的肾炎类型。发病机制主要与多种免疫复合物沉积有关。大部分病例临床表现为肾病综合征，少数为蛋白尿和血尿。可伴有低补体血症，尤以 II 型者为多见。病理病变主要是肾小球毛细血管基膜不规则增厚，伴系膜细胞增生和系膜基质增多为特征。

病理变化，大体上肾脏无明显改变，显微镜下，肾小球系膜细胞和基质增生。系膜区增宽，增生的基质和细胞可沿着内皮下与基膜内侧的间隙向邻近毛细血管管壁伸展插入，致使毛细血管

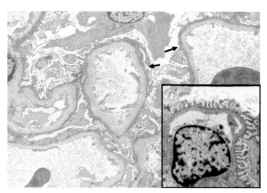

图 20-9　微小病变肾小球病
电镜下见基膜外侧足细胞的足突广泛融合（箭头）。左下角为正常足突结构对照

壁呈现不规则变厚。PASM 银染色显示基膜呈双轨状，整个肾小球毛细血管袢形成以扩大系膜区为中心的分叶状，故又称分叶状肾炎。免疫荧光显示系膜区有 IgG 和 C_3 阳性。电镜检查主要在内皮下出现电子致密沉积物，系膜区和上皮下有时也可见沉积物。

临床病程进展缓慢，但病变为进行性。临床症状表现不一，常有蛋白尿、血尿。约半数患者表现为肾病综合征，并常有高血压和肾功能不全，对激素治疗效果不明显，约 50% 患者在 10 年内转为肾功能衰竭。

6. 局灶节段性肾小球硬化（focal segmental glomerulosclerosis） 可发生于任何年龄。大多数病例以肾病综合征为临床表现。病变特点是肾小球呈局灶性和节段性硬化。局灶节段性肾小球硬化为非免疫复合物性肾炎，发病机制尚不清楚，可分为继发性和原发性两种。继发性者可见于全身性疾病，如 HIV 感染、海洛因成瘾、镰状细胞病、IgA 肾病等；原发性者则病因不明。有学者研究认为部分局灶节段性肾小球硬化由微小病变性肾小球病转变而来。

病理主要为显微镜下改变，病变灶性分布，只有部分肾小球受累，病变肾小球内也是毛细血管袢的部分节段系膜基质增多，细胞减少，管腔闭塞，并与球囊壁粘连，称为节段性硬化灶（图 20-3）。以后可发展为全小球硬化。不受累肾小球基本正常。免疫荧光：显示节段性硬化灶内有 IgM 和补体沉积。电镜下见弥漫性脏层上皮细胞足突广泛融合或脱失。

临床多表现为肾病综合征，或大量蛋白尿。激素对本病治疗效果不好，病变呈进行性，多持续发展为弥漫性硬化性肾小球肾炎。成人预后比儿童差。

7. 系膜增生性肾小球肾炎（mesangial proliferative glomerulonephritis） 多发生于儿童和青少年，其临床表现多为蛋白尿和血尿。病变特点是弥漫性肾小球系膜细胞增生和系膜基质增多。系膜增生性肾小球肾炎可以为原发者，也可以为继发者，与一些全身性疾病同时发生，如继发于系统性红斑狼疮、过敏性紫癜等。有些急性肾炎病变持续不退，可转变为系膜增生性肾小球性肾炎。

病理主要为显微镜下改变，多数肾小球中有系膜细胞增生伴基质增多。早期以系膜细胞增生为主，晚期系膜基质增多。免疫荧光在部分病例为阴性，部分病例显示系膜区有免疫复合物沉积，沉积物在我国最常见是 IgA（见下述 IgA 肾病）和 C_3，在西方国家多为 IgM 和 C_3。电镜下主要可见肾小球系膜区明显系膜增生（≥ 4 个细胞 / 每个系膜区），可伴有系膜区电子致密物沉积。

临床表现具有多样性，可表现为肾炎症状，如血尿和镜下蛋白尿。少数表现为肾病综合征，一般预后较好，少数病例可发展为慢性硬化性肾炎。

8. IgA 肾病（IgA nephropathy） 是系膜增生性肾炎的一个典型例子（但作为一种独立疾病单独分类列出），IgA 肾炎多发于儿童和青年，发病前常有非特异性上呼吸道感染史。起病以反复发作性肉眼或镜下血尿为特点，可伴有蛋白尿。病理以肾小球系膜细胞增生，基质增多，伴肾小球系膜区广泛 IgA 沉积为特点。1968 年 Berger 首先描述本病，故又称 Berger 病。IgA 肾病在我国十分常见，也是亚太地区高发病率的原发性肾小球疾病。

发病机制尚未完全阐明。研究证实本病与机体 IgA 的产生和清除异常有关。在某些因素如细菌、病毒或某些蛋白的作用下，呼吸道或胃肠道黏膜合成 IgA 增加，IgA 复合物形成增多并沉积在系膜区，通过补体激活引起肾小球损伤。

显微镜下：病理改变程度在各病例中差异很大，轻者肾小球病变轻微；或表现为局灶性，仅少数肾小球有轻度系膜增宽和节段性系膜细胞增生；病变明显者，可有弥漫性系膜细胞增生，偶尔可有新月体形成。最突出的特点是免疫荧光显示系膜区有 IgA 沉积（图 20-10），并同时伴有 C_3 荧光。电镜观察证实系膜区有电子致密物沉积及系膜细胞增生。

临床主要症状常为无症状性复发性血尿，可伴有轻度蛋白尿。少数患者出现肾病综合征。IgA

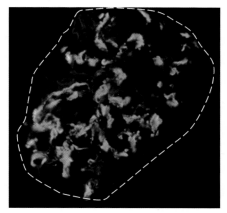

图 20-10　IgA 肾病荧光
荧光染色显示肾小球中 IgA 荧光呈粗颗粒在系膜区沉积

肾病多呈慢性进行性过程，约半数患者病变逐渐发展，可出现慢性肾功能不全。持续高血压、持续蛋白尿均为预后不良的指标，护理时应注意监测。

9.慢性硬化性肾小球肾炎（chronic sclerosing glomerulonephritis） 又称终末期肾。是各种类型肾小球肾炎发展到晚期的结果。本病多见于成年人，常引起慢性肾衰竭，预后差。病变特点为大量肾小球玻璃样变和硬化，原始的病变类型已不能确认。

病理变化：双侧肾脏对称性缩小，表面呈弥漫性细颗粒状。称为颗粒性固缩肾（图 20-11）。肾切面皮质变薄，皮髓质分界不清，近肾门处可见小动脉壁增厚、变硬，肾盂周围脂肪增多。显微镜下，多数肾小球发生纤维化及玻璃样变，形成无结构的玻璃样小体。肾小球所属的肾小管也萎缩、纤维化。间质纤维组织收缩，使硬化玻璃样变的肾小球相互靠近，形成"硬化小球集中"现象（图 20-12）。残留的肾单位发生代偿性肥大，肾小球体积增大，肾小管扩张。扩张的肾小管腔内常有蛋白管型或细胞管型。间质内小动脉硬化，管壁增厚，管腔狭小。因硬化、纤维化而收缩的肾单位和代偿扩张的肾单位相互交错，使肾脏表面呈颗粒状。

临床出现慢性肾功能不全表现，包括多尿、夜尿、低比重尿（等渗尿和低渗尿），这是大量肾单位丧失，血流通道减少，残留的肾小球代偿，滤过速度加快，肾小管重吸收功能有限所致。患者出现高血压是由于肾小球缺血引起肾素分泌增加，导致继发性高血压。贫血是由于肾单位破坏，促红细胞生成素减少、氮质血症及自身中毒抑制骨髓造血。氮质血症（azotemia）是由于大量肾单位破坏，肾小球滤过率下降，血尿素氮升高。尿毒症（uremia）是因肾功能衰竭，代谢废物

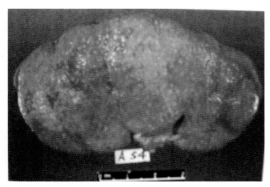

图 20-11　慢性肾小球肾炎
肾脏大体体积缩小，表面呈细颗粒状，质地变硬

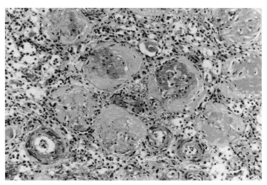

图 20-12　慢性硬化性肾小球肾炎
镜下见许多肾小球硬化玻璃样变，形成玻璃样小体集中现象，肾小管萎缩，间质纤维化

在体内潴留，引起自身中毒状态并由此产生的综合征群，患者不仅表现为肾功能不全，而且伴有代谢和内分泌异常，继发心血管、呼吸、消化和中枢神经系统等多系统病变。

慢性硬化性肾小球肾炎病变呈慢性进行性，病程发展极不稳定。病程长短不一，可达数年或数十年之久，早期进行合理治疗可以控制疾病发展。病变发展到晚期，最终多因尿毒症死亡，其次为高血压引起的心力衰竭和脑出血，以及抵抗力降低引起的继发感染。肾透析或肾移植可延长生存时间。

慢性肾小球肾炎部分患者可以起病隐匿，早期仅表现为倦怠、乏力等，护理时应特别注意这些早期表现，警惕慢性肾小球肾炎发生的可能。对于已经确诊的患者，护理时应注意观察尿量和尿液性质、体重变化和血压波动，观察尿毒症以及并发症的出现，并密切关注药物疗效及反应。指导患者避免加速肾功能不全进程的诱因，如饮食上蛋白质摄入量的控制和适量磷的摄入，感染和高血压的控制，避免使用肾毒性药物等。另外，由于病程长，病情反复，变化多样，患者常有焦虑、烦闷和对治疗失去信心等表现，因此护理人员应做好心理护理工作。

第二节　肾盂肾炎

正常人的泌尿道，由于尿液不停地排泄，入侵的少量病原菌难以在尿道、膀胱内停留生长；正常人输尿管斜行插入膀胱壁，当膀胱收缩排尿时，输尿管入口关闭而阻止尿液反流；泌尿道黏膜层有 IgA 的分泌以及吞噬细胞的吞噬功能等防御机制。因此，病原菌入侵后，难以扩散蔓延到肾脏。只有在机体全身抵抗力降低或泌尿道局部防御功能遭到破环时，病原菌才乘虚而入，引起泌尿道的感染，并继而引起肾盂肾炎。

肾盂肾炎（pyelonephritis）是一种由细菌引起的，主要累及肾盂、肾盏黏膜和肾间质的化脓性炎症。是尿路感染的重要部分。尿路感染包括下尿路感染（尿道炎、前列腺炎和膀胱炎）和上尿路感染（肾盂肾炎）。肾盂肾炎发生一般与下尿路感染有关。本病女性多见，约为男性的 9～10 倍。临床表现有发热、腰部酸痛、脓尿、血尿、蛋白质尿和管型尿，以及尿频、尿急、尿痛等膀胱刺激症状。晚期患者也可有肾功能不全和高血压，甚至发展成尿毒症。

病因和发病机制：肾盂肾炎的致病菌以肠道革兰氏阴性菌为最常见，其中多数为大肠杆菌（约占 60%～80%），其他还有变形杆菌、副大肠杆菌、粪链球菌以及葡萄球菌等，少数患者也可由霉菌引起。急性起病者多为一种细菌感染，慢性者则可为多种细菌的混合感染。

肾盂肾炎的感染途径主要有两种：①血源性感染（下行型感染）：多因败血症或细菌性心内膜炎时，细菌随血流而播散到两侧肾脏。病原菌首先栓塞于肾小球毛细血管丛，或肾小管周围的毛细血管网，引起局部化脓性炎症，然后依次累及肾小管、肾盏和肾盂。病菌以金黄色葡萄球菌为多见。②上行性感染：多因下尿道感染（如尿道炎、前列腺炎和膀胱炎等），病原菌沿着输尿管尿液反流或经输尿管周围的淋巴管上行到肾盂、肾盏和肾实质所致。病变可累及一侧肾或两侧肾。致病菌主要为大肠杆菌。临床上，上行性感染远较血源性感染为多见。

引起上行性感染的诱发因素常有下列几种：

1. **泌尿道完全或不完全性阻塞**　如泌尿道结石、尿道炎症或损伤引起的瘢痕性狭窄、前列腺增生、妊娠子宫或腹部、盆腔肿瘤的压迫以及泌尿道的畸形等。阻塞的后果是尿液排泄障碍，引起尿潴留，后者不仅影响尿液的正常冲洗作用，而且潴留的尿液可成为细菌生长繁殖的培养基，继而发生感染。

2.黏膜损伤 多发生于临床对泌尿道疾病所采取的检查和治疗时，如导尿管、膀胱镜及其逆行造影、尿道手术等，极易损伤泌尿道黏膜，使其成为病菌入侵，并生长繁殖的场所。女性因尿道短，尿道口靠近肛门，容易遭受感染。

3.膀胱输尿管反流 在泌尿道发生梗阻，如膀胱肿瘤、结石和前列腺增生以及患有先天性输尿管膀胱口发育异常的儿童，常可发生尿液反流，流入一侧或双侧输尿管，甚至直达肾盂。尿液的反流为细菌的入侵提供了良好的途径。

医护人员在临床操作过程中，应避免膀胱或输尿管的损伤。采取尿标本以及插导尿管时应严格无菌操作，导尿管留置时间不宜过长。对于确需放置导尿管一段时间的患者，要严格做好消毒工作，以防细菌的入侵导致肾盂肾炎的发生。

肾盂肾炎可分为急性和慢性两种类型。

一、急性肾盂肾炎

急性肾盂肾炎（acute pyelonephritis）是肾盂、肾盏黏膜和肾间质为主的急性化脓性炎症。多见于以小儿、妊娠期妇女和男性老年人（患前列腺增生）。

病理变化：肾脏体积稍肿大、充血，表面可见多个黄色隆起的脓肿，大小不等，分布弥漫或局限于某一区域，病灶周围有充血出血带，切面显示肾盂黏膜有脓性渗出物。髓质内可见黄色条纹状病灶，并向皮质伸展，有时病灶互相融合，形成大小不等的脓肿。在严重的病例中，肾组织、肾盂和肾盏均遭破坏，肾盂内充满脓液。镜下见肾间质灶性化脓性炎症，伴脓肿形成。肾盂、肾盏黏膜内有中性粒细胞浸润，脓肿内有时可见细菌菌落或霉菌的菌丝及其孢子等。肾小管内常充满中性粒细胞。周围肾间质血管扩张充血，并有中性粒细胞浸润（图20-13）。糖尿病患者并发肾盂肾炎容易并发肾乳头坏死而导致急性肾功能不全，应加强护理。

急性肾盂肾炎临床表现常起病急剧，多有发热、寒战、血白细胞增多等全身症状。以及尿液的改变，如脓尿、菌尿、血尿、管型尿和蛋白尿等。由于肾肿大和肾包膜炎，故患者常主诉腰部酸痛，体检时可有肾区叩击痛。膀胱或尿道的急性炎症常引起尿频、尿急和尿痛等刺激症状。由于炎症病灶呈不规则的灶性分布，故肾功能一般不受损害，极少引起氮质血症和高血压等。急性肾盂肾炎预后较好，多在短期内治愈。若引起感染的诱因不能去除或治疗不彻底，则容易反复发作而转为慢性。医护人员应注意监测尿液改变，积极治疗，防止转变成慢性肾盂肾炎。

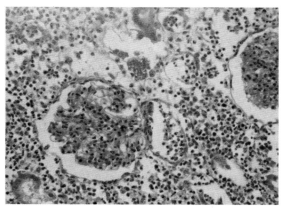

图20-13 急性肾盂肾炎
镜下见肾间质大量中性粒细胞浸润，肾小管上皮坏死，肾小球结构尚保留

二、慢性肾盂肾炎

慢性肾盂肾炎（chronic pyelonephritis）可从急性肾盂肾炎发展而来，或起病时即成慢性经过。临床表现可类似急性肾盂肾炎，但全身症状则往往不明显。病变晚期常可引起慢性肾功能衰竭和高血压等表现。病理变化：双侧肾脏病变不对称，肾体积常略缩小、质变硬、外形不规则，表面高低不平，有数量不等、较表浅的凹陷性瘢痕，形态不规则，故又称"瘢痕肾"（图 20-14）。切面示瘢痕呈浅碟形。病变可累及一侧或两侧肾脏，但程度往往不同。肾盂、肾盏变形，黏膜增厚、表面粗糙。肾乳头常萎缩变钝。显微镜观察发现肾盏、肾盂黏膜固有层纤维性增厚，伴有淋巴细胞、浆细胞和巨噬细胞浸润，部分上皮细胞脱落或伴有鳞状上皮化生，肾实质内形成灶性或片状的病灶，表现为肾小管萎缩、间质纤维化和慢性炎症细胞浸润，部分肾小球可发生玻璃样变，部分肾小球毛细血管袢结构尚正常，其球囊壁发生纤维性增厚。残余的肾小管发生代偿性扩张，管腔内充满伊红色、均质状的蛋白管型，由于其排列较集中，其形态颇似甲状腺组织的滤泡结构。如伴有高血压者，细动脉可发生硬化，小动脉内膜纤维组织增生，故晚期肾表面有时也可因此出现颗粒状外观。如伴急性发作，可出现急性炎症改变，常有较多中性粒细胞浸润。肾盂肾炎的反复发作使肾组织不断遭受破坏，最终也可因肾单位毁坏严重而导致肾功能不全。

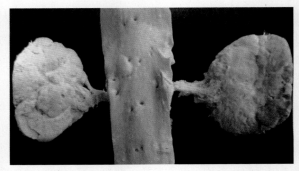

图 20-14　慢性肾盂肾炎
肾脏体积缩小，质地变硬，表面有数量不等、较表浅的凹陷性瘢痕

慢性肾盂肾炎常呈反复发作，发作期间的症状与急性肾盂肾炎相似，尿中常出现多量中性粒细胞、蛋白和管型。由于肾盂肾炎较早累及肾小管，故肾小管功能损害出现较早，也较严重。如肾小管浓缩功能降低，患者可出现多尿和夜尿；钠、钾和重碳酸盐的丧失过多而引起低钠、低钾血症和代谢性酸中毒等。肾单位的破坏和间质血管硬化、管腔狭窄可引起肾组织缺血，通过肾球旁细胞分泌肾素而引起继发性高血压。晚期因肾组织大量破坏而引起氮质血症和尿毒症。肾乳头萎缩、肾盂和肾盏因瘢痕收缩而变形，并可经肾盂造影及 X 线摄片而被发现，有助于疾病的诊断。

慢性肾盂肾炎病程较长，常可反复发作。医护人员应警惕反复出现的脓尿和菌尿，注意及时发现并消除诱发因素，控制病情，预防尿毒症的发生。

◆　　　　　　　认识急性肾损伤，保护肾脏功能

急性肾损伤是一类主要以肾小管上皮细胞损伤为形态特征的肾脏疾病，是当前社会广泛关注的一种疾病。可以由多种原因引起，有些原因与人们的日常生活密切有关，如食用了有害食物中的某些化合物，不同程度的腰背部外伤等，特别是许多不规范的药物服用是引起医源性急性

损伤的重要原因，因为肾脏是人体重要的解毒和排泄器官，我们吃进去的药绝大部分要经肾脏浓缩后排泄，导致肾脏局部药物浓度很高。故肾脏非常容易受到药物损害，引起肾脏肾小管上皮细胞发生坏死。肾脏代谢产物不能有效地排出体外，导致急性肾功能衰竭。严重者可危及生命。2011年毒奶粉的三聚氰胺引起许多儿童肾小管中出现结晶，肾小管急性损伤及急性肾衰，大家还记忆犹新。近年来，关于含马兜铃酸的中药引起急性肾损伤的报道也日渐增多。其他常见的肾毒性药物还有氨基糖苷类抗生素（如庆大霉素）和非甾体类抗炎药（解热镇痛药）等。因此，重视对急性肾损伤的认识和预防是非常重要的。

第三节　泌尿系统常见肿瘤

泌尿系统肿瘤可发生于泌尿系统的任何部位。大多数肿瘤为恶性。在我国，最常见的泌尿系统肿瘤是膀胱尿路上皮癌。其次是肾细胞癌，肾母细胞瘤为婴幼儿中最常见的泌尿系统恶性肿瘤。

一、肾细胞癌

肾细胞癌（renal cell carcinoma）简称肾癌，是起源于肾小管上皮细胞的一种腺癌，占肾所有恶性肿瘤的80%～90%，为成年人恶性肿瘤中的2%，好发于50～70岁患者，男性为女性的2～3倍。其发生机制与吸烟、化学致癌物及遗传因素（如VHL基因及相关基因改变等）有关。有家族好发的倾向，后者常显示第三对染色体短臂有遗传性畸变。其中吸烟是肾癌最重要的危险因子，吸烟者肾癌的发生率是不吸烟者的两倍。

病理改变：肿瘤体积常较大，直径为3～5cm。可发生两肾的任何部位，但以肾上极多见（图20-15）。切面肿瘤实质为灰白或灰黄色，常伴出血和钙化，形成多彩色，伴软化囊性变区。肿瘤边界清楚，但常有肿瘤小突起伸向周围肾实质，有时可见周围形成卫星状肿瘤小结节，提示肿瘤的侵袭性。随着肿瘤的增大，则可沿着髓质小管、集合管而蔓延到肾盏、肾盂以及输尿管，肿瘤常侵犯肾静脉，形成实心柱状的瘤栓，有时可以延伸到下腔静脉，甚至到达右心。肿瘤偶尔也可侵犯肾周围脂肪和肾上腺等。

肿瘤细胞可随细胞内脂质和糖原量的不同而呈现不同的形态特征，近年来基于对家族性和散发性肾癌的遗传学和组织病理学的综合研究，对肾癌进行了新的分类：

1．透明细胞癌（clear cell carcinoma）　为最常见的肾癌类型，多为散发性，其发生与VHL基因改变有关。癌细胞轮廓清，胞质可完全呈空泡状或颗粒状，富含脂质（图20-16）。

2．乳头状癌（papillary carcinoma）　占肾癌的10%～15%。癌细胞立方形或矮柱状，呈乳头状排列，其发生与VHL基因无明显关系。

3．嫌色细胞癌（chromophobe renal carcinoma）　占肾癌的5%，与多个染色体缺失和严重的亚二倍体有关。癌细胞大小不一，胞质则为实心状，与肾近曲小管上皮细胞十分相似，胞质淡染或

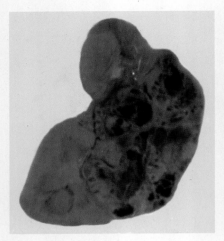

图 20-15　肾细胞癌

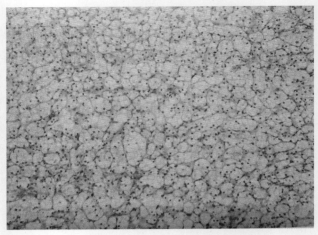

图 20-16　肾透明细胞癌
癌细胞呈多边形或立方形，轮廓清楚，胞质透明，核居中，细胞排列
成片，间质少，血窦丰富

略嗜酸性。患者预后较好。

　　临床表现主要是无痛性血尿。早期临床症状不明显，常到肿瘤体积较大时才被发现。约有
50% 以上的患者主诉血尿，以镜下血尿为主，但常伴有阵发性肉眼血尿。随着肿瘤的增大，患者
可主诉腰痛或扪及腹部肿块，有时可出现发热、红细胞增多，后者可能与肿瘤生成的促红细胞生
成素有关。偶有患者有高血钙、高血压、库欣综合征、男性女性化或女性男性化等表现，此与肿
瘤生成某些激素样物质有关。然而在很多病例中，肿瘤通常保持静止状态，甚至肿瘤发生转移才
被发觉，肾癌可直接蔓延到肾盂、肾盏、输尿管、肾上腺和肾周围软组织。由于肿瘤血管丰富，
早期可发生血道转移，其中以肺和骨的转移为多见。淋巴道转移可至肾门和主动脉淋巴结。

　　肾癌预后较差，5 年生存率约为 45%，无转移者可达 70%。

二、肾母细胞瘤

　　肾母细胞瘤（nephroblastoma），又称 Wilms 瘤。是来源于肾内残留的后肾胚基组织的恶性肿
瘤，多见于 1 ~ 4 岁儿童，是儿童最常见的恶性肿瘤之一。

　　肾母细胞瘤多表现为单侧一个实性肿物，体积常较大，边界清楚，可有假包膜形成。少数病
例为双侧和多灶性。肿瘤质软，切面鱼肉状，灰白或灰红色，可有灶状出血、坏死或囊性变，有
的可见少量骨或软骨。组织学特点是具有肾脏不同发育阶段的成分，如幼稚的肾小球或肾小管样
结构。细胞成分包括间叶组织的细胞、上皮样细胞和幼稚细胞三种。

　　肾母细胞瘤主要症状是腹部肿物，多在为患儿洗澡时偶然发现。肿块质地坚硬，表面可有结
节，肿块可达盆腔。也可出现血尿、腹痛和肠梗阻等症状。肾母细胞瘤可侵犯邻近器官和组织。
通过淋巴道可转移至肾门和腹主动脉淋巴结，或血道转移到肺和肝。目前治疗方案主要是外科手
术并结合化疗、放疗，可使 90% 的患者长期存活。

三、膀胱尿路上皮（移行细胞）癌

　　膀胱肿瘤大多数起源于尿路上皮移行细胞，称为尿路上皮肿瘤。其中恶性肿瘤称为膀胱尿路

上皮（移行细胞）癌（urothelial，transitional cell，carcinoma），多呈乳头状生长，是膀胱最常见的恶性肿瘤，该瘤好发于 50～70 岁患者，男性是女性的 2 倍。其发生与长期接触苯胺染料、吸烟、病毒性感染和膀胱黏膜的慢性炎症等因素有关。部分可由膀胱尿路上皮乳头状瘤恶变而来。

尿路上皮癌好发于多位于膀胱侧壁和膀胱三角区近输尿管开口处，可为单个，也可为多灶性生长。肿瘤发展可经历从乳头状到扁平斑块或菜花状、非浸润性到浸润性、高分化到低分化的过程。

根据 WHO 和国际泌尿病理学会分类，在细胞形态学的基础上，结合肿瘤的组织结构和浸润状态，将膀胱乳头状尿路上皮肿瘤分为非浸润性尿路上皮肿瘤和浸润性尿路上皮癌，包括：①乳头状瘤（良性）；②低度恶性潜能的乳头状瘤；③高级别非浸润性乳头状尿路上皮癌和尿路上皮原位癌；④浸润性尿路上皮（移行细胞）癌。

临床上主要表现为无痛性肉眼血尿。膀胱尿路上皮癌的临床经过取决于肿瘤的良恶性、位置以及侵袭性，尤以后者更为重要。恶行肿瘤切除后易于复发。侵袭性强的膀胱癌常侵犯输尿管和尿道口，可引起泌尿道梗阻，这也是造成患者死亡的主要原因。侵袭膀胱深层组织的肿瘤预后较差，其五年存活率低于 20%。

护理人员应警惕老年患者的无痛性血尿，有利于早期发现泌尿系统肿瘤，及早手术治疗。

（张志刚 编写　刘绍晨 审校）

◇ 病例思考题 ···

1. 患者女性，9 岁，两天前开始出现精神不振，眼睑水肿，尿量减少，3 周前曾有过咽喉疼痛病史。入院检查发现：体温 38℃，脉搏 124 次 / 分，呼吸 32 次 / 分，血压 130/90mmHg。面色苍白，眼睑水肿，咽部充血，扁桃体Ⅰ度肿大。实验室检查：尿红细胞（+++），尿蛋白（++），管型（+）。肾活检病理检查：肾小球体积增大，毛细血管内皮细胞和系膜细胞增生。可见中性粒细胞和单核细胞浸润。电镜检查见肾小球毛细血管基膜上皮下可见高密度颗粒状电子致密物沉积。

（1）该患者可能患有什么疾病？诊断依据是什么？

（2）试以病理改变解释临床各种表现。

2. 患者女性，47 岁，某日突发腰部酸痛，有轻度发热，小便混浊，次数增多。有时小便有轻微疼痛感。入院检查，体温 39℃，血压 150/85 mmHg，腰部有叩击痛。实验室检查：尿中蛋白（+），红细胞（+），白细胞（+++），有细胞管型。血常规检查：白细胞 1.4×10^9/L，中性粒细胞 90%。

（1）该患者诊断为什么疾病？其病理改变的特点是什么？

（2）试以病理改变解释患者的临床各种表现。

3. 患者男性，68 岁，肉眼血尿 5 天入院。有发热乏力、体重减轻半年，近期左侧腰部有不规则轻微不适。吸烟 30 余年。入院检查：体温 38.5℃，脉搏 94 次 / 分，血压 140/90mmHg，右肾区可触及一质硬不活动肿块，直径约 5cm。B 超显示肿块位于左肾上极。手术后，对肿块标本做病理检查：左肾上极单个球形肿物，体积 5cm×5cm×6cm，有假包膜形成，与周围肾组织界线清楚。切面淡黄色、灰白色和灰红色的多彩状。镜下见癌细胞体积较大，胞质透明或颗粒状，多排列成腺泡状或实性片状，癌巢之间富于毛细血管，纤维成分少。

（1）该患者疾病的病理诊断及诊断依据分别是什么？

（2）结合病史和病理改变分析临床症状。

第二十一章
肾功能不全

学习目标	掌握	急性和慢性肾功能不全的概念、发病机制和功能代谢改变。
	熟悉	急慢性肾功能不全的病因；慢性肾功能不全的发病机制。
	了解	尿毒症的概念；肾功能不全防治与护理的病理生理学基础。

21章

泌尿是肾脏的基本功能，通过泌尿，排出一定量的水、电解质、酸性代谢产物、终末代谢产物和代谢毒物及药物，从而维持水、电解质平衡和酸碱平衡，维持体液量及体液中各种成分的相对恒定。此外，肾脏还具有多种内分泌功能，能够分泌肾素、前列腺素、促红细胞生成素等，产生 1α-羟化酶并进而羟化维生素 D_3，因此，肾脏能调节血压，对血液系统及钙、磷代谢等均具有重要影响。还有一些内分泌激素如促胃液素、胰岛素及甲状旁腺素等在肾内灭活。

各种病因引起肾功能严重障碍时，出现水、电解质和酸碱平衡紊乱，代谢废物及毒物在体内潴留，并伴有肾脏内分泌功能障碍，这一病理过程称为肾功能不全（renal insufficiency）。缺血、中毒、尿路阻塞等引起肾脏泌尿功能急剧障碍，导致急性肾功能衰竭，因机体来不及代偿而出现严重内环境紊乱，但是多数患者预后较好。肾内外多种病因还可以导致肾单位不可逆破坏，以致残存的肾单位不能满足机体需要，称为慢性肾功能衰竭，其病程长，早期主要消耗肾功能储备，后期除了有内环境紊乱外，还会出现肾脏内分泌功能障碍，预后差。急慢性特别是慢性肾功能衰竭发展到严重阶段，都可出现尿毒症。尿毒症是肾功能衰竭的终末阶段（图 21-1）。

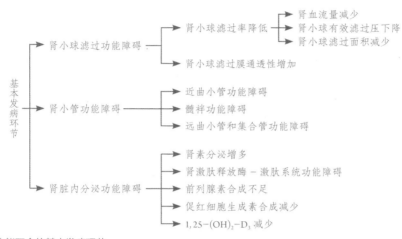

图 21-1　肾功能不全的基本发病环节

第一节　急性肾功能不全

急性肾功能不全（acute renal failure，ARF）是指各种原因引起双肾泌尿功能在短期内急剧降低，以致机体内环境出现严重紊乱的临床综合征。临床上主要表现为氮质血症、高钾血症和代谢性酸中毒。多数患者常伴有少尿或无尿，称为少尿型急性肾功能不全，也有一部分患者尿量不减少，称为非少尿型急性肾功能不全。

一、病因、分类

急性肾功能不全按起始病因可分为肾前性、肾性和肾后性三大类。这种划分并不是绝对的，无论肾前性还是肾后性损伤，如果持续时间长或损伤严重，均可转为肾性急性肾功能不全（图 21-2）。

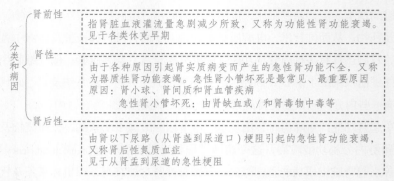

图 21-2　ARF 病因及分类

分类和病因
肾前性 ---- 指肾脏血液灌流量急剧减少所致，又称为功能性肾功能衰竭。见于各类休克早期

肾性 ---- 由于各种原因引起肾实质病变而产生的急性肾功能不全，又称为器质性肾功能衰竭。急性肾小管坏死是最常见、最重要原因
原因：肾小球、肾间质和肾血管疾病
　　　急性肾小管坏死：由肾缺血或 / 和肾毒物中毒等

肾后性 ---- 由肾以下尿路（从肾盏到尿道口）梗阻引起的急性肾功能衰竭，又称肾后性氮质血症
见于从肾盂到尿道的急性梗阻

（一）肾前性急性肾功能不全

肾前性急性肾功能衰竭（acute prerenal failure）是急性肾功能衰竭的常见类型，以肾脏低灌注为特征。常见于各型休克的早期，有效循环血量减少和肾血管收缩，导致肾血液灌流量急剧减少，肾小球滤过率（glomerular filtration rate，GFR）明显降低；有效循环血量减少还可引起醛固酮和抗利尿激素增多，心房肽分泌减少，使肾小管对钠、水重吸收增多，出现钠、水潴留，导致少尿。此时，病人排出的尿为浓缩尿，少尿（oliguria）的同时尿相对密度增高，尿钠含量减少。

肾前性肾功能衰竭发生时，肾脏本身没有器质性损害，若能及时恢复肾血液灌流，肾功能即可随之恢复正常，因此，肾前性急性肾功能衰竭又称为功能性急性肾功能衰竭。

（二）肾性急性肾功能不全

由于肾实质的器质性病变引起的急性肾功能衰竭称为肾性急性肾功能衰竭。

1. 急性肾小管坏死　急性肾小管坏死（acute tubular necrosis，ATN）是肾性急性肾功能衰竭中最重要、最常见的一种类型，约占肾性急性肾功能衰竭 80% 左右，狭义的急性肾功能衰竭即指急性肾小管坏死。引起急性肾小管坏死的病因为：

（1）肾脏缺血和再灌注损伤。

（2）肾中毒：引起肾脏中毒的毒物很多，可概括为外源性毒物和内源性毒物两类。常见的外源性毒物包括重金属、抗生素、肿瘤化疗药物、免疫抑制剂、造影剂、有机化合物、细菌毒素及蛇毒等；内源性毒物主要包括肌红蛋白、血红蛋白、尿酸等。由于肾血流丰富，髓质和肾小管能浓缩毒物，因此容易引起肾小管损害。

2. 肾小球、肾间质与肾血管疾病　见于急性肾小球肾炎、狼疮性肾炎、血管炎及血栓性微血管病等引起的肾小球损伤；间质性肾炎、严重感染、败血症、移植排斥、药物过敏及恶性肿瘤浸润等引起的肾小管间质疾病；血栓形成、栓子、动脉粥样硬化斑块脱落导致两侧肾动脉栓塞等。

（三）肾后性急性肾功能不全

是指由于各种原因引起肾以下（从肾盏到尿路口）的尿路梗阻所致急性肾功能衰竭。常见于由结石、肿瘤等原因引起的急性尿路梗阻。由于肾脏代偿功能强，所以膀胱以上的梗阻必须是双侧性完全梗阻。肾后性急性肾功能不全的早期并无肾实质的器质性损害，及时解除梗阻可使肾脏泌尿功能迅速恢复。临床特点：①尿量突然由正常转为无尿，伴尿潴留。②氮质血症日益加重。③X 线、超声或肾图检查有明显的梗阻征象。

二、发病机制

不同原因所致的急性肾功能不全，发病机制有所不同，但发病的中心环节都是 GFR 降低和肾小管受损造成的少尿或无尿。主要发病机制如下（图 21-3）：

（一）肾小球因素

1. 肾缺血 在急性肾功能不全发病的初期，肾缺血可能是主要的发病机制。

肾缺血可能与下列机制有关：①肾灌注压下降，当动脉血压低于 80mmHg 时，肾血流（renal blood flow，RBF）失去自身调节而减少，当动脉血压低于 40mmHg 时，RBF 和 GFR 几乎为零。②肾血管收缩，当全身血容量降低时，肾血管尤其是入球小动脉收缩。即使在 RBF 不减少的情况下也可使 GFR 下降和相应的肾小管缺血。肾血管收缩主要与体内儿茶酚胺增加、肾素－血管紧张素系统激活、前列腺素生成减少等体液因素改变有关。③血液流变学的变化，如血液黏滞度升高造成血管内凝血、白细胞附壁阻塞微血管以及肾毛细血管痉挛和内皮细胞肿胀等都可使肾血流量减少。

2. 肾小球病变 如急性肾小球肾炎、狼疮性肾炎等。肾小球膜受累，滤过面积减少，导致 GFR 降低。

（二）肾小管因素

1. 肾小管阻塞 肾小管阻塞可能是引起急性肾功能不全时少尿的发病机制之一。坏死脱落的肾小管上皮细胞、血红蛋白或肌红蛋白管型、磺胺结晶或尿酸盐结晶等均可阻塞肾小管，提高阻塞上段肾小管的管腔内压，进而使肾小球囊内压增高，GFR 减少。

2. 原尿返漏 在急性肾小管坏死导致急性肾功能衰竭时，肾小管管腔内原尿向肾间质的返漏，一方面可直接使尿量减少，另一方面又可通过形成肾间质水肿而压迫肾小管，阻碍原尿通过，其结果是肾小球囊内压增高，GFR 进一步减少。因此，原尿返漏对持续少尿的发生有较大的意义。

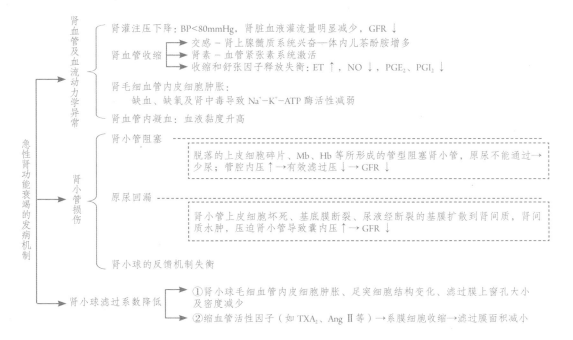

图 21-3 少尿型急性肾功能衰竭发病机制

（三）肾组织细胞损伤

肾组织细胞的损伤包括其功能、代谢和形态结构的异常，结果均可导致 GFR 降低。肾缺血、肾中毒及肾缺血后的再灌注损伤，不但可损伤肾小管上皮细胞，导致肾小管坏死，同样也可以损伤其他肾组织细胞。如肾血管内皮细胞损伤可导致血管痉挛、管腔变窄和血栓形成，加重肾缺血；系膜细胞受损可引起系膜细胞收缩，使滤过面积减小和肾小球毛细血管血流阻力增加，GFR 降低。因此，肾组织细胞损伤是急性肾功能不全的发生、发展的发病学基础。

三、发病过程及功能代谢变化

（一）少尿型急性肾功能不全

少尿型急性肾功能不全的发病过程一般可分为少尿期、多尿期和恢复期三个阶段。

1. 少尿期　致病因素作用于机体后 1～2 天内出现少尿，一般持续 7～14 天。病程最长者可达四周，多由挤压伤或其他严重创伤所致，肾毒物所致者一般病程较短。少尿期是病程中最危险的阶段，持续时间越长，预后越差。若少尿期超过 1 个月则提示肾脏损害严重，肾功能较难恢复。少尿期功能代谢变化如下（图 21-4）：

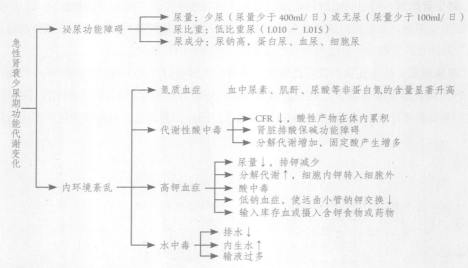

图 21-4　少尿型 ARF 少尿期功能代谢变化

（1）尿的改变：表现为少尿或无尿，色深而混浊。肾性急性肾功能不全患者尿蛋白（＋）至（＋＋），可见多种细胞和管型。这是由于肾小球滤过功能障碍和肾小管上皮细胞坏死脱落，故尿中含有蛋白、红、白细胞和各种管型。当原尿通过受损的肾小管时，由于肾小管上皮细胞重吸收水和钠的功能障碍，故尿比重和渗透压低，尿比重为 1.010～1.015，尿钠含量高。这些改变与功能性急性肾功能不全时的尿液变化有明显差别。

（2）氮质血症：因肾脏不能充分排出代谢产物以及体内蛋白质分解代谢加强，致使血中尿素氮（BUN）、肌酐等非蛋白含氮物质的含量显著增高，称为氮质血症（azotemia）。急性肾功能不全时，不但不能有效地排出蛋白质代谢产物，而且由于原始病因使组织分解增加，非蛋白氮生成增多。通常急性肾功能不全患者的氮质血症呈进行性升高，严重时可发生尿毒症，导致各系统功能紊乱。

（3）电解质代谢紊乱：高钾血症是急性肾功能不全患者最危险的变化。引起高钾血症的原因是：①尿量的显著减少，使尿钾排出减少；②组织损伤、细胞分解代谢增强、缺氧、酸中毒等因素均可促使钾从细胞内向细胞外转移；③摄入含钾食物或大量输入含高浓度钾的库血等。高钾血症可引起心肌电生理特性的异常改变，诱发心律失常，甚至导致心搏骤停而危及病人生命。

（4）代谢性酸中毒：主要由于酸性代谢产物排泄障碍，以及肾小管分泌氢离子和产氨的功能丧失所致，具有进行性、不易纠正的特点。酸中毒可抑制心血管系统和中枢神经系统，并能促进高钾血症的发生。

（5）水中毒：为急性肾功能不全患者常见的死亡原因之一。由于肾脏排尿量严重减少，体内分解代谢加强以致内生水增多，以及输入葡萄糖溶液过多等原因，可引起体内水潴留。当水潴留超过钠潴留时，可引起稀释性低钠血症，水分可向细胞内转移而引起细胞水肿。严重患者可并发肺水肿、脑水肿和心功能不全。

2. 多尿期 尿量增至每日 400ml 以上为进入多尿期的标志，大约维持 2 周左右。尿量可以突然增加也可以逐渐增加，5~7 日达高峰。此期尿量可达每日 2000ml 以上，甚至达到每日 3000~5000ml。产生多尿的机制为：①肾损害因素消除后，肾小球滤过功能逐渐恢复正常，GFR 增加；②肾小管上皮虽已开始再生修复，但其重吸收功能尚不完善，故原尿不能被充分浓缩；③少尿期中潴留在血中的尿素等代谢产物开始经肾小球大量滤出，引起渗透性利尿；④间质水肿消退，肾小管阻塞被解除。多尿期患者尿量虽已增多，但氮质血症和酸中毒等并不能很快改善，1 周后才能逐渐缓解。因患者每天排出大量水和电解质，若不及时补充，则可发生脱水、低钾血症和低钠血症。

3. 恢复期 此期病人尿的改变及血液中非蛋白氮的含量基本恢复正常，水、电解质和酸碱平衡紊乱消失，但肾功能完全恢复则需更长的时间。肾功能从多尿期恢复到正常需要 3 个月到 1 年时间。因此，医护人员应指导病人在恢复期增强体质，避免受凉、妊娠、手术等，并定期复查肾功能。

（二）非少尿型急性肾功能不全

与少尿型相比，非少尿型急性肾功能不全的发病率和死亡率均较低。此型患者由于肾内病变较轻，GFR 下降不严重，肾小管的损害也以浓缩功能障碍较为明显，因此虽有血浆非蛋白氮的升高，但尿量并不减少，所以很少出现高钾血症。病程相对较短，无明显的少尿和多尿期，恢复期从血尿素氮和肌酐降低时开始，完全恢复也需数月。

急性肾功能不全虽然病情严重，但病变多为可逆，故应积极救治。绝大多数病人坏死的肾小管上皮可通过再生修复而痊愈，少数病人虽然组织学没有任何异常，但可残留泌尿道感染及高血压后遗症，还有少数病人（多见于缺血性损害病例）由于肾小管上皮和基底膜的破坏严重和修复不全，可出现肾组织纤维化而转变为慢性肾功能不全。

◆　　　　　　　急性肾损伤（acute kidney injury，AKI）

近年来，学界趋向于将急性肾衰竭改称为急性肾损伤，后者强调早期的病理生理改变，更有利于早期诊断和干预。每年因 AKI 死亡的人数高达 170 多万。目前，用于诊断 AKI 的指标都是反映肾功能改变的指标，但是肾脏具有强大的代偿功能，当肾功能发生改变之前，肾脏的微观形态学和组织化学已经发生改变。所以寻找更早预测和发现 AKI 的生物学标记物尤为重要。近年来，发现了一些标记物如：人中性粒细胞明胶酶相关脂质运载蛋白（NGAL，又称 Lipcalin2）、白细胞介素 18、N- 乙酰 -β-D 氨基葡萄糖苷酶（NAG）、肾损伤分子 1（KIM-1）、人肝型脂肪酸结合蛋白（L-FABP）等。

新发现的肾脏损伤标记物为改善 AKI 的治疗策略提供了参考，然而这些指标由于并未完全阐明和尚未进行重复的临床验证，因此离临床应用还有一定的距离。越来越多的临床研究证明，单用一种指标来预测 AKI 准确性不高，需要联合应用多种生物标志物。随着临床实践和研究的不断深入，针对肾脏损伤的不同病因选择最恰当的早期 AKI 评估指标必将是未来的发展方向。

第二节　慢性肾功能不全

任何疾病使肾单位发生进行性破坏，残存肾单位不能充分排出代谢废物和维持内环境稳定，体内逐渐出现代谢产物及毒性物质潴留，水、电解质和酸碱平衡紊乱以及肾内分泌功能障碍，并伴有一系列临床症状，称为慢性肾功能不全（chronic renal insufficiency，CRI）。

一、病　因

引起慢性肾功能不全的病因可分为如下几类。

（一）肾疾患

如慢性肾小球肾炎、慢性肾盂肾炎、狼疮性肾炎、肾结核、肾肿瘤、多囊肾、药物性肾损害等。

（二）肾血管疾患

如肾小动脉硬化症、高血压性肾损害、糖尿病肾病、结节性动脉周围炎等。

（三）慢性尿路梗阻

如尿路结石、肿瘤及前列腺增生等。

在我国，最常见的病因是慢性肾小球肾炎，其次为慢性间质性肾炎和肾小动脉硬化。近年来，糖尿病肾病、高血压性肾损害等因素引起的慢性肾功能不全有逐年增高的趋势。此外，蛋白尿、高脂血症、高血压、吸烟、感染等因素均可促进慢性肾功能不全的进展。

二、发展过程

慢性肾功能不全是一个非常缓慢和逐渐发展的过程，根据肾功能损害的程度可将这个过程分为四个阶段。通常以内生肌酐清除率（creatinine clearance rate）为指标进行划分。

（一）肾功能不全代偿期

也称为肾功能储备能力降低期。在轻度或中度肾脏受损时，由于肾脏具有强大的储备代偿能力，未受损的肾单位代偿性肥大，滤过能力增强，即使双肾肾单位减少 25%~50%，亦可不出现氮质血症。故在此期肾脏泌尿功能基本正常，机体内环境尚能维持在稳定状态，内生肌酐清除率仍在正常值的 30% 以上，血肌酐浓度 <178μmol/L，无临床症状。但在某些因素的作用下，如钠、水负荷突然增大或发生感染等时，可出现内环境紊乱。

（二）肾功能不全期

由于肾脏进一步受损，肾脏储备功能明显降低，肾脏已不能维持机体内环境的稳定。当肾单位减少 50%～70% 时，内生肌酐清除率下降至正常值的 25%～30%。出现中度氮质血症和贫血，血肌酐浓度为 178～445μmol/L。肾脏浓缩功能减退，常有夜尿和多尿。一般临床症状很轻，但在感染、手术及脱水等情况下，肾功能可明显恶化，临床症状加重。

（三）肾衰竭期

肾单位减少 70%～90% 时，肾脏内生肌酐清除率下降至正常值的 20%～25%，有较重的氮质血症，血肌酐浓度为 445～707μmol/L。一般有酸中毒、高磷血症、低钙血症，也可出现轻度高钾血症。肾脏浓缩及稀释功能均有障碍，易发生低钠血症和水中毒，贫血严重，有头痛，恶心，呕吐和全身乏力等症状。

（四）尿毒症期

为慢性肾功能不全终末期。肾单位减少 90% 以上时，内生肌酐清除率下降至正常值的 20% 以下。血肌酐浓度 >707μmol/L。毒性物质在体内的积聚明显增多，有明显的水、电解质和酸碱平衡紊乱及多种器官功能衰竭。临床上有一系列尿毒症症状即自体中毒的症状出现。内生肌酐清除率和临床表现的关系见图 21-5。

三、发病机制

慢性肾功能不全是一个进行性加重的过程。各种病因引起的肾脏损害，均可导致肾功能本身出现持续性进行性恶化，直至进展成终末期肾病（end-stage renal disease，ESRD）。目前对这种进行性加重的原因和机制尚不十分清楚，主要有以下几种学说。

（一）健存肾单位学说（intact nephron hypothesis）

慢性肾功能不全时，许多肾单位不断遭受破坏而丧失其功能，而另一部分残存的肾单位，仍保持完整的功能或轻度受损，称为健存肾单位。健存肾单位发生结构和功能上的代偿，表现为肾

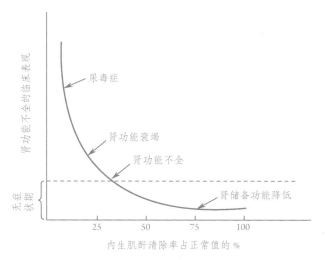

图 21-5　慢性肾功能不全的临床表现与肾功能的关系

小球代偿性肥大和滤过功能的增强，但这种代偿性变化同时也促进了健存肾单位更易被破坏。随着病程的进展，健存肾单位日益减少，形成恶性循环。当肾单位减少到即使加倍工作也无法代偿时，临床上即出现症状。

（二）肾小球过度滤过学说（glomerular hyperfiltration hypothesis）

此学说是对健存肾单位学说的修正。在慢性肾脏病进展时，健存肾单位进行代偿，单个健存肾单位的血流量和血管内流体静压增高，使肾小球滤过增加，造成过度灌注和过度滤过，导致肾小球纤维化和硬化，进一步破坏健存肾单位。肾小球过度滤过是慢性肾功能不全发展至尿毒症的重要原因之一。

（三）矫枉失衡学说（trade-off hypothesis）

慢性肾功能不全时，肾小球滤过率降低，造成机体内代谢失衡，机体在矫正适应这一过程中，又发生了新的失衡，对机体反而造成进一步损害。例如，当肾小球滤过率下降，尿磷排泄减少，引起高磷血症。由于血钙磷溶解度乘积保持恒定，高磷引起低血钙，刺激甲状旁腺素（PTH）分泌，通过影响肾小管上皮细胞，减少对磷的重吸收，试图纠正高磷血症。但这种继发性甲状旁腺功能亢进，可通过溶骨活动的增强，引起肾性骨营养不良，软组织坏死，皮肤瘙痒与神经传导障碍等，亦可引起肾小管间质钙沉积，进一步损伤肾脏（图 21-6）。

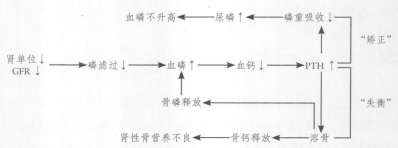

图 21-6　矫枉失衡学说示意图

（四）肾小管高代谢学说

部分肾单位破坏后，残留肾单位的肾小管系统重吸收及分泌也明显增强，出现代谢亢进，导致耗氧量增加和氧自由基生成增加，引起肾小管 - 间质损害不断加重和肾单位的进一步丧失。

四、机体的功能及代谢变化

（一）尿的改变

1. **尿量的变化**　慢性肾功能不全失代偿后出现的早期症状就是尿的改变。其中尿量变化的特点是由夜尿（nocturia）、多尿（polyuria）发展为少尿。正常成人每天尿量约 1500ml，夜间尿量占 1/3 左右。夜尿是指夜间尿量增多，接近甚至超过白天的尿量，其形成机制尚不清楚。多尿指成人每 24 小时尿量超过 2000ml。其形成机制可能为：①健存肾小球代偿性滤过增加，原尿形成增多。由于原尿流速较快和溶质含量较多，因而产生了渗透性利尿效应；②髓袢主动重吸收 Cl⁻ 的功能减弱，使间质不能形成高渗环境，因而尿的浓缩功能降低；③慢性肾盂肾炎导致慢性肾功能不全时，常有肾小管上皮细胞对 ADH 的反应减弱。当健存肾单位数目过少时，则表现为少尿。

2. **尿渗透压的变化**　正常人尿比重的变动范围为 1.002～1.035。失代偿早期，因肾小管浓缩功能减退，表现为低渗尿（比重 <1.020）；晚期肾小管浓缩和稀释功能均丧失，终尿渗透压接近血浆晶体渗透压 266 ~ 300mmol/L（正常为 360 ~ 1450mmol/L），表现为等渗尿（比重为 1.008 ~ 1.012）。

3．尿液成分的变化　由于肾小球滤过膜通透性增加或肾小管上皮细胞受损，蛋白质滤过增多或重吸收减少，均可引起蛋白尿。此外，肾小球损伤严重者，尿中还可出现红细胞、白细胞等，称血尿或脓尿。

（二）氮质血症

血浆尿素氮（BUN）在 GFR 下降至正常值的 40% 以前，已缓慢地升高，但与正常值区分不明显；当发展到肾功能衰竭期，肾小球滤过率减少至正常值的 20% 以下时，BUN 才会明显升高。此外，BUN 值还受外源性（蛋白质摄入量）及内源性（感染、应用皮质激素、胃肠出血等增加蛋白质分解）尿素负荷的影响。

血浆肌酐浓度与蛋白质摄入量无关，对早期肾小球滤过率下降同样不敏感。临床上常采用内生肌酐清除率来判断病情的严重程度，它是反映肾小球滤过率的可靠指标，也是反映肾小球滤过功能的敏感指标。

（三）水、电解质和酸碱平衡紊乱

1．水代谢　由于肾的浓缩稀释功能受损，肾脏对水负荷变化的调节适应能力减退。当摄水稍多易发生水潴留，出现水肿甚至心力衰竭；摄水过少或伴呕吐等原因造成失水时，易发生脱水。

2．钠代谢　慢性肾功能不全时，肾调节钠排泄的能力下降。由于肾小管重吸收钠障碍，不合理应用排钠利尿药，以及呕吐、腹泻导致钠丢失过多；或水负荷过重，产生稀释性低钠血症；再加上长时间限制钠盐摄入，故慢性肾功能不全患者很容易出现血钠浓度的降低。但当钠盐摄入过多，则可导致钠水潴留和高血压，甚至引发充血性心力衰竭。

3．钾代谢　体内大约 90% 的钾是从肾脏排泄的。由于健存肾单位代偿性的排钾增多，所以虽有 GFR 降低也不易发生高钾血症。当 GFR 降低到 5ml/min，或因创伤、感染等引起分解代谢增强及酸中毒等因素导致组织细胞内钾大量外流时，则可出现高钾血症。反之，如患者进食甚少或兼有腹泻则可出现低钾血症。高钾血症和低钾血症均可影响神经肌肉和心脏活动，严重时可危及生命。

4．钙磷代谢　钙磷代谢紊乱主要表现为高血磷和低血钙。高血磷与 GFR 下降，磷滤过减少有关，早期可通过甲状旁腺功能亢进代偿性维持血磷水平。但当肾功能进一步恶化，GFR 小于 30ml/min 时，磷滤过极少，血磷浓度逐步升高。低血钙除与高血磷发生有关外，还与 1,25-$(OH)_2$-D_3 减少，使肠道钙吸收不良有关（见肾性骨营养不良）。

5．代谢性酸中毒　早期主要是由于肾小管上皮细胞氨生成障碍使 H^+ 分泌减少，泌 H^+ 减少又可导致碳酸氢钠的重吸收减少；晚期则因 GFR 降低所致，当 GFR 降低到 20ml/min 时，体内酸性代谢产物如硫酸、磷酸、有机酸等从肾小球滤过减少而致潴留体内。

（四）肾性高血压

绝大多数慢性肾功能不全患者最终都可出现肾性高血压。其发病机制与下列因素有关（图 21-7）：

1．水钠潴留　由于肾脏排钠、排水功能降低，造成水钠潴留而引起血容量增高和心输出量增多，从而可导致血压升高，称为钠依赖性高血压（sodium-dependent hypertension）。对这种病人限制钠盐的摄入，并用利尿药加强尿钠的排出，可以收到较好的降压效果。

2．肾素－血管紧张素系统活性增强　某些患者由于肾缺血，激活了肾素－血管紧张素系

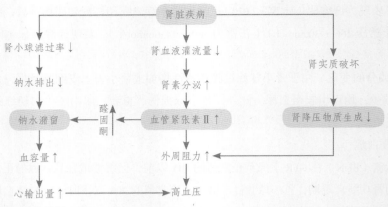

图 21-7 肾性高血压发生机制

统，血管紧张素增加，使血管收缩，外周阻力增加，称为肾素依赖性高血压（renin-dependent hypertension）。对此类患者限制钠盐摄入和应用利尿药，不能收到良好的降压效果。只有采用药物疗法等减轻肾素 - 血管紧张素系统的活性，才有明显的降压作用。

3. 肾分泌的血管舒张物质减少　正常情况下，肾髓质能合成多种前列腺素，如前列腺素 A_2（PGA_2）和前列腺素 E_2（PGE_2）；肾皮质内的缓激肽释放酶能促进激肽原生成缓激肽，两者都能引起血管舒张。当肾实质破坏萎缩，肾皮质和髓质合成前列腺素、缓激肽等舒血管物质减少，导致外周阻力增加。

（五）肾性贫血

约 97% 慢性肾功能不全患者伴有贫血。其发生机制有：

1. 红细胞生成减少　①慢性肾功能衰竭时，肾实质破坏，肾脏产生的促红细胞生成素减少，不足以刺激骨髓造血产生足够的红细胞。②尿毒症大量毒素蓄积，可破坏造血微环境，抑制骨髓造血，使红细胞生成障碍。③严重肾功能不全患者，铁从单核巨噬细胞系统释放受阻，使血清铁浓度和铁结合力均降低，铁再利用障碍，引起红细胞生成减少。

2. 红细胞丢失和破坏增加　①慢性肾功能衰竭的自发性出血倾向，引起患者慢性失血，使血中红细胞数目减少。②尿毒症毒素还可缩短红细胞寿命，或者直接导致溶血。

（六）出血倾向

约有 17% ~ 20% 患者出现皮肤瘀斑、紫癜、鼻衄、牙龈出血及胃肠道出血等症状。一般认为，血小板功能异常是出血倾向的主要原因。血小板第三因子可活化凝血过程，而尿毒素可抑制血小板第三因子的释放；出血倾向也与血小板黏附和聚集功能减退有关。未经透析治疗的患者，出血发生率随着血肌酐水平的增加而增高。

（七）肾性骨营养不良

慢性肾功能不全失代偿期，由于钙磷代谢障碍引起继发性甲状旁腺功能亢进、维生素 D_3 活化障碍和酸中毒，导致钙磷吸收、分布异常和骨重建障碍的骨骼并发症，称为肾性骨营养不良（renal osteodystrophy）。其中，包括儿童肾性佝偻病、成人骨质软化症、纤维性骨炎、骨质疏松和骨硬化等。其发生机制为：

1. 高磷低钙血症和继发性甲状旁腺功能亢进　慢性肾功能不全患者由于高血磷，导致血钙水平下降，后者刺激甲状旁腺功能亢进，分泌大量 PTH，致骨质疏松和硬化。

2. 维生素 D_3 活化障碍　正常情况下，无活性的 $25\text{-}(OH)D_3$ 在肾脏内进一步转化为有活性的 1,25-(OH)₂D₃，促进肠道内钙吸收。当肾功能失代偿时，维生素 D₃ 活化障碍，使肠内钙吸收减少，骨质钙化障碍。

3．酸中毒　代谢性酸中毒时，机体开始起动磷酸盐缓冲系统，从骨骼中释出可溶性钙盐，以缓冲细胞外液氢离子。代偿性动员骨盐溶解，导致骨质脱钙。

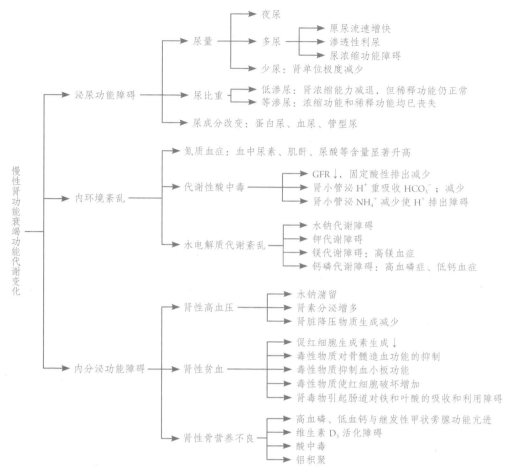

图 21-8　CRF 功能代谢变化

◆　　　　　　　　中药可以延缓慢性肾功能衰竭进展

大量临床研究证实，中药可有效延缓慢性肾功能衰竭进展，包括单味药如大黄及许多复方制剂。主要机制包括：①中药改善肾小球硬化和肾间质纤维化的作用，譬如，通过影响肾小球血流动力，减轻足细胞损伤，抑制转化生长因子 -β 表达，调整脂质代谢紊乱来改善肾小球硬化；②通过减轻巨噬细胞浸润，抑制肾小管上皮细胞转分化，降低尿蛋白毒性来改善肾间质纤维化等。

中药延缓 CRF 进展的临床效果主要体现在改善肾功能和某些并发症等方面，其治疗方法包括中药复方口服、中药保留灌肠、中药复方口服联合中药保留灌肠以及结肠透析联合中药保留灌肠等。另外，对于晚期 CRF 患者所出现的钙 / 磷代谢失衡、微炎症状态以及尿毒症毒素蓄积，中药也有一定的改善作用。

第三节　尿毒症

肾功能不全晚期，大量代谢终末产物和内源性毒性物质在体内潴留，水、电解质和酸碱平衡严重紊乱，以及某些内分泌功能失调所引起的一系列自身中毒症状，称为尿毒症（uremia）。尿毒症是急慢性肾功能不全最严重的阶段。

一、尿毒症的发病机制

尿毒症的发病机制非常复杂，目前认为多种毒性物质的蓄积是尿毒症发生的主要原因，而机体内环境紊乱又促进了中毒症状的发生，尿毒症是多因素综合作用的结果。

（一）尿毒症毒性物质的蓄积

近年来，已从尿毒症患者血中分离出 200 多种代谢产物或毒性物质，其中 100 多种含量比正常值高，或者为尿毒症所特有。常见的尿毒症毒性物质如下：

1. 甲状旁腺激素　临床观察发现，尿毒症时出现的许多症状和体征均与 PTH 含量增加密切相关。几乎所有的尿毒症患者都有继发性甲状旁腺功能亢进和 PTH 增多，后者可引起肾性骨营养不良、皮肤瘙痒、溃疡形成、周围神经损害、高脂血症和贫血等病变。

2. 胍类化合物　主要有甲基胍和胍基琥珀酸，是尿毒症的主要毒性物质。甲基胍可引起溶血、红细胞生成减慢、呕吐、腹泻、出血、运动失调、痉挛、嗜睡等；胍基琥珀酸可抑制血小板因子 -3 的活性，还能促进溶血，与尿毒症的出血倾向和贫血有关。

3. 中分子毒性物质　是指分子量在 500 ~ 5000 之间的一类物质，其化学结构不明。中分子毒性物质可引起中枢和周围神经病变、红细胞生长抑制、血小板功能受损、葡萄糖耐量降低、免疫功能低下、性功能障碍和内分泌腺萎缩等。腹膜透析能够较好地去除中分子毒性物质，故近年来重新受到重视。

4. 尿素、尿酸和肌酐　尿素虽然毒性不强，但在尿毒症的发病中占有重要地位。高浓度尿素可引起厌食、头痛、恶心、呕吐、糖耐量降低和出血倾向等症状，还可抑制单胺氧化酶、黄嘌呤氧化酶以及 ADP 对血小板因子 -3 的激活作用；尿酸在心包炎的发病机制中可能起一定作用；肌酐可引起溶血、嗜睡和糖耐量降低。

5. 胺类和酚类　胺类可引起厌食、恶心、呕吐和蛋白尿，还可引起肌阵挛、扑翼样震颤和溶血，促进肺水肿和脑水肿的发生，故其逐渐受到重视；酚类可促进溶血、抑制血小板的聚集，可能是导致尿毒症时出血倾向的原因之一。

6. 其他　瘦素可以引起肾小球内皮细胞增生并诱导胶原的合成，导致肾小球硬化症及蛋白尿；β_2 微球蛋白以淀粉样蛋白原纤维的形式在组织中沉积，并且一旦沉积发生就不能被清除，引起腕管综合征、骨囊肿、破坏性脊椎关节病、渗出性关节炎和肩周炎等临床症状。

（二）内环境紊乱

急、慢性肾功能不全时，肾功能发生不同程度障碍，机体内环境紊乱，有毒代谢产物在体内积聚，常伴随水、电解质和酸碱平衡紊乱，出现氮质血症、高钾血症、高磷血症和低钙血症以及代谢性酸中毒等。肾功能不全发展到晚期，不断积累的尿毒症毒素与紊乱的内环境相互作用，促进肾单位的进一步丧失，加速尿毒症的发展。

二、功能代谢变化

尿毒症时，除水、电解质和酸碱平衡紊乱、贫血、出血倾向、高血压等进一步加重外，还可出现各器官系统功能障碍以及物质代谢紊乱。

（一）全身多系统功能障碍

1．神经系统 神经系统症状是尿毒症的主要症状，表现为中枢神经系统功能障碍和周围神经病变两种形式。

（1）中枢神经系统功能障碍：在尿毒症早期，患者往往有头昏、头痛、乏力、理解力及记忆力减退等症状。随着病情的加重可出现烦躁不安、肌肉颤动、抽搐；最后可发展到表情淡漠、嗜睡和昏迷，称为尿毒症性脑病。其发生机制与下列因素有关：①某些毒性物质的蓄积可能引起神经细胞变性；②电解质和酸碱平衡紊乱；③肾性高血压所致的脑血管痉挛、缺氧和毛细血管通透性增高，可引起脑神经细胞变性和脑水肿。

（2）周围神经病变：男性多见，其表现为足部发麻，腱反射减弱或消失，甚至远侧肌肉麻痹等。发生机制为尿毒素抑制了神经细胞中的转酮醇酶，导致脱髓鞘病变和轴索变化。

2．消化系统 最早的症状是食欲不振或消化不良；病情加重时可出现厌食，恶心、呕吐或腹泻，甚至并发胃肠道出血，可能与毒素刺激和促胃液素增加引起的胃肠道黏膜炎症和溃疡有关。此外，恶心、呕吐也与中枢神经系统的功能障碍有关。

3．心血管系统 由于肾性高血压、酸中毒、高钾血症、钠水潴留、贫血及毒性物质等的作用，可发生心力衰竭、心律失常和心肌受损等。由于尿素或尿酸的刺激作用，还可发生无菌性心包炎。

4．呼吸系统 酸中毒使呼吸加深加快。呼出的气体有尿味，这是由于细菌分解唾液中的尿素形成氨的缘故；心力衰竭、低蛋白血症、钠水潴留等因素可造成肺水肿；尿素刺激可引起纤维素性胸膜炎；还可有磷酸钙的沉积而造成肺钙化。

5．皮肤 皮肤瘙痒是尿毒症患者常见的症状，可能是毒性产物对皮肤感受器的刺激引起的；有人则认为与继发性甲状旁腺功能亢进有关，因为切除甲状旁腺后，能立即解除这一痛苦的症状。此外，患者皮肤干燥、脱屑并呈黄褐色。由于汗液中含有较高浓度的尿素，因此在汗腺开口处有尿素的白色结晶，称为尿素霜。

6．内分泌功能紊乱 尿毒症患者可出现多种内分泌功能紊乱，详见表21-1。

表21-1 尿毒症时的内分泌改变

激素	临床表现
增加	
催乳素	泌乳
黄体生成素	男子乳房女性化
促胃液素	溃疡
醛固酮	高血压
胰高血糖素	葡萄糖耐量降低
甲状旁腺素	骨质疏松、硬化
减少	
$1,25-(OH)_2-D_3$	骨软化症（佝偻病）

激素	临床表现
促红细胞生成素	贫血
睾酮	性欲减退、阳痿

7. 免疫功能障碍 尿毒症患者常并发免疫功能障碍，而且以细胞免疫异常为主。如尿毒症病人血中淋巴细胞减少，中性粒细胞趋化性降低，对细菌感染的敏感性有所增高等。分析原因，可能与毒性物质抑制淋巴细胞的分化和成熟，或者对淋巴细胞有毒性作用等因素有关。

（二）物质代谢紊乱

1. 糖代谢紊乱 表现为肝糖原合成障碍和糖耐量降低，但空腹血糖正常，不出现糖尿。可能机制为患者体内有胰岛素拮抗物存在，使外周组织对胰岛素反应降低。

2. 蛋白质代谢紊乱 蛋白质合成减少，分解加强，造成负氮平衡和低蛋白血症。

3. 脂肪代谢紊乱 患者常有高脂血症，主要为血清甘油三酯增高。可能机制为胰岛素拮抗物使肝脏合成甘油三酯增加。

◆　　　　　　　异种肾移植简介

　　肾移植成功挽救了无数终末期肾病患者的生命，同种异体肾移植术也日趋成熟，然而，肾源的缺乏成为肾病终末期患者治疗的一大阻碍。为了解决组织与器官的短缺问题，异种器官移植逐渐成为研究与治疗的新方向，其中异种移植之间的排斥反应与免疫机制是阻碍其发展的关键。在不断的筛选后发现猪器官的生理功能和解剖形态与人类比较相似，而且数量众多、生长周期短、可大量饲养、人畜共患疾病相对有限而且较易控制。并且有研究表明猪有与人类相近似的 ABO 血型系统。然而异种移植带来的各种排斥反应是目前限制其临床应用的主要障碍。

　　伴随着当前快速发展的生物科学和生物技术步伐，免疫障碍可能在不久的将来得以克服。将来基因改造或杂交猪完全有可能成功解决异种移植间的排斥反应，异种肾移植在不久的将来是可以实现的。目前在动物实验已获得很大进展，但是距离临床应用任重而道远。

第四节　防治和护理肾功能不全的病理生理学基础

一、防治原发病

去除引起急、慢性肾功能不全的原因，积极治疗各种创伤和休克，控制感染，治疗肾脏疾病，解除尿路梗阻，避免使用或减量使用肾毒性药物等。

二、防止加速肾功能不全发展的因素

对于慢性肾功能不全患者，控制加重肾损害的因素可延缓肾实质进行性破坏。如控制感染，纠正水、电解质和酸碱平衡紊乱，纠正充血性心力衰竭，控制高血压和糖尿病，避免使用肾毒性药物和使用血管收缩药物等。

三、对症治疗

（一）处理高钾血症

对于急性肾功能不全患者应采取各种措施将血钾控制在 6mmol/L 以下。限制含钾丰富的食物及药物，纠正酸中毒；静脉滴注葡萄糖和胰岛素，促钾进入细胞内；口服钠型阳离子交换树脂，促钾从肠道排出；对严重的高钾血症患者采用透析治疗。

（二）控制氮质血症

限制蛋白质摄入量，防治感染以减少组织分解；补充热量和必需氨基酸，促进蛋白质合成；采用肠道清除疗法和透析治疗促进非蛋白氮排出。

（三）治疗肾性贫血

对肾性贫血患者补充促红细胞生成素。

（四）肾性骨营养不良

目前尚无理想治疗方案，主要维持正常血钙、血磷浓度，补充有活性的维生素 D_3，抑制 PTH 活性。

四、透析疗法

急、慢性肾功能不全患者经药物治疗无效时即应采用透析疗法。透析疗法可替代肾的排泄功能，但不能替代肾的内分泌和代谢功能。透析疗法包括血液透析和腹膜透析，两者疗效相近但各有优缺点，应综合考虑病人的情况来选用。

五、肾移植

随着免疫抑制剂的应用，移植肾的存活率已有明显的提高。因此，肾移植是目前治疗慢性肾功能不全尿毒症最根本的方法。

六、加强护理

（一）观察和处理水、电解质紊乱

1. 定时测量体重并准确记录出入液体量，一旦发现液体过多的征象应限制水钠的摄入并使用利尿药和血管扩张剂。

2. 监测血清电解质的变化，注意有无高钾、低钙的表现并及时处理。

3. 急性肾功能不全的补液措施：对于肾前性肾功能不全应尽早采取输液、输血以补充血容量；对于肾性肾功能不全少尿期则应控制输液，以防水中毒的发生。

（二）对营养失调的护理

限制蛋白质摄入量，给予优质蛋白质和必需氨基酸，给予高碳水化合物、高脂肪、高热量饮食以保持正氮平衡；注意监测机体的营养改善情况，如体重、体脂、血浆白蛋白等。

（三）预防感染

注意环境卫生和个人的清洁，留置尿管时要加强消毒和定期更换；避免不必要的检查，减少损伤；卧床及虚弱的病人应定期翻身，防止压疮和肺部感染的发生；保持口腔清洁、舒适，以促进食欲，防止口腔感染。

（古宏标 编写 吴 穹 审校）

◇ 病例思考题

1. 患者甲两天前遭遇车祸，左侧大腿粉碎性骨折伴有大量肌肉损伤及大量出血，收缩压一度低于80mmHg，同时尿量减少，随即入医院急诊科抢救，血压及尿量恢复正常。第二天，患者再度出现尿量减少，还伴有高钾血症、代谢性酸中毒、氮质血症等。初步诊断：急性肾功能衰竭。

（1）外伤、出血为什么会导致尿量减少？

（2）外伤得到有效治疗后，患者的病情已经稳定，为什么会再次出现少尿？

（3）试述该患者的护理诊断、护理措施及其病理生理学基础？

2. 患者患慢性肾小球肾炎十余年，两周前感觉病情明显加重，全身乏力、恶心不思饮食、面色苍白，但是尿量正常，血液检验显示患者有代谢性酸中毒及氮质血症，还伴有高血压、严重贫血、骨软化等等，初步诊断是慢性肾功能不全。

（1）患者尿量正常，为什么也会出现酸中毒及氮质血症？

（2）该患者还出现了高血压、严重贫血及骨软化，这些与慢性肾功能不全有关系吗？

（3）试述该患者护理诊断、护理措施及其病理生理学基础？

3. 某8岁患儿因感染采用磺胺嘧啶治疗，因使用剂量过大，用药5天后，连续3日尿量少于100ml/d，急诊入院。经查：血肌酐480μmol/L（正常值为 <178μmol/L），尿钠100mmol/L（正常值为 <20mmol/L），尿相对密度1.008。

（1）该患儿是否发生了肾功能衰竭？如果是，是急性肾功能衰竭，还是慢性肾功能衰竭？

（2）该患儿的尿少是肾前性因素、肾性因素还是肾后性因素所致？

（3）为什么血肌酐、尿钠浓度增高？

（4）为什么尿相对密度降低？

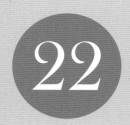

第二十二章
生殖系统和乳腺疾病

学习目标

熟悉 慢性子宫颈炎、宫颈上皮内瘤变、宫颈癌、子宫体疾病、妊娠滋养层细胞疾病的类型及病变特点；乳腺癌的病变类型及特点。

了解 前列腺增生症、前列腺癌的病变特点；睾丸和阴茎肿瘤、卵巢肿瘤、乳腺增生性病变的类型；宫颈疾病和乳腺疾病的临床护理联系。

22章

第一节 女性生殖系统疾病

一、子宫颈疾病

（一）慢性子宫颈炎

慢性子宫颈炎（chronic cervicitis）是育龄期妇女最常见的妇科疾病，多数发生在分娩、流产或手术等因素损伤子宫颈后，由葡萄球菌和链球菌等细菌，或疱疹病毒和人乳头瘤病毒（HPV）等感染，引起的子宫颈慢性非特异性炎症。基本病变为宫颈黏膜上皮与腺体增生和鳞状上皮化生，黏膜和黏膜下组织慢性炎细胞浸润。常有以下几种表现形式：

1. 子宫颈糜烂（cervical erosion） 由于慢性炎症等因素的影响，子宫颈阴道部鳞状上皮部分坏死脱落，称为真性糜烂。当子宫颈损伤的鳞状上皮被增生的子宫颈管黏膜柱状上皮下移取代时，由于柱状上皮较鳞状上皮薄，上皮下的间质血管扩张较易显露，肉眼观呈鲜红色糜烂样，称假性糜烂。常见的子宫颈糜烂多为假性糜烂。此外，当成人雌激素水平过高或新生儿受母体雌激素的影响时也可发生假性糜烂。

2. 子宫颈息肉（cervical polyp） 由于慢性炎症的长期刺激，子宫颈的局部黏膜上皮、腺体和间质结缔组织过度增生，形成息肉状物，突出于子宫颈外口。

3. 子宫颈腺体囊肿（cervical glandular cyst） 又称纳博特囊肿（Naboth cyst）。由于炎性渗出物与过度增生的鳞化上皮覆盖宫颈管腺体开口或由于腺体周围增生组织压迫，阻塞了子宫颈管腺体开口，使腺体因黏液分泌物潴留而扩张成囊状。

（二）子宫颈上皮内瘤变

子宫颈上皮内瘤变（cervical intraepithelial neoplasia，CIN）是宫颈鳞状细胞癌的癌前病变。根据异型增生细胞累及上皮的范围和程度，将 CIN 分为三级：Ⅰ级，异型增生的细胞局限于上皮层的下 1/3；Ⅱ级，异型增生的细胞累及上皮层的下 1/3～2/3；Ⅲ级，异型增生的细胞超过上皮层的下 2/3，如上皮全层细胞发生异型增生，称为宫颈原位癌，也属于 CIN Ⅲ级。如果上皮异型增生细胞延伸到子宫颈腺体内，但腺体基膜完整，称为宫颈原位癌累及腺体，仍属于原位癌范畴。

虽然上皮异型增生－原位癌－浸润性癌是一个连续缓慢发展的过程，但并非所有的上皮异型增生都必然发展为宫颈癌。大约一半的 CIN Ⅰ 可自然消退，仅有不到 2% 的 CIN Ⅰ 最终发展为浸润癌，属于低级别上皮内瘤变。CIN Ⅱ 和 CIN Ⅲ 属于高级别上皮内瘤变，CIN Ⅲ 在 10 年内发展为浸润癌的概率高达 20% 以上。近年研究发现人乳头瘤病毒（HPV）感染是子宫颈上皮内瘤样病变和宫颈癌发生的主要因素之一，根据其致癌性不同可分为不同类型：HPV16，18 为高危型，HPV31，33 为中危型。80% CIN Ⅲ 患者可见高危型 HPV 感染。因此，在临床诊断、治疗和护理时，要密切注意 CIN 的病变进展情况，加强护理宣传，要求患者重视随访，定期做宫颈脱落细胞学检查和 HPV 检测，必要时做活体组织检查，加以监控。

（三）子宫颈癌

子宫颈癌（cervical carcinoma）是女性生殖系统常见的恶性肿瘤之一，以 40～60 岁多见。近半个世纪以来，由于子宫颈脱落细胞学检查的推广和普及，使许多癌前病变和早期癌得到及时诊治。

宫颈癌的发生一般认为与早婚、多产、宫颈撕裂损伤、宫颈糜烂、包皮垢和感染等多种因素有关，其中 HPV 感染可能是宫颈癌致病的主要因素之一，尤其是 HPV16 和 18 型的感染。HPV16 和 18 型与宫颈上皮细胞基因整合后，可编码使肿瘤抑制基因 *p53* 封闭失活的蛋白，并可活化细胞周期蛋白 E 导致上皮细胞失控性增生。目前，国内外已成功研制出专门针对 HPV 的疫苗来预防由 HPV 感染引起的宫颈癌。

宫颈癌的好发部位是宫颈外口，即鳞状上皮和柱状上皮交界处，组织来源于宫颈阴道部或移行带的鳞状上皮、宫颈管柱状上皮或其下方的储备细胞。

宫颈癌肉眼可分为四型：①糜烂型；②外生菜花型；③内生浸润型；④溃疡型。宫颈癌在组织学上 80%～90% 为鳞状细胞癌，其次为腺癌，其他类型很少见。

早期宫颈癌常无自觉症状，随病变进展，患者出现不规则阴道流血及接触性出血。晚期癌组织侵犯盆腔神经，可出现下腹部及腰骶部疼痛。淋巴道转移是宫颈癌最常见的转移途径。

◆　　　　宫颈癌的早期筛查

宫颈癌是最常见的妇科恶性肿瘤之一，如能早期发现，是可以完全治愈的，筛查是早期发现宫颈癌的重要手段。TCT（Thinprep cytologic test）是液基薄层细胞检测的简称，TCT 检查是采用液基薄层细胞检测系统检测宫颈细胞并进行细胞学分类诊断，它是目前国际上最先进的一种宫颈癌细胞学检查技术，与传统的宫颈刮片巴氏涂片检查相比，明显提高了标本的满意度及宫颈异常细胞检出率，同时还能发现部分癌前病变，微生物感染如霉菌、滴虫、病毒、衣原体等。HPV 检测是针对人乳头瘤病毒的一种手段，可一次检测所有引致宫颈癌的 13 个高危型 HPV 病毒。采用 TCT 联合高危型 HPV 检测可以大大提高宫颈早期病变及宫颈癌的检出率。

二、子宫体疾病

（一）子宫内膜增生症

子宫内膜增生症（endometrial hyperplasia）多见于更年期或青春期妇女。与雌激素分泌过多、孕酮缺乏有关。表现为子宫内膜呈弥漫性或局灶性增厚，厚度常超过 0.5cm。病理组织学上根据增生腺体与间质的比例、腺体结构的不规则程度和腺上皮的不典型性分为 3 种类型：①单纯性增生；②复杂性增生；③异型增生。不同类型的子宫内膜增生发展成子宫内膜腺癌的危险性不同。子宫内膜活检是区分不同类型增生最有效的方法之一，但由于月经周期不同阶段子宫内膜的变化是不同的，因此，活检时一定要注明患者的月经周期情况。临床护理上也要注意这些特点，并加强对患者的指导。

（二）子宫内膜异位症

子宫内膜异位症（endometriosis）是指子宫内膜腺体和间质出现于子宫内膜以外的部位。子宫内膜异位最常见于卵巢，还可见于子宫肌壁、直肠阴道陷窝、腹部手术瘢痕组织等。

子宫内膜异位于卵巢，由于异位内膜也受激素影响随月经周期反复脱落出血，使卵巢增大，形成内含黏稠褐色陈旧性积血的囊肿，称为卵巢巧克力囊肿。子宫肌壁内出现子宫内膜腺体及间质，常伴异位腺体及间质周围平滑肌细胞的增生肥大，称为子宫腺肌病（adenomyosis）。局灶性的子宫腺肌病在临床或肉眼形态上与平滑肌瘤相似，称为腺肌瘤（adenomyoma）。

（三）子宫肿瘤

1. 子宫平滑肌瘤与平滑肌肉瘤　子宫平滑肌瘤（leiomyoma of uterus）是女性生殖系统最常见

的良性肿瘤，来源于子宫肌层的平滑肌细胞。其发生可能与雌激素水平过高有关，多数肿瘤在绝经期以后可逐渐萎缩甚至消失。肿瘤可单发或多发，可位于子宫肌层（壁内型）、子宫内膜下（黏膜下型）或浆膜下（浆膜下型）。

临床上子宫平滑肌瘤常表现为痛经或阴道出血，也可以无临床症状，仅在常规的盆腔检查或尸检时才发现。

子宫平滑肌肉瘤（leiomyosarcoma of uterus）的诊断主要依据瘤细胞的核分裂象的多少、细胞异型性的程度和有无凝固性坏死。手术切除后容易复发，易广泛转移，5 年生存率约 40%。

2. 子宫内膜癌 子宫内膜癌（endometrial carcinoma）是女性生殖系统常见的恶性肿瘤之一，以 55 ~ 65 岁多见。总体上子宫内膜癌分为两型，Ⅰ 型为雌激素依赖型，Ⅱ 型为非雌激素依赖型。肿瘤可局限性向宫腔内生长，呈乳头或息肉状，或弥漫浸润子宫内膜，引起子宫内膜弥漫性增厚，并不同程度浸润子宫肌层。组织学上 Ⅰ 型属于高中分化的低级别肿瘤，主要为子宫内膜样型，可由子宫内膜异型增生发展而来，而 Ⅱ 型为高级别肿瘤，组织学上为浆液性、透明细胞性及具有高级别核特征的肿瘤。

临床上常表现为白带明显增多，当肿瘤表面坏死和溃疡形成时，可出现不规则的阴道出血。

子宫内膜癌可直接蔓延到子宫颈部或子宫肌层，再进一步蔓延到子宫旁组织。转移途径主要是淋巴道转移，血道转移少见。

三、妊娠滋养层细胞疾病

（一）葡萄胎

葡萄胎（hydatidiform mole）又称水泡状胎块。是胎盘绒毛的一种良性病变，可发生于育龄期的任何年龄，以 20 岁以下和 40 岁以上女性多见，可能与卵巢功能不足或衰退有关。该病在我国比较常见。

葡萄胎可分为完全性和部分性葡萄胎。目前研究发现：染色体的异常在葡萄胎的发生机制中起着主要作用。完全性葡萄胎不含胎儿成分，所有绒毛均有异常，绒毛膜上皮细胞是二倍体核型（46, XX），两条 X 染色体均来自父方，无母方功能性 DNA。部分性葡萄胎则往往伴早期胚胎形成，而且部分绒毛正常，绒毛膜上皮细胞多是三倍体核型（69, XXX）。

葡萄胎时绒毛异常肿大，呈半透明水泡状，相连成串，状似葡萄（图 22-1）。组织学上具有三个特点：绒毛因间质高度水肿而肿大；绒毛间质内血管减少或消失；滋养层细胞（包括细胞滋养层细胞和合体滋养层细胞）不同程度增生。

临床上由于绒毛水肿，引起子宫明显增大，与妊娠月份不符；因胎儿早期死亡，而听不到胎心；母体血液和尿液中绒毛膜促性腺激素（HCG）明显增高。超声检查可进一步明确诊断。80% ~ 90% 的葡萄胎经过彻底刮宫后可治愈。10% 的完全性葡萄胎可发展为侵袭性葡萄胎，2% ~ 3% 则发展为绒毛膜癌。在临床护理中应注意葡萄胎患者刮宫后出血情况，并做好超声检查和血、尿的复查工作，必须连续复查血、尿中 HCG 水平。如血、尿中 HCG 水平持续升高，表示有胎块残留或可能有恶变倾向，应进一步检查并确定治疗和护理方案。

（二）侵袭性葡萄胎

侵袭性葡萄胎（invasive mole）其生物学行为介于良性葡萄胎和绒毛膜癌之间，转移潜能不如绒毛膜癌，但局部侵袭性很强。侵袭性葡萄胎除了一般葡萄胎所具有的形态表现外，最重要特征是肿大的绒毛侵入到子宫肌层（图 22-2）。在子宫肌层见到完整的绒毛结构可作为诊断依据。水

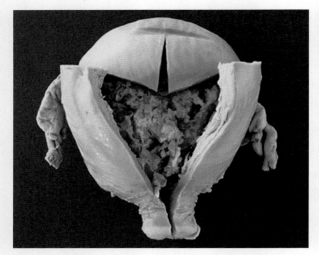

图 22-1 葡萄胎
子宫腔内可见多个半透明、薄壁水泡，呈葡萄状

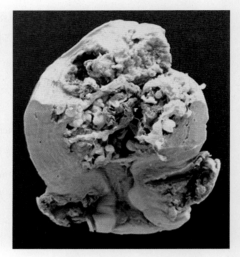

图 22-2 侵袭性葡萄胎
可见葡萄状水泡侵入子宫肌壁内

肿的绒毛侵入血管可引起远处器官的栓塞。也可局部播散到阴道，形成阴道的转移结节，但远处转移少见。刮宫治疗不能清除侵袭性葡萄胎，多数患者经化疗预后良好。

（三）绒毛膜癌

绒毛膜癌（choriocarcinoma）简称绒癌，主要来源于胎盘的绒毛膜上皮，是一种侵袭性很强的高度恶性肿瘤。30 岁左右青年女性多见，其发生常与异常受精有关。部分病例由完全性葡萄胎发展而来，也可继发于流产或正常分娩后。肿块呈结节状，暗红色，形似血肿，常突入子宫腔或向肌层浸润（图 22-3）。由异常增生的细胞滋养层细胞和合体滋养层细胞组成，癌细胞呈团块状或条索状排列；不形成绒毛结构；癌组织中无间质和血管；癌组织旁出血坏死明显。

绒癌具有很强的侵袭血管的能力，常通过血道转移到肺、阴道、脑、肝和肾。临床上患者表现为阴道持续不规则出血，伴血、尿 HCG 水平增高。有时出现转移癌的症状，如咯血、头痛和嗜睡等。绒癌是恶性度很高的肿瘤，近年来通过化疗治愈率明显提高，少数病例在原发灶切除后，转移灶可自行消退。

葡萄胎、侵袭性葡萄胎和绒毛膜癌的鉴别见表 22-1。

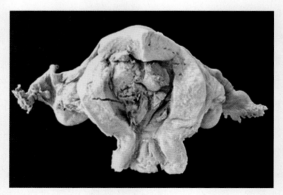

图 22-3 子宫体绒癌
子宫壁内见多个结节，向宫腔内突出，伴出血、坏死

表 22-1　葡萄胎、侵袭性葡萄胎和绒毛膜癌的鉴别

	葡萄胎	侵袭性葡萄胎	绒毛膜癌
组织起源	滋养层细胞	滋养层细胞	滋养层细胞
良恶性	良性	交界性	恶性
血 HCG	增高	增高	增高
绒毛结构	有	有	无
滋养细胞增生	轻度	轻到重度	异型性明显
浸润深度	蜕膜层	肌层	肌层，可远处转移
组织坏死	无	可有	显著

四、卵巢肿瘤

卵巢肿瘤是女性生殖系统常见的肿瘤，由于卵巢具有复杂的组织学特点，故卵巢肿瘤分类复杂。现多采用世界卫生组织（WHO）按肿瘤的组织发生的分类法进行分类，常见的类型如下。

（一）卵巢上皮性肿瘤

卵巢上皮性肿瘤是卵巢最常见的肿瘤，包括以生发上皮（体腔上皮）为主要成分的肿瘤如浆液性囊腺肿瘤和黏液性囊腺肿瘤，以及除了生发上皮的成分外，另伴有明显的间质成分的肿瘤如囊性腺纤维瘤和 Brenner 瘤等。如卵巢黏液性肿瘤的囊壁破裂，上皮和黏液种植在腹膜上，在腹腔内形成胶冻样肿块，称为腹膜假黏液瘤（pseudomyxoma peritonei）。上皮性肿瘤分为良性、交界性和恶性肿瘤，交界性生发上皮肿瘤具有低度恶性、局限浸润的潜能，预后较恶性肿瘤相对良好。

（二）卵巢性索 – 间质肿瘤

包括颗粒细胞瘤、卵泡膜细胞瘤和支持细胞 – 间质细胞瘤等。性索间质肿瘤多数是良性或潜在低度恶性肿瘤，主要含有来自性索成分的颗粒细胞和支持细胞，来自特殊间质成分的卵泡膜细胞和间质细胞。颗粒细胞瘤和卵泡膜细胞瘤可单独发生或并存。支持细胞 – 间质细胞瘤的特点是细胞向睾丸的结构分化，并分泌雄激素，患者有男性化的表现。

（三）卵巢生殖细胞肿瘤

包括畸胎瘤、无性细胞瘤和卵黄囊瘤等。畸胎瘤通常由两个胚层或三个胚层来源的组织构成，根据肿瘤的分化成熟程度将畸胎瘤分为成熟性畸胎瘤（良性畸胎瘤）和不成熟性畸胎瘤（恶性畸胎瘤）两大类，良性畸胎瘤较多见。无性细胞瘤是原始生殖细胞直接形成的恶性肿瘤，其组织学结构与睾丸精原细胞瘤相似。卵黄囊瘤是原始生殖细胞向胚外结构分化形成的高度恶性肿瘤，组织形态与小鼠胎盘结构相似，多发生在 30 岁以下妇女，是婴幼儿生殖细胞肿瘤中最常见的类型，生物学行为呈高度恶性。

第二节　男性生殖系统疾病

男性生殖系统疾病主要有：前列腺疾病，如前列腺炎、前列腺增生和前列腺癌等；睾丸和阴

茎恶性肿瘤，如精原细胞瘤、胚胎性癌和阴茎癌等。

一、前列腺增生症

前列腺增生症（prostatic hyperplasia）又称良性前列腺增生（benign prostatic hyperplasia，BPH）。常见于 50 岁以上的男性，且随着年龄增长发病率明显升高。引起良性前列腺增生的病因尚不清楚，可能与老年期性激素紊乱有关。

病变前列腺体积增大，重量增加，可达 100g 或更多。增生的前列腺被膜紧张，质地较韧，呈结节状，如腺体增生明显，则呈白色蜂窝状或囊性结构，挤压后有乳白色液体溢出。组织学主要表现为前列腺腺体、间质平滑肌和纤维组织不同程度的增生。

进行性排尿困难是前列腺增生的主要临床症状，此外，尿道慢性阻塞可导致继发性膀胱肥厚，甚至肾盂积水，并易继发感染而引起膀胱炎和肾盂肾炎的发生。

二、前列腺癌

前列腺癌（prostatic carcinoma）多见于 50 岁以上的男性，是较常见的恶性肿瘤。前列腺癌的病因尚不清楚，雄激素可能起着重要的作用。

前列腺癌多发生于前列腺后叶，早期为单个或多个质硬结节，色略黄，晚期则蔓延到整个前列腺，前列腺体积增大，质地变硬。组织学类型主要为腺癌，前列腺腺癌组织学分级通常采用 Gleason 分级。

前列腺癌可直接侵犯邻近组织，如精囊和膀胱等，很少侵犯直肠。淋巴道转移较常见。

前列腺癌患者早期临床表现不明显，随着肿瘤进展可出现相应的症状，如排尿困难和局部疼痛等。

三、睾丸和阴茎肿瘤

（一）睾丸肿瘤

睾丸肿瘤 90% 以上是生殖细胞来源，其中最常见的是精原细胞瘤。常发生于隐睾。瘤细胞的形态与原始生殖细胞相似。对放疗和化疗均敏感，预后相对较好。

（二）阴茎癌

阴茎癌常见于阴茎头、包皮内侧面或冠状沟。早期为小结节、小溃疡、丘疹或乳头状，逐渐可发展成为菜花状并伴坏死、溃疡形成，或向内浸润性生长。组织学上常为分化良好的鳞状细胞癌。常经淋巴道转移，血道及远处转移较少。

第三节　乳腺疾病

一、乳腺增生性病变

乳腺增生性病变（proliferative breast disease）主要有以下几种类型：

（一）乳腺纤维囊性变

乳腺纤维囊性变（fibrocystic changes of breast）是一组非肿瘤性病变，以末梢导管和腺泡扩张、间质纤维组织和上皮不同程度的增生为特点，是最常见的乳腺疾病，多发于 25～45 岁的女性。根据病变是否有末梢导管和腺泡上皮增生分为非增生型和增生型两种，其中增生型尤其是上皮出现异型增生时，有演化为乳腺癌的可能，应视为癌前病变。

（二）导管内乳头状瘤

导管内乳头状瘤（intraductal papilloma）表现为乳腺导管上皮和肌上皮增生形成乳头状突起，乳头轴心为血管结缔组织。常伴有乳腺其他上皮增生性改变，细胞异型性不明显。如上皮发生异型增生，肌上皮细胞消失，也具有癌变的危险性。

（三）乳腺腺病

以乳腺小叶腺泡、末梢导管、结缔组织均发生不同程度的增生为特征，乳腺小叶结构基本保存。

二、乳腺纤维腺瘤

纤维腺瘤是乳腺最常见的良性肿瘤，可见于青春期后的任何年龄，以 20～30 岁女性多见。单发或多发，质地较韧，包膜完整，界线清楚，易推动。肿瘤主要由增生的纤维间质和腺体组成。

三、乳腺癌

乳腺癌（carcinoma of breast）是女性最常见的恶性肿瘤之一。常见于 30 岁以上的妇女，随着年龄的增长，发病的危险性升高。乳腺癌的病因尚未完全明了，可能与遗传、激素紊乱、环境、乳腺增生性病变伴异型增生等多种因素有关。近来研究发现，一些基因（如 BRCA1 基因等）的突变与乳腺癌的发生密切相关。

乳腺癌好发于乳腺外上象限。组织学上可分为非浸润性癌（原位癌）和浸润性癌。

（一）非浸润性癌（原位癌）

非浸润性癌指癌细胞局限于导管和腺泡内，基膜完整者。可分为导管原位癌和小叶原位癌。

1. 导管原位癌（ductal carcinoma in situ） 较小叶原位癌常见，主要发生于中、小导管上皮，癌细胞向导管内生长，导管基膜完整。

2. 小叶原位癌（lobular carcinoma in situ） 发生于终末导管和腺泡，累及一个或多个小叶，小叶内终末导管扩张，上皮细胞增生成团，但癌细胞未突破基膜。小叶轮廓增大，但结构保存。双侧乳腺可同时受累。肿块不明显，临床检查不易发现。

部分原位癌可穿破基膜演变成浸润性癌。所以临床护理和日常体检上要特别注意乳腺外观的变化及乳头分泌物的变化，早期诊断和治疗原位癌，并加强随访。

（二）浸润性癌

当癌细胞突破乳腺导管或腺泡的基膜向间质浸润时，则成为浸润性癌。浸润性癌可分为浸润性导管癌、浸润性小叶癌和特殊类型的浸润性导管癌。

1. 浸润性导管癌（invasive ductal carcinoma） 导管原位癌的癌细胞突破导管基膜向间质浸润即可发展为浸润性导管癌，是最常见的乳腺癌类型，约占乳腺癌 70% 左右。

肉眼观，肿瘤呈灰白色，质硬，切面有沙砾感，无包膜，与周围组织分界不清，活动度差。常可见癌组织呈树根状侵入邻近组织内。如癌组织侵及乳头并伴有大量纤维组织增生，纤维组织收缩，可导致乳头下陷。如癌组织阻塞真皮内淋巴管，可致皮肤水肿，而毛囊、汗腺处皮肤相对下陷，呈橘皮样外观。晚期乳腺癌形成巨大肿块，向癌周浸润蔓延，形成多个卫星结节。如癌组织穿破皮肤，可形成溃疡。

镜下，癌组织形态多种多样，癌细胞大小形态各异，异型性较明显，核分裂象多见，常见肿瘤细胞坏死。肿瘤间质有致密的纤维组织增生，癌细胞在纤维间质内浸润生长。

2．浸润性小叶癌（invasive lobular carcinoma） 由小叶原位癌发展而来，仅占浸润性癌的 5%～10%。浸润性小叶癌的癌细胞较小，癌细胞呈单行条索状散在于纤维组织中。浸润性小叶癌常为多中心性起源、可同时发生于双侧乳腺，并易于转移，临床上应引起注意。

3．特殊类型浸润性癌 包括髓样癌、基底细胞样癌、小管癌和黏液癌等。

乳腺癌的扩散途径包括直接蔓延、淋巴道和血道转移。淋巴道转移是乳腺癌最常见的转移途径，癌细胞首先转移至同侧腋窝淋巴结。

乳腺癌的预后取决于多种因素，如原发肿瘤的大小、淋巴结的转移程度、肿瘤分级和组织学类型以及肿瘤的血管生成等。此外，与癌细胞是否表达雌激素受体（estrogen receptor，ER）和孕激素受体（progesterone receptor，PR）也有密切的关系，如乳腺癌患者 ER 和 PR 表达水平高，则对内分泌治疗相对有效，预后较好。乳腺癌的预后还和乳腺癌原癌基因 *HER2*（human epidermal growth factor2）的表达密切相关。*HER2* 过度表达者，乳腺癌细胞增殖活性高，预后差。临床上已广泛应用抗 *HER2* 基因的单克隆抗体曲妥珠单抗 "Herceptin"（赫赛汀）对 *HER2* 过度表达的乳腺癌患者进行分子靶向治疗。目前，ER、PR 和 HER2 生物学标记已成为指导乳腺癌临床治疗与预后判定的常规检测手段。

◆　　　　安吉丽娜·朱莉的惊人之举

2013 年 5 月 13 日，好莱坞红星安吉丽娜·朱莉自曝接受预防性乳房切除术，以降低罹癌风险。朱莉在给《纽约时报》的文章中写道，自己之所以做手术，是因为她体内检测到突变的 BRCA1 基因，她患乳腺癌和卵巢癌的风险高达 87% 和 50%，加上她有母亲因卵巢癌去世的痛苦经历，于是，为了不让自己的孩子们失去妈妈，37 岁的她采取了断然措施，预防性切除双侧乳房。BRCA1（乳腺癌 1 号基因）是一种直接与遗传性乳腺癌有关的基因，BRCA1 具有抑制恶性肿瘤发生的作用，在调节人体细胞的复制、遗传物质 DNA 损伤修复、细胞的正常生长方面有重要作用。基因突变携带者患乳腺癌的危险度大大增加，其乳腺终生患癌危险度高达 50%～80%。

第四节　宫颈疾病和乳腺疾病的临床护理联系

一、宫颈疾病的临床护理联系

医护人员应大力宣传与宫颈癌发病有关的高危因素，积极治疗宫颈炎，及时诊治宫颈上皮内瘤变，以阻断宫颈癌的发生。已婚妇女定期行宫颈细胞学检查，有接触性出血或不规则阴道流血者及时就医，警惕宫颈癌的可能。

二、乳腺疾病的临床护理联系

医护人员应加大对乳腺疾病防治教育的宣传，积极开展乳腺癌早期普查，指导广大妇女尤其是有乳腺癌家族史的高危人群掌握乳腺自查技能，坚持规律的乳腺自我检查，定期接受医疗专业人员检查，提高乳腺癌的早期诊断率和治愈率。同时，要积极治疗各种良性乳腺疾病，妥善处理癌前病变。

（王金胜 编写　张祥宏 审校）

◇ 病例思考题　...

1. 患者，女性，48岁，农民。近1年来有同房后出血，半个月以来有不明原因的阴道流液，伴有异味。到当地医院就诊，妇科检查发现宫颈有菜花样肿物，并有接触性出血，为进一步诊治收住院。

（1）该患者的诊断是什么？

（2）如何预防和早期发现该病变？

2. 患者，女性，28岁，工人。停经90天，近日阴道有少量不规则出血，小腹隐痛，妇科检查见子宫有孕5个月大小，质软，未能触及胎体，B超示子宫腔内为落雪状图像，为进一步诊治收住院。

（1）该患者的诊断是什么？

（2）本病变的病理学特征是什么？

3. 患者，女性，45岁，农民。一年前发现左乳有一质硬肿块，轻微活动，未诊治。近半年来出现乳头内陷，1个月前左乳皮肤出现红肿，左乳头有褐色分泌物，查体左乳内有一巨大肿块，质硬，无痛，边界不清，大片皮肤呈"橘皮样"改变，左乳头内陷、固定，可挤出黄褐色混浊液体，为进一步诊治收住院。

（1）该患者的诊断是什么？

（2）用学过的病理知识解释患者的临床表现和体征？

第二十三章
淋巴造血系统疾病

学习目标

熟悉 淋巴瘤的概念、霍奇金淋巴瘤、非霍奇金淋巴瘤和髓系肿瘤的分类和病变特点。

了解 淋巴造血系统疾病病理表现与临床护理联系。

23章

淋巴造血系统疾病表现为淋巴组织和髓样组织各种成分量和（或）质的变化。量的减少如贫血、白细胞减少症、血小板减少症等，量的增多如反应性白细胞增多症、反应性红细胞增多症、淋巴结反应性增生症等；质的改变即肿瘤性病变包括淋巴瘤、髓系肿瘤等。尽管淋巴造血系统肿瘤性疾病相对反应性增生较为少见，但在临床上更为重要，因此本章主要讨论淋巴造血系统肿瘤性疾病，着重介绍淋巴瘤及髓系肿瘤。

第一节　淋巴瘤

一、概　述

淋巴瘤（lymphoma）指原发于淋巴结和结外淋巴组织的恶性肿瘤。淋巴瘤约占所有恶性肿瘤的 3% ~ 4%。按临床病理特征不同，可分为两大类：霍奇金淋巴瘤和非霍奇金淋巴瘤。

（一）淋巴细胞的分化与淋巴瘤

B 和 T 淋巴细胞都来自骨髓干细胞。在淋巴细胞分化发育的任何阶段（图 23-1）都可能发生恶变形成肿瘤。肿瘤性增生的淋巴细胞可被认为是阻断在 B 细胞和 T 细胞分化过程的某一阶段淋巴细胞的单克隆性增生所致。多数淋巴组织肿瘤细胞形态和免疫表型与其对应分化阶段的正常淋巴细胞类似，因此，可从形态学、免疫表型和基因水平上判断肿瘤细胞的属性，这是淋巴组织肿瘤分类和诊断的基础。

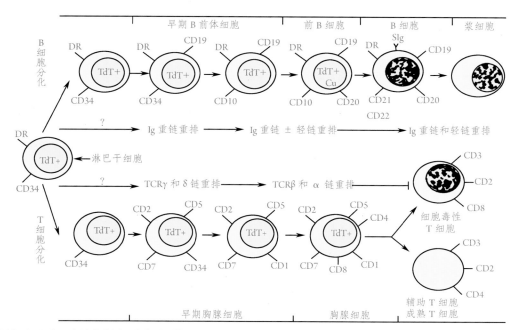

图 23-1　B 和 T 细胞分化过程中表型和基因型变化图解

图中不包括表达 CD3、CD4 和 CD8 细胞（胸腺细胞），也未列出从 B 细胞至浆细胞各期变化。CD=cluster of differentiation；DR=HLA2 类抗原；Ig= 免疫球蛋白；TCR=T 细胞受体；TdT= 末端脱氧核苷酸转移酶

（二）WHO 关于淋巴组织肿瘤的分类

按照世界卫生组织（WHO），结合形态学、免疫表型、分子细胞遗传学检测和临床表现等特征为分类原则，将淋巴组织肿瘤分为霍奇金淋巴瘤、前体淋巴细胞肿瘤、成熟 B 细胞肿瘤、成熟 T/NK 细胞肿瘤四大类。霍奇金淋巴瘤以外的淋巴瘤也可称为非霍奇金淋巴瘤。

（三）临床分期和预后

淋巴瘤的临床分期使用修订后的 Ann Arbor 分期法。临床分期对于估计患者的预后和治疗方案的选择具有重要的指导意义。

目前常用国际预后指数（IPI）作为对淋巴瘤治疗反应、复发和生存情况的预后评估因子。预后不良因素包括：年龄 >60 岁、临床分期Ⅲ或Ⅳ期、≥ 2 个结外病变、全身状态评分 ≥ 2 分、血清乳酸脱氢酶（lactate dehydrogenase，LDH）水平，每一预后不良因素计数为 1 分，上述 5 项指标评分的总和即为国际预后指数。根据 IPI 评分进行危险度分级，0 或 1 分为低危组；2 分为低中危组；3 分为中高危组；4 或 5 分为高危组。低危、低中危、中高危和高危组非霍奇金淋巴瘤患者 5 年平均生存率分别为 73%，51%，43% 和 26%。

二、霍奇金淋巴瘤

霍奇金淋巴瘤（Hodgkin lymphoma，HL）约占所有淋巴瘤的 10% ~ 20%，是青年人中最常见的恶性肿瘤之一，好发于 15 ~ 27 岁。

HL 原发于淋巴结，最常发生于颈部淋巴结，其次为腋下或腹股沟、纵隔和主动脉旁淋巴结。首发症状为局部淋巴结的无痛性、进行性肿大（图 23-2）。病变往往从一个或一组淋巴结开始，逐渐由近及远地向周围淋巴结扩散。晚期可累及脾、肝和骨髓等器官。多数患者就诊时为临床 Ⅰ 或 Ⅱ 期，常无系统症状；临床Ⅲ、Ⅳ期患者常有系统性症状，如发热、盗汗和体重减轻等。因为 HL 邻近传播的自然特点在分期、估计预后和治疗方案的选择上具有重要意义，因此对于已经确诊的 HL 患者，医护人员应当注意监测病变周围淋巴结以及肝脏、脾脏的情况，并定期检查骨髓和结外器官。

病变淋巴结肿大，切面呈灰白色、鱼肉状。HL 的组织学特征是由肿瘤性的细胞成分 Reed-Sternberg 细胞（R-S 细胞）和反应性间质成分组成。R-S 细胞是一种体积较大、双叶核或多叶核的瘤巨细胞，有突出的强嗜酸性中位核仁。典型的双叶核的 R-S 细胞似镜中之影，称镜影细胞（mirror image cell），其在诊断 HL 上具有重要意义（图 23-3）。R-S 细胞的变异型包括（图 23-4）：①单核 R-S 细胞或霍奇金细胞；②陷窝（lacunar）细胞；③L&H 型细胞（lymphohistocytic cell），又称"爆米花"细胞（popcorn cell）；④木乃伊细胞。HL 背景中有数量不等的淋巴细胞、浆细胞、中性粒细胞、嗜酸性粒细胞、组织细胞和血管纤维间质、嗜酸性无定型物质等，甚至形成肉芽肿。这些背景成分对于 HL 的分型及预后十分重要。

（一）组织学分类

HL 分为经典型霍奇金淋巴瘤与结节性淋巴细胞为主型霍奇金淋巴瘤两大类。

1. 经典型霍奇金淋巴瘤

（1）结节硬化型：多见于 15 ~ 34 岁的青年女性，约 80% 的病例累及纵隔，预后较好。组织学特征：①可见较多的陷窝细胞和少量典型的 R-S 细胞；②粗大的胶原纤维将病变的淋巴结分割成大小不等的结节；③背景可见多量嗜酸性粒细胞及中性粒细胞（图 23-5）。对于淋巴结肿大伴有纵隔包块的年轻女性患者，医护人员应警惕有结节硬化型 HL 的可能。

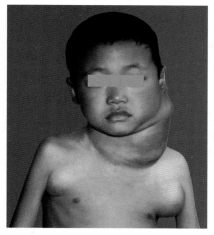

图 23-2　霍奇金淋巴瘤患儿
示左颈部和双侧腋下大小不等的肿块

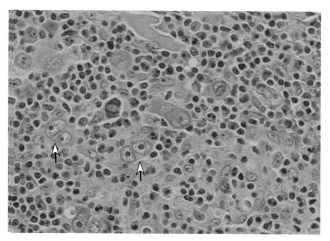

图 23-3　霍奇金淋巴瘤
Reed-Sternberg 细胞，瘤细胞双核，核大，核仁明显（箭头所示）

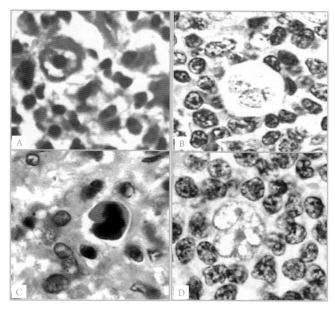

图 23-4　变异的 Reed-Sternberg 细胞
A. 霍奇金细胞；B. 陷窝细胞；C. 木乃伊细胞；D. LH 细胞（"爆米花"细胞）

（2）混合细胞型：为 HL 中最常见的一种亚型，男性多见，常伴 EB 病毒感染，预后较好。组织学特征：诊断性 R-S 细胞及霍奇金细胞均多见，背景为淋巴细胞、嗜酸性粒细胞、中性粒细胞、组织细胞和浆细胞等炎症细胞。

（3）富于淋巴细胞型：少见，约 40% 病例伴 EB 病毒感染，预后好。病变背景中有大量淋巴细胞，而嗜酸性粒细胞、中性粒细胞和浆细胞很少或缺乏。常见霍奇金细胞以及少量诊断性 R-S 细胞。

（4）淋巴细胞消减型：最少见。此型多发生在年长者、HIV 阳性者以及发展中国家和地区的人群等。EB 病毒感染率接近 100%。进展快，预后差。组织学特点为背景淋巴细胞的数量减少而 R-S 细胞或其变异型的多形性瘤细胞相对较多。

2. 结节性淋巴细胞为主型霍奇金淋巴瘤　约占 HL 的 5%，多见于中青年男性。主要表现是颈部和腋下肿块。病灶呈模糊的大而深染的结节状分布，由大量小 B 淋巴细胞和一些组织细胞组成。结节内散在分布着上皮样细胞和"爆米花"细胞，典型 R–S 细胞很少见或缺如。大多数患者预后好。

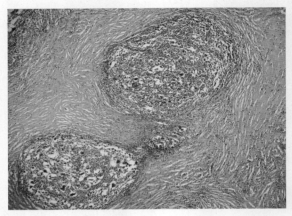

图 23-5　结节硬化型霍奇金淋巴瘤
玻璃样变的纤维组织将淋巴组织分隔成结节状，结节内在非肿瘤性炎症细胞背景下散在分布 Reed–Sternberg 细胞

三、非霍奇金淋巴瘤

非霍奇金淋巴瘤（non–Hodgkin lymphoma，NHL）占我国全部淋巴瘤的 80% ~ 90%。NHL 中 2/3 原发于淋巴结，1/3 原发于淋巴结外器官或组织。在我国，成年人淋巴结最常见的 NHL 为弥漫大 B 细胞淋巴瘤，儿童和青少年则是急性淋巴母细胞性白血病 / 淋巴瘤、Burkitt 淋巴瘤和间变性大细胞淋巴瘤。结外淋巴组织最常见的淋巴瘤为黏膜相关淋巴组织结外边缘区淋巴瘤和结外鼻型 NK/T 细胞淋巴瘤。本节主要介绍一些较常见的 NHL。

（一）前体 B 和 T 细胞肿瘤

前体 B 和 T 细胞肿瘤（precursor B–cell and T–cell neoplasm）即急性淋巴母细胞白血病 / 淋巴瘤（acute lymphoblastic leukemia/lymphoma，ALL），是不成熟的前体淋巴细胞来源的一类高度侵袭性肿瘤。好发于儿童，常伴纵隔肿块。ALL 特点为患者周围血白细胞总数可达 20×10^9 ~ 50×10^9/L，出现淋巴母细胞，骨髓、淋巴结内大量淋巴母细胞浸润。肝、脾常受累。绝大多数 ALL 的瘤细胞特异性表达原始淋巴细胞标记——末端脱氧核苷酸转移酶（TdT）和 CD34。B 和 T 细胞性淋巴母细胞在形态上难以区分，必须借助免疫组化检测进行分类。部分 B 淋巴母细胞性白血病 / 淋巴瘤具有重现性 t(9;22)（q34;q11.2）、t(v;11q23)、t(12;21)（p13;q22）等遗传学改变。ALL 对强力化疗效果较好。

（二）成熟 B 细胞肿瘤

1. 慢性淋巴细胞白血病 / 小淋巴细胞淋巴瘤（chronic lymphocytic leukemia/small lymphocytic lymphoma，CLL/SLL）　来源于成熟 B 细胞的惰性肿瘤。CLL 患者外周血淋巴细胞数量明显增多，可达 30×10^9 ~ 100×10^9/L；SLL 患者外周血淋巴细胞可正常。主要病变特点为成熟小淋巴样瘤细胞浸润骨髓及淋巴结。CLL/SLL 肿瘤细胞表达全 B 细胞抗原。CLL/SLL 常见于 50 岁以上的老年人，男性多于女性，50% ~ 60% 的患者表现为全身淋巴结肿大和肝、脾明显肿大。15% ~ 30% 的 CLL/SLL 可发生急性转化，转化后的患者预后差，多在 1 年内死亡。

2. 滤泡性淋巴瘤（follicular lymphoma，FL）　起源于滤泡生发中心的 B 细胞性惰性肿瘤。多见于中老年人，中位年龄 59 岁。主要表现为局部或全身淋巴结无痛性肿大。组织学表现为由中心细胞和中心母细胞样组成的肿瘤性滤泡遍布淋巴结内。根据中心母细胞数量将 FL 分为 1～3 级，1～2 级为低级别，属于惰性肿瘤，进展缓慢，3 级则属于侵袭性肿瘤。肿瘤性滤泡 BCL-2 阳性可见于 80%～90% 的 1～2 级 FL 和约 50% 的 3 级 FL。t（14;18）是 FL 特征性细胞遗传学改变。约 30%FL 可转化为弥漫大 B 细胞淋巴瘤。

3. 弥漫大 B 细胞淋巴瘤（diffuse large B-cell lymphoma，DLBCL） DLBCL 是一组形态、免疫表型及细胞遗传学均具有异质性的大 B 细胞淋巴瘤，占 NHL 的 30%～40%。主要病理改变为相对单一形态的、体积较大的淋巴瘤细胞弥漫性浸润（图 23-6）。好发于中老年人，男性较多见，常表现为短期内淋巴结迅速长大或结外肿块，可累及肝、脾，骨髓受累者少见。DLBCL 属侵袭性肿瘤，预后较差。对化疗敏感，联合化疗约 60%～80% 患者可完全缓解。

4. Burkitt 淋巴瘤（Burkitt lymphoma，BL） 是一种具有明确的流行病学、临床和组织学特点的滤泡生发中心细胞来源的高度侵袭性 B 细胞肿瘤。临床上有非洲地区性、散发性和免疫缺陷相关性 3 种亚型。非洲地区性的 BL 与 EB 病毒感染有密切关系。BL 多见于儿童和青年人，肿瘤常发生于颌骨、颅骨、腹腔脏器和中枢神经系统，以快速形成巨大包块为特点。主要病理特点为中等大小、形态相对单一的肿瘤细胞弥漫性浸润，瘤细胞间见散在吞噬碎屑的巨噬细胞，低倍镜下形成"满天星现象（starry sky）"，高分裂指数和高凋亡率是该肿瘤特征性的表现（图 23-7）。Burkitt 淋巴瘤细胞表达成熟 B 细胞分化抗原以及滤泡生发中心细胞标志 CD10 和 Bcl-6，不表达 Bcl-2。Ki-67 阳性率接近 100%。t（8;14）（q24;q32）是最常见的细胞遗传学特征。临床上病变呈高度侵袭性，对短期、大剂量化疗反应好。

（三）成熟 T/NK 细胞肿瘤

1. 结外 NK/T 细胞淋巴瘤，鼻型（extranodal natural killer/T-cell lymphoma，nasal type） 是一种自然杀伤细胞（NK 细胞）或细胞毒性 T 细胞来源、与 EB 病毒感染密切相关的高度侵袭性肿瘤。亚洲地区多见，而欧美罕见。在我国该肿瘤占 NHL 的 15%。肿瘤发病高峰年龄是 40 岁前，发病部位几乎都在结外部位，2/3 病例发生于中线面部，主要病变部位是鼻腔，其次是口腔腭部、鼻咽、鼻窦等；1/3 发生于胃肠道、皮肤、软组织等。主要临床症状为局部黏膜形成溃疡、肉芽样新生物及骨质破坏。病理改变：体积大小不等，核形态不规则的瘤细胞弥漫浸润，核分裂象多见。常见显著的瘤组织坏死，并可见瘤细胞浸润血管壁和大量的反应性炎症细胞。肿瘤细胞表达部分 T 细胞分化抗原、NK 细胞相关抗原以及细胞毒性颗粒相关抗原。预后与临床分期关系密切，

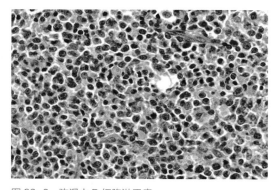

图 23-6　弥漫大 B 细胞淋巴瘤
瘤细胞体积较大，核仁明显，弥漫浸润

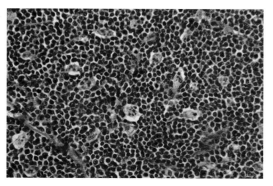

图 23-7　Burkitt 淋巴瘤
肿瘤细胞形态一致，中等大，核圆形或卵圆形，背景散在分布巨噬细胞，形成"满天星"图像

临床 I 、Ⅱ期患者 5 年生存率为 50%～70%，Ⅲ期及以上患者为 17%。

2. 非特指性外周 T 细胞淋巴瘤（peripheral T-cell lymphoma，not otherwise specified- PTCL-NOS） 是一组来源于胸腺，具有成熟 T 淋巴细胞的异质性侵袭性肿瘤，在 WHO 中除已单列出、有独特临床病理表现的 T 细胞淋巴瘤外的所有外周 T 细胞性淋巴瘤均归于此类。多见于老年人。患者多有全身淋巴结肿大，同时或仅有结外病变。瘤组织由大小不等的多形性瘤细胞和多少不等的反应性细胞组成。瘤细胞表达 T 细胞分化抗原。大多数病例有克隆性的 T 细胞受体基因重排。对治疗反应差，复发常见，预后不良。

第二节　髓系肿瘤

髓系肿瘤（myeloid neoplasm）是骨髓内具有多向潜能的造血干细胞克隆性增生形成的肿瘤。骨髓中的造血干细胞可向髓细胞方向分化，形成粒细胞、单核细胞、红细胞和巨核细胞，其分化发育阶段形成的肿瘤，称为髓系肿瘤。髓系肿瘤包括六大类：① 急性髓系白血病及其相关的前体细胞肿瘤；② 骨髓增殖性肿瘤；③ 骨髓增生异常综合征；④ 骨髓增生异常 / 骨髓增殖性肿瘤；⑤ 伴有嗜酸性粒细胞增多和 *PDGFRA*、*PDGFRB* 或 *FGFR1* 基因异常的髓系和淋巴肿瘤；⑥ 急性系列未明的白血病。本节仅介绍较常见的肿瘤类型。

一、急性髓系白血病

急性髓系白血病（acute myeloid leukemia，AML）可发生于任何年龄，发病高峰年龄 15～39 岁。患者多在数周或数月内发病，主要临床表现包括发热、贫血、白细胞增多、血小板减少以及肝脾、淋巴结肿大等，因血小板减少导致的出血倾向是其主要的临床特征。

骨髓涂片和外周血涂片可见原始细胞比例 ≥ 20%。骨髓活检多显示增生极度活跃，形态一致的原始、幼稚髓系细胞弥漫浸润并取代正常骨髓组织。肿瘤细胞常在肝窦内浸润或在脾脏红髓浸润，肝脏或脾脏的基本结构大多保存。

髓系肉瘤（myeloid sarcoma），髓系原始细胞在骨髓外器官或组织内增生形成的肿块，可与骨髓改变同时发生，也可早于骨髓改变出现。好发于扁骨和不规则骨的骨膜下，也可发生于组织或器官内。

AML 的治疗主要依靠化疗，5 年生存率约 15%～30%，骨髓移植是目前唯一能根治该病的办法。

二、骨髓增生性肿瘤

骨髓增生性肿瘤（myeloproliferative neoplasm，MPN）是骨髓中具有多向分化潜能干细胞的克隆性增生的一类肿瘤性疾病，其肿瘤细胞可分化为成熟的红细胞、血小板、粒细胞和单核细胞。WHO 分类中，骨髓增生性肿瘤包括以下疾病：① 慢性髓系白血病，BCR-ABL1 阳性；② 慢性中性粒细胞白血病；③ 真性红细胞增多症；④ 原发性骨髓纤维化；⑤ 特发性血小板增多症；⑥ 慢性嗜酸性粒细胞白血病；⑦ 肥大细胞增生症；⑧ 不能分类的骨髓增殖性肿瘤。其中慢性髓系白血病，BCR-ABL1 阳性为 MPN 中最常见的类型。

慢性髓系白血病，BCR-ABL1 阳性（chronic myelogenous leukemia，BCR-ABL1 positive）起病隐匿，患者早期可无症状，也可表现为易疲倦、虚弱、体重下降、食欲减退等非特异症状。随疾病进展可出现轻至中度贫血、血小板减少等症状。体检最突出的表现为脾脏肿大。

慢性髓系白血病自然病程可分为三个阶段：慢性期、加速期和急变期。慢性期骨髓活检显示增生明显活跃，主要由分化成熟的粒系细胞构成。外周血白细胞数量显著升高，常超过 $50 \times 10^9/L$，以中、晚幼和杆状核粒细胞居多，原始粒细胞通常少于 2%。加速期外周血和骨髓中原始粒细胞占 10%～19%，急变期外周血和骨髓中原始粒细胞 ≥ 20%，骨髓组织中可见灶性增生的原始细胞。约 70% 病例呈急性髓系变，瘤细胞为原始粒细胞；约 20%～30% 病例呈急性淋系变，瘤细胞为淋巴母细胞；极少数病例为粒系和淋系同时急性变。本病特征性遗传学改变为 t（9；22）（q34；q11），形成 BCR-ABL1 融合基因。临床上可通过核型分析检测 Ph 染色体，或采用荧光原位杂交（fluorescence in situ hybridization，FISH）检测 BCR-ABL1 融合基因，以确诊慢性髓系白血病。目前治疗使用酪氨酸激酶阻断剂（伊马替尼，imatinib），靶向抑制 BCR-ABL1 融合基因产物的作用，抑制细胞增殖。

第三节　淋巴造血系统疾病病理表现与临床护理联系

淋巴瘤可原发于淋巴结和结外淋巴组织。由于淋巴瘤是免疫细胞的病变，患者常常产生各种免疫功能异常，早期常表现为局部或全身淋巴结无痛性肿大，可有不规则发热、体重下降等，晚期则可累及肝、脾、骨髓等，出现免疫功能低下。因此护士应注意观察淋巴瘤患者的肝、脾、淋巴结肿大程度及其出现的相应症状，以配合医师及时进行治疗；此外，还应监测体温变化，做好发热期护理。患者接受化疗后，应特别注意观察其治疗反应，并做好并发症的防护，避免出现继发感染、贫血和恶病质。

髓系肿瘤多表现为白血病。患者临床上常出发热、乏力、进行性贫血、出血倾向、肝脾及淋巴结肿大等症状，因此对白血病患者的护理应注意控制其体温，防治继发感染，并通过给予高蛋白、高热量、高维生素饮食加强营养。由于血小板减少导致的出血倾向是白血病患者主要的临床特征，因此应特别注意预防患者的出血症状，除了减少其活动量以外，还应通过指导其日常生活以预防皮肤、牙龈、鼻腔以及消化道出血。护士在临床操作过程中动作应小心、轻柔。此外，对白血病患者的心理护理也是十分重要的，患者住院期间应指导患者进行自我心理调节，加强其对自身疾病的认识。

◆　　　　　　骨髓移植

骨髓移植（bone marrow transplantation，BMT）是根治白血病包括各种急、慢性白血病、多发性骨髓瘤、重型再生障碍性贫血、重型地中海贫血等造血系统疾病的主要方法。近年来世界上接受骨髓移植的病患逐年增加，显示骨髓移植已经成为目前治疗的趋势；而因骨髓移植所带来的病人长期存活率也大大的增加，各种血液疾病如再生障碍性贫血症与慢性骨髓性白血病，如有适当的供髓者，骨髓移植已有80%～90%的长期存活率，而在成人急性白血病亦可以达到50%左右的治愈率。骨髓移植所需要的造血干细胞除来源于供者的骨髓外，还可通过外周血或脐带血中造血干细胞等获取。

（韩安家 编写 高 冰 审校）

◇ 病例思考题 ···

1. 患者，女性，18岁。发热1个月余。查体：颈部多个淋巴结肿大，无压痛。取淋巴结活检。镜下见淋巴结结构破坏，大量成熟的淋巴细胞、浆细胞、嗜酸性粒细胞和组织细胞背景上见散在分布的双核及多核异型细胞。

（1）本例患者颈部淋巴结首先考虑的病理诊断是什么？

（2）本例病变鉴别诊断有哪些？

（3）该病例淋巴结活检镜下所见哪种细胞对本病具有诊断意义？

（4）本例瘤细胞来源于哪种淋巴细胞？

2. 患者，男性，40岁。发热、乏力，消瘦伴牙龈出血1年余。B超示脾脏明显肿大。外周血检查白细胞数达 $80×10^9/L$。

（1）该患者最可能的诊断是什么？

（2）确诊本例需做哪些检查？

（3）患者脾脏肿大的病理组织学有何改变？

（4）本病的患者护理需注意哪些方面？

3. 患者，男性，48岁。右下腹痛1个月余。肠镜检查见升结肠有一直径6cm的溃疡型肿物，临床疑为"结肠癌"，遂行手术切除。镜下肠壁各层均见细胞体积大、核大、核仁明显的圆形瘤细胞弥漫浸润，核分裂象易见。背景见多量的小淋巴细胞、浆细胞。免疫组化瘤细胞表达B淋巴细胞抗原标记。

（1）本例患者最可能的病理诊断是什么？

（2）发生在该部位的病变主要需与哪些疾病鉴别？

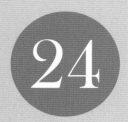

第二十四章
内分泌系统疾病

24章

第一节　垂体疾病

一、下丘脑及神经垂体疾病

下丘脑－神经垂体轴功能性或器质性病变，均可引起其分泌功能异常而出现各种综合征。

（一）尿崩症

尿崩症（diabetes insipidus）是由于抗利尿激素（ADH）缺乏而出现多尿、低比重尿、烦渴和多饮等临床综合征。按其发病原因可分为垂体性尿崩症、肾性尿崩症、继发性尿崩症等。

（二）性早熟症

性早熟症（precocious puberty）是因脑肿瘤、脑积水或遗传异常而使下丘脑－垂体过早分泌，释放促性腺激素所致，表现为 10 岁以下儿童性发育、性早熟。

二、垂体前叶功能亢进与低下

（一）垂体前叶功能亢进

是垂体前叶的某一种或多种激素分泌增加，多由前叶功能性肿瘤引起。常见的临床表现为：

1. 垂体性巨人症及肢端肥大症　多由垂体生长激素细胞腺瘤分泌过多的生长激素所致。发生在青春期以前，骨骺未闭合时，表现为身材异常高大（但生殖器官发育不全），称为巨人症（gigantism）；发生在青春期以后，骨骺已闭合，表现为头颅骨增厚，鼻、唇、舌肥大，手足宽厚，指趾粗钝，称为肢端肥大症（acromegaly）。

2. 高催乳素血症　多由垂体催乳激素细胞腺瘤所致，女性多见，临床表现为溢乳－闭经综合征，男性起病较晚，多有阳痿、性功能减退。

（二）垂体前叶功能低下

常见原因是由于病变直接破坏垂体前叶所致，少数可由下丘脑手术、外伤、出血或遭肿瘤破坏使各种激素分泌减少而致。常见的临床表现为：

1. Sheehan 综合征　多由于分娩时大出血或休克引起垂体缺血性坏死，使垂体前叶激素全部分泌减少，外周靶腺体萎缩和功能降低而导致全身萎缩和老化。

2. Simond 综合征　是由于炎症、肿瘤、血液循环障碍和外伤等原因，导致垂体前叶全部激素分泌障碍的一种综合征。以出现恶病质和过早衰老为特征。

3. 垂体性侏儒症　是在青春期前的儿童垂体前叶发育障碍或各种病因破坏垂体，使生长激素分泌降低或缺乏所致的生长发育障碍性疾病，表现为骨骼、躯体发育迟缓，体型停滞于儿童期，但智力发育正常。

三、垂体肿瘤

（一）垂体腺瘤

垂体腺瘤是来源于垂体前叶上皮细胞的良性肿瘤，占颅内肿瘤的 10%～20%。肿瘤直径数毫米至 10cm，肿瘤一般境界清楚（图 24-1）。组织学上肿瘤失去正常组织结构特点，瘤细胞核圆形或卵圆形，瘤细胞排列成片块、条索、腺样或乳头状，瘤细胞巢间血管丰富。

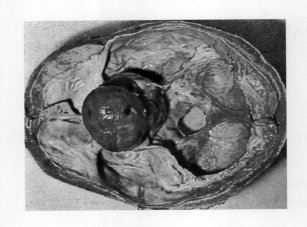

图 24-1　巨大垂体腺瘤
肿瘤境界清楚

根据腺瘤分泌激素的情况，可分为功能性和无功能性腺瘤两类（表 24-1）。

表 24-1　垂体前叶肿瘤分类及临床表现

分类	肿瘤命名	分泌激素	临床表现
功能性肿瘤	催乳素细胞腺瘤 生长素细胞腺瘤 促肾上腺皮质激素细胞腺瘤 促甲状腺激素细胞腺瘤 促性腺激素细胞腺瘤 多种激素细胞腺瘤	催乳素（PRL） 生长激素（GH） 促肾上腺皮质激素（ACTH） 促甲状腺激素（TSH） 促性腺激素（FSH、LH） 两种以上激素（GH+PRL）（GH+ACTH）（PRL+GH）	闭经 – 溢乳综合征 肢端肥大症、巨人症 Cushing 病 垂体性甲状腺功能亢进 性功能减退或无症状 混合症群
无功能肿瘤	无功能垂体瘤	无	前叶功能低下，侏儒；后叶功能低下，尿崩症；压迫垂体周围组织，下丘脑综合征、偏盲

（二）垂体癌

垂体癌极为少见，目前没有统一的诊断标准，确切的恶性证据为脑脊液发现癌细胞和（或）出现全身转移。

第二节　甲状腺疾病

一、甲状腺肿

甲状腺肿是由于缺碘或某些致甲状腺肿因子所引起的非肿瘤性增生性疾病。根据是否伴有甲状腺功能亢进分为非毒性甲状腺肿和毒性甲状腺肿。

（一）弥漫性非毒性甲状腺肿

弥漫性非毒性甲状腺肿（diffuse nontoxic goiter），亦称单纯性甲状腺肿（simple goiter），是由于缺碘使甲状腺素分泌不足，促甲状腺素（TSH）分泌增多，甲状腺滤泡上皮增生，滤泡内胶质堆积而使甲状腺肿大。本型甲状腺肿常呈地域性分布，又称地方性甲状腺肿。

根据非毒性甲状腺肿发生发展的过程，病变分为三个时期：增生期、胶质贮积期和结节期。增生期甲状腺对称性中度增大，表面光滑。胶质贮积期甲状腺弥漫性对称性显著增大，表面光滑，切面半透明或胶冻状。结节期又称为结节性甲状腺肿（nodular goiter），甲状腺表面和切面均呈不对称多结状，结节大小不一，无完整包膜，切面常见继发出血、坏死、囊性变、钙化及纤维化（图 24-2）。滤泡过度增生和过度复旧变化不一，而形成纤维间隔包绕的不规则结节。

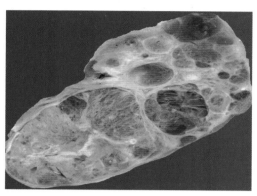

图 24-2 弥漫性非毒性甲状腺肿（结节期）
切面见甲状腺呈多结节样，无完整包膜

（二）弥漫性毒性甲状腺肿

弥漫性毒性甲状腺肿（diffuse toxic goiter）指血中甲状腺素过多，作用于全身各组织所引起的临床综合征，临床上统称为甲状腺功能亢进症（hyperthyroidism），简称"甲亢"。本病的发生与自身免疫有关，部分病例与遗传或精神创伤有关。肉眼观表现为甲状腺对称性弥漫性肿大，表面光滑，质较软，切面胶质少，暗红色似牛肉。组织学特点：①滤泡上皮增生呈高柱状，有的呈乳头状增生；②滤泡腔内胶质稀薄，滤泡周边胶质出现许多大小不一的上皮细胞吸收空泡；③间质充血，淋巴组织增生。患者常出现心悸、突眼、多汗、易激动、食欲亢进及体重减轻等交感神经兴奋性增高和基础代谢率增高的症状。

◆　　　　　　甲亢性突眼症

甲亢性突眼是甲亢患者出现的一种最典型、最常见的症状。造成眼球突出的机制是自身免疫紊乱，眼外肌受淋巴细胞和浆细胞浸润而肿胀，减少了对眼球向后牵拉的力量。另一方面由于交感神经兴奋，Müller 平滑肌痉挛使眼睑退缩，眼球向前移位，睑裂明显增大，眼球直向前看呈凝视状态；眼睑肿胀肥厚，上睑翻转困难：当病人向下视时，上睑不随眼球下垂，角膜上缘和上部巩膜暴露；瞬目运动减少，辐辏能力减弱。常伴有暴露性角膜炎，以及视网膜和视神经水肿，并有流泪、畏光、烧灼感、眼球胀痛和复视等症状。对突眼性甲亢患者可以给患者滴抗生素眼药水、戴有色眼镜、做眼球运动以锻炼眼肌，改善眼肌功能。

二、甲状腺功能低下

甲状腺功能低下（hypothyroidism）是甲状腺素合成和释放减少或缺乏而产生的综合征。常见的临床表现为：

1. 克汀病（cretinism） 是因胎儿及幼儿期甲状腺素不足或缺乏，导致生长发育障碍所致。表现为大脑发育不全，智能低下，骨形成及成熟障碍，四肢短小，表情痴呆，愚钝。

2. 黏液水肿（myxoedema） 组织间质内出现大量类黏液（氨基多糖）积聚。患者怕冷，嗜睡，说话及思维缓慢，反应迟钝，皮肤发凉、粗糙及非凹陷性水肿，女性患者有月经不调，护理工作中应注意观察这些现象。

三、甲状腺炎

甲状腺炎（thyroiditis）是以甲状腺炎症为特征的一组疾病，主要有急性、亚急性和慢性甲状腺炎。

1. 亚急性甲状腺炎（subacute thyroiditis） 是一种与病毒感染有关的肉芽肿性或巨细胞性炎症。临床上起病急，颈部常有压痛。随着病程的进展，病灶逐渐纤维化。

2. 慢性淋巴细胞性甲状腺炎（chronic lymphocytic thyroiditis） 又称桥本甲状腺炎（Hashimoto thyroiditis）。女性多见，甲状腺无痛性肿大，伴有甲状腺功能低下。本病系自身免疫性疾病。病变甲状腺弥漫性对称性肿大，表面光滑或细结节状，质地硬韧，橡皮样。镜下甲状腺滤泡广泛破坏或萎缩，间质大量淋巴细胞浸润，淋巴滤泡形成，纤维组织增生。

四、甲状腺肿瘤

（一）甲状腺腺瘤

是甲状腺滤泡上皮发生的常见的良性肿瘤。中青年女性多见，肿瘤生长缓慢，随吞咽活动而上下移动。常为单个结节，少数多发，结节有完整的包膜（图 24-3），切面灰白或棕褐色、质软、肉样或胶冻状，可继发出血、坏死、囊性变、纤维化和钙化。

（二）甲状腺癌

是甲状腺滤泡上皮来源的恶性肿瘤，恶性度差别很大。常见类型有：

1. 乳头状癌（papillary carcinoma） 甲状腺癌中最常见的类型，约占 60%，青少年女性多见。肿瘤一般呈圆形，无包膜，质地较硬，切面灰白，可继发出血、坏死、纤维化和钙化。光镜下有特征性表现：①乳头分支多，乳头中心有纤维血管间质，间质内常见同心圆状的钙化小体，即砂粒体；②癌细胞核染色质少，常呈透明或毛玻璃状，无核仁（图 24-4）。该类肿瘤预后较好，10 年存活率达 80% 以上。

2. 滤泡癌（follicular carcinoma） 少见，占甲状腺癌的 10% ~ 20%。结节状，包膜不完整，境界较清楚，镜下由不同分化程度的滤泡构成，不易与腺瘤区别。与腺瘤的鉴别主要根据是否有包膜或血管侵犯。血道转移率高，预后差。

3. 髓样癌（medullary carcinoma） 占甲状腺癌的 5% ~ 10%，是由滤泡旁细胞（即 C 细胞）发生的恶性肿瘤，属于 APUD 瘤。90% 的肿瘤能分泌降钙素。瘤细胞呈实体片巢状或乳头状、滤泡状排列，间质内常有淀粉样物质沉着。

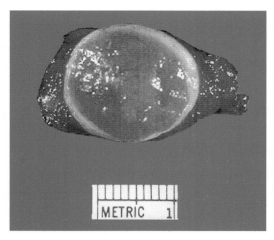

图 24-3　甲状腺腺瘤

肿瘤切面棕褐色，有完整包膜

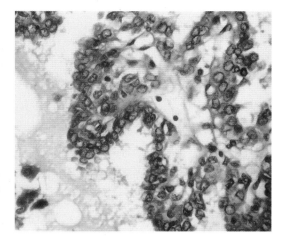

图 24-4　甲状腺乳头状癌

见乳头状结构和毛玻璃样核（长治医学院病理学教研室马丽莉老师供图）

4. **未分化癌**（undifferentiated carcinoma）　较少见，多发生在 50 岁以上。生长快，很早发生浸润和转移，恶性程度高，预后差。

第三节　肾上腺疾病

一、肾上腺皮质功能亢进与低下

（一）肾上腺皮质功能亢进

肾上腺皮质分泌糖皮质激素、盐皮质激素及肾上腺雄激素或雌激素。肾上腺皮质功能亢进主要为以下两种综合征：

1. **Cushing 综合征**　糖皮质激素长期分泌过多，临床表现为满月脸、向心性肥胖、水牛背、多毛、高血压、低血钾、生长发育障碍、性腺功能紊乱等。

2. **醛固酮增多症**　临床表现包括高血压、高尿钾、低血钾、手足抽搐、肢端麻木等。大多数为原发性功能性肾上腺皮质肿瘤引起，少数由肾上腺皮质以外的因素继发引起。

（二）肾上腺皮质功能低下

1. **急性肾上腺皮质功能低下**　表现为血压下降、休克、昏迷等症状，严重时可致死亡。病因：①皮质大片出血或坏死，静脉血栓形成，多为败血症的并发症或 DIC 所致；②重症感染、外伤引起的应激反应；③长期皮质激素治疗后突然停药。

2. **慢性肾上腺皮质功能低下**　又称 Addison 病，由于双侧肾上腺皮质严重破坏所致。临床特征为皮肤或黏膜黑色素沉着、低血糖、低血压、易疲劳、食欲不振、体重减轻等症状。

（一）肾上腺皮质腺瘤（adrenocortical adenoma）

是肾上腺皮质细胞发生的一种良性肿瘤，肿瘤一般较小，有薄层包膜，瘤细胞主要为富于类脂的亮细胞及少数胞质粉染的暗细胞组成。大多为无功能性。

（二）肾上腺皮质癌（adrenocortical carcinoma）

较少见，一般为功能性。肿瘤体积大，呈浸润性生长，境界不清，常见出血、坏死。切面呈棕黄色或多色性。分化差者瘤细胞大小不等，并可见怪异核及多核，核分裂象多见；分化好者与腺瘤很难鉴别。

（三）嗜铬细胞瘤（pheochromocytoma）

80%～90% 发生于肾上腺髓质，少数发生在肾上腺外的器官或组织内。肿瘤细胞分泌儿茶酚胺，临床主要表现为阵发性、触摸肿块可诱发的高血压，患者血、尿儿茶酚胺增高。良、恶性肿瘤在细胞形态方面无截然界限，远处转移为确切的恶性证据。

第四节　胰岛疾病

胰岛主要有 4 种内分泌细胞：①A 细胞，分泌胰高血糖素，约占胰岛细胞总数的 20%；②B 细胞：分泌胰岛素，约占胰岛细胞总数的 70%；③D 细胞：分泌生长抑素，约占胰岛细胞总数的 5%；④PP 细胞：分泌胰多肽，约占胰岛细胞总数的 2%。在胚胎和新生儿胰腺导管黏膜内还有分泌促胃液素的 G 细胞。胰岛内各种内分泌细胞可以增生或形成肿瘤，引起有关激素的过多分泌和功能亢进；也可因变性、萎缩，引起有关激素（如胰岛素）分泌不足和功能低下。

一、糖尿病

糖尿病（diabetes mellitus）是一种患者体内胰岛素分泌绝对或相对不足，以及靶细胞对胰岛素的敏感度降低而引起的糖、蛋白质、脂肪代谢紊乱的一种慢性疾病，是一组由遗传和环境因素相互作用而引起的综合征。临床以高血糖、糖尿为共同特征。临床表现为多饮、多食、多尿和体重减少（即"三多一少"）。本病发病率日益增高，长期患病者可引起全身多个系统损害，严重威胁人类健康。

糖尿病分为原发性糖尿病和继发性糖尿病。

1．原发性糖尿病

（1）胰岛素依赖型糖尿病（insulin-dependent diabetes mellitus，IDDM）：又称 1 型或幼年型糖尿病，占糖尿病的 5%～10%，常见于幼年或青少年。目前认为本型是在遗传易感性的基础上由病毒感染等诱发的针对 B 细胞的一种自身免疫性疾病。

临床病理特点为：起病急、病情重。胰腺病变为胰岛内炎症细胞浸润，B 细胞数量减少、颗粒脱失，纤维组织增生、玻璃样变等。

（2）非胰岛素依赖型糖尿病（non-insulin-dependent diabetes mellitus，NIDDM）：又称 2 型或成年

型糖尿病，占糖尿病的 90%～95%。多见于 40 岁以上的中、老年人，肥胖者多见，胰岛细胞正常或轻度减少，血中胰岛素正常、增多或降低，胰岛细胞自身抗体阴性，不易出现酮症。2 型糖尿病的病因、发病机制不清楚，目前认为是胰岛素相对不足或外周靶器官对胰岛素敏感性下降所致。

2. 继发性糖尿病　是指如胰腺炎、肿瘤、手术或其他损伤及某些药物等已知原因造成胰岛素分泌不足所致的糖尿病。

二、胰岛细胞瘤

胰岛细胞瘤（islet cell tumor）多数具有内分泌功能。功能性胰岛细胞瘤有六种：胰岛素瘤、胃泌素瘤、高血糖素瘤、生长抑素瘤、血管活性肠肽瘤和胰多肽瘤。肿瘤多为单个，直径多在 1～5cm。胰岛细胞瘤在组织学上不能区别细胞类型，常需特殊染色、电镜及免疫组化加以鉴别。下面介绍两种常见的胰岛细胞瘤。

胰岛素瘤（insulinoma）是由胰岛 B 细胞发生的肿瘤，临床特点为高胰岛素血症和低血糖；患者发作时出现恍惚，意识障碍甚至昏迷，进食或注射葡萄糖可缓解；空腹血糖一般低于 50mg/dl。

胃泌素瘤（gastrinoma）又称 G 细胞瘤，其特点是：①体积小，多发，界线清楚，瘤细胞免疫组化标记为胃泌素阳性；②恶变率高（50%～70%）；③临床上表现为 Zollinger-Ellison 综合征（高胃泌素引起的高胃酸、顽固性消化道溃疡和胃泌素瘤）；④常有水样泻及脂性腹泻。

第五节　甲状腺功能亢进症和糖尿病的临床护理联系

一、甲状腺功能亢进症的临床护理联系

除正确使用抗甲状腺药物外，甲亢患者的临床护理及健康教育极其重要。①应保持环境安静，避免嘈杂，使患者得到安静休息；②应适当减少活动和体力消耗；③膳食中忌食含碘量高的海产物，碘是合成甲状腺激素的原料，摄入大量的碘可加快甲状腺素的合成，诱发甲亢或使甲亢症状加剧；④加强对患者的心理护理及健康教育，指导患者在生活和工作中都要保持身心愉悦，建立良好的人际关系；⑤加强对患者的病情观察和对用药的护理，以及对恶性突眼患者的护理。

二、糖尿病的临床护理联系

除正确使用降糖药物控制血糖外，糖尿病患者的临床护理及健康教育极其重要。

1. 应指导患者掌握饮食治疗的目的。饮食治疗是糖尿病治疗的基础，任何类型的糖尿病，不论病情轻重，均需要进行终身饮食治疗。饮食治疗的目的是控制血糖，降低体重，增强机体对胰岛素的敏感性。

2. 应指导患者进行适当的体育运动。适当的体育运动除可减轻患者的体重，提高胰岛素敏

感性，从而改善血糖和血脂水平外，还可缓解患者的身心压力和紧张情绪，保持心情舒畅。但需注意的是，应根据不同患者的具体情况，采取相适宜的运动方式和运动量。

3. 应对患者进行糖尿病相关知识的健康教育。指导患者学会自我监测方法，加强患者的自我管理，避免出现低血糖及酮症酸中毒。伴有下肢动脉粥样硬化的患者有时可引起足部病变，严重者可发生坏疽，应细心护理双足。

（王金胜 编写 张志刚 审校）

◇ 病例思考题

1. 患者，女性，35 岁，工人。乏力、心悸 1 年余，近 2 个月症状加重。伴厌食、消瘦、手颤。查体：甲状腺弥漫性肿大，心率 126 次 / 分，心律齐。实验室检查提示 FT3、FT4 显著增高，TSH 降低。

（1）该患者的病变应诊断为何种疾病？诊断依据是什么？

（2）该病变的甲状腺有哪些病理改变？

2. 患者，女性，46 岁，农民。右侧颈部增粗 1 年余。查体：右侧甲状腺肿物，肿物不随吞咽活动上下移动。颈部 B 超显示：右侧甲状腺实性肿物，与周围组织无明显界限。实验室检查甲状腺功能正常。

（1）该患者的甲状腺病变应考虑为何种疾病？

（2）该甲状腺病变显微镜下有哪些组织学类型？

3. 患者，男性，50 岁，农民。半年前无明显诱因出现食量增加，而体重却逐渐下降，近 2 个月同时出现口渴，饮水量增加，尿量增多。实验室检测：尿常规：尿蛋白（－），尿糖（＋＋）；空腹血糖 10.8mmol/L，为进一步诊治收住院。

（1）该患者所患的疾病是什么？

（2）这类患者应如何做好本病的自我监测和保健护理？

第二十五章
神经系统疾病

学习目标

熟悉 流行性脑脊髓膜炎和流行性乙型脑炎的病因和病理变化；Alzheimer 病的病因和病理变化。

了解 中枢神经系统肿瘤的类型；神经系统疾病预防和护理的病理学基础。

第一节　中枢神经系统感染性疾病

各种致病微生物均可引起中枢神经系统的感染，感染途径包括：①血源性感染：如脓毒血症；②局部扩散：如中耳炎；③直接感染：创伤或医源性（如腰椎穿刺等）感染；④经神经感染：某些病毒沿周围神经入侵中枢神经而引起感染。

一、流行性脑脊髓膜炎

流行性脑脊髓膜炎（epidemic cerebrospinal meningitis）是由脑膜炎球菌引起的脑脊髓膜急性化脓性炎症。多见于儿童及青少年。临床表现为发热、头痛、呕吐、皮肤瘀点（斑）和脑膜刺激症状，严重者可出现中毒性休克。多为散发性，在冬春季可引起流行。

（一）病因及发病机制

脑膜炎球菌存在于患者和带菌者的鼻咽部，借飞沫经呼吸道传染，病菌经由鼻咽部黏膜入血而到达脑膜引起脑膜炎，并在蛛网膜下腔的脑脊液中迅速繁殖、播散。

（二）病理变化

肉眼观：脑脊膜血管高度扩张充血，蛛网膜下腔充满大量脓性渗出物，使脑沟脑回结构模糊不清。镜下：蛛网膜下腔充满脓性渗出物，成分主要为大量中性粒细胞及纤维蛋白和少量单核细胞、淋巴细胞（图 25-1）。脑实质很少受累。

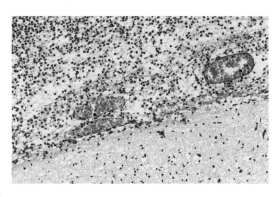

图 25-1　流行性脑脊髓膜炎
蛛网膜下腔大量脓性渗出物

（三）临床病理联系

患者多有全身感染症状、败血症、中枢神经系统症状：

1. **脑膜刺激症状**　炎症累及脊髓神经根，神经根在椎间盘处受压，引起颈背部肌肉疼痛或痉挛，表现为颈项强直和屈髋伸膝征（Kernig 征）阳性。护理时注意观察是否出现相应症状，及时采取措施减轻患者痛苦。

2. **颅内压增高**　表现为头痛、喷射性呕吐，小儿表现为前囟饱满等症状。

3. **脑神经麻痹**　可出现第Ⅲ、Ⅳ、Ⅴ、Ⅵ和Ⅶ对脑神经受累，引起神经麻痹症状。

4. **脑脊液改变**　诊断本病依赖于脑脊液检查。表现为压力升高，混浊不清，含大量脓细胞，生化检查蛋白增多，糖减少，经涂片和培养检查可找到病原体。

由于及时治疗和抗生素的应用，大多数患者可痊愈，病死率已由过去 70%～90% 降低到 5%～10% 以下。如治疗不当，病变转为慢性，可并发脑积水、脑神经麻痹等后遗症。护理时应指导患者及家属坚持切实可行的功能锻炼、按摩等，提高患者生活质量。

◆ 寨卡病毒

寨卡病毒（Zika Virus）属单链 RNA 病毒，主要通过蚊虫叮咬进行传播。该病毒最早于 1947 年偶然通过黄热病监测网络在乌干达寨卡丛林的恒河猴中发现，随后于 1952 年在乌干达和坦桑尼亚人群中发现。该病毒活动一直比较隐匿，仅在赤道周围的非洲、美洲、亚洲和太平洋地区有寨卡病毒感染散发病例。最近一次流行在 2013—2014 年发生在大洋洲的法属波利尼西亚，感染了上万人，截至 2016 年，包括欧洲在内的多个大洲的 40 多个国家均有疫情报道，有蔓延全球之势。目前，该病毒尚无疫苗和特异性治疗方法，建议采取各种措施防蚊灭蚊，避免蚊虫叮咬，切断传播途径。

二、流行性乙型脑炎

流行性乙型脑炎（epidemic encephalitis B）是乙型脑炎病毒感染所致脑的急性传染病，多在夏秋季流行。本病起病急，病情重，多见于 10 岁以下儿童。临床表现为高热、嗜睡、抽搐、昏迷等。

（一）病因发病机制

致病微生物为嗜神经性乙型脑炎病毒，传染源为乙型脑炎患者和中间宿主家畜，如猪、马、牛等。病毒传播媒介和长期贮存宿主为蚊（我国主要为三节吻库蚊）。带病毒的蚊叮人时，病毒可侵入人体，激发体液和细胞免疫，导致损伤和病变的发生。

（二）病理变化

病变主要累及大脑实质，以皮质、基底核、视丘最为严重，其次为小脑皮质、延髓及脑桥，脊髓病变最轻。肉眼观：脑水肿明显，表现为脑回宽、脑沟窄。切面可见粟粒或针尖大小的半透明软化灶，境界清楚。镜下观：脑膜及脑实质内血管扩张充血，血管周围间隙增宽，以淋巴细胞为主的炎细胞浸润在血管周围呈袖套状，称为淋巴细胞套。神经细胞肿胀、尼氏体消失、胞质内空泡形成、核偏位等。病变严重者神经细胞可发生坏死，周围可见炎细胞或增生的少突胶质细胞。如果一个神经元由 5 个或 5 个以上少突胶质细胞围绕称为卫星现象。小胶质细胞侵入变性坏死神经元内，称为噬神经细胞现象。灶性神经组织坏死、液化，形成镂空筛网状软化灶，对本病的诊断具有一定价值（图 25-2）。在坏死的神经细胞附近和小血管旁常见到小胶质细胞增生形成胶质结节。本病与流行性脑脊髓膜炎的鉴别见表 25-1。

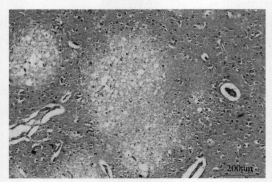

200μm

图 25-2 流行性乙型脑炎
神经组织坏死、液化形成筛网状

表 25-1　流行性脑脊髓膜炎和流行性乙型脑炎的鉴别

	流行性脑脊髓膜炎	流行性乙型脑炎
病原体	脑膜炎球菌	乙型脑炎病毒
传播途径	呼吸道	虫媒传播
发病季节	冬春季	夏秋季
受累部位	蛛网膜下腔	大脑灰质
病理变化	蛛网膜下腔脓性渗出	神经细胞变性、坏死、灰质软化灶、血管炎症反应
脑脊液	压力增高、混浊、糖少，可见病原菌	压力增高，无色透明，细胞数增多，糖正常

（三）临床病理联系

由于神经细胞广泛受累，患者最常见的早期症状是嗜睡和昏迷。脑神经损伤后，引起脑神经麻痹症状。患者出现头痛和呕吐，甚至是脑疝。护理时应认真观察患者的症状，及时送院治疗，对出现后遗症的应鼓励患者坚持康复训练和治疗，降低残疾程度。

第二节　神经系统变性疾病

变性疾病是指一组原因不明的以神经元原发性变性为主的中枢神经系统疾病。病变特点在于选择性地累及某 1～2 个功能系统的神经细胞而引起受累部位特定的临床表现。常见的有 Alzheimer 病、Parkinson 病、慢性进行性舞蹈病等。本节主要介绍 Alzheimer 病。

阿尔茨海默病（Alzheimer disease，AD）又称老年性痴呆，是以进行性痴呆为主要临床表现的大脑变性疾病，起病多在 50 岁以后。随着人类寿命的延长，本病的发病率呈增高趋势。临床表现为进行性精神状态衰变，包括记忆力、智力、判断能力下降，情感障碍和行为失常甚至意识模糊等。患者通常在发病后 5～10 年内死于继发感染和全身衰竭。

（一）病因和发病机制

本病好发于高龄人群，病因和发病机制尚有待阐明。本病的发生可能与受教育程度、神经细胞代谢改变、继发性递质改变（如乙酰胆碱减少）、遗传等因素有关。

（二）病理变化

①脑萎缩：脑回窄，脑沟宽，病变以额叶、顶叶及颞叶最显著，脑切面可见代偿性脑室扩张；②老年斑：直径为 20～150μm，电镜下可见该斑块主要由多个异常扩张变性的轴索突触终末及淀粉样细丝构成（图 25-3）；③神经原纤维缠结：为神经元趋向死亡的标志；④颗粒空泡变性：表现为神经细胞胞质中出现小空泡；⑤Hirano 小体：神经细胞树突近端出现棒形嗜酸性包涵体，称为 Hirano 小体。

上述变化均为非特异性，亦可见于无特殊病变的老龄脑，当其数目增多达到诊断标准并具特定的分布部位时才能作为 Alzheimer 病的诊断依据。

◆　　　　　老年性痴呆

老年性痴呆又称阿尔茨海默病，因德国医生阿尔茨海默（Alois Alzheimer）最先对其进行描述而得名，是威胁老人健康的"四大杀手"

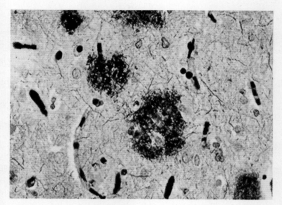

图 25-3　老年斑
光镜下见多个由嗜银性颗粒及细丝组成的老年斑（银染）

之一。世界阿尔茨海默病报告显示，全球约有 3650 万人患有该病，约每 7 秒有 1 人患病；每年约有 50 万人死于该病。流行病学研究显示，该病可能是常染色体显性基因所致。有证据表明，通过戒烟、管控高血压和糖尿病、减少心血管危险因素等措施，可降低阿尔茨海默病的发生。目前，该病治疗尚无特效疗法，大部分患者需在家疗养，故日常家庭护理显得尤为重要，对于该病的护理应着重从以下几方面开展：①减轻思想负担，加强心理护理；②仔细照料生活，防止中毒、外伤等意外的发生；③创造舒适环境，使患者能生活在一个充满亲情与关爱的环境中，杜绝歧视和虐待老人。

第三节　中枢神经系统肿瘤

中枢神经系统肿瘤包括起源于脑、脊髓或脑膜的原发性和转移性肿瘤。原发性肿瘤中，胶质瘤最常见（约占 40%），其次是脑膜瘤（占 13%～26%）。儿童常见的颅内肿瘤是胶质瘤和髓母细胞瘤。

一、星形细胞肿瘤

约占颅内肿瘤的 30%，占胶质瘤的 60%，男性较多见。肿瘤大小不等，可为数厘米的结节至巨块状，瘤体灰白色，质软、边界欠清，或呈胶冻状外观，并可形成大小不等的囊腔。组织学上最常见的类型为弥漫性星形细胞瘤（图 25-4）。

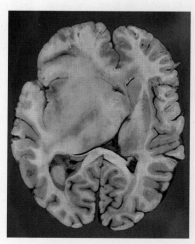

图 25-4　星形细胞肿瘤
左侧大脑半球肿胀，肿瘤呈浸润性生长，境界不清

二、少突胶质细胞瘤

约占原发性脑肿瘤的 2.5%，约占胶质瘤的 6% ~ 7%，多见于成年人，好发于大脑皮质的浅层。肿瘤呈灰红色边界清楚的球形肿块。出血、囊性变和钙化较为常见。

三、室管膜肿瘤

类型包括室管膜瘤和间变型室管膜瘤。患者以儿童及青年居多。肿瘤可发生于脑室系统任何部位和脊髓内。瘤体边界清楚，球形或分叶状，切面灰白色，质地均匀或颗粒状，可有出血、囊性变或钙化。本瘤生长缓慢，发生于幕上或脊髓者预后较好，而发生于第四脑室和小脑脑桥角者预后较差。

四、髓母细胞瘤

是发生于小脑的恶性侵袭性胚胎性肿瘤。发病高峰年龄在 7 岁左右，偶见于成人。肿瘤常位于小脑蚓部。肉眼观呈鱼肉状，色灰红。肿瘤恶性程度高，预后极差，易发生脑脊液播散。近年在治疗方面有很大进展，5 年存活率已达 50% ~ 70%。

五、脑膜肿瘤

脑膜瘤是起源于蛛网膜帽细胞的肿瘤。肿瘤好发于上矢状窦两侧、蝶骨嵴、嗅沟、小脑脑桥角以及脊髓胸段脊神经在椎间孔的出口处。脑膜瘤的发生率仅次于星形细胞肿瘤，占颅内肿瘤的 13% ~ 26%。肿瘤多为单发，常与硬膜紧密相连，有包膜，呈球形或分叶状。肿块质韧实，灰白色，可见砂粒体。大多数脑膜瘤生长缓慢，易于手术切除。此瘤在中枢神经系统肿瘤中预后最好。脑膜瘤手术切除后有 15% 的复发率，少数脑膜瘤可发生恶变。

第四节　神经系统疾病预防和护理的病理学基础

一、流行性脑脊髓膜炎的防护原则

开展卫生宣传教育、群众性卫生运动，搞好个人卫生、注意室内通风换气，尤其注意儿童的卫生习惯，避免携带儿童到人多拥挤的公共场所，及时接种疫苗，降低感染细菌的机会，增加抵抗能力。护理工作中，严密监测患者生命体征和意识形态，出现瞳孔对光反射迟钝、瞳孔不等大等异常征象时及时通知医生，配合抢救。加强患者的药物使用、呼吸道和安全方面的护理。

二、流行性乙型脑炎的防护原则

加强宣传，大力开展防蚊、灭蚊工作，消灭蚊虫滋生地。流行季节前进行疫苗接种，能有效地减少乙脑在人群中的流行。对初次进入流行区的人员接种疫苗后，保护率达85%～98%。护理工作中，密切监测患者的生命体征，出现高热、惊厥或抽搐、颅内压增高等临床症状时，应及时通知医生，配合医生保持患者呼吸道通畅、及时吸氧，针对症状进行治疗，缓解病人痛苦。在疾病的恢复期，注意提醒和监督患者尽早进行各项功能训练，降低残疾等级。

三、阿尔茨海默病的防护原则

指导家属为患者提供适应老年人需要的室内环境和设施，如：防滑地板、安全扶手、地灯、呼叫器等。日常护理工作中：①注意对陪护人员进行专门培训，避免出现跌倒和坠床现象；②患者衣着应尽量宽松且容易穿脱；③随时注意患者活动区域，避免出现走失；④对患者进行吞咽功能评估，对有吞咽风险的患者，严密监测，避免出现误吸和误食现象；⑤监督患者及时按量服用药物。

（刘绍晨 编写　韩安家 审校）

◇ 病例思考题 ···

1. 患儿，男性，5 岁，入院时家长述患儿晨起自述头痛，高热不退，嗜睡，中午开始呕吐，颈部发硬。体温40℃，面色苍白无光泽，神志不清，光反射迟钝，呼吸深浅不均，节律不齐，1 小时后患儿忽然一阵强烈抽搐，立即呼吸骤停，抢救无效死亡。抽取脑脊液呈微浊状，压力增高，白细胞总数增多。中性粒细胞略有增高。尸检：肉眼可见脑组织膨隆，血管充血。镜下可见血管扩张充血，其周有大量的淋巴细胞浸润，神经细胞部分出现变性和坏死，并可见部分区域有软化灶形成。

（1）该患儿可能患有什么疾病？诊断依据是什么？

（2）如何鉴别流行性脑脊髓膜炎和流行性乙型脑炎？

2. 患者，女性，19 岁。因头痛 5 小时，呕吐、昏迷 0.5 小时入院。入院后经急救治疗无效于入院后 2 小时死亡。尸检所见：脑1460g，脑膜、脊膜血管扩张，左顶及右颞叶血管周有黄白色的渗出物，脑底部有较多黄绿色液体。光镜下：蛛网膜下腔血管扩张，大量蛋白渗出和中性粒细胞浸润，革兰氏染色查见革兰氏阳性球菌，部分神经元变性。

（1）该患者可能患有什么疾病？诊断依据是什么？

（2）试以病理改变解释患者的临床各种表现。

第二十六章
传染病及寄生虫病

学习目标

掌握 传染病的概念；结核病的传染源、传播途径、发病机制、基本病理变化和转化规律；肺结核病的类型及病理变化。

熟悉 常见传染病的传播途径。

了解 常见传染病的病因、病变特点和防治及护理的病理学基础。

传染病（infectious disease）是由病原微生物通过一定的传播途径进入易感人群的个体所引起的一组疾病，并在人群中引起局部或广泛的流行。引起传染病的病原微生物有病毒、细菌、真菌和寄生虫等，其中由寄生虫引起的疾病称为寄生虫病（parasitosis）。

第一节　传染病概述

　　传染病的流行过程包括传染源、传播途径和易感人群三个基本环节。传染源是指受感染的人和动物，不同的传染病常具有特定的传染源；传播途径是指病原体侵入其他易感者所经过的途径；易感人群是指对某种传染病未具备免疫和防御能力、容易感染的人群。

　　传染病的主要传播途径包括：①消化道传播：经水源及食物传播；②呼吸道传播：经飞沫和气溶胶传播；③虫媒传播：经昆虫携带或叮咬传播；④接触传播：直接或间接（如患者接触过的用品等）通过皮肤或黏膜传播，尤其是破损的皮肤黏膜；⑤血液传播：包括输注带病原体的血液和血液制品，使用污染的医疗器械，器官移植等；⑥母婴传播：母亲携带的病原体通过胎盘或其他途径传播给胎儿或婴儿，常与血液传播有关。切断传播途径是预防传染病流行的有效手段，也是护理工作中应充分重视的问题。

　　传染病的基本病理变化为炎症，但不同的病原微生物所引起的炎症类型是不同的，这有助于临床诊断和鉴别诊断。现阶段我国传染病兼具发达国家和发展中国家疾病谱的双重特征，原已得到控制的病种如结核病、淋病、梅毒等其发病率又呈上升趋势；新出现了一些传染病，如艾滋病、流行性出血热和SARS，给我们传染病的防治提出了新的挑战。本章主要介绍几种常见的传染病和寄生虫病。

第二节　结核病

一、概　述

　　结核病（tuberculosis）是由结核杆菌引起的一种常见的慢性传染病，其本质为肉芽肿性炎，可累及全身各器官和组织，但以肺结核病多见。

　　（一）病因和发病机制

　　对人致病的结核杆菌主要是人型和牛型。传染源为肺结核患者或者是患结核病的牛；传播途径绝大多数是经呼吸道传染，少数人因食入带菌的食物而经消化道感染，偶可经皮肤伤口感染。对患者进行护理时，应采取开窗通风、规范处理患者痰液、注意消毒等措施切断传播途径，同时对易感人群进行卡介苗接种，从而减少疾病的发生。

　　结核杆菌无内、外毒素，其致病原因主要与菌体成分引起细胞免疫和Ⅳ型超敏反应有关。通过预防接种疫苗使易感人群建立机体的免疫力，对控制结核病的流行有积极作用。

（二）基本病理变化

结核病的病理变化与机体的状态、结核杆菌的量和毒力有关（表26-1）。

表26-1　结核病基本病变与机体免疫状态

病变	机体状态		结核杆菌		病理特征
	免疫力	变态反应	菌量	毒力	
渗出为主	低	较强	多	强	浆液性或浆液纤维素性炎
增生为主	较强	较弱	少	较低	结核结节
坏死为主	低	强	多	强	干酪样坏死

1. 渗出为主的病变　常见于结核病早期或机体免疫力低下、菌量多、毒力强或变态反应较强时，呈浆液性或浆液纤维素性炎症。这类病变好发于肺、浆膜、滑膜及脑膜等处。早期可见中性粒细胞浸润，后期主要为淋巴细胞、巨噬细胞浸润。渗出物中易查见结核杆菌。

2. 增生为主的病变　在菌量少、毒力弱或机体免疫反应较强时，则形成特征性的结核性肉芽肿，或称结核结节（tubercle）。结核结节是在细胞免疫的基础上，由干酪样坏死、上皮样细胞、朗汉斯巨细胞及周围集聚的淋巴细胞和少量成纤维细胞构成，肉眼观：病灶呈灰白或灰黄色粟粒样大小结节，境界清楚。镜下观：典型者中央为干酪样坏死，周围围绕上皮样细胞和朗汉斯巨细胞，上皮样细胞是吞噬了结核杆菌的巨噬细胞，朗汉斯巨细胞为多核巨细胞，胞质丰富，多个核常排列在胞质周围呈花环状、马蹄状（图26-1，图26-2）。结核结节是显微镜下的概念，肉眼所见的小结节病灶常是多个结核结节融合形成的。

 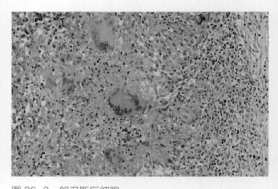

图26-1　结核结节
镜下可见肺内结节状病灶，中央为干酪样坏死，周围可见朗汉斯巨细胞、上皮样细胞、淋巴细胞围绕

图26-2　朗汉斯巨细胞
镜下可见朗汉斯巨细胞为多核巨细胞，胞质丰富，多个核花环状排列

3. 坏死为主的病变　在菌量多、毒力强、机体抵抗力低或变态反应强烈时，上述两类病变均可继发干酪样坏死。肉眼观：坏死区呈淡黄色，均匀细腻，状似奶酪。镜下为红染无结构的细颗粒状物。干酪样坏死对结核病的诊断有重要意义。

上述3种病理变化常同时存在，以一种更明显并可以互相转化。

（三）结核病基本病变的转化规律

结核病的发展和结局主要取决于机体抵抗力和细菌致病力之间的对抗关系。当机体免疫力增强或治疗适当时，结核杆菌被抑制、消灭，病变转向愈复；反之，向恶化发展。

1．转向愈合

（1）吸收消散：是渗出性病变的主要愈合方式，渗出物通过淋巴道和血道吸收，使病灶缩小或消散。

（2）纤维化、纤维包裹及钙化：增生性病变、未完全吸收的渗出性病变或小灶性干酪样坏死可逐渐被增生的成纤维细胞取代而纤维化。纤维化后，一般无细菌存活，称为完全痊愈。较大的干酪样坏死灶由周边纤维组织增生形成纤维包裹，其中的坏死物质可发生钙化，钙化常被认为是临床痊愈的指标之一。在被包裹、钙化的坏死灶中可有少量结核杆菌残留，当机体抵抗力下降时，仍可繁殖致病。

2．转向恶化

（1）浸润进展：结核病恶化时，病灶周围出现渗出性病变，病灶范围不断扩大，并继发干酪样坏死。

（2）溶解播散：干酪样坏死物质溶解液化后，经体内的自然管道排出，致局部形成空洞。坏死物中的大量结核杆菌，亦可播散到其他部位而形成新的病灶。

◆ 卡介苗

卡介苗（Bacillus Calmette-Guérin，简称BCG）是用于预防结核病的疫苗，该疫苗使用活的无毒牛型结核杆菌制成。90%以上的受种者会在接种局部形成溃疡持续数周至半年，最后愈合形成瘢痕，俗称卡疤。接种卡介苗对预防结核病有非常大的帮助，特别是可能危及儿童生命的严重类型结核病，如结核性脑膜炎、粟粒性结核病等方面具有相当明显的作用。世界卫生组织（WHO）研究证实，接种卡介苗能够大大降低各类结核病的发病率和死亡率，多年来，通过卡介苗接种已挽救了成千上万的生命。我国已经将接种卡介苗纳入国家免疫计划，健康的儿童注射卡介苗是安全、有益的。

二、肺结核病

肺是结核病最常发生的器官。由于初次感染和再次感染结核杆菌时机体免疫反应和变态反应差异很大，导致肺部病变的发生发展各有不同的特点，因而可将肺结核病分为原发性和继发性两大类。

（一）原发性肺结核病

原发性肺结核病是指机体初次感染结核杆菌后引起的肺部病变，儿童多见，未感染过结核杆菌的青少年或成人也可发生。病理特征是原发综合征（primary complex）的形成。最初在肺内通气较好的肺上叶下部或下叶上部近胸膜处形成原发病灶，以右肺多见。病变呈圆形，直径多为1cm左右。病灶以结核性肉芽肿为特征，中央伴干酪样坏死。结核病变较易扩散，常随淋巴液回流到肺门淋巴结，引起结核性淋巴管炎和肺门淋巴结结核。受累的淋巴结常为数个，肿大并可融合。肺的原发灶、结核性淋巴管炎和肺门淋巴结结核三者合称为原发综合征，又称Ghon综合征。X线检查，可见肺内形成哑铃状阴影。原发性肺结核病的临床症状和体征多不明显。

绝大多数（95%）原发性肺结核病，由于机体免疫力逐渐建立而自然痊愈。病灶可完全吸收消散或纤维包裹及钙化。少数患儿因营养不良或同时患有其他传染病，机体抵抗力下降，或感染细菌量多、毒力强时，病变发生恶化。肺内原发病灶及肺门淋巴结病灶扩大，并通过支气管、淋巴道和血道播散（图26-3）。

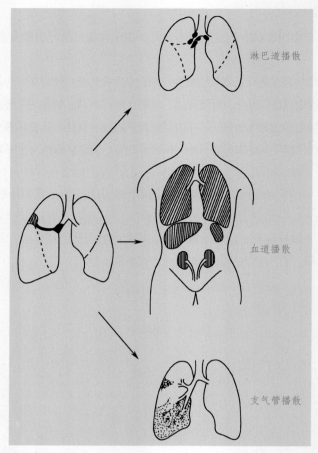

图 26-3　原发性肺结核病播散途径示意图
该图为原发综合征：右肺上叶下部胸膜下方一原发灶，肺门部支气管旁为淋巴结结核，二者之间连线为结核性淋巴管炎。
右侧 3 个图为原发性肺结核的播散途径

（二）继发性肺结核病

继发性肺结核病是指机体再次感染结核杆菌所致的肺结核病。多见于成人。继发性肺结核病患者对结核杆菌已有了一定的免疫力，因而其病理变化与临床表现都比较复杂，可分为以下几种类型（图 26-4）：

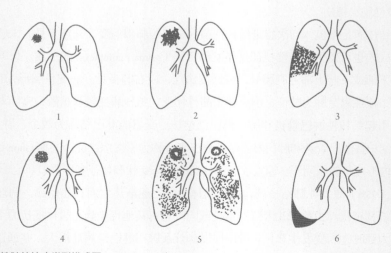

图 26-4　继发性肺结核病类型模式图
1. 局灶型肺结核；2. 浸润型肺结核；3. 干酪样肺炎；4. 结核瘤（球）；5. 慢性纤维空洞型肺结核；6. 结核性胸膜炎

1. **局灶型肺结核** 是继发性肺结核病的早期病变，病变多位于肺尖下，以右肺多见。病灶可为一个或数个，直径一般为0.5～1cm。多以增生性病变为主，中央可发生干酪样坏死。临床上患者常无明显自觉症状，多在体检时发现。若患者免疫力较强，病灶常发生纤维化、钙化而愈合。

2. **浸润型肺结核** 是最常见的继发性肺结核病，属活动性肺结核病。多由局灶型肺结核发展而来。病变多以渗出性改变为主，中央可见干酪样坏死。临床上常有午后低热、盗汗、乏力、消瘦、咳嗽、咯血等症状，痰中可查见结核杆菌。若及时、合理治疗，病变可转向愈合。如患者抵抗力差或未能及时治疗，病变恶化，病灶扩大，液化的干酪样坏死物经支气管排出后可形成较小的急性空洞。急性空洞一般易愈合。临床护理时，应督促患者按医嘱用药，坚持完成规则、全程化疗，提高治愈率、减少复发，同时合理休息、改善膳食习惯，增强患者的抗病能力和修复能力。该时期患者具有传染性，护理时应提醒相关人员采取防护措施，减少传染的机会。

3. **慢性纤维空洞型肺结核** 常由浸润型肺结核形成的急性空洞经久不愈发展而来。肺内有一个或数个形状不规则、大小不一的厚壁空洞，空洞附近肺组织有明显的纤维组织增生和胸膜增厚，空洞下方有许多大小不等、新旧不一的病灶，部位越向下越新鲜（图26-5）。空洞壁内层为干酪样坏死物；中层为结核性肉芽肿；外层为增生的纤维组织及瘢痕组织。此型患者，由于病变长期迁延反复，引起广泛纤维化，肺体积缩小、变形、变硬、胸膜增厚、粘连，严重影响肺功能，进而引起肺源性心脏病。由于空洞与支气管相通，常排出细菌，成为结核病的重要传染源，护理时应注意采取防护措施，避免传染的危险；洞壁的干酪样坏死侵蚀较大血管，引起大咯血，患者可因吸入大量血液而窒息死亡，所以在护理此类患者时应注意呼吸道的隔离及防止患者窒息。

4. **干酪样肺炎** 是肺结核病中最严重的一型，虽然少见，但在艾滋病患者中，其发生率逐渐升高。常发生在机体抵抗力差、变态反应性过高的患者。常由浸润型肺结核恶化进展，或由空洞内细菌经支气管播散所致。病变肺叶实变，切面呈黄色干酪样，含大量的结核杆菌，常见多个薄壁空洞，可互相融合。临床上患者常有严重的中毒症状，表现为高热、寒战、咯血等。病情发展迅猛，多数患者短时间内死亡，又称为"奔马痨"（图26-6）。此类型结核病具有较强的传染性，应提醒患者家属采取一定措施，减少传染的发生。

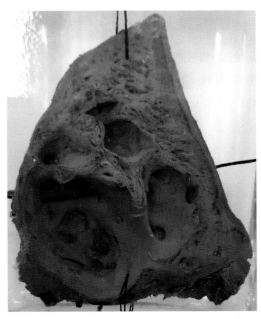

图26-5 慢性纤维空洞型肺结核
肺内可见多个空洞，空洞附近肺组织有明显的纤维组织增生，肺组织变形

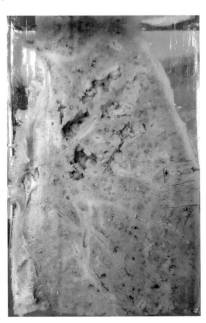

图26-6 干酪样肺炎
图片上侧可见干酪样坏死物

5. 结核瘤（球）（tuberculoma） 结核瘤是孤立的、有纤维包裹的、境界分明的球形干酪样坏死灶，直径 2～5cm。常位于肺上叶，多为单个。可能是浸润型肺结核愈合过程中，较大干酪样坏死灶纤维包裹发展而成。临床上多无症状，亦可恶化进展，需与肺肿瘤鉴别（图 26-7）。

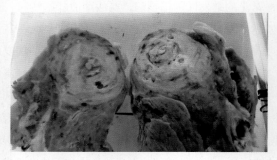

图 26-7 结核瘤（球）
标本上方可见圆形结节区域，灰白色

6. 结核性胸膜炎 分为渗出性和增生性两种。前者为浆液纤维素性炎，伴胸腔积液。后者主要表现为局部胸膜增厚和粘连。

三、血源性结核病

肺结核病可通过血行播散，引起粟粒性结核病和肺外器官结核病。肺外结核病也可引起血源性结核病。血源性结核病分为全身性粟粒性结核病、肺粟粒性结核病和肺外器官结核病。

四、肺外器官结核病

常见于原发性肺结核病时，少量结核杆菌侵入血流，并在一些肺外器官内潜伏下来，当机体抵抗力下降时结核杆菌繁殖致病，便形成肺外器官结核病。

（一）肠结核病

肠结核病可分为原发性和继发性两种。前者多发生于儿童，常因食入含结核杆菌的牛奶或乳制品而得病。后者多继发于空洞型肺结核，因反复咽下含菌痰液引起，以回盲部多见，表现为腹痛、腹泻及肿块。根据病变特点可分为溃疡型和增生型两种。溃疡型因肠黏膜发生干酪样坏死，溃破脱落而形成（图 26-8）。溃疡常与肠管长轴垂直。增生型肠壁增厚、变硬、肠腔狭窄，黏膜表面可有浅溃疡及息肉形成，临床上表现为慢性不完全性低位肠梗阻症状，在右下腹常可触及肿块，需与肠肿瘤鉴别。

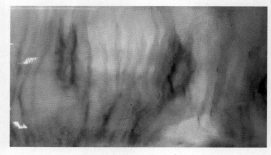

图 26-8 结核性肠溃疡
黏膜面见多个溃疡，椭圆形或腰带形，其长轴与肠的长轴
垂直。溃疡边缘不整齐

（二）结核性腹膜炎

结核性腹膜炎常继发于肠结核、肠系膜淋巴结结核或输卵管结核。可分为干、湿二型，共同的特点为腹膜上布满无数结核结节，前者腹腔器官间有广泛粘连，后者有腹腔积液。

（三）结核性脑膜炎

结核性脑膜炎小儿多见，常为全身粟粒性结核病的一部分。是结核患者重要的致死原因之一。病变以脑底部最明显，病变部位有大量灰黄色、胶冻样、有光泽的渗出物积聚，偶见灰白色粟粒样结节。

（四）其他

泌尿生殖系统、骨与关节及全身淋巴结等均可发生结核病变。

第三节 伤 寒

伤寒（typhoid fever）是由伤寒杆菌引起的急性传染病。伤寒杆菌的菌体（O）抗原、鞭毛（H）抗原和表面（Vi）抗原都能使人体产生相应的抗体，故临床可用血清凝集试验（肥达反应）测定血清中 O 和 H 抗体的效价来辅助临床诊断。

伤寒患者和带菌者是本病的传染源。所排出的细菌污染水源和食物，经消化道侵入人体，引起败血症和毒血症，伤寒杆菌释放出强烈的内毒素为致病的主要因素。护理时教育患者养成良好的卫生和饮食习惯，坚持饭前、便后洗手，不吃不洁食物等。若粪便或尿液培养呈阳性持续 1 年或 1 年以上者，不可从事饮食服务业，且仍需抗生素治疗。

伤寒的病变特点为全身单核巨噬细胞系统的巨噬细胞增生。吞噬有伤寒杆菌、红细胞、淋巴细胞或坏死细胞碎屑的巨噬细胞，称为伤寒细胞（typhoid cell）。伤寒细胞常聚集成团，形成结节性病灶，称为伤寒小结或伤寒肉芽肿，具有临床病理诊断意义。

伤寒病变主要发生在回肠末段孤立和集合淋巴小结。按病变自然发展过程分为四期（髓样肿胀期、坏死期、溃疡期和愈合期）（图 26-9），每期约历时 1 周。伤寒病变的溃疡呈椭圆形，长轴与肠的长轴平行，不同于溃疡型肠结核。随着抗生素的广泛使用，典型的四期过程已难见。

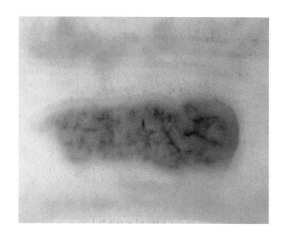

图 26-9 伤寒髓样肿胀期

伤寒患者的肠系膜淋巴结、脾脏、肝脏及骨髓亦可见大量巨噬细胞增生、伤寒肉芽肿形成和灶性坏死。毒素可影响造血功能，还可使心肌发生水肿、坏死，严重的病例可发生中毒性心肌炎，患者可出现相对缓脉。

伤寒患者可发生肠出血、肠穿孔、支气管肺炎等并发症。如无并发症一般经4～5周痊愈。护理工作中重要的是注意消化道隔离及预防和治疗并发症。败血症、肠穿孔和肠出血是本病的主要死亡原因。

◆ 伤寒"玛丽"

玛丽·梅伦（Mary Mallon），1869年生于爱尔兰，15岁时移民美国。因烹调才能出众，转行当了厨师。玛丽7年中，先后更换了7个工作地点，并在每个工作地点都爆发伤寒病，累计有22个病例，但玛丽本人身体一直很健康，后经医院强行对其粪便、血液进行检验发现，玛丽是伤寒杆菌的"健康携带者"。最终被隔离在一个名为"北兄弟岛"的小岛上。医生对隔离中的玛丽使用了可以治疗伤寒病的所有药物，但伤寒病菌却一直顽强地存在于她的体内。最终玛丽于1938年死于肺炎。

第四节　细菌性痢疾

细菌性痢疾（bacillary dysentery），简称菌痢，是由痢疾杆菌引起的一种常见肠道传染病。全年均可发生，以夏、秋季节多见。我国最常见的是福氏和宋内痢疾杆菌。传染源是患者和带菌者，随粪便排出的细菌，污染食物或饮水，经消化道传染。病变主要以乙状结肠和直肠为主（图26-10），引起以纤维素性渗出及假膜形成为特征的炎症反应。患者有发热、腹痛、腹泻、黏液脓血便及里急后重等，经及时治疗大多痊愈。少数可转为慢性，常为菌痢的重要传染源。本病的护理除注意消化道隔离外，应密切观察其病情发展，及时治疗。

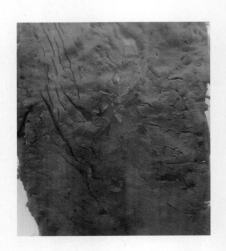

图 26-10　急性细菌性痢疾
肠黏膜表面可见大面积假膜形成

第五节　流行性出血热

流行性出血热（epidemic hemorrhagic fever，EHF）是由汉坦（Hantaan）病毒引起的自然疫源性急性传染病，又称肾综合征出血热。鼠类是主要传染源，其所排出的含有病毒的体液或排泄物，经皮肤或黏膜创口进入人体而致病。

本病主要引起全身小血管壁损伤，并引起包括肾脏在内的多器官的免疫性病理损害。患者出现发热、出血、肾功能衰竭等各种临床表现。少数病情严重者可因休克、急性肾功能衰竭等死亡。护理时，应注意密切观察生命体征及意识状态的变化，做好出血或出血倾向的护理。

第六节　钩端螺旋体病

钩端螺旋体病（leptospirosis）是一组由致病性钩端螺旋体（简称钩体）引起的自然疫源性急性传染病的总称。猪和鼠类为其主要传染源，经正常或破损的皮肤和黏膜进入人体而致病。本病引起急性全身毛细血管中毒性损害、不同程度循环障碍和出血、广泛的实质器官（以肝脏、肺、肾脏为主）损伤和严重的功能障碍。临床上可出现呼吸困难、咯血、黄疸、皮肤黏膜出血及急性肝肾功能障碍等。及时对症处理恢复快，严重者多因肾功能衰竭或肺大出血死亡。

第七节　性传播疾病

性传播疾病（sexually transmitted disease，STD）是一组主要通过性行为传播的并具有重要流行病学意义的疾病。STD 较传统的性病（veneral disease，仅通过性交传播）范围更广。世界卫生组织列入 STD 的疾病已超过 20 种，包括梅毒、淋病、尖锐湿疣、艾滋病、软性下疳、乙型病毒性肝炎等。本节主要介绍常见的四种 STD。

一、梅　毒

梅毒（syphilis）是由梅毒螺旋体引起的一种慢性传染病。患者是唯一的传染源。绝大多数通过性交传播，偶可经输血或医务人员不慎受染引起后天性梅毒。由母体经胎盘感染胎儿引起先天性梅毒。

梅毒螺旋体感染人体后，可降低宿主的免疫力和杀菌作用，血清中出现特异性抗体，梅毒血清学试验阳性有诊断价值。

梅毒的基本病变为闭塞性动脉内膜炎、血管周围炎和树胶样肿，病变局部有浆细胞浸润。后天性梅毒可分 3 个时期：

1. 第一期梅毒 病变发生在局部如阴茎龟头、阴唇或子宫颈等处，约 10% 病例发生于生殖器以外，如唇、舌、肛周。一般经 3 周左右潜伏期后在局部形成质硬、边缘隆起、底部洁净的溃疡，称硬性下疳。

2. 第二期梅毒 于感染后 8～10 周，患者可见全身广泛性皮肤黏膜出现梅毒疹。于此（病灶）处易检到病原体，故此期传染性大。护理时应注意防护隔离，对患者的排泄物、污染物及医疗废弃物应收集后焚烧。

3. 第三期梅毒 常发生在感染后 4～5 年，病变累及内脏，特别是心血管和中枢神经系统。树胶样肿是梅毒的特征性病变，最常见于皮肤、黏膜、肝、骨和睾丸。晚期瘢痕形成，易造成器官变形和功能障碍。

二、淋 病

淋病（gonorrhea）是由淋球菌引起的急性化脓性炎，是最常见的 STD。主要通过性交直接传染，新生儿及儿童可因产道分泌物或接触染菌物品间接感染。淋球菌主要侵犯泌尿生殖系统，对柱状上皮和变移上皮有特别的亲和力。

三、尖锐湿疣

尖锐湿疣（condyloma acuminatum）是由人乳头瘤病毒（HPV）引起的传染病。病变呈小而尖、质软、湿润、淡红或暗红的疣状突起，常见于外阴、生殖器及肛周。主要通过性接触传播，但也可以通过非性接触而间接感染。部分尖锐湿疣可能发展为鳞状细胞癌。

四、获得性免疫缺陷综合征

获得性免疫缺陷综合征（acquired immunodeficiency syndrome，AIDS）又称艾滋病。是由人类免疫缺陷病毒（HIV）感染引起的一种获得性 T 细胞免疫缺陷，伴机会性感染、继发性肿瘤及神经系统症状的临床综合征。

艾滋病的传染源是患者和 HIV 感染者。目前公认的传染途径有：①性传播：是主要传播方式；②血液传播：共用污染针头、注射器，输血或输血制品；③垂直传播：母体病毒经胎盘或经分娩、哺乳感染婴儿。HIV 主要攻击和破坏辅助 $CD4^+$ 淋巴细胞（Th）。

艾滋病的病理变化主要表现在 3 个方面：

1. 淋巴组织病变 早期淋巴结肿大，淋巴滤泡增生。随后淋巴细胞减少或消失，小血管增生。晚期，淋巴组织及淋巴细胞减少甚至空虚仅见组织支架。可见大量机会性感染的病原体。

2. 机会性感染 可累及各器官，以中枢神经系统、肺、消化道最常见，一般为多发性合并感染。50% 患者继发卡氏肺孢子虫感染。

3. 恶性肿瘤 尤其是 Kaposi 肉瘤、非霍奇金淋巴瘤、宫颈癌等。

本病预后不良，死亡率很高，由于人们对该病的一些错误认识和恐惧心理，护理上存在较大困难。护理工作中应注意实行严格血液隔离，避免发生或控制条件致病菌感染；注意休息；对症护理；加强口腔、皮肤护理。艾滋病患者可出现焦虑、抑郁、恐惧等心理障碍，还可出现报复、自杀行为，针对患者的心理障碍进行疏导，重视其心理护理也很重要。

　　艾滋病是 1981 年首先被美国人发现的新传染病，30 多年来已传遍全球，人们称之为"超级癌症"。有数据显示，HIV 病毒携带者感染结核的可能性是没有感染 HIV 人群的 30 倍。结核和艾滋病病毒同时传播业已成为世界范围最严重的公共卫生威胁。已经引发全世界的重视，我国国务院下发了多个相关规划和管理办法，结核病与艾滋病的联合治疗和管理也得到了世界卫生组织的支持，以此减低艾滋病并发结核病的死亡率。

第八节　深部真菌病

　　由真菌感染引起的疾病称为真菌病。根据病变部位的不同分浅部和深部。前者即皮肤科常见的各种癣病，而深部真菌病侵犯皮肤深层和内脏，毒力强，对人体危害较大。

　　真菌病常见的病理变化包括：①轻度非特异性炎症，病灶中仅有少量淋巴细胞、单核细胞浸润；②化脓性炎；③坏死性炎，常有明显的出血，而炎细胞则相对较少；④肉芽肿性炎；⑤真菌性败血症引起全身播散，常是致死的主要原因。上述病变可单独或同时存在，病变没有特异性，诊断时依靠在病灶中找到或体外分离培养出特征性的病原微生物。

第九节　阿米巴病

　　阿米巴病（amoebiasis）是由溶组织内阿米巴原虫引起的寄生虫病。原虫主要寄生于结肠（肠阿米巴病），亦可经血流或直接扩散到其他部位（肠外阿米巴病）。

　　阿米巴病的传染源为慢性肠阿米巴患者和包囊携带者。被包囊污染的食物或水进入消化道后，通过机械性损伤和吞噬作用、接触溶解作用、细胞毒素作用及免疫抑制等致病。

一、肠阿米巴病

　　主要累及盲肠和升结肠，其次为乙状结肠和直肠。病变肠黏膜脱落形成口小底大的烧瓶状溃疡，溃疡大小及深度不一。坏死周围少量炎细胞浸润，在与正常组织交界处可见阿米巴滋养体（图 26-11）。急性期患者有腹痛、腹泻、暗红色果酱样粪便。少数病例可并发肠出血和肠穿孔。慢性病患者，溃疡和增生反复发生致黏膜息肉形成，局限性的上皮组织和肉芽组织增生形成的包块称阿米巴肿，临床易误诊为结肠癌。

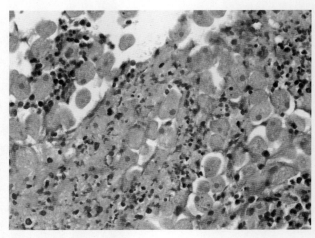

图 26-11　结肠阿米巴病（阿米巴滋养体）

示阿米巴滋养体，其体积较巨噬细胞大，核较小而圆，呈紫蓝色，胞质内可含空泡及吞噬的红细胞

二、肠外阿米巴病

常见阿米巴肝脓肿、肺脓肿和脑脓肿。滋养体主要通过门静脉至肝，在肝内引起坏死而形成囊腔，病变称为阿米巴肝脓肿。肝右叶发生多于左叶。肝脓肿穿过膈肌直接蔓延导致肺脓肿，多见于右肺下叶。

第十节　血吸虫病

血吸虫病（schistosomiasis）是由血吸虫引起的一种严重的地方性寄生虫病，我国只有日本血吸虫病流行。当人畜与含尾蚴疫水接触时感染，血吸虫发育的各个阶段均可引起病变，但以虫卵引起的病变最严重、危害最大，表现为：①急性虫卵结节：结节中央为多少不等的成熟虫卵，虫卵内见毛蚴，卵壳上有放射状嗜酸性棒状小体，也称为 Hoeppli 现象。虫卵周围是大量嗜酸性粒细胞浸润伴变性坏死，称"嗜酸性脓肿"。其间可见菱形或多面形有折光性的蛋白质晶体，即 Charcot-Leyden 结晶（图 26-12）。②慢性虫卵结节：急性虫卵结节虫卵内毛蚴死亡，坏死物质被吸收，逐渐转变为慢性虫卵结节（图 26-13）。

血吸虫病主要累及结肠、肝脏、脾脏、肺部和脑等处。结肠病变以乙状结肠最明显，早期黏膜充血、水肿，可见灰黄或黄白色小结节及浅表溃疡；晚期肠黏膜增生，形成炎性息肉。肝脏基本病变是汇管区虫卵结节沉积，继发纤维组织增生，形成血吸虫性肝硬化（图 26-14），表现为明显的门脉高压。

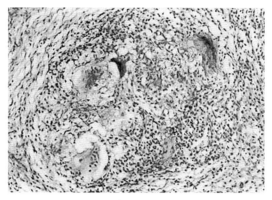

图 26-12 肝血吸虫病（急性虫卵结节）
该切片取自大鼠动物模型。切片显示虫卵周围有大量炎细胞浸润，以嗜酸性粒细胞和中性粒细胞为主，病灶中尚有若干个多核巨细胞形成

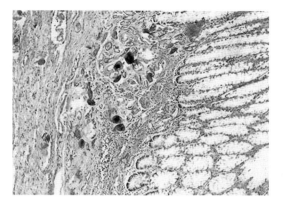

图 26-13 结肠慢性血吸虫病（纤维钙化虫卵结节）
结肠黏膜下层可见大量已发生钙化的血吸虫虫卵沉积

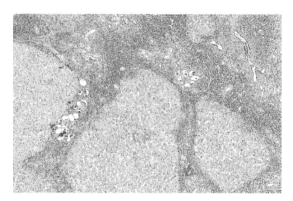

图 26-14 血吸虫性肝硬化

第十一节　传染病预防和护理的病理学基础

积极开展传染病的预防工作，能有效减少传染病的发生及流行，最终控制和消灭传染病。针对传染病的传染源、传播途径和易感人群三个环节采取相应的措施，是行之有效的预防手段。

（一）管理传染源

积极开展传染病的宣传教育工作，提高人群对传染病的识别能力，做到早发现、早诊断、早报告、早隔离、早治疗。

（二）切断传播途径

不同传染病的传播途径各不相同，及时发现并切断其传播途径，能有效地减少传染病的发生，同时医护人员及时且标准的消毒，是切断医院内传播疾病的有效措施。

（三）保护易感人群

通过体育锻炼、调节饮食等措施提高人群的免疫力能有效减少传染病发生。各种疫苗的接种能减少易感人群的数量，尤其是我国实施的儿童免疫规划，明显降低了儿童发生传染病的概率。

（四）结核病的护理原则

护理工作中：①指导患者坚持服药、正确留取痰标本；②合理休息、调节饮食、增强免疫力；③监测患者生命体征，定期复查胸片；④指导患者及家属采取防护措施，按要求对痰液及污染物进行消毒处理，避免传染的发生。

（刘绍晨 编写 张祥宏 审校）

✧ 病例思考题 ....

1. 患者，女性，40 岁。咳嗽、全身无力、消瘦、午后低热盗汗 1 年多，加重 1 个月入院。右肺上部听诊呼吸音减弱，腹软，肝、脾未及。X 线透视：右肺上部可见结节状阴影，直径 5cm，边界清楚。既往病史：患者 10 年前曾患肺结核。入院后患者经青霉素和异烟肼治疗 2 周后，症状有所减轻，X 线检查见原病灶阴影缩小。

（1）本病的临床病理诊断结果是什么？

（2）如何鉴别该病与肺癌？

（3）对于患者日常护理应该注意的事项有哪些？

2. 患者，男性，15 岁，发热、腹痛、呕吐十余天，精神差。躯干皮肤可见少量红色小斑丘疹。于进食后 2 小时，突然感觉腹部剧痛，随即抽搐、昏迷，经抢救无效死亡。尸检：腹腔内有脓血性液体，肠管黏膜充血水肿。回肠末端可见多数局限性黏膜隆起，大小不一，多为椭圆形，其长轴与肠管长轴平行，部分病灶中央伴有溃疡形成。光镜下见肠壁血管扩张充血，黏膜下层淋巴组织明显增生，可见大量单核－巨噬细胞，其胞质中含有淋巴细胞、红细胞及坏死组织碎片。

（1）本病的病理诊断及诊断依据是什么？

（2）肠道病变中所形成的溃疡有什么特点？

（3）对于患者日常护理应该注意的事项有哪些？

E

F

G

J

M

N

R

S

T

Z

参考文献

1 ……• Kumar V, Abbas AK, Fauto N. Robbins and Cotran Pathologic Basis of Disease. 8th ed. Saunders, 2010.

2 ……• Kumar V, Cotran, Stanley L. Robbins Basic Pathology. 8th ed. Saunders, 2007.

3 ……• Underwood JCE. General and Systematic Pathology.5th ed.Philadelphia：Churchill Livingstone, 2009.

4 ……• Glenn Matfin, Carol M. Porth. Disorders of Fluid and Electrolyte Balance//Carol Mattson Porth. Essentials of Pathophysiology: Concepts of Altered Health States. Baltimore,United States：Lippincott Williams & Wilkins, 2003.

5 ……• Adrogué HJ, Madias NE. Hyponatremia. N Engl J Med, 2000, 342(21): 1581−1589.

6 ……• Adrogué HJ, Madias NE. Hypernatremia. N Engl J Med, 2000, 342(20): 1493−1499.

7 ……• JH, McDonough AA. Recent advances in understanding integrative control of potassium homeostasis. Annu Rev Physiol, 2009, 71: 381−401.

8 ……• Evans KJ, Greenberg A. Hyperkalemia:a review. J Intensive Care Med, 2005, 20(5): 272−90.

9 ……• Weiner ID, Wingo CS. Hypokalemia-consequences, causes, and correction. J Am Soc Nephrol, 1997, 8(7): 1179−1188.

10 ……• Schmaier AH. Contact activation: a revision. Thromb Haemost, 1997, 78(1): 101−107.

11 ……• Rasche H. Haemostasis and thrombosis: an overview, Eur Heart J Supplements, 2001, 3 (Suppl Q): Q3–Q7.

12 ……• Rijken DC, Lijnen HR. New insights into the molecular mechanisms of the fibrinolytic system. J Thromb Haemost, 2009, 7(1):4−13.

13 ……• Bick RL. Disseminated intravascular coagulation: a review of etiology, pathophysiology, diagnosis, and management: guidelines for care. Clin Appl Thromb Hemost, 2002, 8(1): 1−31.

14 ……• Levi M.Disseminated intravascular coagulation.Crit Care Med, 2007, 35(9): 2191−2195.

15 ……• Rasche H. Haemostasis and thrombosis: an overview, Eur Heart J Supplements, 2001. 3 (Suppl Q): Q3–Q7.

16 ……• 李桂源.病理生理学.北京：人民卫生出版社，2010.

17 ····• 宋善俊，王鸿利，李家增.弥散性血管内凝血.上海：上海科学技术出版社，2001.

18 ····• 王振义.血栓与止血基础理论与临床.上海：上海科学技术出版社，2004.

19 ····• 李桂源.病理生理学.北京：人民卫生出版社，2010.

20 ····• ROSAI & ACKERMAN.外科病理学.9版.回允中，主译.北京：北京大学医学出版社，2006.

21 ····• 步宏.病理学与病理生理学，2版.北京：人民卫生出版社，2006.

22 ····• 步宏.病理学与病理生理学，3版.北京：人民卫生出版社，2012.

23 ····• 李玉林.病理学，7版.北京：人民卫生出版社，2008.

24 ····• 李玉林.病理学，8版.北京：人民卫生出版社，2014.

25 ····• 李甘地.病理学（7年制）.北京：人民卫生出版社，2001.

26 ····• 陈杰，李甘地.病理学（8年制）.2版.北京：人民卫生出版社，2010.

27 ····• 谭永淑.病理学实习指导.北京：科学出版社，2001.

28 ····• 金惠铭，王建枝.病理生理学，7版.北京：人民卫生出版社，2008.

29 ····• 陈主初.病理生理学（7年制）.北京：人民卫生出版社，2001.

30 ····• 陈主初.病理生理学（8年制）.北京：人民卫生出版社，2005.

31 ····• 王树人.病理生理学.北京：科学技术出版社，2001.

32 ····• 姜安丽.新编护理学基础.北京：人民卫生出版社，2006.

33 ····• 李树贞.现代护理学.北京：人民军医出版社，2000.

34 ····• 王筱敏，杨敏，魏奉才.护理学原理与实践.北京：人民卫生出版社，2004.

35 ····• 王建枝，殷莲华.病理生理学.8版.北京：人民卫生出版社，2013.

36 ····• 金惠铭，王建枝.病理生理学.7版.北京：人民卫生出版社，2008.

37 ····• 葛均波，徐永健.内科学.8版.北京：人民卫生出版社，2013.

38 ····• 陈孝平，汪建平.外科学.8版.北京：人民卫生出版社，2013.

39 ····• 朱大年，王庭槐.生理学.8版.北京：人民卫生出版社，2013.

40 ····• 王卫平.儿科学.8版.北京：人民卫生出版社，2013.

41 ····• 尤黎明，吴瑛.内科护理学.5版.北京：人民卫生出版社，2012.

42 ····• 丁运良，高冰.病理学.北京：人民卫生出版社，2015.

43 ·······• 王庸晋，魏武. 临床技能操作. 北京：人民卫生出版社，2014.

44 ·······• 张新宇，张秀平. 妇产科护理学.3 版. 北京：人民卫生出版社，2013.

45 ·······• 王金胜. 病理学. 北京：人民卫生出版社，2015.